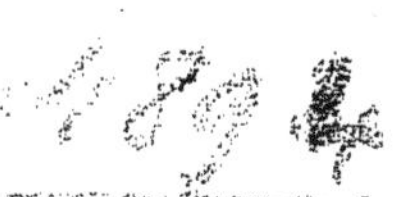

La Pratique

DES

Maladies des Enfants

DIAGNOSTIC ET THÉRAPEUTIQUE

PUBLIÉ EN FASCICULES PAR

APERT, ARMAND-DELILLE, AVIRAGNET, BARBIER, BROCA, CASTAIGNE, FARGIN-FAYOLLE, GÉNÉVRIER, GRENET, GUILLEMOT, GUINON, GUISEZ, HALLÉ, MARFAN, MÉRY, MOUCHET, SIMON, TERRIEN, ZUBER (de Paris), **NOVÉ-JOSSERAND, PÉHU, WEILL** (de Lyon), **ANDÉRODIAS, CRUCHET, DENUCÉ, MOUSSOUS, ROCAZ** (de Bordeaux), **FRŒLICH, HAUSHALTER** (de Nancy), **CARRIÈRE** (de Lille), **DALOUS** (de Toulouse), **LEENHARDT** (de Montpellier), **AUDEOUD, BOURDILLON** (de Genève), **DELCOURT** (de Bruxelles).

SECRÉTAIRE DE RÉDACTION : **R. CRUCHET**

III

Maladies de l'Appendice et du Péritoine, du Foie, du Pancréas, des Reins, du Sang, des Ganglions et de la Rate.

PAR

HAUSHALTER
Professeur
à la Faculté de médecine
de Nancy.

CASTAIGNE
Professeur agrégé à la
Faculté de Médecine
de Paris.

G.-L. SIMON
Ancien Interne
des Hôpitaux
de Paris.

LEENHARDT
Professeur agrégé
à la Faculté
de Montpellier.

Avec 89 Figures noires et coloriées

PARIS — J.-B. BAILLIERE ET FILS — 1910

La Pratique
DES
Maladies des Enfants

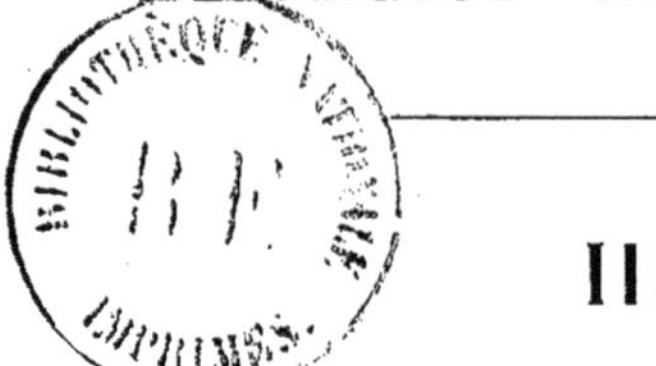

III

Maladies de l'Appendice et du Péritoine,
du Foie, du Pancréas, des Reins,
du Sang, des Ganglions et de la Rate.

LISTE DES COLLABORATEURS

ANDÉRODIAS	Professeur agrégé à la Faculté de médecine de Bordeaux, accoucheur des hôpitaux.
APERT	Médecin des hôpitaux de Paris.
ARMAND-DELILLE	Ancien chef de clinique infantile à la Faculté de Paris.
AUDEOUD	Privat docent de pédiatrie à la Faculté de médecine de Genève.
AVIRAGNET	Médecin de l'hôpital des Enfants-Malades
BARBIER	Médecin de l'hôpital Hérold.
BOURDILLON	Privat docent de pédiatrie à la Faculté de médecine de Genève.
BROCA (Auguste	Professeur agrégé à la Faculté de médecine de Paris, chirurgien de l'hôpital des Enfants-Malades.
CARRIÈRE	Professeur à la Faculté de médecine de Lille, médecin des hôpitaux.
CASTAIGNE	Professeur agrégé à la Faculté de médecine de Paris, médecin des hôpitaux.
CRUCHET	Professeur agrégé à la Faculté de médecine de Bordeaux, médecin des hôpitaux.
DALOUS	Professeur agrégé à la Faculté de médecine de Toulouse, médecin des hôpitaux.
DELCOURT	Agrégé à la Faculté de médecine de Bruxelles.
DENUCÉ	Professeur de clinique chirurgicale infantile et orthopédie à la Faculté de médecine de Bordeaux.
FARGIN-FAYOLLE	Dentiste des hôpitaux de Paris.
FRŒLICH	Professeur agrégé à la Faculté de médecine de Nancy, chargé du cours clinique de chirurgie orthopédique et infantile.
GÉNÉVRIER	Ancien interne des hôpitaux de Paris.
GRENET	Ancien interne, lauréat des hôpitaux de Paris.
GUILLEMOT	Ancien chef de clinique des maladies des enfants à la Faculté de médecine de Paris, médecin des hôpitaux de Paris.
GUINON	Médecin de l'hôpital Bretonneau.
GUISEZ	Assistant d'oto-rhino-laryngologie à la clinique chirurgicale de l'Hôtel-Dieu de Paris.
HALLÉ	Médecin des hôpitaux de Paris.
HAUSHALTER	Professeur de clinique médicale infantile à la Faculté de médecine de Nancy.
LEENHARDT	Professeur agrégé à la Faculté de médecine de Montpellier.
MARFAN	Professeur agrégé à la Faculté de médecine de Paris, médecin de l'hôpital des Enfants-Malades.
MÉRY	Professeur agrégé à la Faculté de médecine de Paris, médecin de l'hôpital des Enfants-Malades.
MOUCHET	Chirurgien des hôpitaux de Paris.
MOUSSOUS	Professeur de clinique médicale infantile à la Faculté de médecine de Bordeaux.
NOVÉ-JOSSERAND	Professeur agrégé à la Faculté de médecine de Lyon.
PÉHU	Ancien chef de clinique des maladies infantiles à la Faculté de médecine de Lyon, médecin des hôpitaux.
ROCAZ	Ancien chef de clinique des maladies des enfants à la Faculté de médecine de Bordeaux, médecin des hôpitaux.
SIMON	Ancien interne des hôpitaux de Paris.
TERRIEN	Ophtalmologiste des hôpitaux de Paris.
WEILL	Professeur de clinique médicale infantile à la Faculté de médecine de Lyon, médecin des hôpitaux.
ZUBER	Ancien chef de clinique infantile à la Faculté de Paris.

DIVISION EN FASCICULES

Fasc. I. — *Introduction à la médecine des Enfants* .... 10 fr.

Fasc. II. — *Tube digestif.*

Fasc. III. — *Appendice et Péritoine, Foie, Pancréas, Reins, Surrénales, Sang, Ganglions et Rate*.................... 12 fr.

Fasc. IV. — *Appareils circulatoire et respiratoire; Médiastin.*

Fasc. V. — *Système nerveux; Tissu cellulaire; Os, Articulations.*

Fasc. VI. — *Maladies de la peau et Fièvres éruptives.*

Fasc. VII. — *Chirurgie viscérale.*

Fasc. VIII. — *Chirurgie osseuse et Orthopédie.*

Chaque fascicule se vend également cartonné avec un supplément de 1 fr. 50.

5740-08. — Corbeil. Imprimerie Crété.

La Pratique

DES

Maladies des Enfants

DIAGNOSTIC ET THÉRAPEUTIQUE

PUBLIÉ EN FASCICULES PAR

APERT, ARMAND-DELILLE, AVIRAGNET, BARBIER, BROCA, CASTAIGNE, FARGIN-FAYOLLE, GÉNÉVRIER, GRENET, GUILLEMOT, GUINON, GUISEZ, HALLÉ, MARFAN, MÉRY, MOUCHET, SIMON, TERRIEN, ZUBER (de Paris), **NOVÉ-JOSSERAND, PÉHU, WEILL** (de Lyon), **ANDÉRODIAS, CRUCHET, DENUCÉ, MOUSSOUS, ROCAZ** (de Bordeaux), **FRŒLICH, HAUSHALTER** (de Nancy), **CARRIÈRE** (de Lille), **DALOUS** (de Toulouse), **LEENHARDT** (de Montpellier), **AUDEOUD, BOURDILLON** (de Genève), **DELCOURT** (de Bruxelles).

SECRÉTAIRE DE RÉDACTION : **R. CRUCHET**

III

Maladies de l'Appendice et du Péritoine, du Foie, du Pancréas, des Reins, du Sang, des Ganglions et de la Rate.

PAR

HAUSHALTER	**CASTAIGNE**	**L.-G. SIMON**	**LEENHARDT**
Professeur à la Faculté de médecine de Nancy.	Professeur agrégé à la Faculté de médecine de Paris.	Ancien interne des hôpitaux de Paris.	Professeur agrégé à la Faculté de Montpellier.

Avec 89 Figures noires et coloriées

PARIS — J.-B. BAILLIÈRE ET FILS — 1910

19, RUE HAUTEFEUILLE, 19

LA PRATIQUE
DES MALADIES DES ENFANTS

MALADIES DE L'APPENDICE ET DU PÉRITOINE

PAR

HAUSHALTER

Professeur de clinique médicale des Enfants à la Faculté de Nancy.

SÉMIOLOGIE ET EXPLORATION

Il est à peu près impossible de séparer, en pratique, la sémiologie et l'exploration clinique de l'appendice, d'une part, et du péritoine d'autre part. En dehors des quelques signes particuliers à l'examen de l'appendice malade, comme le point de Mac Burney, — et que nous étudierons en traitant de l'appendicite, — on peut dire que toutes les autres réactions sont, avant tout, d'ordre péritonéal.

Les signes morbides fournis par les maladies du péritoine varient dans de grandes limites, en quantité et en qualité, suivant la nature et l'évolution de l'affection.

Au point de vue symptomatique, quels signes communs trouver entre la péritonite par perforation appendiculaire et la forme ascitique de la péritonite tuberculeuse?

Ce n'est pas le lieu, dans ce préambule, d'énumérer les signes appartenant à certaines formes de péritonites et dépendant de troubles d'origine réflexe ou toxique, tels que les modifications de la circulation, du facies, etc.; ils n'ont, pris isolément, rien d'absolument caractéristique, et ne tirent généralement leur valeur que de leur association à d'autres symptômes. La description de ces signes trouvera place dans les chapitres ultérieurs, ayant trait aux diverses formes de la péritonite.

Quant aux signes donnés par l'exploration directe du péritoine, ils sont obtenus par l'inspection, la palpation, la percussion et la recherche de la douleur.

Inspection. — A l'état normal, chez l'enfant placé dans le décubitus dorsal, la paroi abdominale est sur le même plan que la partie inférieure du thorax.

L'inspection permet de constater si le niveau de cette paroi se trouve sur un plan supérieur, si l'abdomen est augmenté de volume ; de juger le degré de cette augmentation ; de vérifier si elle est symétrique et régulière ; de noter la forme du ventre, l'état de la peau et de son lacis veineux, l'état de l'ombilic.

La mensuration de la circonférence de l'abdomen, pratiquée avec un ruban métrique, au même niveau et dans la même situation pour un même malade, et la mensuration des distances qui séparent l'appendice xiphoïde de l'ombilic, et l'ombilic du pubis, aideront à juger des modifications de volume dans un cas donné.

Palpation. — La palpation de l'abdomen, dans le but d'explorer le péritoine, se fait, le petit malade étant bien placé à plat dans le décubitus dorsal : elle peut être facilitée quelquefois par la demi-flexion des cuisses et des jambes.

La main de l'explorateur, réchauffée préalablement si elle est froide, appliquée à plat sur le ventre, exerce, avec le bout des doigts, des pressions légères, progressives, méthodiques. Cette pression doit se faire surtout pendant l'expiration, au moment du relâchement relatif de la paroi abdominale ; pour faciliter le palper, il peut être utile, dans certaines circonstances, d'engager le petit malade à respirer simplement et profondément ; de lui faire entr'ouvrir un peu la bouche, de le distraire et même, quelquefois, de le faire parler.

Lorsque l'enfant crie, la palpation devient plus compliquée : le moment le plus favorable alors, pour exercer la pression exploratrice, est celui des inspirations profondes, mais très courtes, qui se produisent au cours des pleurs et des cris.

A l'état normal, la palpation de l'abdomen de l'enfant donne l'impression d'un coussin à air uniformément élastique, modérément tendu ; on n'y perçoit aucune partie dure, ni les organes.

Cette palpation permet de se rendre compte du degré général de tension, de défense de la paroi ; de distinguer les différences de résistances qui peuvent exister dans diverses régions de cette paroi ; de percevoir la sensation de crépitation neigeuse due au frottement de surfaces rugueuses du péritoine ; de constater les zones résistantes ou empâtées, de limiter les foyers superficiels ou profonds de péritonite plastique ; de diagnostiquer les collections liquides localisées, en s'aidant de la palpation bimanuelle et de la recherche de la fluctuation.

Percussion. — La percussion de l'abdomen chez l'enfant, s'exerçant sur des parois habituellement peu épaisses, et ayant pour but de renseigner non seulement sur l'existence de collections liquides plus ou moins abondantes, mais aussi sur la présence d'exsudats ou de produits péritonéaux plus ou moins épais siégeant au voisinage de portions intestinales sonores, doit être pratiquée avec le plus grand soin.

La percussion étant faite habituellement avec la main droite, la main gauche percutée ne doit être en contact avec la paroi abdominale que par un seul doigt, le doigt à percuter, de façon à bien limiter la zone explorée. La percussion sera pratiquée aussi avec un seul doigt de la main droite, très doucement et très légèrement, par de petits chocs courts, nets ; les différences de tonalité seront d'autant plus appréciables que la percussion sera plus légère.

Pour obtenir, dans la mesure du possible, le relâchement des muscles de la paroi abdominale, dont l'état de contraction peut modifier la tonalité du son de percussion, l'enfant sera couché, comme pour la palpation, bien à plat sur le dos, la tête à peine relevée, les bras reposés le long du corps, les jambes modérément fléchies.

La percussion permet de différencier le météorisme, par la sonorité qui existe en tous points et dans toute attitude, mais présente cependant des différences de tonalité suivant les parties stomacales ou intestinales percutées ; l'épanchement gazeux généralisé du péritoine (perforation de l'appendice libre, par exemple), dans lequel il existe une sonorité tympanique et métallique, à tonalité égale en tous points de l'abdomen, avec disparition de la matité hépatique.

La percussion aide à diagnostiquer la présence, dans la cavité péritonéale, de fausses membranes ou de productions plastiques : à leur niveau, la sonorité est plus ou moins atténuée, mais non totalement supprimée, ce qui peut aider à distinguer, dans certains cas, les productions compactes du péritoine constatées à la palpation, d'un organe solide hypertrophié.

La percussion est enfin un des moyens pour reconnaître, dans le péritoine, l'existence d'épanchements liquides libres ou enkystés.

Dans l'épanchement liquide libre du péritoine, la percussion, pratiquée dans le décubitus horizontal, montre que la matité occupe, à un niveau plus ou moins élevé, les deux flancs et l'hypogastre, et possède une limite supérieure curviligne ou en croissant, embrassant dans sa concavité la région ombilicale sonore et se relevant sur les parties latérales.

Le bord supérieur de la matité n'est pas cependant toujours une ligne courbe ; il peut être en réalité irrégulier, ce qui tient à la position des anses intestinales météorisées ou fixées par des adhérences. Enfin la matité n'est pas toujours absolue et uniforme ; dans le flanc droit, elle peut être atténuée par le fait de l'immobilisation du cæcum ou de sa distension par des gaz.

Dans l'épanchement libre du péritoine, les zones mates et sonores se déplacent dans le décubitus latéral ; et, si l'on percute quelques instants après avoir couché le petit malade sur le côté, on constate que la matité augmente et s'élève du côté déclive et que la sonorité apparaît du côté soulevé.

Si l'enfant peut être mis debout, on remarque que la partie supérieure de l'abdomen est sonore et la partie inférieure mate ; s'il prend la position génu-pectorale, la région abdominale antérieure devient mate, les régions des flancs et des lombes étant sonores ; c'est dans cette attitude que se perçoivent le mieux les faibles épanchements.

Quelquefois, même dans les cas d'épanchement libre de la cavité péritonéale, la mobilité du liquide n'est que relative et reste entravée, durant un temps plus ou moins long, par le météorisme des anses intestinales.

Le signe de la *fluctuation* ou du *flot* aide à asseoir le diagnostic d'épanchement libre ; la fluctuation ou mouvement de flot est une ondulation que la main produit artificiellement dans un liquide renfermé dans une cavité close à parois compressibles.

Pour donner lieu à la fluctuation, les doigts d'une main percutent à petits coups légers, ou donnent de petites chiquenaudes sur un côté de l'abdomen pendant que l'autre main est appliquée à plat par sa face palmaire sur l'autre côté : ces chocs provoquent dans le liquide un flot que perçoit la main tenue à plat.

Cependant, en l'absence de tout liquide, on peut obtenir une sensation fausse de fluctuation dans certains cas de météorisme avec forte tension ou œdème de la paroi abdominale, conditions qui, de leur côté, sont quelquefois une cause de submatité à la percussion. Pour éviter ces diverses erreurs et empêcher la transmission des vibrations de la paroi elle-même, la main d'un aide peut être placée verticalement au-dessous de l'ombilic, dans la direction de la ligne blanche, en déprimant légèrement la paroi à ce niveau.

Enfin, dans les cas douteux, il peut être utile de différencier les caractères de l'onde transmise par la secousse brusque de la paroi abdominale. Lorsqu'il y a épanchement libre dans le péritoine, le volume de l'onde varie un peu, suivant que l'on percute avec l'extrémité d'un seul doigt ou de plusieurs doigts : dans le premier cas, l'onde est petite ; dans le second cas, plus grande. Dans la fausse fluctuation, on ne peut guère distinguer la grandeur de l'onde suivant le mode de percussion.

Dans les cas d'épanchements liquides peu abondants, on peut, s'il n'y a pas d'inconvénient à asseoir le petit malade, rechercher le signe du flot lombo-abdominal ; l'enfant étant assis, une main percute dans la région du carré des lombes, tandis que l'autre main, placée à plat au-dessus du pubis, soit du même côté, soit du côté opposé, reçoit les ondes.

Une collection liquide dans le péritoine étant reconnue à l'aide des signes fournis par la percussion et la palpation simple ou bimanuelle (fluctuation), on jugera qu'elle est enkystée et limitée si les frontières de la matité demeurent invariables.

Examen de la douleur. — C'est dans certains cas d'inflammation aiguë du péritoine que la douleur péritonéale revêt son caractère le plus net : douleur abdominale intense, continue, pouvant subir des exacerbations passagères sous forme de coliques, s'exagérant à la moindre pression de l'abdomen sous l'influence du poids des couvertures, à la chiquenaude ; s'associant à une forte contraction des parois abdominales ; amenant l'immobilisation dans le décubitus, avec la demi-flexion des jambes.

Cependant, les enfants ne proportionnent pas toujours leurs manifestations à l'intensité de la douleur, et la simple colique, l'entéralgie, qui peut être très vive, détermine souvent, de leur part, des plaintes excessives ; mais la douleur, dans l'entéralgie, n'est pas exagérée par la pression ; elle survient sous forme de paroxysmes séparés par des intervalles de calme complet ; elle ne s'accompagne pas de contractions des parois abdominales ; souvent le petit malade atteint d'entéralgie est agité. Il faut noter, néanmoins, que l'agitation peut s'observer aussi dans la péritonite aiguë et que l'immobilisation spontanée n'est pas dans ce cas, chez l'enfant, la règle absolue.

Dans la péritonite généralisée, la sensibilité douloureuse comprend tout l'abdomen ; dans la péritonite circonscrite, elle est habituellement limitée à la portion malade. Et comme les enfants, assez souvent, ne savent ni analyser ni localiser la douleur ressentie, on doit dans l'hypothèse de lésions circonscrites, par un examen minutieux, patient, chercher à préciser le siège de la douleur, en exerçant une pression douce et progressive, avec un seul doigt, l'index. Cet examen sera répété à intervalles, de façon à déterminer si le siège de la douleur est bien fixe.

Même chez l'enfant, le toucher rectal ne doit pas être omis dans bien des cas, pour aider à la détermination des points douloureux profonds ; ceux-ci, décelés par cette voie indirecte, ont souvent une valeur tout aussi réelle que ceux de la paroi abdominale, qui, quelquefois, demeurent mal définis et imprécis.

ASCITE

Bien que l'ascite, dont le nom est réservé à tout épanchement de sérosité collectée dans la grande cavité péritonéale, réponde non à une maladie, mais à un symptôme résultant d'états morbides divers, elle mérite néanmoins, en raison de son importance clinique, une description spéciale dans la séméiologie du péritoine.

Observée quelquefois à la naissance, elle résulte en l'espèce d'une maladie fœtale, consistant ordinairement alors en une péritonite qui semble être souvent une manifestation de la syphilis : elle atteint parfois des dimensions telles qu'elle devient une cause de dystocie; dans un tiers des cas, elle est compliquée d'hydramnios et coïncide assez souvent avec diverses malformations. Les nouveau-nés atteints de cette ascite succombent habituellement peu d'heures après la naissance.

Dans la première enfance, l'ascite est exceptionnelle ; elle devient moins rare dans la seconde enfance.

Signes de l'ascite. — Ils varient un peu suivant que l'ascite est plus ou moins considérable.

Dans les cas d'intensité moyenne, le ventre dans le décubitus dorsal s'étale, le liquide gagne les flancs, réalisant la forme du ventre des batraciens : dans la station debout, le segment inférieur de l'abdomen retombe et proémine. La peau de la paroi abdominale est distendue, luisante, quelquefois traversée de vergetures, ou sillonnée d'un réseau veineux plus ou moins apparent. La percussion montre une matité occupant l'hypogastre, les flancs, et limitée par une ligne à concavité supérieure; la matité se déplace suivant les changements de position du malade ; et les mains appliquées suivant la méthode précédemment indiquée perçoivent la fluctuation ou le flot. Par la palpation, on ressent une résistance relative, plus accentuée au niveau des parties mates.

Dans les cas d'ascite considérable, l'abdomen distendu par le liquide prend la forme ovoïde ; l'ombilic est déplissé, quelquefois refoulé en doigt de gant, par la sérosité péritonéale. La matité occupe à peu près tout l'abdomen, sauf à la région épigastrique, et ne se modifie guère par les déplacements latéraux du petit malade; la palpation ne trouve qu'une paroi uniformément résistante et ne peut fournir aucun renseignement. Certains symptômes d'ordre mécanique peuvent résulter de ces vastes collections : l'abaissement du diaphragme est entravé, le cœur est refoulé en haut ; par le fait, la respiration est plus ou moins gênée, et le décubitus dorsal devient pénible, sinon impossible; par suite de la compression exercée par le liquide ascitique sur les organes ou les vaisseaux de l'abdomen, surviennent des troubles des fonctions digestives, de l'œdème des membres inférieurs, une diminution des urines.

Quand l'épanchement ascitique est de faible quantité, s'il est difficilement décelé dans le décubitus dorsal, il peut devenir perceptible par la percussion dans la station debout ou dans la position génu-pectorale.

Quelquefois, chez les petits garçons porteurs d'ascite, on constate une hydrocèle réductible, indiquant la communication entre la cavité péritonéale et la cavité de la vaginale ; la réductibilité d'un hydrocèle dans les cas douteux peut aider à déceler les faibles épanchements ascitiques.

Causes de l'ascite. — 1° Dans la plus grande majorité des cas, l'ascite, dans l'enfance, est due à des *altérations chroniques du péritoine*, produisant une exsudation de liquide séro-fibrineux ou séro-hémorragique, et la cause qui produit la réaction péritonéale est presque toujours (toujours même, disent certains auteurs) la tuberculose. L'ascite, décrite autrefois sous le nom d'idiopathique ou d'essentielle, et survenant soi-disant en l'absence de toute cause et de toute lésion appréciables, est rattachée sans conteste, actuellement, à la péritonite. La question est de savoir s'il existe, chez l'enfant, une ascite par péritonite chronique non tuberculeuse ; la bénignité de certaines tuberculoses péritonéales à forme ascitique, le peu d'importance des lésions qui peuvent les accompagner, ont amené la plupart des cliniciens à considérer, à juste titre, l'ascite primitive comme une manifestation plus ou moins atténuée de tuberculose du péritoine.

Cependant quelques observateurs (Filatow, Henoch, Riedel, etc.), se basant sur des faits où aucun mode d'examen anatomique, histologique, bactériologique, ne fut omis, admettent qu'il peut se rencontrer chez l'enfant, une ascite primitive indépendante de lésions tuberculeuses, et ressortissant à une péritonite chronique simple, dont les caractères cliniques se confondent d'ailleurs avec ceux de l'ascite tuberculeuse ; il faut ajouter que cette ascite par péritonite chronique simple, non tuberculeuse, doit être tout à fait exceptionnelle.

2° L'*ascite dyscrasique* se rencontre chez l'enfant surtout dans la néphrite, principalement dans la forme chronique, et dans certaines maladies cachectisantes telles que la leucémie.

3° Enfin l'ascite est quelquefois, dans certains cas d'ailleurs rares, d'*origine mécanique* : telle est celle qui accompagne les affections cardiaques à la phase asystolique, la cirrhose du foie, la cirrhose cardio-tuberculeuse en particulier, dans laquelle il faut faire intervenir aussi, pour la production de l'épanchement, les lésions tuberculeuses habituellement concomitantes du péritoine.

Diagnostic. — Le diagnostic consiste à reconnaître d'abord le syndrome ascite ; ensuite, à déterminer la variété du liquide ascitique ; enfin à le compléter par l'examen bactériologique.

Diagnostic de l'ascite. — Le diagnostic de l'ascite, dans les cas légers, moyens ou intenses, repose sur la constatation des signes que nous venons d'indiquer et sur lesquels il est inutile de revenir.

Ajoutons que, dans certains cas, surtout dans les petits épanchements, la radioscopie et la radiographie peuvent aider au diagnostic: la radioscopie montre alors à la partie inférieure de l'abdomen une ombre ondulante qui se modifie avec les positions du malade (Variot et Chicotot). Enfin la réductibilité d'une hydrocèle peut quelquefois, comme nous l'avons dit, aider aussi au diagnostic d'une petite collection.

Il est important de noter cependant que, dans certaines circonstances, les signes de l'épanchement liquide dans la cavité péritonéale peuvent être simulés en dehors de tout épanchement : le fait peut se rencontrer chez certains enfants atteints d'entérite chronique avec diarrhée, lorsqu'il existe une accumulation de liquide diarrhéique dans les anses de l'intestin, atones, distendues et glissant par suite d'un véritable prolapsus, dans les parties basses de l'abdomen. Ces anses, ainsi remplies de liquide et réunies en masse, peuvent donner un son mat et une sensation de fluctuation ; en se déplacant dans les mouvements latéraux du corps, elles peuvent simuler l'existence d'un liquide libre dans le péritoine (Allaria), au point que des erreurs de diagnostic ont été commises et reconnues seulement lors d'une laparotomie ou de l'autopsie. La grande variabilité de la forme de la matité d'un jour à l'autre, sa modification ou sa disparition sous l'influence de la diète, d'un régime ou d'un traitement approprié, peuvent aider à asseoir le diagnostic.

Une ascite considérable avec distension extrême de la paroi, matité compacte, absence de flot, immobilité du liquide, peut être simulée par une tumeur solide remplissant la cavité abdominale; mais, dans ce dernier cas, le ventre n'est pas toujours régulièrement développé; la palpation ne donne pas partout une sensation d'égale résistance; quelquefois elle permet de percevoir des bosselures; enfin la radioscopie montre une ombre plus épaisse.

Il est plus difficile de distinguer de l'ascite considérable certaines tumeurs liquides, d'ailleurs très rares, telles que kystes hydatiques ou autres, remplissant la cavité de l'abdomen : dans ces cas, la ponction, l'examen du liquide, le palper du ventre pratiqué après la ponction, pourraient aider à faire la lumière.

L'ascite une fois reconnue, généralement sa nature est établie sans grande difficulté; et c'est par l'examen complet du petit malade, l'étude des commémoratifs, l'évolution de la maladie, que l'on arrivera à rapporter cette ascite à sa véritable cause.

Diagnostic de la variété de l'ascite. — L'examen du liquide ascitique est quelquefois indispensable pour aider à reconnaître la nature de l'affection en cause : le liquide destiné à cet examen est retiré par la ponction; il faut ajouter que cette ponction ne doit être pratiquée que dans les cas où les signes cliniques ont permis d'affirmer l'existence de l'ascite ; en présence des dangers qu'elle présenterait si elle était faite, par erreur, dans un abdomen ne contenant aucun liquide, elle ne doit jamais servir, dans les cas douteux, comme moyen de diagnostic de l'ascite elle-même.

Les variétés du liquide ascitique se rapportent à trois catégories principales :

1° L'*ascite séreuse*, véritable hydropisie du péritoine, d'origine mécanique ou cachectique, est constituée par un liquide citrin, limpide, de densité peu élevée (1014 au plus), contenant de faibles quantités d'albumine (1 gramme p. 100 au maximum), de rares leucocytes et cellules endothéliales et ne renfermant pas d'albumine.

2° L'*ascite séro-fibrineuse*, qui prend les caractères d'un exsudat inflammatoire et se rencontre dans les péritonites chroniques, est formée par un liquide citrin, généralement peu limpide et souvent un peu trouble, de densité élevée (1015 à 1050), contenant de fortes proportions d'albumine (3 à 6 p. 100) et de la fibrine en quantité variable, et renfermant des éléments cellulaires assez nombreux, leucocytes, cellules endothéliales. Cependant, à l'inverse du liquide des pleurésies séro-fibrineuses, le liquide de l'ascite inflammatoire ne se prend pas, quelque temps après l'évacuation, en masse simulant une gelée plus ou moins molle.

Un procédé pratique de différenciation du liquide séreux et séro-fibrineux consiste à verser goutte à goutte du liquide ascitique dans un verre à pied contenant 200 grammes d'eau additionnée de deux gouttes d'acide acétique anhydre : s'il s'agit de liquide inflammatoire séro-fibrineux ; il laissera, dans son trajet à travers l'eau acidulée, une traînée d'un blanc bleuté que l'on a comparée à la fumée d'un cigare ; si l'on ajoute de l'acide acétique en excès, le précipité se redissout (Rivalta).

Le liquide ascitique séreux ou séro-fibrineux peut être teinté quelquefois de façon plus ou moins accentuée par le sang ou par les dérivés de la matière colorante du sang : la nature hémorragique du liquide ascitique tient habituellement à la rupture de quelques vaisseaux capillaires du péritoine.

3° L'*ascite chyliforme* est constituée par un liquide lactescent à reflets légèrement verdâtres ou opalescents, rappelant le looch ou une dilution de lait. Ce liquide est homogène, fluide, inodore ; il ne coagule pas à l'air et se putréfie difficilement et très lentement.

Dans quelques cas tout à fait exceptionnels, l'ascite lactescente a pu être attribuée à une rupture des vaisseaux chylifères par ulcération ou par compression : c'est alors l'ascite chyleuse vraie, dans laquelle, au microscope, on constate les éléments figurés de la lymphe. Habituellement, la lactescence semble ressortir à l'émulsion, dans la sérosité de l'ascite, de granulations graisseuses, ou de granulations de nature albuminoïde ou de mucine, provenant d'une régression spéciale et de cause inconnue, des leucocytes extravasés ou des cellules endothéliales ; elle se rencontre quelquefois dans l'ascite accompagnant chez l'enfant la néphrite chronique ou le foie cardiaque, comme nous avons pu le constater nous-même.

Diagnostic bactériologique. — L'investigation des caractères du liquide ascitique peut être complétée dans certains cas par l'étude bactériologique. L'ascite tuberculeuse est d'ailleurs la seule qui contienne des éléments microbiens; mais les bacilles y sont en telle dilution que, d'habitude, ils ne peuvent être décelés ni par l'examen du produit de centrifugation, ni par la culture sur des milieux appropriés; aussi le seul moyen pour rechercher leur présence est l'inoculation du liquide ascitique dans le péritoine du cobaye à la dose de 10 centimètres cubes environ; si le liquide est virulent, la tuberculose sera développée chez ces animaux au bout de quelques semaines.

MALADIES DE L'APPENDICE

Les maladies de l'appendice chez l'enfant se limitent généralement à l'étude de l'appendicite. Les autres affections de cet organe sont traitées avec les malformations et les invaginations intestinales, dont elles constituent des variétés exceptionnelles.

Nous ne nous occuperons ici que de l'appendicite, qui, par beaucoup de points, se rapproche des affections péritonéales.

Appendicite.

Étiologie. — *Age.* — L'appendicite atteint dans le jeune âge son maximum de fréquence de cinq à quinze ans ; Jalaguier, sur 182 cas, en compte 4 de un à cinq ans, 42 de cinq à dix ans et 64 de dix à quinze ans.

Sexe. — Le sexe masculin est le plus souvent frappé : un total de quatre statistiques (Matterstock, Jacob, Mlle Gordon, Brun) concernant 225 enfants donne 156 garçons et 69 filles (soit près de 70 p. 100 de garçons).

Hérédité. — L'influence héréditaire paraît incontestable : elle s'observerait, d'après Roux, dans 40 p. 100 des cas; d'après Dieulafoy, elle s'expliquerait par l'*arthritisme* ; d'après Gilbert et Lereboullet, elle ressortit à la diathèse d'auto-infection, qui se manifeste cliniquement, chez les membres d'une même famille, par une prédisposition à l'infection du tube digestif et des conduits qui s'ouvrent dans sa cavité.

Alimentation. — L'appendicite s'observe surtout chez les enfants gros mangeurs, chez ceux dont l'alimentation est principalement carnée; elle reconnaît très souvent comme cause occasionnelle l'absorption immodérée d'aliments indigestes (gibier, choux, fruits non mûrs, boissons glacées) et partant l'indigestion.

Corps étrangers. — On rencontre assez souvent, dans l'appendice malade, des corps étrangers (60 fois p. 100 d'après Talamon), tels qu'épingles, poils de brosse, pépins de fruits, ou des concrétions stercorales de nombre, de composition et de volume variés, des scybales. Il est incontestable que ces corps peuvent agir en traumatisant les parois de l'appendice et en favorisant les infections.

Vers intestinaux. — L'influence des vers intestinaux dans l'étiologie de l'appendicite n'est pas élucidée. D'après Metchnikoff, les vers pourraient avoir sur l'appendice une influence directe mécanique et chimique, et ils aideraient à l'introduction des microbes dans les parties lésées. De recherches faites dans le service de Kirmisson, il résulte que les matières fécales de 21 enfants atteints d'appendicite ont fourni 18 résultats positifs (œufs de trichocéphales ou d'ascarides); par contre, dans le service de Lannelongue, on n'a trouvé que six fois des œufs de vers intestinaux dans les déjections de 21 enfants porteurs d'appendicite. Les chirurgiens ont rencontré parfois des parasites dans l'appendice malade, trichocéphales fixés à la paroi, lombrics, oxyures. D'autre part, ces vers se rencontrent dans des appendices tout à fait sains : Letulle, sur 190 appendices enlevés par des chirurgiens, relève deux fois seulement la présence de trichocéphales. En Algérie et en Chine, où l'helminthiase est des plus fréquente, l'appendicite est des plus exceptionnelle.

Traumatisme. — Il doit être incriminé dans 10 p. 100 des cas d'après Fitz; mais le traumatisme, tel que choc sur le ventre, efforts, action de sauter à la corde, ne pourrait, d'après G. Bell, endommager que des appendices contenant des corps étrangers.

Maladies du tube digestif. — On invoque souvent, à l'origine de l'appendicite, la dyspepsie, qui appartient d'ailleurs aux sujets prédisposés à l'auto-infection, dont l'appendicite est une des manifestations (Gilbert et Lereboullet).

Il n'est pas impossible que la constipation joue un rôle dans l'étiologie de l'appendicite; mais, étant données la fréquence de la constipation et la rareté relative de l'appendicite, on comprend le désaccord des auteurs à ce sujet.

Une importance considérable a été attribuée aux inflammations intestinales : cependant quelques réserves sont à établir. Malgré l'extrême fréquence de la gastro-entérite et de l'infection intestinale aiguë ou chronique chez les enfants au-dessous de deux ans, les cas d'appendicite à cet âge sont l'infime exception. Kirmisson et Guimbellot n'ont pu réunir que 23 cas d'appendicite chez les nourrissons. L'appendicite n'est pas rencontrée parmi les lésions observées chez les petites victimes de la gastro-entérite qui encombrent les salles d'autopsie des services hospitaliers.

Cependant, à un âge un peu plus avancé, il arrive quelquefois que le début de l'appendicite soit précédé d'une période d'entérite aiguë et de diarrhée.

L'appendicite a été quelquefois observée au cours de la fièvre typhoïde : mais il est remarquable, cependant, de voir le contraste qui existe entre l'intensité des lésions intestinales et la réelle rareté de l'appendicite dans la dothiénentérie.

L'entérite chronique est incriminée à l'origine de l'appendicite, par plusieurs auteurs (Walther, Broca, Jalaguier, Reclus); d'après Dieulafoy, au contraire, l'appendicite n'est pas la conséquence de l'entéro-colite. D'autre part, d'après Gilbert, si, en réalité, l'entérite chronique est associée souvent à l'appendicite, elle ne la cause pas directement : l'une et l'autre sont effets de la diathèse d'auto-infection.

Maladies infectieuses. — L'appendicite a pu être observée quelquefois au cours ou au décours de la plupart des maladies infectieuses (scarlatine, rougeole, oreillons, varicelle, pneumonie, broncho-pneumonie, etc.); mais, en réalité, si l'on songe à la fréquence extrême de ces maladies dans l'enfance et à la rareté exceptionnelle de la complication appendiculaire, on comprend combien leur rôle, dans l'étiologie de l'appendicite, est accessoire.

Plus importante semble être l'influence de la grippe et des angines : l'action de la grippe sur le développement de l'appendicite expliquerait pourquoi les appendicites se montrent quelquefois par séries aux époques de l'année où sévit la grippe. Triboulet a insisté sur la fréquence du catarrhe intestinal et de l'appendicite secondaire au catarrhe rhino-pharyngé ; et, d'après Delacour, l'appendicite constitue avec l'hypertrophie des amygdales, les végétations de l'arrière-nez et l'ozène, le syndrome adénoïdien.

Mais ici encore, on ne peut s'empêcher de faire quelques réserves : combien sont fréquents, chez les enfants, en hiver et en automne, les catarrhes naso-pharyngés, coryzas, angines, otites, trachéites, bronchites, avec ou sans troubles gastro-intestinaux, rattachés à la grippe, et combien rare, relativement, l'appendicite !

En réalité, les causes étiologiques invoquées à l'origine de l'appendicite ne constituent que des conditions prédisposantes, occasionnelles ou déterminantes, quelquefois discutables, et il est permis de dire avec Lœper et Esmonet que l'appendicite est une affection indépendante qui échappe souvent à l'étiologie habituelle des affections intestinales.

Pathogénie. — Il est hors de conteste que toute appendicite est le résultat de l'infection de l'appendice : celui-ci, qu'on a comparé en raison de sa richesse en tissu lymphoïde, à un ganglion tubulé (Simonin), peut être infecté par des germes apportés par le courant lymphatique ou l'afflux sanguin, ou par des germes déposés à la surface de la muqueuse saine ou ulcérée.

Dieulafoy avait considéré la transformation de l'appendice en *cavité close* comme le substratum nécessaire de l'infection : la cavité close pouvant être réalisée par des calculs, par la tuméfaction inflammatoire des parois, par des brides, des coudures, etc. ; l'exaltation de virulence des microbes normaux de l'appendice devenait la conséquence de leur emprisonnement et la cause de l'appendicite.

Actuellement on tend, avec Brun, Walther, Jalaguier, Tuffier, Roux, à considérer la cavité close comme un accident assez fréquent, mais non comme la condition indispensable de l'appendicite. Il semble que, dans la grande majorité des cas, l'infection de l'appendice se fasse par les microbes qui constituent la flore normale de l'intestin et de l'appendice : colibacilles, *Bacillus enteridis*, *Bacillus mesentericus*, *Bacillus putificus*, *Proteus*, streptocoques, et anaérobies divers, dont le retour à la virulence est réalisé par des circonstances variées, parmi lesquelles sont les conditions étiolo-

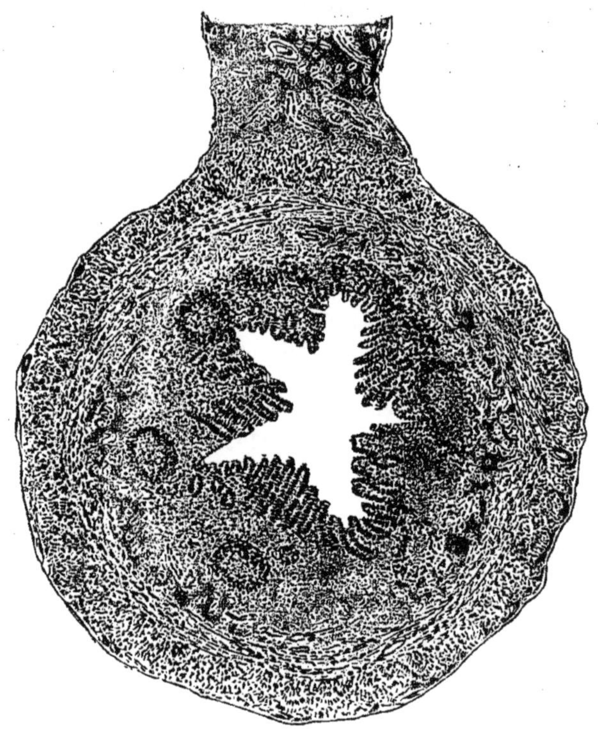

Fig. 1. — Coupe histologique transversale de l'appendice normal (1).
De dedans en dehors, muqueuse avec glandes en tubes et follicules lymphoïdes ; sous-muqueuse ; les deux couches de la musculeuse, et tout en dehors la séreuse. A la partie supérieure de la figure, coupe du méso.

giques énumérées plus haut, en même temps que diminue la résistance de la barrière épithéliale.

La position habituellement déclive de l'appendice, sa forme allongée, sa mollesse, sa flexibilité qui le prédispose aux coudures, l'exiguïté de son calibre, rendent difficile l'évacuation des produits fécaloïdes ou des corps étrangers qui s'y trouvent retenus à l'état normal ou pathologique ; la stagnation détermine ou exalte la virulence des germes retenus ; l'érosion mécanique diminue les défenses et réalise une porte d'entrée ; l'accolement des parois infectées favorise la dissémination et les inoculations successives.

(1) Les figures 1, 2, 3 sont tirées de l'ouvrage : *Deutsche Chirurgie*, Bd. XLVI : Appendicitis, par O. Sprengel (Enke, édit., à Stuttgart).

L'appendice, « ce cæcum de cæcum, ce diverticule de diverticule, ce cul-de-sac de cul-de-sac, se comporte comme un organe désastreux, spécialement créé pour exalter la virulence des germes » (Le Dentu).

Dans quelques cas qui semblent être exceptionnels, l'infection partie du

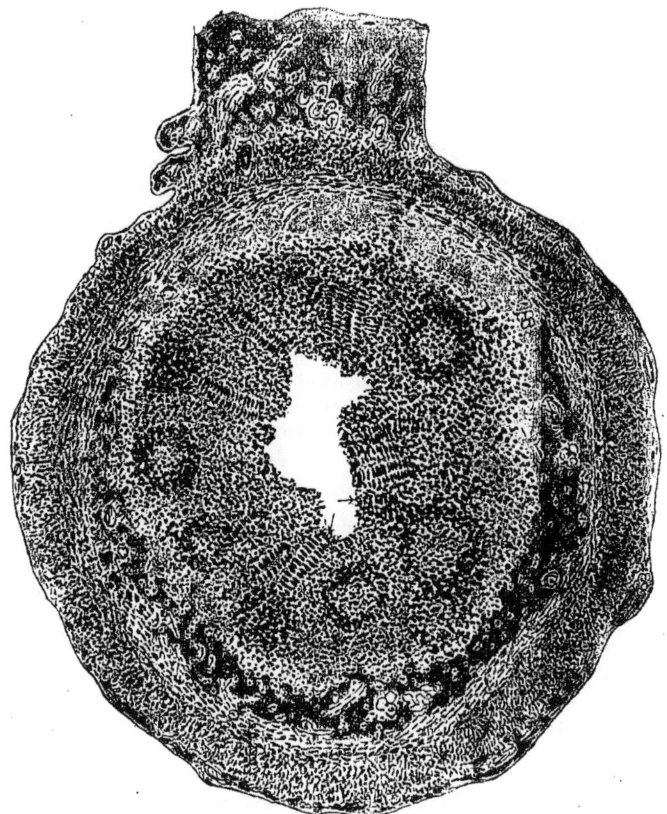

Fig. 2. — Coupe histologique transversale de l'appendice dans un cas d'appendicite simple.

De dedans en dehors, muqueuse infiltrée d'éléments leucocytaires; dissociation des glandes en tubes; augmentation de volume et infiltration des follicules lymphoïdes.

cæcum peut se propager à l'appendice par la voie des lymphatiques et déterminer ainsi indirectement des appendicites d'origine intestinale.

Enfin beaucoup d'auteurs admettent la possibilité de l'infection de l'appendice par les vaisseaux sanguins, en particulier au cours de la grippe et des angines ; l'hypothèse de l'origine sanguine de l'appendicite s'appuie sur ce fait qu'on a rencontré des folliculites suppurées appendiculaires, sans lésions de la muqueuse, et sur les expériences de Josué, qui a déterminé des appendicites expérimentales en injectant des microbes dans l'artère iléoappendiculaire. Mais il est bien difficile d'être fixé sur la fréquence de ces appendicites d'origine sanguine.

Les conditions locales favorisantes qui ont été indiquées peuvent intervenir encore lorsque l'infection de l'appendice se fait par voie lymphatique ou sanguine.

Cependant nombre d'auteurs admettent que l'infection de la muqueuse appendiculaire, par quelque voie qu'elle se fasse, peut être réalisée sans l'intervention d'aucune de ces causes adjuvantes, parmi lesquelles se placent l'obstruction et la stagnation.

Anatomie pathologique. — L'infection de l'appendice peut réaliser des inflammations *aiguës* ou *chroniques*.

Inflammations aiguës. — Ces inflammations se subdivisent elles-mêmes en lésions *appendiculaires* proprement dites et en lésions *de voisinage*, parmi lesquelles nous distinguerons celles qui sont *péritonéales* et celles qui sont *extrapéritonéales*.

Appendicite aiguë. — Il ne faut pas regarder comme appendicites véritables les réactions aiguës simplement hyperplasiques observées du côté de l'appendice au cours de nombreuses maladies infectieuses (Josué, Dominici, Lœper et Esmonet), et qui semblent n'être qu'exceptionnellement l'origine de suppurations ou de perforations.

L'appendicite aiguë peut être divisée en appendicite folliculaire et en appendicite nécrosante.

Appendicite folliculaire. — Dans la forme la plus légère (*appendicite pariétale de Talamon*, *forme hyperémique de Letulle*, *forme aiguë de Jalaguier*), la muqueuse est tuméfiée, œdémateuse, ponctuée de petites taches rouges et légèrement mamelonnée : histologiquement, le follicule est hypertrophié et envahi par les leucocytes polynucléaires; les tissus périfolliculaires et les lymphatiques sous-muqueux sont gorgés de leucocytes; les cellules fixes réagissent. Le canal appendiculaire est rétréci; l'appendice augmenté de volume est parfois tendu, rigide, en érection, suivant l'expression consacrée ; le cæcum voisin est quelque peu rouge ; le péritoine est intact, ou bien l'on y constate un peu de vascularisation au voisinage et à la surface de l'appendice.

Quelquefois, dans une forme bien plus rare, les follicules entrent en suppuration et se détachent sur le fond de la muqueuse, comme de petites élevures d'aspect furonculeux (*folliculite miliaire suppurée*).

En se rompant dans la cavité de l'appendice qu'ils remplissent de pus, les follicules suppurés créent l'abcès intracanaliculaire, d'où résulte un boursouflement plus ou moins marqué de l'appendice.

Enfin la suppuration des follicules peut gagner la face externe de la paroi appendiculaire, perforer cette dernière en un ou plusieurs points : ainsi se forment de petits pertuis de la grosseur d'une tête d'épingle, qui s'entourent d'une zone d'exsudation péritonéale et s'accompagnent de péritonite enkystée ou généralisée (*appendicite folliculaire perforante*).

Appendicite nécrosante. — L'appendice peut être entièrement gangrené, violacé ou verdâtre, recouvert d'un exsudat en doigt de gant; ou bien la nécrose a détruit une certaine étendue de la paroi, et l'appendice est amputé à son extrémité ou segmenté en tronçons réunis par un lambeau sphacélé.

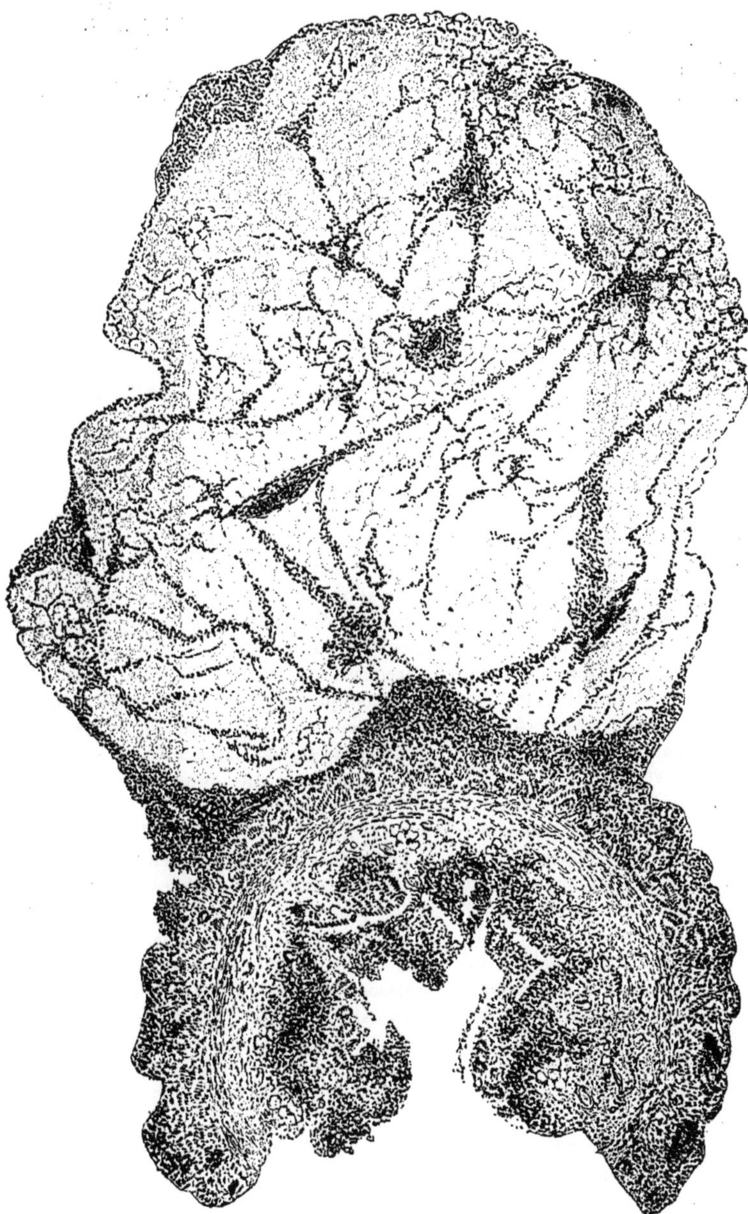

Fig. 3. — Coupe histologique transversale dans un cas d'appendicite ulcéreuse.

Face interne de la muqueuse tapissée d'éléments puriformes. Disparition des follicules lymphoïdes ulcérés dans la cavité de l'appendice. Infiltration leucocytaire de la musculeuse surtout au voisinage du méso.

En haut de la figure, méso épaissi, infiltré d'éléments leucocytaires dans ses tractus vasculo-conjonctifs.

Plus souvent il existe, à la surface de l'appendice, de petites plaques blanchâtres ou grisâtres, bronzées, feuille morte, qui recouvrent un tissu nécrosé, et au niveau desquelles on trouve les perforations à contours festonnés, irréguliers, qui siègent de préférence au voisinage de l'extrémité libre de l'organe. La muqueuse appendiculaire est violacée, hémorragique ; la cavité contient un liquide brunâtre, parfois fétide.

Microscopiquement, la réaction folliculaire paraît atténuée ; la lésion consiste surtout en une nécrose qui peut se cantonner à la muqueuse, ou gagner le tissu conjonctif folliculaire et le tissu musculaire sous-jacent, suivant que la mortification est superficielle ou totale.

Il semble que cette gangrène de l'appendice, qui peut évoluer avec une grande rapidité, doit être attribuée à une infection nécrosante particulière, déterminée par des microbes remarquablement virulents ou spéciaux, plutôt qu'à un processus suppuratif et ulcéreux exagéré ; d'après Veillon et Zuber, la tendance à la gangrène devrait être attribuée aux microbes anaérobies, associés d'ailleurs fréquemment aux colibacilles et aux streptocoques.

Lésions péritonéales. — Ces lésions résultent de la propagation directe ou lymphatique de l'infection appendiculaire au péritoine.

Péritonites. — Péritonite localisée. — Au degré le plus léger, l'inflammation péritonéale se réduit à une petite plaque exsudative qui coiffe l'appendice.

Lorsque l'appendicite n'a pas abouti à la perforation, on peut observer la péritonite circonscrite plastique, adhésive ou fibrineuse, qui agglutine l'appendice au cæcum, quelquefois à l'intestin grêle.

La péritonite suppurée circonscrite ou enkystée peut résulter de la transformation de l'exsudat plastique séro-fibrineux, mais souvent elle succède à la perforation de l'appendice. Au voisinage du cæcum et de l'appendice, des fausses membranes, souvent très solides, constituent une cavité contenant du pus roussâtre ou brun, lié, quelquefois fétide, où nage ordinairement l'appendice perforé ou gangrené.

D'après le sens principal suivant lequel ont fusé ces collections péricæcales d'origine appendiculaire, on peut considérer, avec Veau, l'*abcès iliaque* qui recouvre le muscle iliaque en arrière, s'avance vers la région inguinale et se trouve limité par l'angle du *fascia iliaca* et de la paroi abdominale ; l'*abcès rétrocæcal*, qui se cache derrière le cæcum et monte vers le rein contre la paroi abdominale postérieure ; l'*abcès de l'hypocondre droit*, qui se localise au-dessous, ou rarement au-dessus du foie (*pyothorax sous-phrénique*) et peut être l'aboutissant des formes précédentes ; l'*abcès hypogastrique*, fusée purulente sous-ombilicale, située en avant des anses intestinales et au-dessus de la vessie ; l'*abcès pelvien*, où le pus suit les vaisseaux hypogastriques et s'arrête au détroit supérieur, ou descend au-dessous, dans le cul-de-sac de Douglas.

La péritonite circonscrite péri-appendiculaire concourt à la formation du complexus anatomo-pathologique appelé autrefois *pérityphlite*.

Quelquefois à distance du foyer principal existent des clapiers purulents distincts, séparés par des anses intestinales agglutinées ; ces abcès sont d'origine lymphatique (*péritonite à foyers multiples* de Nélaton, *péritonite progressive* de Sonnenbourg) ; ces clapiers secondaires peuvent être quelquefois très nombreux (*péritonite aréolaire*).

Péritonite généralisée. — Elle peut survenir quelquefois sans perforation de l'appendice, par migration des microbes virulents à travers les parois de l'appendice malade (Poncet, Routier); mais ordinairement elle succède à la perforation de l'appendice (*péritonite généralisée d'emblée*), ou à la rupture d'un abcès enkysté (*péritonite généralisée secondaire*).

La péritonite généralisée peut affecter plusieurs formes anatomiques : dans la forme purulente, l'intestin distendu, congestionné, violacé, se recouvre d'exsudats verdâtres; le pus s'accumule dans le bassin, les flancs, entre les anses intestinales. Dans la forme septique diffuse (*septicémie péritonéale suraiguë de Mikulicz*), la réaction inflammatoire est à son minimum; on ne trouve qu'un exsudat séro-sanguinolent, ou un liquide louche, ressemblant à du bouillon trouble, fétide, coulant, non collecté. On a décrit une forme adhésive diffuse de péritonite généralisée soudant les viscères les uns aux autres, déterminant des coudures, des obstructions.

Lésions extrapéritonéales. — Ces lésions résultent également de la propagation directe ou lymphatique de l'infection appendiculaire aux organes de la cavité abdominale ou thoracique.

Adénites. — Très souvent les ganglions situés au voisinage de l'appendice, dans le méso-appendice, dans l'angle iléo-cæcal, en arrière ou en avant du cæcum, à la racine de l'appendice, présentent les altérations banales de l'adénopathie ; quelquefois la réaction inflammatoire aboutit à la suppuration.

Phlegmon de la fosse iliaque. — Il peut être primitif, c'est-à-dire non précédé de péritonite; dans ce cas, il résulte de la propagation de l'infection appendiculaire par le méso-appendice, entre les feuillets duquel la suppuration gagne le tissu cellulaire de la fosse iliaque, où elle provoque l'*abcès rétropéritonéal*; enfin la cellulite iliaque peut être secondaire à l'abcès intrapéritonéal; dans ce cas, on trouve deux foyers, soit distincts et séparés par une membrane, soit communiquant en bouton de chemise (Schwartz), ou par une large ouverture.

Les abcès iliaques sous-séreux peuvent fuser soit vers la région lombaire, soit dans le bassin, soit à la région crurale.

Lésions pleurales. — L'infection sous-phrénique peut se propager à la plèvre par voie lymphatique ou par ouverture d'une collection droite sous-diaphragmatique dans la cavité pleurale ; il s'agit généralement, dans ces cas, de pleurésies purulentes, souvent fétides ou putrides.

Lésions hépatiques. — Les produits nocifs atteignant le foie y arrivent par la veine porte : ils sont de nature infectieuse ou toxique. A l'autopsie des appendicites compliquées de lésions hépatiques, on peut trouver soit les abcès du foie, soit le foie infectieux.

L'abcès du foie est rarement unique : d'ordinaire, il s'agit d'abcès multiples ; quelquefois le foie est transformé en une véritable éponge aréolaire. L'abcès du foie peut se compliquer d'abcès sus-diaphragmatique. Il est quelquefois accompagné ou précédé de pyléphlébite.

Le foie infectieux de l'appendicite réalise soit le type banal observé dans les infections graves, soit le type de l'hépatite nécrosante (nécrose cellulaire et stéatose).

Lésions rénales. — Le rein ne présente guère de lésions que dans les cas d'appendicite toxique, où elles réalisent le type de la nécrose aiguë avec dégénérescence granulo-graisseuse des tubes contournés.

Lésions de l'estomac et de l'intestin. — Dieulafoy a signalé des ecchymoses, des hémorragies, des escarres, lésions d'ordre toxi-infectieux.

Lésions cardio-vasculaires. — Les lésions du cœur et du péricarde sont rares et sont banales. Les phlébites sont des accidents plus fréquents : elles siègent en général dans les veines iliaques droites ou la fémorale gauche.

Inflammations chroniques. — Ces lésions, que nous limiterons à l'appendice seul, sont de deux ordres selon qu'il s'agit d'appendicite prolongée ou d'appendicite chronique primitive.

Appendicite prolongée (reliquat d'appendicites aiguës refroidies). — L'appendice est souvent déformé, incurvé en S ou en U, adhérent au cæcum, sclérosé, dur, étranglé, quelquefois partiellement kystique : dans son intérieur se trouve souvent une concrétion ou du pus. La muqueuse est tomenteuse, quelquefois exulcérée. La lésion péritonéale consiste en des adhérences plus ou moins fortes, circonscrivant quelquefois des logettes de grumeaux de pus concret; l'épiploon est souvent épaissi et adhérent.

Appendicite chronique primitive. — Pour quelques-uns (Walther, Jalaguier, Richelot), la lésion non suppurative consisterait simplement en une hypertrophie des follicules qui sont turgescents et hyperplasiés; l'appendicite chronique primitive serait pour l'appendice l'analogue de l'hypertrophie simple des amygdales pour le pharynx; rencontrée souvent sous ce type aux autopsies, elle mériterait à peine le nom d'appendicite et n'aurait pas toujours d'existence clinique (Dieulafoy). Mais, indépendamment de cette forme hyperplasique, il semble bien pouvoir se produire, sans crise aiguë, une transformation fibreuse de l'appendice.

Symptômes. — Après un début souvent assez semblable, l'appendicite peut évoluer de façons variées et présenter des modalités diverses. Comme type de description, il est légitime de prendre la forme la plus fréquente.

Début, et appendicite simple ou atténuée. — Les accidents débutent ordinairement brusquement, quelquefois la nuit, habituellement par des douleurs de ventre et des vomissements.

La douleur éclate brutalement; quelquefois les enfants la rapportent au niveau ou autour de l'ombilic, mais ils la placent ordinairement à la moitié droite du ventre, si on leur demande de préciser davantage. Les heures qui suivent, la douleur s'exagère; elle est moins diffuse, elle se localise dans la fosse iliaque droite; elle est vive, profonde, quelquefois angoissante.

Le ventre tout entier peut être sensible à la palpation et à la pression; mais la pression est surtout très douloureuse en un point situé au milieu d'une ligne allant de l'ombilic à l'épine iliaque antéro-supérieure droite (point de Mac-Burney). Ce point a une très grande importance pratique; on est cependant mal renseigné sur sa signification; il semble qu'il soit en rapport avec l'insertion de l'appendice sur le cæcum; il peut d'ailleurs être remonté quand l'appendice est haut, et abaissé quand l'appendice est descendant. Pour rechercher ce point, il faut, chez les enfants, habituer l'abdomen à la palpation, presser d'abord l'hypocondre gauche, puis la fosse iliaque droite et enfin la région du point; la recherche doit être faite avec un seul doigt.

L'hyperesthésie cutanée de la paroi abdominale est un symptôme presque constant. La contraction des muscles abdominaux est la règle; au début de la crise, elle peut être généralisée; quand elle se localise, elle siège toujours dans la fosse iliaque droite; sous l'influence de cette contraction, l'abdomen est d'abord rétracté; puis il se ballonne légèrement.

Les vomissements, d'abord alimentaires, se répètent, puis deviennent verdâtres; l'état nauséeux est permanent; quelquefois il existe seul, sans vomissements. La constipation est très fréquente, mais non constante, la crise appendiculaire pouvant débuter par de la diarrhée.

Souvent, dès les premières heures, le nez se pince, les yeux s'excavent, le visage pâlit, le facies s'altère. La fièvre peut manquer: quand elle existe, elle est modérée ou au contraire monte à des chiffres élevés; le pouls peut rester normal, mais souvent il se précipite en demeurant plein.

Dans l'appendicite simple, décrite par certains auteurs, dans sa forme la plus courte, sous le nom de *colique appendiculaire*, les symptômes rétrocèdent assez rapidement; la douleur disparaît, les vomissements s'espacent, puis ne se reproduisent plus; les nausées cessent, le ballonnement, s'il existait, disparaît; des évacuations gazeuses se produisent. La crise peut être terminée après douze, vingt-quatre, trente-six heures. La palpation cependant, dans certains cas, demeure douloureuse durant quelques jours: il peut être possible alors quelquefois de percevoir profondément dans la fosse iliaque droite une petite tuméfaction allongée roulant sous le doigt.

Appendicite avec péritonite plastique appendiculaire. — C'est la forme la plus commune, celle qui a été décrite autrefois sous le nom de *typhlite* et de *pérityphlite*. Après un début analogue à celui qui vient d'être décrit, les symptômes généraux tendent à s'atténuer, mais la fièvre persiste; le facies est moins altéré; les vomissements s'atténuent ou disparaissent: la langue demeure saburrale, la soif vive; la constipation ne cède pas; les urines sont chargées, et leur émission est quelquefois accompagnée de ténesme.

La douleur vive, souvent continue, et la contraction musculaire se localisent à la fosse iliaque; quelquefois, pour atténuer la douleur, l'enfant met instinctivement la cuisse en flexion. L'hyperesthésie abdominale persiste; l'effleurement simple de la paroi abdominale est perçu mieux à droite qu'à gauche. Le ballonnement, dû à la parésie intestinale et à la rétention des matières et des gaz, est plus ou moins marqué; il est moins accentué habituellement chez l'enfant que chez l'adulte.

Vingt-quatre ou trente-six heures après le début des accidents, la palpation du ventre fait reconnaître l'existence d'une tuméfaction dans la fosse iliaque droite, au niveau de laquelle on voit quelquefois une voussure. La main y perçoit une plaque, un plastron ou une sorte de blindage de la paroi abdominale, collé contre la fosse iliaque interne; quelquefois la tuméfaction forme tumeur soit au dedans du cæcum, soit au-dessus de la crête iliaque. La tuméfaction périappendiculaire peut être entièrement masquée par la contracture de la paroi; mais à son niveau la percussion douce dénote de la submatité, à moins que l'inflammation ne soit située en arrière du cæcum.

Le plastron augmente ordinairement pendant quatre ou cinq jours, pour évoluer ensuite soit vers la résolution, soit vers la suppuration, ou soit encore vers la péritonite généralisée secondaire.

Résolution. — Elle s'annonce généralement huit à dix jours après le début; la fièvre s'abaisse régulièrement, le ballonnement du ventre s'atténue; la tonicité intestinale reparaît, annoncée par les émissions gazeuses. La sensibilité de la fosse iliaque diminue, puis cesse complètement; le plastron se réduit petit à petit et souvent, au bout de trois semaines, a disparu.

La marche de l'appendicite plastique appendiculaire vers la résolution peut d'ailleurs être entrecoupée de menaces et de tentatives de reprise inflammatoire.

Et la résolution terminée, si la main ne perçoit plus aucun empâtement et ne provoque plus de douleur, il n'en persiste pas moins quelquefois des brides fibreuses, ou même des vestiges d'abcès.

Suppuration. — Elle apparaît ordinairement aux environs du sixième jour.

A ce moment, la fièvre s'élève et devient persistante ou subit de grandes oscillations; l'aspect du malade est souvent celui de la fièvre typhoïde; quelquefois, au contraire, la fièvre s'abaisse, mais alors le pouls devient fréquent; cette dissociation est considérée comme un signe de suppuration (Jalaguier). Cependant on a cité, au cours de l'appendicite chez l'enfant, des cas d'accélération très rapide du pouls, existant sans aucune suppuration ni menace de perforation, et paraissant être d'origine purement réflexe (Broca); d'ailleurs, ici comme toujours, c'est sur un ensemble symptomatique, et non sur un seul signe, que le clinicien doit baser son diagnostic.

La tuméfaction de la fosse iliaque tend à augmenter, la palpation montre une induration moindre et donne la sensation de carton mouillé (Roux); les douleurs deviennent, en cette région, plus vives, quelquefois pongitives; parfois on observe un certain degré d'œdème avec ou sans circulation collatérale. Puis, vers le douzième jour, survient la fluctuation vraie, qui succède à la résistance observée les jours précédents; au niveau de la fosse iliaque, le palper dénote au centre du plastron une zone mollasse et dépressible; quelquefois une certaine voussure apparaît. Les phénomènes généraux sont, à cette phase, d'intensité variée; quelquefois leur atténuation et la tendance à l'apyrexie indiquent une infection discrète ; d'autres fois, les grandes oscillations fébriles, les frissons, l'amaigrissement montrent une forme plus grave et une infection générale.

Rarement la suppuration appendiculaire se fait jour à la peau de la paroi abdominale; une terminaison plus habituelle des formes suppurantes est, vers le quinzième jour, l'ouverture de l'abcès dans l'intestin ou dans la vessie.

On a observé cependant quelquefois à distance (fosse iliaque gauche, angle du côlon, bassin) la formation d'un foyer de péritonite enkystée; sauf la localisation, l'allure clinique est celle du foyer suppuré périappendiculaire.

Péritonite généralisée secondaire. — Dans la péritonite totale diffuse secondaire, l'état général s'aggrave subitement, le ventre se météorise, le facies s'altère, le hoquet et les vomissements apparaissent; l'abaissement presque constant de la température contraste avec l'accélération progressive et la petitesse du pouls; quelquefois ces symptômes sont précédés d'une « accalmie traîtresse » (Dieulafoy) de courte durée.

Si la péritonite généralisée se fait par diffusion de l'infection de proche en proche, ou par la formation de foyers multiples (*péritonite progressive, péritonite aréolaire*), l'aggravation est plus lente, mais l'évolution est à peu près aussi sûrement mortelle.

Appendicites à localisation anormale. — Certaines formes cliniques de l'appendicite résultent de la situation anatomique de l'appendice.

Appendicite gauche. — Il s'agit plus souvent de foyers suppurés gauches, assez éloignés d'un appendice normalement situé, que d'une ectopie cæcale, laquelle est tout à fait exceptionnelle.

Appendicite rétrocæcale. — Les symptômes de réaction péritonéale sont atténués. La tuméfaction est profonde et se perçoit mal; la fausse fluctuation constatée dans ce cas tient à la présence du cæcum distendu. La collection peut, dans l'appendicite rétrocæcale, être exclusivement extrapéritonéale et limitée au tissu cellulaire de la fosse iliaque ; ou bien elle commence par être intrapéritonéale, puis devient extrapéritonéale.

Dans tous ces cas, la douleur s'irradie vers la cuisse droite, qui souvent est fléchie ; elle s'exaspère et s'irradie par l'extension ; cette douleur résulte d'un certain degré de psoïtis, qui, dans quelques observations, arrive à la suppuration du psoas.

Appendicite prévésicale. — L'empâtement sus-pubien, la dysurie, le ténesme vésical sont les symptômes principaux qui peuvent en imposer souvent pour un abcès de la cavité de Retzius : celui-ci, d'ailleurs, complique quelquefois l'appendicite prévésicale.

Appendicite pelvienne. — Le point de Mac Burney est abaissé ; le plastron abdominal fait souvent défaut; la douleur est quelquefois aussi marquée à gauche qu'à droite; les troubles urinaires, la dysurie, le ténesme rectal, la constipation absolue sont la règle. Le toucher rectal permet de reconnaître l'existence d'une tuméfaction généralement plus prononcée à droite, mais pouvant remplir quelquefois la totalité du petit bassin.

Appendicite sous-hépatique. — L'appendicite sous-hépatique d'emblée ne doit pas être confondue avec les infections périhépatiques, consécutives à une appendicite de siège banal. Elle s'accompagne de douleurs siégeant sous le foie, de hoquet, de douleurs pleurétiques, de vomissements persistants, quelquefois d'ictère.

Appendicite herniaire. — Plus fréquente dans le sexe masculin, elle se voit surtout dans l'enfance, la présence de l'appendice dans un sac herniaire semblant être souvent en rapport avec la persistance du canal vagino-péritonéal.

L'appendicite herniaire n'a pas, à proprement parler, de signes propres ; sa symptomatologie se confond avec celle de l'étranglement herniaire.

Appendicite généralisée d'emblée. — Sous ce nom on décrit l'appendicite qui, d'emblée, s'accompagne de péritonite généralisée ou de phénomènes toxiques graves.

Appendicite avec péritonite purulente généralisée d'emblée. — Quelquefois c'est après un début banal que, très rapidement, ordinairement au bout de vingt-quatre heures, les symptômes péritonéaux graves apparaissent : d'autres fois, la douleur se présente, dès l'abord, avec une brusquerie, une intensité anormales : c'est la douleur en coup de poignard ; le ventre d'abord dur, ligneux, rétracté, se ballonne au bout de quelques heures.

En tout cas, bientôt le facies s'altère, se grippe, prenant quelquefois l'aspect du choléra algide ; les vomissements bilieux, puis porracés et parfois fécaloïdes, s'établissent et persistent. Parfois apparaissent des vomissements noirs; les douleurs abdominales sont généralisées, la constipation est absolue ; aucun gaz n'est émis; à aucun moment, on ne constate le plastron à droite de l'abdomen; le ventre est sonore partout, ou bien il existe de la submatité ou de la matité dans les fosses iliaques et au-dessus du pubis; on a noté également de l'œdème de la paroi abdominale et de la dilatation des veines sous-cutanées; le toucher rectal permet de percevoir l'accumulation de liquide dans le bassin.

Le pouls s'accélère, alors que la température demeure peu élevée; ce désaccord entre le pouls et la température de même que le ralentissement plus rare du pouls sont de mauvais augure.

La mort survient en moyenne vers le septième jour.

Appendicite toxique avec ou sans péritonite. — On peut observer deux variétés de cette forme :

1° *Péritonite septique ou septicémie péritonéale appendiculaire.* — Le début a lieu dans certains cas comme une vulgaire indigestion ; la douleur est modérée, la contracture abdominale à peine marquée ; le ventre demeure souple ; les symptômes dominants sont les vomissements, quelquefois la diarrhée, l'accélération de la respiration, le facies abdominal, le teint plombé, le subictère, l'albuminurie ; à la fièvre du début fait suite, au bout de vingt-quatre ou trente-six heures, une température voisine de la normale ou de l'hypothermie ; le pouls est petit, rapide, irrégulier, variable d'une heure à l'autre.

A l'opération, on trouve dans l'abdomen un liquide séreux ou séro-fibrineux, louche, quelquefois sanieux ou fétide, parfois en quantité considérable.

La septicémie appendico-péritonéale tue, en général, du quatrième au sixième jour par collapsus cardiaque ; on voit des enfants conserver leur lucidité jusqu'à la fin.

Dans les formes suraiguës, la mort peut survenir au bout de trente-six heures.

2° *Appendicite toxémique sans péritonite.* — Ici les symptômes péritonéaux sont presque nuls, les douleurs de la fosse iliaque peu marquées ; le ventre peut demeurer souple : les vomissements ne sont pas constants ; on a constaté quelquefois de la diarrhée cholériforme ; le facies est celui de la septicémie ; il peut y avoir de la fièvre ou de l'hypothermie ; mais toujours le pouls est petit, rapide, souvent irrégulier, et la mort, comme dans la forme précédente, survient pas collapsus cardiaque.

Appendicite chronique. — Sous ce titre, on peut ranger plusieurs variétés.

1° *Appendicite à rechutes.* — Le silence complet semble se faire entre des poussées appendiculaires ordinairement bénignes, se succédant sous l'influence de causes diverses, à des intervalles plus ou moins rapprochés. Mais tout appendice enflammé, cliniquement guéri, reste anatomiquement taré et porte en ses parois la menace de récidives dont les manifestations pourront être fort variables.

2° *Symptômes chroniques succédant à une appendicite aiguë.* — A la suite d'une crise d'appendicite aiguë franche terminée par résolution, persistent quelquefois, par le fait de la transformation scléreuse et d'adhérence de l'appendice, des tiraillements localisés à la fosse iliaque droite, des douleurs vagues plus ou moins irradiées, des troubles digestifs. Une partie de ces symptômes ressortissent parfois aux adhérences épiploïques, qui exercent des tractions sur l'estomac et sur le côlon, ou à l'épiploïte chronique (Walther) : cette épiploïte peut expliquer la persistance de certains symptômes pseudo-appendiculaires survivant à l'extirpation de l'appendice.

3° *Appendicite chronique d'emblée.* — Dans la forme chronique d'emblée correspondant à la transformation fibreuse progressive de l'appendice sans aucune crise aiguë (Poncet, Brun, Walther, Jalaguier, etc.), il n'existe ni tuméfaction, ni empâtement dans la fosse iliaque; la douleur, quelquefois localisée à droite, diffuse parfois dans tout l'abdomen et à l'épigastre. Des troubles digestifs variés peuvent exister (atonie gastro-intestinale, flatulences anormales, constipation ou diarrhée); les vomissements se font avec grande facilité; quelquefois, ils prennent le type des vomissements cycliques : il s'agit alors d'enfants pâles, à teint terreux, dyspeptiques, amaigris, présentant, à intervalles variables, des crises fébriles ou apyrétiques de vomissements incoercibles avec ou sans acétonurie (Comby); l'haleine peut avoir une odeur fécaloïde. Le teint est quelquefois subictérique. Enfin on a pu constater une augmentation considérable du volume du foie (Denucé).

Complications. — On a signalé, dans l'appendicite *aiguë*, en dehors des complications péritonitiques qui se confondent, comme nous venons de le voir, avec la description clinique de l'appendicite, un certain nombre de complications, parmi lesquelles nous ne signalerons que les plus importantes.

Pleurésie. — La pleurésie appendiculaire est ordinairement purulente, fétide, ou putride, rarement séreuse; elle est annoncée par de la dyspnée, une douleur thoracique, une aggravation de l'état général et une élévation de la température.

Abcès sous-phrénique. — La fièvre est persistante, la dyspnée marquée; l'épigastre est douloureux; quelquefois apparaissent de l'œdème de la paroi et de la circulation collatérale ; on note l'abaissement du foie; l'abcès sous-phrénique peut se terminer par pleurésie purulente et vomique ou par ouverture dans l'intestin ou le péritoine.

Complications hépatiques. — Elles sont de deux sortes : l'hépatite et les abcès du foie.

L'hépatite appartient souvent aux appendicites toxiques : elle peut survenir d'une façon précoce ou tardive, même quelquefois après l'opération; elle se manifeste par les symptômes de l'insuffisance aiguë, avec hémorragie, urobilinurie, albuminurie; la mort est la terminaison habituelle.

Les abcès peuvent débuter au cours même d'une appendicite bénigne ; leur développement est marqué par des frissons, des douleurs hypogastriques, des nausées, des vomissements, de l'ictère, de l'hypertrophie du foie; la fièvre prend le type intermittent; l'état général est grave, d'aspect typhoïde ; la mort survient avec des symptômes de collapsus ou d'ictère grave.

Néphrite. — L'albuminurie peut s'observer avec ou sans symptômes de néphrite : celle-ci peut revêtir les types variés de la néphrite aiguë.

Complications diverses. — Il n'est pas impossible de voir, au cours et au décours de l'appendicite, une série de complications d'origine septique ou pyémique, telles qu'endocardite, péricardite, artérite, phlébite, abcès du poumon, arthrites, etc. : d'autres complications traduisent une intoxication profonde, tels les ulcérations gastriques ou duodénales, pouvant aboutir à l'hématémèse, le purpura, les épistaxis, les petites gastrorragies; cet état hémorragipare et les altérations du sang qui l'accompagnent paraissent ressortir aussi en partie, dans l'appendicite, aux altérations hépatiques (Broca et P.-E. Weil).

Pronostic. — Malgré tout ce qui a été écrit, il est difficile d'affirmer rien de bien précis au sujet de la gravité générale de l'appendicite, dans l'enfance en particulier. A juger d'après certaines statistiques médicales, l'appendicite serait une affection fort bénigne, ce qui tient à ce que les médecins ont à soigner surtout les appendicites légères ou de moyenne intensité ; d'autre part, les chirurgiens voyant surtout les cas graves, leur opinion est plus pessimiste.

Quoi qu'il en soit, on peut affirmer la bénignité relative de l'appendicite simple ou compliquée de péritonite enkystée et la gravité excessive de la péritonite appendiculaire généralisée, purulente ou septique.

D'autre part, le plus souvent, il est impossible, en face d'un cas déterminé, de préciser d'une façon certaine son évolution ultérieure.

D'après Jalaguier, le chiffre des appendicites graves d'emblée serait de 3 p. 100 ; c'est l'enfance d'ailleurs qui fournit le plus souvent les formes aiguës ou suraiguës. Alors même qu'elle guérit, l'appendicite expose à des récidives qui se produisent dans 15 à 25 p. 100 des cas.

Quant à la mortalité globale, elle est difficile à apprécier : elle varie suivant qu'on la considère dans la pratique journalière ou dans les milieux hospitaliers où ne viennent, et souvent tardivement, que les cas d'une certaine gravité ; elle varie suivant qu'on la considère dans des services de médecins ou dans des services de chirurgiens. Cette mortalité globale est de 12 p. 100 d'après Broca ; pour Brun et Veau, elle fut à l'hôpital des Enfants, pour 195 cas, de 8,4 p. 100. Il n'en est pas moins vrai que l'appendicite est une maladie redoutable, dont le pronostic doit toujours être réservé.

Diagnostic. — Le diagnostic de l'appendicite se fait facilement dans les cas où la maladie se présente avec sa physionomie clinique, ce qui est, d'ailleurs, souvent le fait chez les enfants : elle est caractérisée essentiellement alors par une douleur siégeant au point de Mac Burney, l'état de défense des muscles abdominaux, des phénomènes de réaction péritonéale, l'élévation de la température, l'accélération du pouls, des modifications de l'état général, et enfin, quand la maladie a eu le temps d'évoluer, par l'existence d'un plastron au niveau de la fosse iliaque.

Ces divers symptômes valent surtout par leur association : pris isolément, ils perdent beaucoup de leur importance, et il est bien des cas où le diagnostic de l'appendicite ne s'impose pas d'emblée et demande à être discuté.

Diagnostic différentiel de l'appendicite sans tuméfaction iliaque. — *Indigestion.* — Dans l'indigestion, les symptômes douloureux et les vomissements peuvent présenter quelquefois des caractères analogues à ceux de l'appendicite ; mais alors ils sont fugaces ; la persistance des accidents doit, par contre, toujours être suspecte ; la fixation de la douleur au point de Mac Burney, l'élévation de la température finissent habituellement par déterminer le diagnostic de l'appendicite.

Crises entéralgiques. — La crise de coliques s'observe ordinairement chez les enfants de moins de cinq ans ; elle est brusque et se produit sous forme d'accès douloureux ; dans la période de calme, le ventre est ordinairement ballonné, mais il n'existe ni contractures ni douleurs localisées, ni vomissements, ni fièvre ; après une émission de gaz ou une évacuation intestinale, tout se calme.

Crise aiguë dans l'entéro-colite chronique. — Provoqués par un écart de régime ou le froid, ces accidents se résument en douleurs abdominales, ballonnement accentué du ventre, vomissements, état fébrile ; leur début est moins brusque que dans l'appendicite ; la douleur est diffuse ; il n'existe pas de contracture de la paroi abdominale, ni d'hyperesthésie cutanée de la région iliaque droite.

Occlusion intestinale. — Les douleurs abdominales, la constipation absolue, l'absence d'émission de gaz, les vomissements permettent quelquefois la confusion de l'occlusion et de l'appendicite. Mais, dans l'occlusion, l'imperméabilité de l'intestin aux matières et aux gaz est plus complète que dans l'appendicite, le ballonnement est plus marqué, les douleurs plus diffuses ; la contracture abdominale fait défaut ; les vomissements persistent jusqu'à la fin de la maladie sous forme de vomissements fécaloïdes ; l'occlusion évolue sans fièvre, et même la température s'abaisse parfois au-dessous de la normale.

Vers intestinaux. — On a cité, chez des enfants, des accidents abdominaux qui, ayant simulé plus ou moins l'appendicite, cédèrent après l'expulsion d'ascarides par les vomissements ou par les selles (Mme Arboré-Rally). C'est l'élimination des vers qui aide à supposer, rétrospectivement, l'origine des accidents.

Fièvre typhoïde. — Une douleur localisée dans la fosse iliaque, du météorisme, des troubles gastro-intestinaux peuvent, dans quelques cas de fièvre typhoïde, simuler l'appendicite ; mais le début, dans la fièvre typhoïde, est généralement insidieux, a lieu sans douleur brusque, sans réaction péritonéale ; la courbe thermique est progressivement ascendante. Si, pendant quelques jours, le doute a pu subsister, l'évolution de la maladie aide au diagnostic ; dans les cas douteux, le séro-diagnostic ne sera pas négligé. D'autre part, il faut savoir, même si le fait est très exceptionnel, que la fièvre typhoïde peut se compliquer d'appendicite aux diverses phases de son évolution.

Dysménorrhée et douleurs ovariennes. — L'établissement des menstrues chez les fillettes peut être précédé de douleurs dans les fosses iliaques : si la crise douloureuse siège à droite et s'accompagne de vomissements, l'idée d'appendicite peut se présenter quelquefois à l'esprit ; l'examen minutieux du cas aide habituellement au diagnostic. Rénon a signalé, au décours d'oreillons, chez une fillette, une crise aiguë d'ovarite caractérisée par des vomissements, des douleurs intenses dans la fosse iliaque droite, de la fièvre ; on pensa d'abord à une appendicite ; mais les douleurs siégeaient plus bas que le point de Mac Burney, et il n'existait pas de défense musculaire ; la guérison se fit en quarante-huit heures.

Péritonite tuberculeuse. — Il existe une forme clinique de péritonite tuberculeuse, caractérisée par une éruption de tubercules localisés au niveau du péritoine iléo-cæcal et par l'apparition soudaine de vomissements, de constipation, de météorisme, de douleurs siégeant dans la fosse iliaque droite, quelquefois de défense musculaire et de fièvre (Rousseau).

Le diagnostic avec l'appendicite, dans cette forme rare de péritonite tuberculeuse, est pour ainsi dire impossible au début des accidents ; il ne devient réalisable que par l'apparition plus ou moins tardive de lésions péritonéales, telles que nodosités et placards, ou d'ascite.

Pneumonie. — La pneumonie peut s'accompagner, surtout chez l'enfant, de point de côté abdominal ; si ce point siège à droite et s'accompagne, comme c'est souvent le cas, de fièvre, de constipation et de vomissements, l'erreur peut être possible. La brusque ascension de la température à une élévation anormale dans l'appendicite, l'existence de dyspnée, de la toux, de la coloration des pommettes, indépendamment des autres signes, doivent mettre sur le chemin du diagnostic.

Diagnostic de l'appendicite avec tuméfaction iliaque. — L'appendicite aiguë avec empâtement iliaque peut être confondue avec un certain nombre d'affections qui, outre la douleur ou les phénomènes péritonéaux, s'accompagnent de tuméfaction iliaque droite.

Accumulation dans le cæcum de matières stercorales dures. — Cette accumulation peut provoquer quelquefois de la douleur, du ballonnement de ventre, de la constipation et même des vomissements : l'ensemble de ces accidents est désigné sous le nom de *typhlite stercorale*.

Le début est moins brusque que dans l'appendicite ; la douleur n'est pas localisée en un point précis; au palper, on perçoit un empâtement profond sans empâtement pariétal; quelquefois l'induration rappelle la forme d'un boudin cylindrique lobulé; la fièvre est nulle ou très modérée, la constipation n'est pas toujours absolue et peut être remplacée même par de la diarrhée.

Il faut ajouter que, si la typhlite est possible, elle n'en est pas moins fort rare, et qu'en somme l'appendicite est la règle et la typhlite la grande exception.

Invagination iléo-cæcale. — La douleur brusque dans la fosse iliaque droite, les vomissements du début, puis la tuméfaction, le ballonnement peuvent en imposer pour une appendicite avec inflammation plastique; mais, dans l'invagination iléo-cæcale, la tumeur est profonde et mobile; rapidement apparaissent des selles muco-sanguinolentes, qui constituent un bon élément de diagnostic; l'invagination est surtout une maladie de la première enfance, âge auquel l'appendicite est tout à fait exceptionnelle.

Psoïtis à droite. — La douleur siège le long du psoas, avec irradiations à la racine de la cuisse, qui est immobilisée en flexion; la tuméfaction est profonde, allongée, et, lorsque la fluctuation apparaît, elle se montre à la racine de la cuisse, au-dessus de l'arcade crurale.

On distingue la psoïtis d'origine appendiculaire par son mode de début et l'existence des phénomènes péritonéaux, de la psoïtis ressortissant à d'autres causes.

Abcès de la fosse iliaque droite. — Développés dans le tissu cellulaire sous-péritonéal, quelquefois à la suite d'adénite, ils peuvent, par le siège de la douleur, la constipation, les vomissements, la rétraction de la cuisse, la fièvre, faire songer à l'appendicite. Mais la paroi abdominale demeure plus dépressible; la tuméfaction est située en arrière de l'intestin; les phénomènes péritonéaux sont effacés.

On en dira autant de l'abcès profond de la fosse iliaque droite en rapport avec l'ostéomyélite de l'os iliaque : ici, de plus, il existe une douleur violente au niveau de la pression de l'os.

Coxalgie. — La flexion de la cuisse et son immobilisation ont pu, dans des cas exceptionnels d'appendicite, faire songer un instant à la coxalgie; le début et l'évolution de la maladie, la découverte du plastron abdominal aident à rectifier le diagnostic.

Diagnostic de l'appendicite accompagnée de lésions à siège anormal. — *Abcès sous-phrénique.* — Les symptômes de l'abcès sous-phrénique d'origine appendiculaire se confondent avec ceux de la pleurésie purulente diaphragmatique; le diagnostic n'est possible que si l'on parvient à relever dans les symptômes du début les manifestations propres à l'appendicite.

Phlegmon périnéphrétique. — Il peut être simulé quelquefois par une suppuration d'origine appendiculaire située en arrière du cæcum et saillant à la légion lombaire; mais, si la douleur paraît siéger surtout à la région lombaire, on la détermine cependant au maximum par la pression du point d'élection de Mac Burney. Puis ici encore, le mode de début, les troubles digestifs, les phénomènes de réaction péritonéale aident à éclairer le diagnostic.

Appendicite iliaque gauche. — Certaines déviations de l'appendicite peuvent fixer la douleur dans un siège anormal tel que l'hypocondre gauche ou la fosse iliaque gauche; chez l'enfant, lorsque cette douleur à gauche s'accompagne du tableau classique de l'appendicite, cette dernière peut être soupçonnée, car à cet âge les affections aiguës qui, dans la fosse iliaque gauche, pourraient prêter à confusion, tels que salpingite, kyste de l'ovaire tordu, sigmoïdite, etc., n'existent pas.

Diagnostic de l'appendicite avec péritonite généralisée. — *Occlusion intestinale.* — La péritonite purulente généralisée, d'origine appendiculaire, se distingue de l'occlusion intestinale parce que les vomissements sont moins fécaloïdes, la douleur plus généralisée, le ballonnement plus prononcé; la percussion révèle ordinairement dans les flancs ou l'hypogastre de la matité en rapport avec l'épanchement purulent.

Enfin l'élévation de la température au début des accidents, suivie plus tard d'apyrexie, est en faveur de la péritonite.

Cependant le diagnostic demeure souvent indécis entre l'obstruction et la péritonite purulente généralisée par perforation de l'appendice.

Étranglement herniaire. — Lorsqu'il existe chez l'enfant, avec des symptômes d'occlusion, une hernie douloureuse et tendue, le diagnostic entre l'étranglement herniaire et la péritonite suppurée appendiculaire est presque impossible, comme l'ont montré des faits observés par Broca et Jalaguier.

Péritonite septique diffuse ou septicémie péritonéale d'origine appendiculaire. — Elle ne présente souvent que peu de réaction péritonéale : la palpation du ventre peut être indolore; les muscles ne sont pas tendus ; fréquemment l'enfant est atteint de diarrhée fétide. L'évolution est rapide, la mort, qui survient par collapsus cardiaque, peut surprendre le petit malade en pleine lucidité.

L'erreur est à éviter avec une simple indigestion, un embarras gastro-intestinal, la diarrhée cholériforme, la fièvre typhoïde, la grippe à forme intestinale et même avec un empoisonnement.

Les signes qui doivent faire songer à la péritonite septique avec toxémie sont le facies terreux et plombé de la peau, avec coloration jaune sale des conjonctives, l'accélération des mouvements respiratoires, la dissociation du pouls et de la température : celle-ci, qui peut être élevée tout au début, s'abaisse rapidement à 37° et même au-dessous, alors que le pouls ne cesse de s'accélérer en faiblissant. Enfin on peut constater, par la percussion, de la submatité dans les parties déclives de l'abdomen, et, par le toucher rectal, la réplétion des culs-de-sac péritonéaux.

La péritonite par perforation une fois diagnostiquée, il devient facile, chez l'enfant, de la rapporter à sa cause; chez lui, il ne s'agit ni de perforation d'ulcère gastrique ou duodénal ou d'ulcération cancéreuse, de rupture de vésicule biliaire suppurée ou d'une collection salpingienne ; il s'agit quelquefois de perforation d'une ulcération typhique ou tuberculeuse, et alors l'évolution de la maladie, les antécédents, aident au diagnostic ; il s'agit, dans la grande majorité des cas, de perforation d'un appendice ulcéré.

Diagnostic de l'appendicite chronique. — Le diagnostic de l'appendicite chronique est simple lorsqu'elle est précédée de crises aiguës.

Dans les formes chroniques d'emblée, les erreurs sont quelquefois difficiles à éviter.

Lorsque l'appendicite chronique se traduit par des troubles dyspeptiques, des vomissements, de la diarrhée, des douleurs abdominales, elle peut être confondue avec une des formes de la dyspepsie ou de l'entérite.

Dans la dyspepsie appendiculaire, les symptômes seraient plus irréguliers, plus intermittents (Siredey) : dans l'entérite ou l'entéro-colite, les douleurs siègent surtout au niveau de l'ombilic ; elles précèdent l'émission de selles qui contiennent souvent des membranes ou des mucosités. Mais il ne faut pas oublier que l'appendicite peut accompagner quelquefois l'entérite chronique ; d'autre part, la douleur de la typhlocolite peut être limitée, à un moment donné, dans la région cæco-appendiculaire, sans qu'il y ait appendicite vraie (Dieulafoy); mais, en général, dans ces cas, la douleur à droite a été précédée ou est suivie de douleurs dans d'autres régions de l'abdomen et dans d'autres portions du côlon. Il n'en est pas moins vrai que la douleur persistante ou répétée au point de Mac Burney, au cours d'entérite chronique, doit toujours éveiller l'idée de l'appendicite chronique et doit la faire rechercher avec soin.

Examen du sang dans le diagnostic de l'appendicite. — La leucocytose dans l'appendicite est la règle ; elle est précoce et généralement intense ; elle peut varier de 20 000 à 40 000 ; le taux des polynucléaires s'élève à 80 p. 100.

Transitoire et légère dans l'appendicite bénigne, la leucocytose est permanente et progressive dans l'appendicite suppurée; dans celle-ci, la courbe de la leucocytose suit celle de la température et de la réaction locale; le refroidissement complet coïncide avec l'abaissement du taux des polynucléaires et l'apparition des éosinophiles.

La leucocytose peut aider au diagnostic de l'appendicite avec certaines affections telles qu'entéro-colite, fièvre typhoïde, à condition que ces maladies ne soient pas compliquées de suppuration vraie.

Lorsque la leucocytose fait défaut, on peut presque à coup sûr rejeter l'appendicite : exception doit être faite cependant pour l'appendicite toxique, où la réaction leucocytaire est presque nulle.

Traitement. — Nous étudierons d'abord le traitement dans l'appendicite aiguë, en cherchant à poser les indications qui nécessitent l'intervention chirurgicale ou font au contraire préconiser les soins exclusivement médicaux ; nous dirons ensuite quelques mots du traitement de l'appendicite refroidie et de l'appendicite chronique.

Traitement de l'appendicite aiguë. — La conduite ne peut être identique dans tous les cas d'appendicite aiguë, ni surtout à toutes les phases de la maladie; il est des cas où l'intervention chirurgicale est obligatoire d'emblée ; il en est d'autres où le traitement peut demeurer, à la phase aiguë, purement médical ; enfin, d'autres fois, après une période plus ou moins longue, durant laquelle les soins médicaux ont été jugés suffisants, l'acte opératoire devient utile ou indispensable.

INTERVENTION OPÉRATOIRE DANS L'APPENDICITE AIGUË ; SES INDICATIONS.

1° *Intervention précoce.* — On peut poser, en principe, que l'opération précoce, tentée dans les vingt-quatre premières heures qui suivent le début de la crise, est en général facile, parce que l'appendice est habituellement libre d'adhérences, que les lésions de voisinage sont restreintes, que la perforation et la péritonite suppurée sont rares à cette époque.

Entre vingt-quatre et trente-six heures, le travail d'enkystement du foyer n'est pas si avancé qu'on ait à le respecter ; si la perforation est faite, elle est toute récente.

Entre trente-six et quarante-huit heures, la défense locale est établie, et l'intervention a chance de la contrarier ; ou bien l'appendice est libre, et il existe une péritonite plus ou moins généralisée.

Aussi, pratiquée d'une façon précoce, dans le cours des trente-six premières heures, l'opération permet ordinairement de prévenir la perforation et la gangrène et d'enrayer la péritonite diffuse ; d'autre part, les résultats de l'intervention précoce, réalisée avant trente-six heures, peuvent être considérés comme fort satisfaisants : d'après le relevé de Mahar (1), la mortalité ne serait que de 5 p. 100 avec l'opération précoce. Il faut ajouter que, trop souvent, le médecin ou le chirurgien ne sont appelés qu'au bout de vingt-quatre ou trente-six heures, quand le malade a subi des traitements intempestifs ; l'opération présente alors déjà certains aléas.

Cependant beaucoup de médecins et de chirurgiens, appelés dès le début, préfèrent demeurer dans l'expectative armée, s'il n'existe d'emblée aucun signe de gravité, et si l'état général

(1) MAHAR, Thèse de Paris, 1904.

demeure satisfaisant, *a fortiori* si au bout de vingt-quatre heures la température tend à baisser, les autres symptômes s'atténuant ou, en tout cas, ne s'exagérant pas.

Par contre, l'opération précoce est indiquée si les signes, dès le début, démontrent la sévérité de l'attaque, si la douleur est vive et prolongée, la température élevée (39° et au-dessus), le pouls accéléré (cette accélération doit être évaluée proportionnellement à l'âge de l'enfant), faible, intermittent; si le facies est altéré, s'il existe de la prostration, tous symptômes qui sont habituellement l'indice d'appendicite gangreneuse.

2° *Intervention après trente-six et quarante-huit heures.* — S'il est vrai qu'au début de la crise aiguë d'appendicite il est impossible de prévoir quelle sera son évolution, il n'en est généralement plus de même après deux jours; à ce moment, l'examen du malade permet de juger plus nettement de la situation.

Si, à cette phase, les symptômes locaux et généraux ont une tendance à s'amender, si le plastron reste limité et peu douloureux, il y a des chances pour que l'amélioration continue, et il n'y a pas indication à intervention actuelle.

Si, avec un plastron net, limité, existent une température élevée, un pouls rapide, des douleurs spontanées, vives, répétées; si l'arrêt des gaz persiste si, en même temps, on constate une leucocytose élevée, il faut se tenir prêt à l'intervention, qui deviendra tout à fait indiquée quand tous ces symptômes persistent encore au bout de vingt-quatre ou trente-six heures.

L'intervention est inévitable et urgente si le plastron devient diffus, empâté, s'il est le siège de douleurs lancinantes, si le petit malade présente des frissons répétés, tous signes de formation d'abcès.

Quel que soit le moment, l'intervention est nécessaire lorsqu'il existe des signes d'une toxi-infection profonde : élévation de la température (40° et plus) sans rémission marquée, accélération progressive du pouls, qui devient petit, mou, fuyant, irrégulier ou instable, ou, au contraire chute de la fièvre et accélération du pouls, dissociation de la température et du pouls; altération rapide du facies, douleurs intenses, spontanées ou provoquées, souvent généralisées, vomissements répétés, sécheresse de la langue, oligurie ou anurie, albuminurie, quelquefois subictère, augmentation progressive de la leucocytose.

Certes, dans la péritonite généralisée et la péritonite septique, les résultats de l'intervention sont habituellement peu favorables, mais il ne faut pas oublier que, dans ces formes, la mort, en dehors de l'intervention, est la règle et que l'intervention pratiquée en temps opportun est la seule chance de salut.

Le but de l'intervention opératoire, faite à la période aiguë, est la résection de l'appendice si l'intervention est précoce; mais, si l'intervention est plus tardive, elle se borne souvent à évacuer les exsudats septiques, les collections purulentes. La cure radicale, c'est-à-dire la résection de l'appendice, ne peut être réalisée que si l'appendice peut être enlevé sans délabrements exposant à une propagation de l'infection.

TRAITEMENT MÉDICAL DANS L'APPENDICITE AIGUË. — Si l'intervention précoce, pratiquée dans les premières heures, est habituellement bénigne, il est vrai aussi que dans beaucoup de cas, en particulier dans ceux où les symptômes sont peu bruyants, l'état général peu atteint, la fièvre, les douleurs et le péritonisme médiocres, le traitement médical, institué au début de la crise, permet de refroidir l'appendicite et d'attendre le moment opportun pour la cure radicale.

De l'avis à peu près unanime, il est essentiel de n'administrer, au début de la crise d'appendicite, même en cas de doute ou d'hésitation dans le diagnostic, ni purgatifs, ni lavements qui provoquent des contractions intestinales, empêchent la formation des adhérences protectrices et peuvent aider à la rupture de l'appendice; il est indiqué aussi de s'abstenir d'appliquer sur l'abdomen vésicatoires, sangsues, pommades irritantes, ces moyens étant d'une utilité très contestable et ayant l'inconvénient d'altérer la peau, qu'il est bon de trouver nette si l'intervention devient nécessaire.

En tout cas, le traitement médical n'a guère de chances de succès que chez les malades traités dès le début, et chez ceux qui ont échappé aux médications intempestives ou aux purgatifs.

L'expérience a montré que les éléments essentiels du traitement sont : l'*immobilité*, l'*application de la glace*, la *diète.*

Le petit malade doit être immobilisé à plat dans le décubitus dorsal, la tête peu relevée, pour diminuer la douleur et relâcher la paroi abdominale; un traversin ou un rouleau de flanelle peut être placé sous les jarrets; souvent la douleur aide à l'immobilisation; mais, presque toujours, il faut que les enfants, surtout s'ils sont très jeunes, soient soumis à une surveillance assidue et minutieuse, qui évite les déplacements brusques ou les mouvements.

L'application de la glace doit être faite immédiatement, dès l'apparition des premiers symptômes; la vessie à glace doit être de dimensions suffisantes pour recouvrir tout l'abdomen; elle ne sera pas entièrement remplie de glace et ne contiendra pas de fragments trop volumineux; inutile d'ajouter que la glace sera renouvelée avant d'être complètement fondue.

Pour empêcher la vessie de se déplacer, souvent on la suspend à un cerceau; mais cette suspension ne doit pas l'empêcher de s'étaler sur le ventre; il ne suffit pas qu'elle l'effleure, il faut qu'elle le recouvre, qu'elle s'applique sur lui surtout à la région du flanc droit. Il est utile souvent que le médecin fasse lui-même la première application.

Il ne faut pas oublier, surtout chez les enfants à peau fine, ou très jeunes, d'interposer, entre la peau et la vessie à glace, un morceau de flanelle simple ou pliée en plusieurs doubles, afin d'éviter les gelures. De petits rouleaux de flanelle seront placés de chaque côté de l'abdomen pour caler la vessie et l'empêcher de glisser.

L'application de la glace doit être prolongée tant qu'il existe de l'empâtement et de la sensibilité spontanée ou provoquée au lieu d'élection ; la durée de cette application est environ de huit à dix jours, mais elle peut être continuée sans inconvénients.

L'immobilisation, après l'enlèvement de la glace, pourra être moins rigoureuse, et on pourra asseoir les petits malades sur leur lit, installer devant eux une tablette portant leurs jouets, leurs livres, etc. Quant à la durée du séjour au lit, elle est subordonnée à la durée de la résolution : un séjour au lit d'un mois est, en tout cas, le minimum; souvent il est prolongé jusqu'au moment de l'intervention à froid.

La diète doit être absolue, même au point de vue de l'eau, pendant les premières quarante-huit heures, afin d'obtenir l'immobilisation absolue de l'intestin : on se contentera d'humecter les lèvres ou de placer, de temps en temps, sur la langue, quelques gouttes d'eau ; après les deux premiers jours, on commence à administrer de l'eau par petites gorgées, à doses fractionnées, à la quantité d'un demi-litre ou plus, suivant l'âge. Lorsque la fièvre tombe, habituellement vers le troisième ou quatrième jour, le lait sera autorisé; il sera donné, pur ou coupé, toutes les trois ou quatre heures, à petite dose, pendant deux ou trois jours: dans l'intervalle, on continuera à administrer de petites quantités d'eau. Puis les prises de lait pourront être rapprochées de deux ou trois heures et la quantité un peu augmentée.

Après le retour définitif de la température et du pouls à la normale, au lait on pourra ajouter de petits potages clairs à base de lait, avec diverses farines ou semoules; puis viendront les purées de pommes de terre, les pâtes, finalement les jaunes d'œufs.

L'opium, employé systématiquement par certains médecins pour calmer la douleur et immobiliser l'intestin au début de la crise, doit être manié avec prudence chez l'enfant ; il peut amener une détente trompeuse et masquer une aggravation réelle.

Dans les cas légers ou d'intensité moyenne, la glace suffit à immobiliser l'intestin, et l'emploi des opiacés est inutile; ceux-ci seront réservés aux cas où existent de vives douleurs, surtout chez les enfants nerveux. Chez les tout jeunes enfants, on peut utiliser l'élixir parégorique, en se rappelant que XX gouttes correspondent d'après le *Codex* 1908 à 1 milligramme d'extrait thébaïque, et que l'on peut administrer XX gouttes par année d'âge, en fractionnant les doses. L'extrait thébaïque sera donné, par fractionnement, jusqu'à la dose de 0^{gr},01 à 0^{gr},02.

En tout cas, l'opium n'est utile qu'au début; son usage prolongé ou des doses trop fortes sont nuisibles.

L'injection de sérum physiologique (solution saline à 7,50 p. 1000) est un des moyens les plus utiles pour combattre la toxi-infection et pour aider le petit malade à supporter la diète pendant les premiers jours; la dose quotidienne à injecter en une ou deux fois varie suivant l'âge, de 50 à 200 grammes.

Durant les premiers jours, le malade ne rend ni gaz ni matières; dans les cas où la distension de l'intestin par les gaz est très pénible, l'introduction d'une canule molle, laissée en place quelques minutes ou même une demi-heure dans le rectum, peut permettre l'expulsion de ces gaz. L'émission spontanée des gaz est un signe favorable : elle se produit d'ordinaire entre le troisième et le cinquième jour. Au bout de trois ou quatre jours, dans les cas moyens, on provoque une selle par un lavement d'eau tiède simple ou par un lavement d'huile d'olive (50 à 100) tiédie au bain-marie.

Deux ou trois jours plus tard, dans les cas évoluant sans incident, on peut administrer l'huile de ricin à la dose d'une cuillerée à café. Durant tout le séjour du petit malade au lit, la constipation étant la règle, l'emploi de l'huile de ricin alternera avec les lavements simples ou d'huile d'olive.

Traitement de l'appendicite refroidie. — Étant données la fréquence des récidives de l'appendicite, en particulier chez les enfants, et l'impossibilité de prévoir ces récidives, la plupart des médecins et des chirurgiens s'accordent à conseiller l'opération radicale après le refroidissement de la crise.

Deux cas peuvent se présenter lorsqu'une appendicite a été refroidie : ou bien, après le refroidissement d'une première crise, généralement légère, il n'existe plus aucun vestige d'appendicite; la pression de la fosse iliaque ne réveille aucune douleur; la palpation ne révèle aucune trace de cordon appendiculaire enflammé; il ne paraît demeurer aucun reliquat inflammatoire; tout au plus, dans ces cas, pourrait-il y avoir hésitation au point de vue de l'opportunité de l'intervention à froid.

Par contre, celle-ci s'impose lorsque la résolution n'a pas été complète; lorsque, après la crise, on perçoit un cordon dur, douloureux; lorsque persistent des douleurs presque continuelles dans le flanc droit, indiquant l'existence d'adhérences; lorsque, en même temps, s'installent des troubles digestifs permanents.

Enfin lorsqu'une opération à chaud n'a permis que l'évacuation d'un abcès sans ablation de l'appendice, les lésions et les adhérences de cet appendice amènent souvent des douleurs ou une gêne et des troubles dyspeptiques qui nécessitent l'intervention à froid.

Cette intervention à froid ne doit être pratiquée, après l'appendicite refroidie, que lorsque la région appendiculaire a perdu sa sensibilité à la pression ; elle ne doit pas être tentée moins de quatre à six semaines après le début de la crise : jusqu'à ce moment, les petits malades seront maintenus au lit.

Traitement de l'appendicite chronique. — Le diagnostic de l'appendicite chronique étant nettement établi, on doit, par un régime approprié, lacto-farineux et végétarien, s'efforcer de modifier le milieu intestinal ; l'usage habituel des purgatifs ou des lavages intestinaux à forte pression sera interdit. Mais, malgré tout, l'amélioration ou la guérison ne sont habituellement que relatives et momentanées : lorsqu'il existe des adhérences de l'appendice ou de l'épiploon, les phénomènes réflexes, nausées, vomissements, constipation, etc., ne sont guère amendés par le traitement médical, qui ne peut être qu'un traitement d'attente.

Le véritable traitement chez l'enfant, étant donnée la facilité avec laquelle s'infecte son tissu lymphoïde, sera l'ablation de l'appendice.

MALADIES DU PÉRITOINE

Péritonite aiguë.

La péritonite aiguë purulente peut se rencontrer à tous les âges de l'enfance, chez le nouveau-né comme dans la seconde enfance.

Elle est due à l'infection du péritoine par des microbes d'espèces variées : les plus fréquemment rencontrés sont le colibacille, le pneumocoque, le streptocoque, le staphylocoque, ou des microbes strictement anaérobies ; le gonocoque et l'entérocoque ont été trouvés plus rarement.

Étiologie. — *Péritonite par perforation.* — Elle résulte de la pénétration dans la cavité péritonéale, de matières fécales, de gaz, de microbes variés, à la faveur de la perforation d'une ulcération typhique, dysentérique, tuberculeuse de l'intestin, ou de la gangrène de l'appendice; elle peut être aussi la conséquence de la rupture, dans le péritoine, d'un abcès développé dans la cavité abdominale, tel un abcès péri-appendiculaire.

L'appendicite est certainement la cause la plus fréquente de la péritonite par perforation intestinale chez l'enfant; celle-ci se rencontre très rarement dans la fièvre typhoïde du jeune âge.

Péritonite par propagation directe. — Elle peut résulter du passage des microbes dans le péritoine, à travers les parois altérées de l'intestin, sans qu'il existe de perforation ; le fait peut être observé dans l'appendicite, quelquefois dans la fièvre typhoïde ou dans l'invagination.

L'infection du péritoine peut quelquefois se faire par voie ascendante à travers l'utérus et la trompe chez des fillettes atteintes de vulvo-vaginite gonococcique.

Quelquefois enfin l'infection péritonéale a lieu plus spécialement par la voie lymphatique : tel peut être le cas lorsque la péritonite succède à la pleurésie purulente.

Péritonite par infection sanguine. — La voie sanguine explique l'apport, à distance, des germes microbiens : ainsi se produit la péritonite dans certaines septicémies, dans la scarlatine, la pneumonie.

Quelquefois la porte d'entrée de l'agent infectieux peut demeurer ignorée, et la péritonite semble alors primitive; ce cas se rencontre fréquemment dans la péritonite à pneumonocoques.

Anatomie pathologique. — Les lésions de la péritonite aiguë sont caractérisées par la présence de pus et d'un exsudat fibrineux plus ou moins abondants; elles varient d'ailleurs, suivant l'espèce microbienne, sa virulence et l'âge de la lésion.

Ces lésions peuvent être diffuses, généralisées ou localisées.

Le péritoine contient ordinairement du liquide dont la quantité peut varier dans de grandes limites : ce liquide est tantôt franchement purulent, tantôt séro-purulent, tantôt citrin, tenant en suspension des flocons fibrineux. En cas de péritonite par perforation, les liquides sont mêlés de matières fécaloïdes, de gaz.

Les anses intestinales épaissies, rouges, injectées, turgescentes, sont recouvertes ordinairement, comme les parois abdominales et le diaphragme, d'un enduit crémeux ou de dépôts fibrineux plus ou moins épais; la séreuse péritonéale présente un état dépoli poisseux tout spécial; les anses intestinales sont unies entre elles et avec les organes abdominaux par des adhérences lâches ou intimes, ou par des fausses membranes molles et fragiles; en cas de guérison, ces adhérences, en devenant quelquefois définitives, peuvent ultérieurement amener l'étranglement interne ou entraver les mouvements de l'intestin.

Symptômes. — L'inflammation aiguë du péritoine, de quelque nature qu'elle soit, se manifeste par un certain nombre de signes qui réalisent le syndrome péritonéal : ce syndrome peut d'ailleurs, suivant certaines circonstances, subir des modifications qui permettent de décrire des formes spéciales. Après avoir exposé dans ses grandes lignes ce syndrome péritonéal, nous décrirons les types cliniques principaux de la péritonite aiguë de l'enfant.

Syndrome péritonéal. — Il s'installe d'habitude assez brusquement et se manifeste par des signes fonctionnels, des signes physiques et des symptômes généraux.

Signes fonctionnels. — La douleur est violente, continue, avec exacerbation paroxystique; souvent localisée au début autour de l'ombilic, elle envahit bientôt tout l'abdomen ; le petit malade, immobilisé par la souffrance, fléchit les cuisses pour relâcher les parois de l'abdomen ; la parole est entrecoupée, la respiration costale supérieure et fréquente; la souffrance est réveillée et exaspérée par le plus léger attouchement de la paroi, et la palpation profonde détermine, par la douleur vive qu'elle provoque, une contraction intense des muscles abdominaux. Les vomissements sont très précoces : d'abord alimentaires et muqueux, ils deviennent bientôt bilieux, porracés, quelquefois fécaloïdes : ils s'accompagnent d'un état nauséeux presque continu.

Le hoquet, dépendant de l'irritation des filets du phrénique, est un symptôme tardif et de pronostic fâcheux.

La constipation tenant à la parésie de l'intestin est habituelle; ordinairement absolue pour les matières fécales, elle n'est souvent que partielle pour les gaz; elle peut, dans certains cas, être remplacée par la diarrhée.

La dysurie, résultat de la paralysie de la vessie, aboutit souvent à la rétention complète d'urine.

Signes physiques. — Tout au début, le ventre est rétracté, dur; mais très rapidement, quelquefois une demi-heure après le début, il se ballonne, devient globuleux, tendu; la percussion superficielle rend, dans tout l'abdomen, un son tympanique; la matité hépatique normale a disparu et est remplacée par de la sonorité.

Quand le liquide s'accumule dans la cavité, on constate dans les parties déclives de la submatité ou de la matité vraie; mais la fluctuation est difficile à percevoir, le liquide se trouvant habituellement ramassé, soit derrière les masses intestinales, soit dans le petit bassin, où le toucher rectal permet de le constater. Il ne faut pas oublier qu'à la région hypogastrique la matité peut être due à la distension de la vessie.

Symptômes généraux. — Dès le début, le visage est pâle, et les traits contractés traduisent la souffrance; puis bientôt se dessine le facies péritonéal caractéristique; le fond du teint devient terreux, plombé; les pommettes demeurent quelquefois rosées; les traits se tirent, le nez s'effile, les yeux s'excavent, la voix se casse, s'éteint, les extrémités se refroidissent, la langue se dessèche; un amaigrissement rapide, dû à la déshydratation, se produit; des sueurs profuses apparaissent; le petit malade présente des alternatives de dépression et d'excitation; mais généralement son intelligence demeure intacte; souvent, cependant, dans les cas mortels, la douleur s'émousse dans les dernières heures, et l'enfant s'éteint doucement.

La fièvre est plus ou moins élevée, elle monte souvent à 39, 40° et même au delà; le pouls est accéléré, et lorsque les symptômes péritonéaux s'accusent, il devient filiforme et imperceptible.

Quelques types cliniques de la péritonite aiguë chez l'enfant. — PÉRITONITE DU NOUVEAU-NÉ. — Elle est secondaire à l'infection de la mère.

Cette infection, dans quelques cas exceptionnels, où la péritonite a été constatée au moment de la naissance, semble s'être transmise par voie placentaire. L'infection peut se faire pendant l'accouchement par l'intermédiaire des liquides vaginaux septiques.

Enfin l'enfant peut être infecté après la naissance par sa mère atteinte de septicémie puerpérale; dans ce cas, c'est la plaie ombilicale qui sert de porte d'entrée habituelle à l'infection, et la péritonite vient alors compliquer un érysipèle ombilical, une artérite, une phlébite du cordon. La péritonite du nouveau-né est souvent une péritonite à streptocoques.

Elle survient dans le cours de la première semaine ; elle s'annonce par des vomissements alimentaires de lait, puis par des vomissements bilieux ; souvent la diarrhée apparaît ; le ventre est douloureux, se ballonne, devient résistant et mat dans les parties déclives ; quelquefois le liquide péritonéal fuse dans la tunique vaginale à travers le conduit vagino-péritonéal non encore fermé.

L'enfant est agité, refuse de téter ; le facies est grippé, l'amaigrissement est rapide, les extrémités se refroidissent, la température est ordinairement très élevée ; l'adynamie survient, et la mort arrive vers le quatrième ou le cinquième jour ; très souvent il existe d'autres manifestations de l'infection générale, telles qu'ictère, arthrite suppurée, péricardite, etc.

Péritonite par perforation. — La perforation intestinale au cours de la fièvre typhoïde, de la dysenterie, de la tuberculose, et surtout de l'appendicite, qui dans l'espèce est la cause la plus commune de la péritonite par perforation, produit l'irruption brusque, dans le péritoine, de produits septiques de l'intestin. La péritonite est généralisée d'emblée ; ordinairement le début est brusque, quelquefois foudroyant ; d'autres fois, en raison de l'intoxication profonde dans laquelle se trouve déjà le petit malade, le début est plus sournois, la douleur manque ou est modérée. Mais, en tout cas, l'état général est rapidement atteint d'une façon profonde ; le visage est terreux, plombé, tiré, les yeux excavés, le nez effilé, la voix cassée ; les extrémités froides, cyanosées, couvertes de sueurs ; la respiration accélérée, superficielle ; le ventre est peu ballonné, peu douloureux à la pression ; les vomissements se font sans grands efforts, deviennent rapidement porracés et parfois fécaloïdes ; la constipation est habituelle, mais il peut exister une diarrhée abondante et fétide.

La température est peu élevée ou même hyponormale, le pouls rapide, filiforme, incomptable ; le hoquet apparaît, l'anurie devient absolue : la mort arrive vingt-quatre, trente-six ou quarante-huit heures après le début des accidents.

La péritonite succédant à la rupture dans le péritoine d'une poche suppurée, qui, en l'espèce, est chez l'enfant presque toujours un abcès périappendiculaire, présente dans ses grands traits la même physionomie.

Péritonite gonococcique. — La péritonite gonococcique peut quelquefois compliquer la vulvo-vaginite des petites filles : des preuves récentes viennent encore d'en être données (Comby, Dubreuilh, Rist). Elle peut se montrer quelquefois sous forme de petites épidémies : Variot l'a observée chez deux sœurs. La scarlatine semble créer une prédisposition à cette forme de péritonite chez les fillettes atteintes de vulvite gonococcique (Netter).

Le début est brutal, se fait par des douleurs abdominales vives, généralisées ; la température est élevée, le pouls rapide, le facies grippé ; le ventre est ballonné, les vomissements apparaissent ; mais d'habitude ces accidents bruyants sont de courte durée ; en trois ou quatre jours, ils s'amendent, et ordinairement la guérison est la règle. La rechute est possible ; chez une petite malade de Comby, il y eut deux poussées à cinq semaines d'intervalle. On compte cependant quelques cas mortels.

A côté de la forme généralisée de péritonite gonococcique, forme la plus fréquente, existe une forme discrète, localisée au petit bassin Marfan).

Péritonite a pneumocoques. — La péritonite à pneumocoques constitue un type clinique bien individualisé ; elle se rencontre surtout chez les enfants, en particulier chez les petites filles ; son maximum de fréquence est de trois à douze ans.

Quelquefois elle est secondaire à une localisation pneumococcique pleurale ou pulmonaire : l'infection du péritoine se fait alors par propagation directe, par voie lymphatique, ou surtout par voie sanguine. Dans ce dernier cas, la péritonite coïncide quelquefois avec des lésions pneumococciques des méninges, des articulations, etc.

Un fait certain est la rareté de la péritonite à pneumocoques au cours des affections pulmonaires à pneumocoques si fréquentes dans l'enfance. Plus souvent, et en particulier chez l'enfant, la péritonite pneumococcique est primitive; dans ce cas, les voies de pénétration du pneumocoque demeurent obscures ; la voie aérienne, la voie génitale (Marfan), la voie intestinale ont pu être tour à tour, et à juste titre, incriminées.

Les lésions péritonéales dues au pneumocoque tirent leurs caractères de la propriété que possède ce microbe de provoquer la formation de pus et de fibrine ; l'exsudation fibrineuse est généralement assez considérable pour réaliser des fausses membranes qui agglutinent les anses intestinales et enkystent le pus. Généralement, la poche purulente siège à la région sous-ombilicale, où elle est limitée en avant par la paroi abdominale et, en arrière, par les anses intestinales agglomérées ; la voûte est formée par les intestins et le grand épiploon adhérents ; le plancher, par des fausses membranes qui enrobent les organes du petit bassin. Le pus est verdâtre, crémeux, bien lié, inodore, et tient en suspension de gros amas fibrineux. L'ouverture de l'abcès se fait ordinairement à l'ombilic, plus rarement dans les organes creux de l'abdomen. L'abcès est ordinairement unique.

Rarement la péritonite à pneumocoques présente la forme généralisée : dans ce cas, les anses intestinales, plus ou moins tapissées de fausses membranes, baignent dans le pus.

Au point de vue symptomatique, la péritonite à pneumocoques présente encore des particularités bien nettes ; le début, dans les formes secondaires, est insidieux, ce qui est l'exception. D'habitude la maladie frappe les enfants en pleine santé ; le début se fait brusquement par une douleur violente à l'abdomen ; des vomissements alimentaires et bilieux surviennent ; une diarrhée liquide, abondante, fétide, est la règle ; la température s'élève brusquement.

Pendant une semaine au moins, ces symptômes durent en s'atténuant un peu ; cependant l'état général est très atteint ; les traits sont tirés, les yeux excavés ; la diarrhée persiste ; souvent le petit malade présente un état ataxo-adynamique qui rappelle l'aspect de la fièvre typhoïde : l'abdomen est ballonné et la percussion décèle, dans les flancs, l'existence d'un épanchement.

Vers le huitième jour, la *température s'abaisse*, les *symptômes* généraux et fonctionnels s'atténuent, la diarrhée cesse, la douleur s'amende. Mais cette accalmie n'est que passagère ; bientôt le ventre se tend ; on constate, dans la portion sous-ombilicale de l'abdomen, les symptômes d'une collection liquide ; cependant les signes fonctionnels demeurent atténués ; la douleur est peu accentuée, les vomissements sont rares, la constipation persiste. La fièvre reparaît, présente de graves oscillations ; un amaigrissement rapide se produit ; le petit malade prend l'aspect cachectique. Puis, au bout de trois à six semaines, la poche purulente devient plus superficielle, l'ombilic se déplisse, rougit ; un pus verdâtre, crémeux, se fait jour en dehors, par une véritable « vomique péritonéale » (Dieulafoy).

Cette évacuation spontanée peut être suivie d'une guérison assez rapide ; mais il peut persister des clapiers purulents dont l'évacuation incomplète amène une cachexie progressive.

En général, dans la forme enkystée de la péritonite à pneumocoques, la guérison est la règle ; elle est presque assurée par le traitement chirurgical.

La péritonite purulente généralisée à pneumocoques, exceptionnelle chez l'enfant, a son début semblable à celui de la péritonite enkystée ; mais sa gravité est plus grande, et la mort arrive au bout de huit à dix jours, si l'on n'intervient pas chirurgicalement.

Pronostic. — Le pronostic de la péritonite aiguë dépend de l'*étiologie* de la maladie et de l'espèce microbienne en cause.

Il faut, à ce point de vue, distinguer la péritonite du nouveau-né, qui se termine fatalement par la mort ; les péritonites généralisées par perforation, qui sont presque toujours mortelles ; les péritonites secondaires aux septicémies ou à la scarlatine, péritonites souvent streptococciques, qui sont de la plus haute gravité ; la péritonite enkystée à pneumocoques et les péritonites à gonocoques des fillettes, dont l'évolution est souvent favorable.

Diagnostic. — En général, le diagnostic de la péritonite aiguë est facile : une restriction doit être faite cependant, pour certaines péritonites survenant chez des enfants affaiblis par une maladie infectieuse antérieure, adynamiés par une fièvre typhoïde grave, la scarlatine; dans ces cas, l'invasion peut passer inaperçue; la sensibilité de l'abdomen est moins vive; les phénomènes qui constituent le syndrome péritonéal peuvent être atténués : l'altération de l'état général et du facies, le ballonnement abdominal, les modifications du pouls mettent sur la voie du diagnostic.

La *péritonite septique diffuse*, aiguë ou suraiguë, par perforation, présente souvent également très peu de réaction péritonéale; le palper du ventre peut être indolore; les muscles abdominaux peuvent être à peine tendus; souvent la constipation est remplacée par de la diarrhée. Il faut éviter de confondre cette forme de la péritonite avec une indigestion, la diarrhée cholériforme, la fièvre typhoïde, la grippe intestinale, ou même avec un empoisonnement. Les signes qui mettent sur la voie du diagnostic sont : le facies terreux ou plombé, l'accélération de la respiration, la dissociation du pouls et de la température, l'existence de submatité dans les parties déclives de l'abdomen.

La *péritonite par perforation* doit être rapportée à sa cause : elle se produit quelquefois, quoique rarement, au cours de la fièvre typhoïde, de la dysenterie ou de la tuberculose intestinale; presque toujours elle résulte d'une appendicite ulcéreuse, dont la phase initiale a pu être méconnue.

D'habitude, qu'il s'agisse de péritonite secondaire au cours d'une appendicite par exemple, ou de péritonite primitive, les symptômes apparaissent et se développent avec une netteté suffisante pour ne pas permettre d'hésitation.

Néanmoins, quelques points relatifs au diagnostic doivent être précisés.

Dans le premier âge, la *gastro-entérite grave* des enfants peut avoir avec la péritonite quelques symptômes communs, tels que le facies, les vomissements, la fièvre : mais l'abdomen demeure souple, indolore, quelquefois aplati.

Dans l'*invagination intestinale*, les douleurs arrivent par crise; le ballonnement, les vomissements pourraient à la rigueur, en imposer pour la péritonite; le diagnostic se base sur l'existence de selles sanguinolentes et du boudin spécial.

La péritonite pneumococcique primitive, avec son début brutal, sa douleur subite, est souvent confondue à sa première phase avec l'*occlusion intestinale* et surtout avec l'*appendicite*; mais, bien que la douleur siège souvent bas, dans la région sous-ombilicale, elle n'est pas localisée au point précis de Mac Burney; enfin la diarrhée, à peu près constante, dès le début dans la péritonite pneumococcique, est tout à fait exceptionnelle dans l'appendicite.

La *péritonite gonococcique* des petites filles commence aussi d'une façon brusque et alarmante, et là encore c'est l'idée d'*appendicite* qui vient à l'esprit : la connaissance de la vulvo-vaginite aide à dépister cette forme étiologique de péritonite.

Certaines péritonites à forme insidieuse, et d'autre part la péritonite pneumococcique à la période d'état, avec la fièvre continue, l'abattement, le ballonnement du ventre, la diarrhée, qui la caractérisent à cette phase, font songer à la *fièvre typhoïde* : le début brusque de la maladie, l'évolution rapide des symptômes cadrent mal avec l'idée de fièvre typhoïde, mais n'autorisent pas à l'éliminer complètement ; c'est alors que le séro-diagnostic pourra être d'une grande utilité.

L'*abcès sous-ombilical*, qui se produit ordinairement à la période de déclin de la péritonite à pneumocoques, peut faire penser à un *abcès péri-appendiculaire*, d'autant mieux que l'affection a débuté par des accidents aigus et douloureux ; la diarrhée qui a accompagné ce début, de même que la localisation du foyer purulent, pourront aider au diagnostic de la péritonite, diagnostic qui n'en demeure pas moins, dans certains cas, fort délicat.

Enfin la péritonite pneumococcique arrivée à la phase subaiguë, avec ses grandes oscillations thermiques, avec l'existence d'une collection abdominale peu douloureuse, l'aspect cachectique du malade, peuvent faire croire à une *péritonite tuberculeuse à forme caséeuse* ; des recherches minutieuses relativement au début de la maladie permettent d'éviter l'erreur.

Traitement. — Quelles que soient l'origine et la cause de la péritonite aiguë, dès que les premiers symptômes sont déclarés, le petit malade sera soumis à un repos absolu ; la diète complète est de rigueur; toute boisson sera interdite; pour tromper la soif, on permettra seulement de sucer quelques morceaux de glace. Une large vessie de glace sera appliquée sur toute la surface du ventre; à moins qu'il n'y ait contre-indication du côté du cœur, on donnera l'extrait thébaïque en ingestion (0,005 à 0,01 par année d'âge) ou la morphine en injection (0,001 par année, environ).

Pour aider à l'évacuation des gaz, une sonde urétrale de gros calibre sera prudemment introduite et laissée quelques minutes dans le rectum.

Pour combattre l'infection générale, on utilisera les injections de sérum artificiel; il est rationnel d'avoir recours, dans le même but, aux injections intramusculaires ou intraveineuses de préparations d'argent colloïdal; contre le collapsus, les injections d'huile camphrée seront indiquées.

En même temps que ces soins sont institués, se pose la question de l'intervention chirurgicale.

L'intervention doit être la règle dans la *péritonite par perforation*, qui, livrée à elle-même, est fatalement mortelle. Elle doit, pour avoir quelques chances de réussir, être réalisée dans les premières heures; en général, les résultats sont peu favorables.

Les *péritonites septicémiques*, celle des nouveau-nés, celle qui se produit au cours d'infections streptococciques généralisées, telle que la septicémie post-scarlatineuse, sont presque toujours mortelles : bien qu'habituellement impuissante dans ces cas, l'intervention chirurgicale doit être pratiquée cependant le plus tôt possible, en même temps qu'est réalisé un traitement anti-infectieux général.

Dans la *péritonite gonococcique* des petites filles, la plupart des auteurs (Marfan, Comby, Variot, Broca) recommandent de s'abstenir d'une intervention chirurgicale et de se borner au traitement médical, sauf indications spéciales ; dans quelques cas très graves, la laparotomie a été pratiquée et a obtenu d'heureux résultats.

Dans les formes enkystées de la *péritonite à pneumocoques*, la guérison s'obtient d'habitude, à la longue, par ouverture du pus à la peau; mais souvent aussi il persiste des fistules, et la mort peut être la conséquence de la suppuration de clapiers profonds : aussi actuellement la laparotomie doit-elle devenir la règle chaque fois que la forme enkystée de péritonite pneumococcique est diagnostiquée; elle donne d'excellents résultats, puisque les guérisons obtenues sont de 89 p. 100 (Lenormant et Lecène).

Dans la forme diffuse de péritonite à pneumocoques, beaucoup plus grave, l'intervention doit être aussi précoce que possible ; mais les succès sont rares; la mortalité demeure de 80 p. 100.

Nous n'avons pas à décrire les modes de l'intervention chirurgicale dans la péritonite aiguë de l'enfance ; disons cependant qu'après l'incision de la paroi, si la péritonite est diffuse, généralisée, on fait quelquefois un lavage du péritoine avec de l'eau bouillie ou du sérum artificiel chaud ; toutefois, quand la péritonite n'est pas tout à fait généralisée, il est préférable de s'abstenir du lavage; par contre, celui-ci est indiqué dans les péritonites bien enkystées.

Il est de règle de pratiquer le drainage; dans certaines formes de péritonites graves et généralisées, où s'impose un vaste drainage, on fait quelquefois plusieurs incisions abdominales.

Après l'intervention, survient parfois un ballonnement considérable du ventre, par suite de la paralysie stomacale et intestinale; des lavages de l'intestin et de l'estomac, pratiqués avec très grande prudence, peuvent arriver à l'atténuer.

Les principes généraux relatifs aux soins médicaux de la péritonite et concernant l'immobilité, la diète, les injections de sérum, les injections toni-cardiaques, etc., seront encore de mise après l'intervention.

La reprise progressive de l'alimentation liquide par le lait, la provocation artificielle des selles par des lavements ou des purgatifs, qu'il s'agisse de certaines péritonites soignées médicalement, ou de péritonites traitées par laparotomie, n'auront lieu que fort prudemment, lorsque la réaction péritonéale ne sera plus à redouter.

Péritonite tuberculeuse.

Étiologie et classification. — La péritonite tuberculeuse est incontestablement plus fréquente dans l'enfance qu'à l'âge adulte : elle se rencontre surtout de six à douze ans ; elle s'observerait plus fréquemment chez les filles. On a signalé quelques cas exceptionnels de tuberculose péritonéale ascitique congénitale accompagnant une granulie généralisée (Charrier). On voit assez souvent la péritonite tuberculeuse atteindre des enfants indemnes jusque-là de toute tare tuberculeuse, héréditaire ou personnelle.

Au point de vue étiologique, on peut distinguer la péritonite tuberculeuse secondaire à des lésions tuberculeuses existant de façon appréciable dans d'autres organes, et la péritonite tuberculeuse primitive, dans laquelle la porte d'entrée de l'infection échappe aux investigations, et dans laquelle la lésion péritonéale semble être la première manifestation de la tuberculose.

L'infection du péritoine peut se faire de différentes façons.

Infection directe. — Elle peut se trouver réalisée par l'ouverture, dans le péritoine, de ganglions caséeux et ramollis du mésentère : ce qui est d'ailleurs tout à fait exceptionnel.

On a rapporté quelques cas très rares où l'infection s'est faite peu après la naissance, par le cordon ombilical.

Voie sanguine. — Les bacilles issus d'une lésion tuberculeuse plus ou moins éloignée, habituellement ganglionnaire et souvent latente, sont entraînés par la lymphe dans le torrent circulatoire : du cœur droit, ils arrivent aux poumons, qu'ils peuvent infecter ou laisser intacts, et d'où ils sont disséminés dans l'organisme pour se fixer, au point de vue qui nous occupe, dans le péritoine. D'après Marfan, ce mode d'infection serait très commun chez l'enfant : ce sont, d'après lui, ces bacillémies légères et discrètes, ne produisant pas une granulie mortelle, soit en raison de la résistance du sujet, soit en raison des qualités du virus, qui donneraient lieu surtout aux localisations sur les séreuses, sur le péritoine en particulier.

Voie lymphatique. — C'est la voie suivie habituellement par l'infection pour gagner le péritoine en partant d'un organe ou de tissus tuberculeux situés dans la cavité abdominale ou dans son voisinage.

1° *Point de départ intestinal.* — Pour certains, le bacille suivrait rarement la voie intestinale pour gagner le péritoine : pour d'autres, ce serait son chemin le plus fréquent.

Si l'on se basait uniquement sur le fait de la rareté de l'association des lésions tuberculeuses de l'intestin et du péritoine, on serait amené à ne pas admettre de relation étroite entre la tuberculose intestinale et la tuberculose péritonéale. Mais il a été démontré que les bacilles tuberculeux peuvent traverser la couche épithéliale intacte de l'intestin normal (Dobroklonsky) et que les leucocytes bacillifères peuvent s'insinuer entre les cellules endothéliales et être pris par le courant lymphatique (Tchistovitch). Aussi est-il rationnel d'admettre que certaines formes primitives de tuberculose du péritoine peuvent reconnaître une origine intestinale, les bacilles ayant été amenés dans la cavité de l'intestin par des aliments bacillifères, en particulier par le lait, ou par des poussières virulentes dégluties.

2° *Point de départ pleural.* — Assez souvent on constate chez l'enfant la coïncidence de péritonite tuberculeuse et de pleurite uni ou bilatérale : il se peut que les deux séreuses, dans quelques cas, aient été prises simultanément ; il se peut même que l'infection ait gagné la plèvre en partant du péritoine, par la voie des lymphatiques prévertébraux (Piron) ; il n'en existe pas moins bien des faits où la tuberculose péritonéale semble être d'origine pleurale ; la propagation se fait alors par les voies lymphatiques du diaphragme (Fernet, Apert).

3° *Point de départ génital.* — La péritonite tuberculeuse est rarement, chez l'enfant, consécutive à des lésions tuberculeuses des organes génitaux : elle a été observée cependant chez un petit garçon porteur de tuberculose du testicule et du canal déférent (Schmitz), et chez quelques fillettes atteintes de salpingite tuberculeuse (Schmitz, Mosler, Maas, Coustensoux).

4° *Point de départ ganglionnaire.* — La tuberculose caséeuse des ganglions iliaques (Lannelongue, Lejars) semble, dans quelques cas très rares, avoir été, par l'intermédiaire de la voie lymphatique, l'origine de la tuberculose péritonéale.

5° *Point de départ hépatique.* — La tuberculose hépatique caséeuse peut aussi, exceptionnellement, devenir le point de départ de l'infection de la séreuse (Gougerot).

En somme, si les voies d'infection du péritoine sont variées, il n'en est pas moins vrai que, dans la péritonite tuberculeuse isolée ou primitive, qui est la forme la plus fréquemment observée, l'origine ne peut être que sanguine ou intestinale.

Classification des formes de la péritonite tuberculeuse. — Le bacille de Koch, arrivé au niveau du péritoine, y détermine aux dépens de l'endothélium, des cellules plates sous-jacentes et des leucocytes attirés, les lésions tuberculeuses qui, suivant la prédominance de telle ou telle sécrétion bacillaire, sont : la granulation grise tendant à évoluer vers la transformation fibreuse, ou bien le tubercule subissant la caséification ; à ces lésions s'ajoute quelquefois une exsudation séreuse ou fibrineuse plus ou moins abondante.

Aux différents processus réactionnels déterminés dans le péritoine par le bacille et ses poisons, et dont plusieurs ont pu être réalisés expérimentalement (Lévi-Sirugue, Strauss et Gamaleia, Auclair) correspondent des types anatomo-cliniques spéciaux, qui doivent être étudiés séparément; ce sont : la *tuberculose péritonéale aiguë granulique*, la *tuberculose pleuro-péritonéale subaiguë* et les types divers de la *péritonite chronique :* forme *ascitique*, forme *fibro-caséeuse*, forme *ulcéro-caséeuse*, forme *fibro-adhésive*.

TUBERCULOSE PÉRITONÉALE AIGUË.

Symptômes et diagnostic. — Les signes de tuberculose péritonéale aiguë surviennent dans le cours d'une tuberculose miliaire généralisée ou bien constituent à eux seuls toute la maladie.

Tuberculose aiguë granulique du péritoine au cours d'une tuberculose miliaire généralisée. — La séreuse péritonéale est parsemée, comme les autres organes, de fines granulations grises, disposées ordinairement le long des vaisseaux; elles peuvent être quelquefois si rapprochées qu'elles donnent à la séreuse un aspect chagriné.

La granulie du péritoine n'a pas, dans ces cas, de symptomatologie propre : les symptômes généraux dépendent de la localisation dominante qui, souvent chez l'enfant, se trouve être dans les méninges. Quelquefois, mais plus rarement, ils peuvent simuler ceux de la fièvre typhoïde; il est exceptionnel qu'il existe du météorisme, de l'ascite, de la dysurie, des vomissements porracés.

Tuberculose aiguë granulique limitée au péritoine. — Nous l'étudierons successivement selon qu'elle est *généralisée* ou *localisée*.

Forme généralisée. — Lorsque les granulations tuberculeuses n'existent qu'au niveau du péritoine ou y sont très prédominantes, la maladie peut prendre l'allure de la fièvre typhoïde, de l'occlusion intestinale, ou de la péritonite aiguë simple à pneumocoques, ou quelquefois même de la péritonite suraiguë par perforation; le diagnostic, dans tous ces cas, est fort délicat, sinon impossible. Généralement la nature de la maladie est découverte au cours de l'opération ou de l'autopsie (fig. 4).

Forme localisée. — La forme localisée de la tuberculose granulique du péritoine siège fréquemment dans la région cæcale et appendiculaire. Cliniquement la forme pseudo-appendiculaire de la granulie péritonéale débute, d'ordinaire, comme une appendicite vulgaire; puis elle revêt la forme soit de l'appendicite perforante avec péritonite septique, soit celle de l'appendicite avec péritonite localisée; la mort peut survenir avec le cortège des phénomènes habituels à l'appendicite grave. Quelquefois, cependant, les symptômes vont en s'atténuant, et la maladie passe à l'état chronique; dans la fosse iliaque droite se développe une masse, qui peut, pendant quelque temps, simuler le plastron péri-appendiculaire.

Le diagnostic au début est presque impossible avec l'appendicite; il n'est posé que si l'opération est pratiquée.

Le pronostic de la forme localisée pseudo-appendiculaire de la

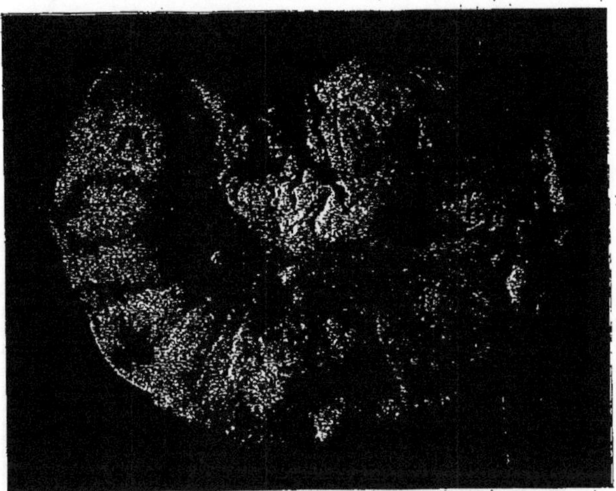

Fig. 4. — Tuberculose aiguë granulique du péritoine.

Portion d'une anse intestinale et du mésentère; tubercules miliaires sur leur surface péritonéale.

tuberculose granulique du péritoine est beaucoup plus favorable que celui de la forme généralisée.

TUBERCULOSE PLEURO-PÉRITONÉALE SUBAIGUË

Symptômes et diagnostic. — Il s'agit là d'une tuberculose granulique à allure subaiguë, occupant le péritoine et la portion inférieure des plèvres, et s'accompagnant d'épanchement dans la cavité de ces séreuses.

En même temps qu'une toux sèche, des douleurs à la base du thorax, l'existence de frottements pleuraux ou d'un léger épanchement, ou simplement de submatité aux deux bases avec diminution de la respiration, on note du ballonnement du ventre, de la constipation, de l'ascite plus ou moins marquée, des douleurs abdominales vagues. La fièvre existe d'une façon continue ou rémittente; l'état général s'altère, l'amaigrissement apparaît, la maladie évolue de façon subaiguë durant des semaines ou des mois. La forme pleuro-péritonéale de tuberculose subaiguë du péritoine est habituellement un mode de début; petit à petit elle passe à l'état chronique, affectant la forme ascitique et tendant assez souvent à la guérison.

A la phase du début et à la période subaiguë, le diagnostic se fonde sur le développement du volume du ventre, contrastant avec l'amaigrissement de l'enfant, sur la présence des signes pleuraux et

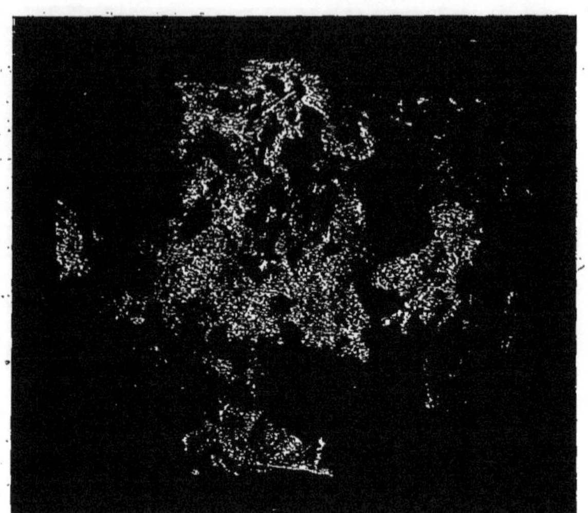

Fig. 5. — Tuberculose pleuro-péritonéale subaiguë du péritoine.

Petits placards tuberculeux aplatis, disséminés sur la face inférieure du péritoine diaphragmatique.

de la fièvre: les symptômes de réaction pleurale, qui prédominent habituellement d'un côté, sont souvent très passagers; ils demandent à être recherchés et cèdent rapidement le pas à ceux de la lésion péritonéale.

TUBERCULOSE PÉRITONÉALE CHRONIQUE.

L'étude de la tuberculose péritonéale chronique varie selon qu'on se trouve en présence de la forme *ascitique*, de la forme *fibro-caséeuse*, de la forme *ulcéro-caséeuse* ou de la forme *fibro-adhésive*.

Nous passerons successivement en revue l'anatomie pathologique, la symptomatologie et le diagnostic de ces diverses formes anatomo-cliniques.

Anatomie pathologique. — Il est impossible, même dans un livre essentiellement pratique, de ne pas dire quelques mots sur l'anatomie pathologique de la tuberculose péritonéale chronique, étant donné qu'elle en explique seule les variétés cliniques.

Forme ascitique. — A la phase ascitique, sur le péritoine viscéral et pariétal, existent des granulations les unes superficielles, légèrement saillantes, les autres profondes, périvasculaires ; dans l'épiploon, on les voit par transparence sous forme de petits points ou de petites taches opaques, ou même sous forme de nodules, ressemblant quelquefois à des pelotons graisseux. Les granulations sont souvent difficiles à distinguer à l'œil nu ; elles sont

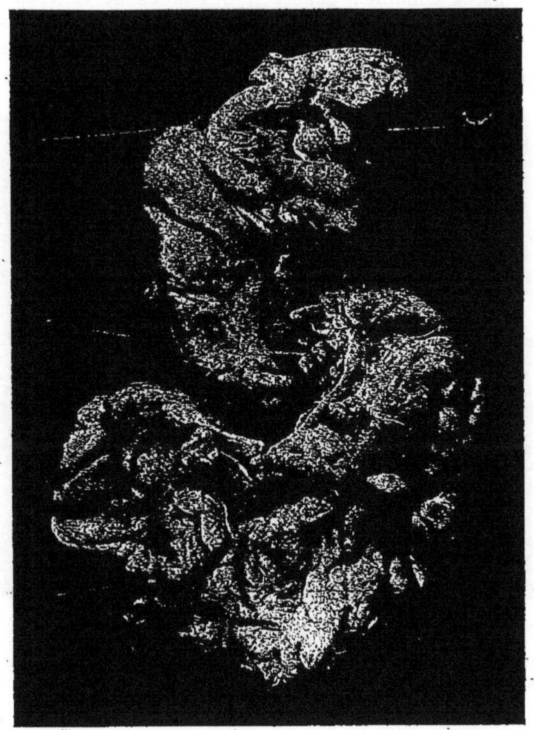

Fig. 6. — Tuberculose fibro-caséeuse du péritoine.

Portion d'une anse intestinale présentant sur sa surface péritonéale des nodules et des néo-membranes tuberculeuses.

constituées histologiquement par des cellules épithéliales, évoluant vers la transformation fibro-plastique, entourant des cellules géantes non caséifiées, comme dans la tuberculose pleurale ; les bacilles y sont très rares.

Les anses intestinales sont libres d'adhérences et d'agglutination.

Le liquide ascitique abondant, habituellement jaune-citron, peut être exceptionnellement louche ou chyliforme ; l'examen cytologique y démontre habituellement la présence de lymphocytose pure ; parfois cependant, surtout en cas de liquide louche, on a pu observer la polynucléose (Widal et Ravaut).

Il est très rare de pouvoir déceler par l'examen direct, dans l'exsudat, le bacille qui est englobé dans la fibrine, à moins de digérer préalablement le culot fibrineux par un suc gastrique artificiel (Jousset). L'inoculation sous-cutanée du liquide, au cobaye, ne donne pas toujours de résultats positifs; il est plus sûr d'inoculer sous la peau le culot de centrifugation; par contre, l'inoculation intrapéritonéale du liquide d'ascite a des effets plus certains, à condition d'inoculer des doses de 20 à 30 centimètres cubes. Cependant, en général, il faut attendre un temps assez long, un mois au moins, pour pouvoir affirmer les effets de l'inoculation. Des résultats plus rapides ont été obtenus en injectant le liquide dans la glande mammaire

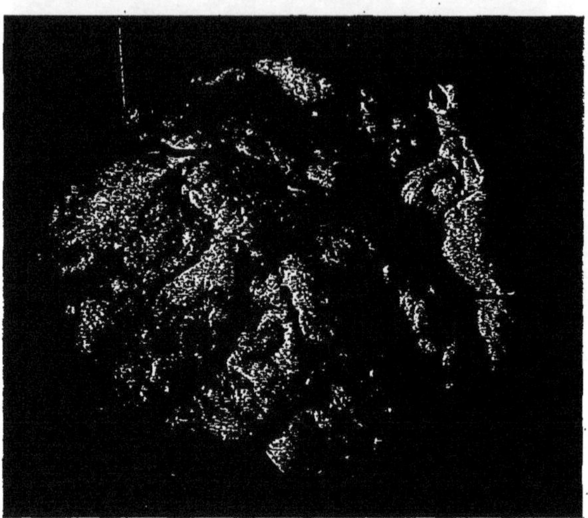

Fig. 7. — Tuberculose fibro-caséeuse du péritoine.

Anses intestinales agglutinées, adhérentes, présentant à leur surface des nodules tuberculeux.

d'une cobaye femelle en lactation : du cinquième au douzième jour, le lait contient le bacille de Koch.

Tous ces faits démontrent que la forme ascitique de la péritonite tuberculeuse est douée d'une virulence relativement faible.

Forme fibro-caséeuse. — Cette forme débute rarement d'emblée, et presque toujours elle est précédée de la forme ascitique.

A la période confirmée, on voit les anses intestinales agglutinées entre elles (fig. 7) ou unies à la paroi abdominale et aux organes voisins par des productions néo-membraneuses plus ou moins épaisses, formées d'une substance grisâtre, dure, résistante, au sein desquelles on distingue quelquefois à l'œil nu des granulations tuberculeuses ou des masses caséeuses. Ces productions sont constituées histologiquement par du tissu fibro-caséeux très vasculaire; les cellules épithélioïdes y sont les unes entièrement caséifiées, les autres en voie de transformation fibreuse plus ou moins complète; les bacilles y sont rares. Ces lésions sont ordinairement prédominantes en certains points; elles peuvent exister sans aucun liquide (forme sèche), ou bien elles limitent une série de logettes contenant du liquide séreux ou louche.

A la surface des anses intestinales, se voient des granulations ou de petites masses tuberculeuses plus ou moins discrètes, à des stades divers d'évolution (fig. 6).

Le grand épiploon habituellement épaissi, d'aspect œdémateux ou de consistance lardacée, est rétracté vers la région ombilicale sous forme de corde transversale ou de boudin (fig. 8); quelquefois il renferme de grosses masses tuberculeuses, donnant à la lésion un aspect néoplasique (fig. 9).

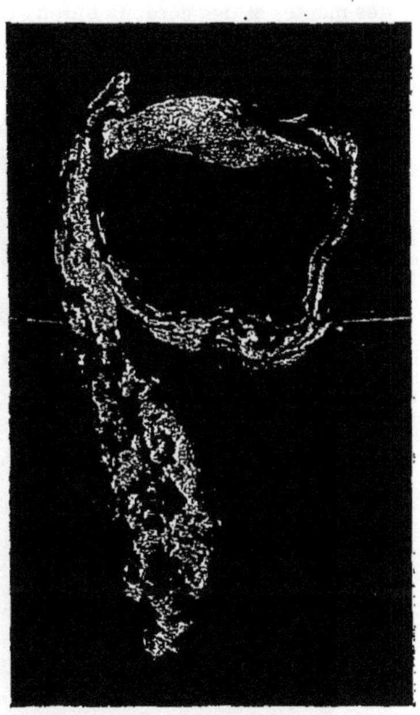

Fig. 8. — Tuberculose fibro-caséeuse du péritoine.

Section verticale du côlon transverse et du grand épiploon.

En haut et à droite de la figure, section du côlon entouré de péritoine épaissi et infiltré de matière tuberculeuse.

A gauche et en bas, section du grand épiploon considérablement épaissi, infiltré de matières tuberculeuses et rétracté (épiploïte tuberculeuse).

Forme ulcéro-caséeuse. — Elle peut se développer d'emblée; mais ordinairement elle succède à la forme fibro-caséeuse. Le péritoine est tapissé d'une couche de matières caséeuses, rempli de bacilles; les anses intestinales sont lâchement agglutinées par un magma caséeux et limitent entre elles des poches de pus possédant les caractères habituels du pus tuberculeux (*forme suppurée enkystée multiloculaire*); l'épiploon est bourré de masses tuberculeuses ramollies. Quelquefois il se fait une suppuration généralisée du péritoine rappelant l'empyème tuberculeux de la plèvre (*forme suppurée généralisée*).

Ordinairement les masses caséeuses envahissent les ganglions, le foie, la rate, l'intestin; celui-ci peut se perforer, et alors les matières fécales inondent les poches purulentes qui contiennent un liquide brunâtre, infect; quelquefois le processus de caséification envahit une portion de la paroi abdominale, déterminant une fistule cutanée, souvent ombilicale, qui parfois ouvre dans une poche communiquant avec l'intestin perforé.

Forme fibro-adhésive. — Elle succède à la forme ascitique chronique ou à la forme fibro-caséeuse; il est tout à fait exceptionnel qu'elle se développe à la suite de la tuberculose aiguë granulique du péritoine.

Lorsque la forme fibro-adhésive succède à la forme ascitique, après disparition de l'ascite, la séreuse péritonéale s'épaissit; les granulations tuberculeuses subissent la transformation fibreuse; des adhérences plus ou moins fermes se produisent entre les divers feuillets du péritoine.

D'habitude c'est après la forme fibro-caséeuse que survient la forme fibro-adhésive ; dans ce cas, les cellules épithélioïdes des masses tuberculeuses subissent la transformation fibro-plastique ; ces masses se soudent les unes aux autres ; le processus scléreux, en s'accentuant, peut produire la rétraction des masses et des cordons fibreux de l'épiploon et du mésentère, et amener des symphyses péritonéo-viscérales, qui peuvent réaliser, par compression des organes et de leurs vaisseaux, l'atrophie du foie, de la rate, l'étranglement

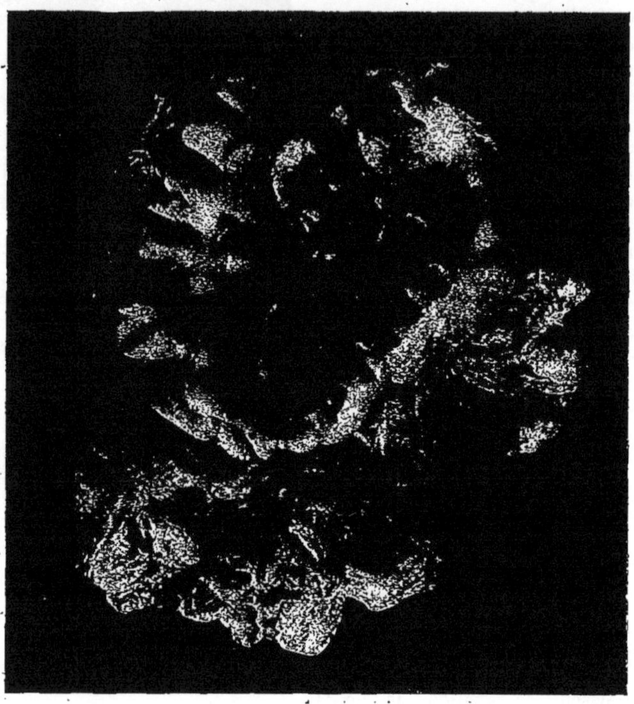

Fig. 9. — Tuberculose fibro-caséeuse du péritoine.

En haut de la figure, une anse intestinale ; en bas, le grand épiploon bourrelé de grosses masses tuberculeuses arrondies.

de l'intestin, de la veine cave, des chylifères, etc. Il est souvent difficile de déceler les lésions histologiques qui indiquent l'origine tuberculeuse de la maladie ; et plusieurs cas de ce genre furent étiquetés autrefois sous la rubrique de péritonite chronique simple.

Symptômes. — Nous suivrons pour l'étude des signes cliniques le même plan que pour les formes anatomiques.

Forme ascitique. — L'ascite est un symptôme banal, fréquent dans la tuberculose péritonéale de l'enfant ; mais quelquefois par son abondance, sa durée, elle domine le tableau clinique. L'ascite tuberculeuse a été décrite autrefois, alors que sa nature était inconnue, sous le nom d'*ascite essentielle des jeunes filles* (Cruveilhier) et de *péritonite exsudative chronique simple des enfants* (Hénoch).

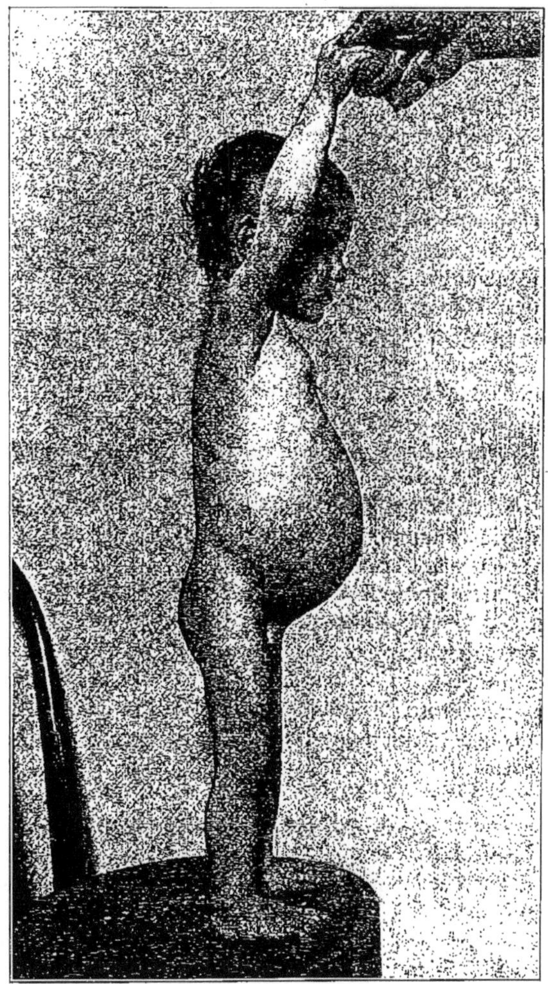

Fig. 10. — Forme ascitique de la péritonite tuberculeuse. Ventre globuleux.

Cette forme de péritonite apparaît assez souvent chez des enfants jusqu'alors bien portants.

Le début est plus ou moins marqué, plus ou moins rapide. Après quelques symptômes vagues, une certaine modification de l'état général, quelques douleurs abdominales, quelquefois un peu de diarrhée, quelques troubles digestifs, le ventre se ballonne (fig. 10), et l'on constate la présence d'un petit épanchement ascitique ; assez souvent, on note en même temps, aux deux bases du thorax, un léger épanchement, ou des frottements pleuraux; l'enfant maigrit, pâlit, présente le soir des poussées fébriles (38-39°). C'est, somme toute, le tableau de la tuberculose pleuro-péritonéale qui vient d'être esquissé plus haut.

Mais, au bout de quelques semaines, les symptômes généraux s'amendent petit à petit, les signes pleuraux s'effacent assez rapidement; la fièvre s'éteint. Seule l'ascite persiste ordinairement pendant plusieurs mois : son abondance est variable ; quelquefois la quantité de liquide est faible ; on constate simplement de la matité se déplaçant suivant la position donnée au malade; d'autres fois, l'ascite prend des proportions considérables, augmente au point d'atteindre plusieurs litres, et tend, si elle est ponctionnée, à se reproduire rapidement; dans certains cas, l'ascite, par son abondance, peut amener une compression de la veine cave et de l'œdème des membres inférieurs.

Cette ascite est absolument libre : la matité forme dans le décubitus dorsal une parabole ouverte en haut; elle se déplace avec le malade; on perçoit la sensation de flot. Le ventre de l'enfant cependant demeure globuleux, ne tend pas à s'étaler sur les côtés; la peau de l'abdomen est tendue, lisse, l'ombilic quelquefois saillant : le réseau veineux sous-cutané ne présente pas de développement marqué.

A un moment donné, l'ascite constitue à peu près le seul symptôme de la maladie; quoique généralement un peu amaigri, l'enfant présente cependant un état relativement assez satisfaisant; habituellement, en dehors des signes de l'adénopathie trachéo-bronchique, on ne trouve aucune manifestation tuberculeuse du côté de la poitrine.

L'ascite disparaît soit spontanément, soit sous l'influence du traitement médical, soit par le fait de ponctions, au bout d'un temps variant de quelques mois à un an ; quelquefois, après avoir été libre, elle peut s'enkyster.

La guérison, dans la forme ascitique de tuberculose péritonéale, est très fréquente, et il ne persiste ordinairement aucune trace appréciable de la maladie. Quelquefois, cependant, cette forme ascitique est la première étape d'une des autres formes de la péritonite tuberculeuse, formes fibro-caséeuse, ulcéro-caséeuse ou fibro-adhésive.

Forme fibro-caséeuse. — Lorsque la forme fibro-caséeuse succède à la forme ascitique, comme c'est habituellement le cas, on assiste au cloisonnement progressif du liquide, marqué par l'existence de zones fixes de matités juxtaposées à des zones de sonorité. Puis, petit à petit, au palper, on perçoit l'existence de masses indurées plus ou moins bosselées, de placards, de gâteaux, principalement dans les fosses iliaques et au voisinage de l'ombilic, où ces masses se présentent sous la forme de cordon dur, de boudin bosselé, de tablier épais (épiploïte tuberculeuse).

Quelquefois l'abdomen, dans son ensemble, donne au palper une sensation de résistance inégale, d'empâtement diffus; la peau, dans certains cas même, ne paraît plus glisser sur la masse intestinale; il semble que tout, parois et viscères, soit immobilisé.

Parfois la palpation provoque des frottements péritonéaux, perceptibles au doigt, et que l'on a comparés au bruit de froissement de la neige ou de l'amidon; elle peut aussi déterminer des bruits intestinaux variés, dus au déplacement des gaz intestinaux.

L'abdomen est volumineux, tendu, globuleux, la peau est sèche, lisse ou squameuse, quelquefois un peu œdématiée; les dimensions du ventre contrastent habituellement avec l'émaciation générale.

Les douleurs abdominales sont ordinairement peu accentuées, ou consistent simplement en sensation de pesanteur ou de tiraillement; les troubles digestifs peuvent manquer ou sont relativement peu marqués; l'appétit est souvent conservé, les vomissements sont rares; la constipation peut alterner avec la diarrhée. La fièvre présente ou bien le type rémittent, ou bien le type continu avec exaspération vespérale.

La forme fibro-caséeuse de la péritonite tuberculeuse peut subir diverses évolutions : ou bien les masses tuberculeuses, les placards, les gâteaux disparaissent petit à petit en l'espace de quelques mois, en même temps que l'état général s'améliore et que la fièvre disparaît : c'est la guérison ; ou bien les productions tuberculeuses subissent la transformation fibro-adhésive, ou bien elles évoluent vers la forme ulcéro-caséeuse.

Forme ulcéro-caséeuse. — La transformation ulcéro-caséeuse de la péritonite tuberculeuse est annoncée par une aggravation de l'état général, qui est profondément altéré : l'amaigrissement est considérable, les yeux se creusent, le teint est terreux; la peau du visage, de l'abdomen, des flancs, se pigmente, les membres inférieurs quelquefois s'œdématient; des sueurs abondantes apparaissent, une fièvre à type hectique s'établit.

Cependant les symptômes fonctionnels sont peu marqués; les douleurs sont peu vives, les perforations intestinales même ne s'accompagnent que de peu de symptômes; la diarrhée devient permanente; des fistules peuvent s'ouvrir à la peau, ou les poches purulentes se vider dans l'intestin ou même le vagin.

L'évolution de cette forme est fatale; la mort arrive par consomption, sans que le poumon présente ordinairement des signes de tuberculose avancée.

FORME FIBRO-ADHÉSIVE. — L'abdomen est généralement rétracté; il ne contient que rarement de l'ascite, et seulement en petite quantité; celle-ci résulte quelquefois de la compression portale ; à la palpation, on peut percevoir la masse intestinale immobilisée en un peloton au-devant du rachis, ou une corde résistante, tendue, due à l'épiploon sclérosé.

Lorsque le processus de rétraction est peu accentué, les troubles fonctionnels et généraux peuvent être très atténués ; lorsqu'il est intense, les fonctions digestives et la santé générale de l'enfant s'altèrent plus ou moins profondément ; il existe des douleurs spontanées ou provoquées par les mouvements d'extension du tronc : aussi les petits malades ont-ils tendance à se tenir courbés en avant.

Enfin on peut voir survenir des accidents d'occlusion intestinale dus soit à un étranglement par brides fibreuses, soit à une coudure de l'intestin amenée par la rétraction d'une bride, soit à l'agglutination en paquet d'une portion d'anses intestinales (Lejars).

Cliniquement, on doit distinguer l'occlusion *lente* et l'occlusion *aiguë*; l'occlusion lente est caractérisée par des crises de constipation rebelle, accompagnée de ballonnement abdominal et de vomissements, se terminant un jour par des signes d'obstruction totale : météorisme, vomissements fécaloïdes, hypothermie. L'occlusion aiguë, due à une coudure ou à une bride, peut se produire au cours de la maladie bien confirmée ; ou bien elle survient alors que le diagnostic préalable de péritonite n'a pas été fait, au cours d'une péritonite tuberculeuse fibreuse latente, ou plutôt méconnue.

Arrivée à une certaine phase de son évolution vers la sclérose, la péritonite tuberculeuse fibro-adhésive peut demeurer stationnaire, entraînant la persistance des symptômes et des troubles auxquels elle donne lieu ; mais elle peut se compliquer de poussées de péritonite soit ascitique, soit caséeuse.

Diagnostic. — Le diagnostic est à discuter suivant les formes cliniques en présence desquelles se trouve le praticien.

FORME ASCITIQUE. — Le diagnostic du type ascitique de la péritonite tuberculeuse chronique est généralement aisé chez l'enfant : à la phase de début, lorsque le liquide est peu abondant et que le ventre est surtout météorisé, il ne faut pas confondre la péritonite tuberculeuse avec le gros ventre des enfants rachitiques, qui demeure mou, étalé, et où la percussion ne révèle pas, dans les flancs, l'obscurité de son indiquant l'ascite commençante.

Lorsque l'ascite est devenue le symptôme principal, on devra éliminer l'hypothèse d'ascite d'origine cirrhotique tout à fait exceptionnelle dans l'enfance ; l'ascite par lésions hérédo-syphilitiques du foie a été précédée antérieurement d'autres manifestations de la syphilis héréditaire ; l'ascite par foie cardiaque, elle aussi, a été précédée de symptômes de l'affection cardiaque en cause. L'ascite liée à une affection rénale s'accompagne d'anasarque et d'altération des urines.

Le début subaigu de la péritonite à forme ascitique permet de la distinguer de la péritonite à pneumocoques ; dans celle-ci enfin, les phénomènes aigus du début sont rapidement suivis de l'enkystement de l'ascite, qui est rare dans la période du début de la tuberculose ascitique du péritoine ; cependant il ne faut pas oublier que, dans la péritonite à pneumocoques, il existe, après la phase aiguë, une période de tolérance qui rappelle la physionomie de la forme ascitique de la péritonite tuberculeuse ; dans le doute, la ponction exploratrice serait indiquée.

Il est habituellement superflu, pour corroborer le diagnostic de la forme ascitique de la péritonite tuberculeuse, de pratiquer l'examen cytologique du liquide, et la recherche du bacille dans le culot de centrifugation après digestion de ce culot. L'inoculation du liquide au cobaye ne peut être d'aucun secours pour le diagnostic rapide ; les résultats ne peuvent être obtenus que plusieurs semaines après cette inoculation.

Forme fibro-caséeuse. — Le diagnostic de la forme fibro-caséeuse de la péritonite tuberculeuse est généralement aisé ; il peut cependant prêter à discussion lorsque les productions plastiques présentent un volume considérable et affectent la forme de tumeurs, comme ce peut être le cas pour l'épiploïte tuberculeuse. La confusion ne pourrait être possible chez l'enfant qu'avec les divers sarcomes de l'abdomen, sarcome des ganglions rétro-péritonéaux, sarcome du rein ou de l'intestin, ou avec les kystes séreux du grand épiploon ; mais ces lésions sont fort exceptionnelles relativement à la péritonite tuberculeuse, et elles ne sont pas précédées d'une phase ascitique, comme c'est habituellement le cas pour la forme fibro-caséeuse de la tuberculose du péritoine.

Quant à la tuberculose isolée des ganglions mésentériques, elle donne lieu rarement à des masses perceptibles par la palpation.

Forme ulcéro-caséeuse. — Le diagnostic de la forme ulcéro-caséeuse de la péritonite tuberculeuse est facile, cette forme de la maladie étant exceptionnellement primitive et succédant presque toujours à la forme fibro-caséeuse ; l'évolution ulcéro-caséeuse est annoncée surtout par la modification profonde de l'état général, la cachexie, le caractère hectique de la fièvre.

Forme fibro-adhésive. — Le diagnostic de la forme fibreuse de la péritonite tuberculeuse, évoluant avec les signes qui ont été indiqués, se fonde, en grande partie, sur la connaissance de la phase ascitique ou fibro-caséeuse qui l'a précédée. Lorsque l'affection évolue de façon latente et se révèle brusquement par des accidents aigus d'occlusion intestinale, c'est par la recherche, dans les antécédents du malade, des signes de péritonite tuberculeuse que pourra se poser le diagnostic.

Pronostic général de la péritonite tuberculeuse. — Le pronostic de la tuberculose péritonéale chez l'enfant varie essentiellement suivant la forme de la maladie.

La tuberculose miliaire aiguë du péritoine n'aggrave pas la tuberculose miliaire généralisée, dont elle n'est qu'un épiphénomène et qui est toujours mortelle.

Le pronostic de la tuberculose péritonéale accompagnant la tuberculose généralisée subaiguë ou chronique dépend essentiellement du degré de généralisation des lésions et des organes touchés : lorsque la tuberculose du péritoine se produit au cours d'une forme de tuberculose diffuse atteignant la peau, les os, les articulations, elle peut être curable comme cette forme de tuberculose ; si elle coexiste avec une tuberculose généralisée aux différents viscères, la terminaison fatale est la règle.

Le pronostic de la *péritonite tuberculeuse évoluant isolément* dépend avant tout de la forme anatomo-clinique de la maladie.

D'après Pic, la forme ascitique tue dans 19 p. 100 des cas; la forme fibreuse, dans 17 p. 100; la forme ulcéro-caséeuse, dans 66 p. 100.

Il est incontestable que la péritonite tuberculeuse de l'enfant, considérée comme tuberculose locale, si l'on remarque la rareté relative de la forme ulcéro-caséeuse à cet âge, possède, dans la majorité des cas, un pronostic favorable.

Les faits cliniques démontrent la possibilité de la disparition de lésions tuberculeuses considérables du péritoine, en particulier de grosses masses indurées perçues à la palpation, soit que ces masses aient subi la transformation fibreuse, ce qui est relativement rare, soit qu'elles aient disparu complètement sans laisser de traces, fait démontré possible aussi bien dans la tuberculose du péritoine chez l'homme (Gassi) que dans la tuberculose expérimentale du péritoine chez l'animal (Lévi-Sirugue).

Traitement de la péritonite tuberculeuse. — Nous n'envisagerons ici que le traitement de la tuberculose péritonéale existant cliniquement comme lésion locale, ou coïncidant avec des lésions de tuberculose localisée chronique torpide ou bénigne du poumon, des ganglions, des os, etc. ; le traitement de la tuberculose généralisée, aiguë ou subaiguë, ne pouvant viser à être curateur et devant se borner à être purement symptomatique.

Le traitement de la tuberculose localisée du péritoine dans l'enfance doit chercher à aider le processus curateur, qui se manifeste souvent spontanément à cet âge dans cette maladie.

Traitement général. — Il doit être avant tout *hygiénique* : on réalisera au mieux la cure d'air, la cure de repos, la cure diététique.

La cure d'air renforcée par la cure marine, réalisée par un séjour très prolongé au bord de la mer, a donné les meilleurs résultats; l'usage des bains salins chauds a paru, dans certains cas, être favorable.

La cure diététique demande à être établie avec précaution, étant donnée la facilité avec laquelle peuvent survenir les troubles digestifs ; il faut tendre moins à suralimenter l'enfant qu'à l'alimenter rationnellement en usant, suivant l'âge, de laitage, œufs, purées, pâtes alimentaires, viandes rôties, viandes crues, ou jus de viande crue. D'ailleurs, les règles à observer au point de vue de la cure d'air et du régime alimentaire sont celles que l'on suit dans toute tuberculose curable de l'enfant.

Le *traitement médicamenteux* consiste habituellement à administrer, suivant les cas, l'huile de foie de morue, les préparations iodotanniques, phosphatiques ou arsenicales ; le cacodylate de soude, en injections sous-cutanées à la dose de 1 ou 2 centigrammes par jour, est bien supporté et efficace dans bien des cas. On a utilisé quelquefois les lavements d'huile de foie de morue créosotée à 0,50 ou 1,50 p. 100 ou 150 (Thomas), ou les injections sous-cutanées d'huile gaïacolée (Leroux).

Traitement local. — *Localement*, on a usé quelquefois des pointes de feu sur la paroi abdominale. On a recommandé, pour immobiliser l'abdomen et pratiquer la révulsion, d'appliquer sur le ventre une couche de collodion après avoir badigeonné à la teinture d'iode ; ces applications sont répétées tous les huit ou quinze jours. On a fait sur l'abdomen des badigeonnages à la solution d'alcool gaïacolé au $\frac{1}{50}$ ou d'huile gaïacolée au $\frac{1}{10}$; des frictions au savon noir (Baginsky); on a tenté même la radiothérapie (Ausset et Béclard).

Hâtons-nous de dire que tous ces moyens, dont quelques-uns sont au moins inutiles, sinon douloureux, doivent céder le pas au traitement hygiénique, qui, appliqué seul dans beaucoup de cas, peut donner de très bons résultats.

La PONCTION ÉVACUATRICE a été recommandée et pratiquée fréquemment dans la forme ascitique; cependant il ne semble pas qu'elle doive être érigée en système ; le liquide ascitique immobilise les anses intestinales ; son évacuation favorise leur mobilité et les frottements qui en résultent. Il est démontré aussi que les liquides d'origine tuberculeuse, épanchés dans le péritoine et la plèvre, possèdent un pouvoir bactéricide vis-à-vis le bacille de Koch; la fibrine qui y est contenue emprisonne les microbes, entrave leur dissémination et leur fixation et enraye peut-être la diffusion des toxines (Gilbert et Fournier).

L'épanchement ascitique ne doit être évacué que s'il est gênant et dans les limites où il l'est. En tout cas, la ponction doit être réservée à la forme ascitique libre; pratiquée dans les formes enkystées ou dans les formes ulcéro-caséeuses avec épanchement purulent, elle risquerait d'amener la blessure de l'intestin.

La ponction évacuatrice a été suivie quelquefois de lavages à l'eau boriquée chaude (Debove), à l'eau stérilisée à 40° (Riva), à l'eau oxygénée (Sarda), à la solution saline physiologique (Mathis, Monnier), d'injections dans le péritoine de sérum de chien (Kirmisson et Pinard), d'insufflation d'air stérilisé (Moreti, Follet, Duran) et même d'oxygène et d'azote. Il n'est, d'ailleurs, nullement prouvé que les cas de guérisons signalés à la suite de l'emploi de ces procédés, dont plusieurs ne peuvent être d'un usage courant, aient été influencés par eux.

La ponction du liquide ascitique a été un certain nombre de fois suivie de l'injection d'un topique modificateur. Par la canule du trocart laissé en place, l'évacuation du liquide devant être d'ailleurs incomplète, on a injecté environ 5 centimètres cubes de naphtol camphré au dixième (Rendu); à l'injection fait suite une réaction locale assez vive qui disparaît rapidement. Des cas de guérison ont été attribués à l'emploi de cette méthode, qui ne paraît pas cependant absolument inoffensive : à la suite d'une injection de naphtol camphré dans le péritoine, Netter eut à déplorer la mort d'un enfant qui succomba au milieu de convulsions ; c'est au cours d'accidents convulsifs que succombent aussi les cobayes auxquels on injecte, dans le péritoine, du naphtol camphré (Le Gendre).

Au traitement médical de la tuberculose péritonéale, on a voulu substituer, il y a quelques années, le TRAITEMENT CHIRURGICAL que les uns, au début, ne préconisaient que dans les formes ascitiques ou enkystées, alors que d'autres opéraient dans tous les cas.

Cependant, après une période d'engouement légitimé par de nombreux cas de guérisons, constatés à la suite du traitement opératoire, une certaine réaction tendit à se manifester, les observations de cas de guérison obtenue par le traitement hygiénique se multipliant également. En tout cas, la plupart des chirurgiens cessent d'ériger l'intervention en système général et la réservent pour des indications particulières.

L'acte opératoire se résume dans la *laparotomie* : la plupart se contentent de l'incision pure et simple (Jalaguier); d'autres ont tenté d'enlever les fausses membranes ou les produits caséifiés; cependant on accorde généralement qu'il faut être très prudent dans la séparation des adhérences.

Les lavages, contre-indiqués dans la forme ascitique et dans la forme sèche, peuvent être utilisés dans les formes suppurées; quelques chirurgiens, après la laparotomie, touchent les parties les plus malades au naphtol camphré, à la glycérine iodoformée, ou bien insufflent un peu d'iodoforme. Beaucoup d'opérateurs se bornent simplement à la laparotomie. Le drainage peut être utile dans les formes suppurées ; il se fait à l'aide de la gaze.

A la suite du traitement chirurgical, se produit habituellement un peu d'épanchement ascitique qui ne tarde pas à disparaître. Cette ascite atteint cependant quelquefois des proportions aussi considérables qu'avant l'opération.

Certains auteurs ont conseillé, lorsque l'amélioration se fait attendre, de répéter les interventions chirurgicales (laparotomies itératives).

. Le péritoine tuberculeux semble présenter en tout cas, vis-à-vis ces interventions, une tolérance plus grande que le péritoine sain, ce qui explique la proportion minime de la mortalité opératoire, qui n'est que de 3 p. 100 (König).

L'action bienfaisante attribuée à la laparotomie dans la péritonite tuberculeuse a été expliquée de diverses façons ; pour les uns, c'est l'évacuation du liquide qui jouerait le principal rôle, soit en éliminant des matières toxiques (Bumm, Cammeron), soit en favorisant la propriété absorbante de la séreuse, soit en produisant la décompression des vaisseaux péritonéaux (Weinstein). Ces théories ne semblent guère soutenables ; d'autres donnent une importance principale à l'action sur le péritoine de la lumière (Lauenstein) ou du contact de l'air (Mosetig-Moorhof, P. Teissier).

Le processus curateur a été étudié expérimentalement sur des animaux laparotomisés après avoir subi l'infection tuberculeuse du péritoine. A la suite de la laparotomie se ferait, suivant les uns, une réaction bactéricide de la séreuse qui amène la fragmentation des bacilles et la disparition des cellules épithélioïdes (Gatti, Hildebrandt) ; suivant les autres, la laparotomie agit, au contraire, en provoquant une réaction inflammatoire, qui substitue le tissu embryonnaire et fibreux au tissu tuberculeux (Kichensky, Stchegoleff). Cependant certaines recherches ont paru montrer que le processus de guérison est le même chez les animaux abandonnés à eux-mêmes et non traités par la laparotomie, et que la guérison globale ne semblait pas présenter, au profit des animaux laparotomisés, une différence aussi nette qu'on l'avait signalé (Saltykow).

Pour apprécier la valeur du traitement chirurgical en regard du traitement médical, dans la péritonite tuberculeuse de l'enfant, il faudrait que la comparaison pût porter sur des groupes de faits homogènes ; suivant les statistiques et les auteurs, les résultats sont assez dissemblables.

Dans la forme ascitique, la guérison, après laparotomie, serait de 74 (Aldibert), à 85 (Beaussenat) et 88 (Legueu) p. 100 ; dans les formes ulcéreuse et fibreuse, la guérison serait de 60 à 65 p. 100 (Legueu). Mais ces chiffres concernent surtout la guérison opératoire, ou, en tout cas, des guérisons apparentes constatées peu de temps après l'opération.

La guérison définitive, notée un an au moins après laparotomie, s'observerait dans 40 (Maurange) à 33 (Hirschfeld et Frees) p. 100 des cas. Alors que dans la forme ascitique elle serait de 40 à 50 p. 100, elle ne serait plus que de 25 p. 100 dans les formes fibro-caséeuses et d'un chiffre plus bas encore dans les formes suppurées (Franck).

D'autre part, les observations de guérison de péritonite tuberculeuse à la suite du traitement purement hygiénique et médical se multiplient (Sutherlan, Comby, Méry, Leroux, Köplick, Guthrie, Borchgrevinck, Haushalter). Certaines statistiques donnent 80 à 84 p. 100 de guérisons par traitement médical, 65 à 50 p. 100 après laparotomie (Borchgrevinck, Guthrie). Pour certains, les résultats des deux méthodes de traitement sont à peu près équivalents; les succès attribuables aux deux méthodes seraient de 33 p. 100 (Köplick).

Il est certain que les succès obtenus par l'acte opératoire l'ont été surtout dans les formes bénignes, dans les formes ascitiques ou dans certains cas de forme fibro-caséeuse, c'est-à-dire dans les circonstances où la guérison survient ordinairement par l'action seule du traitement hygiénique. Pourquoi, d'ailleurs, traiter par la laparotomie l'ascite tuberculeuse, alors qu'à juste titre on ne songe pas à traiter par la pleurotomie la pleurésie tuberculeuse (Méry) ?

Il semble bien actuellement, de l'avis à peu près unanime, que le traitement chirurgical systématique de la péritonite tuberculeuse doive être rejeté (Guthrie, Jacobi, Marfan, etc.); il a d'autre part ses indications dans certains cas particuliers. Dans la forme ascitique, qui guérit la plupart du temps par le traitement médical pur, de même que dans la forme fibro-caséeuse, la laparotomie ne sera exceptionnellement indiquée que dans les cas où l'affection tend à s'éterniser ou à évoluer vers la forme ulcéro-caséeuse; dans la forme fibro-caséeuse, l'incision sera pratiquée avec grande circonspection et évitera d'ouvrir une anse intestinale adhérente à la paroi.

Dans les formes ulcéro-caséeuses suppurées de la péritonite tuberculeuse, l'intervention chirurgicale est plus indiquée, non parce qu'elle fournit de très bons résultats, mais parce que, étant donnée la haute gravité de la maladie, le traitement médical demeure ordinairement impuissant et que l'opération reste une des seules chances de salut. L'intervention cependant est inutile, sinon dangereuse, dans les formes caséeuses à loges purulentes multiples; c'est dans les formes suppurées généralisées, ou dans les formes suppurées enkystées à poche unique sous-hépatique, péri-ombilicale, etc., qu'ont été obtenus les résultats favorables.

Dans la forme fibro-adhésive, l'intervention chirurgicale n'est pas de mise, puisque les lésions réalisent une forme de guérison de la maladie; elle est indiquée naturellement dans les cas où les adhérences déterminent des phénomènes d'occlusion.

Le traitement opératoire n'a donné habituellement que de mauvais résultats dans les formes de tuberculose aiguë du péritoine, dans la forme simulant l'appendicite en particulier, dans laquelle la laparotomie a pu être pratiquée par suite d'une erreur de diagnostic.

D'une façon générale, l'intervention est contre-indiquée dans les cas de tuberculose péritonéale coïncidant avec une tuberculose en activité du poumon, ou avec une tuberculose ulcéreuse de l'intestin.

En résumé, si la laparotomie est la seule ressource dans les formes suppurées, si elle s'impose dans les formes fibreuses compliquées d'accidents d'occlusion, elle est exceptionnellement indiquée, dans des cas particuliers seulement, dans les formes ascitiques et fibro-caséeuses, pour lesquelles le traitement de choix demeure le traitement hygiénique.

Tuberculose des ganglions mésentériques.

La description de la tuberculose des ganglions mésentériques peut trouver sa place à côté de celle de la tuberculose du péritoine, avec

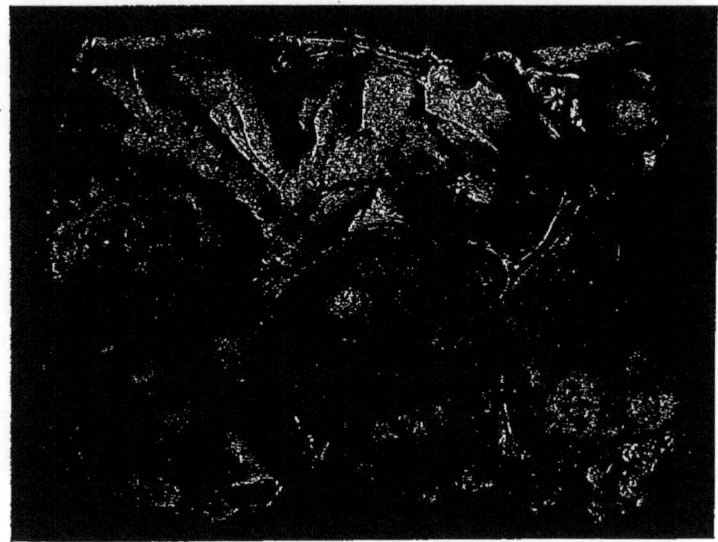

Fig. 11. — Tuberculose des ganglions mésentériques.

En bas et à droite de la figure, section de ganglions mésentériques infiltrés de masses tuberculeuses.

laquelle, cependant, elle ne saurait se confondre à aucun point de vue. Pour éviter toute confusion, il convient aussi que le vieux terme de *carreau*, qui a englobé simultanément ou tour à tour le gros ventre des enfants rachitiques, la péritonite tuberculeuse et même l'entérite tuberculeuse, en même temps que l'adénopathie mésentérique, ne soit pas réservé actuellement, avec certains auteurs, ou à la tuberculose des ganglions mésentériques en général, ou, avec d'autres, à la tuberculose primitive de ces ganglions ; le mieux est de supprimer ce mot de la terminologie médicale.

Étiologie et anatomie pathologique. — La tuberculose des ganglions mésentériques, si on prend la moyenne des statistiques réunies de Rilliet et Barthez, d'Ashby et Wright, de Carrière, de Comby, de Freemann, se rencontrerait environ dans 30 p. 100 des autopsies d'enfants tuberculeux en général ; elle a été trouvée 42 fois sur 100 à l'autopsie des poupons tuberculeux âgés de moins d'un an (Parel).

A l'autopsie, on la voit coïncider presque toujours avec des lésions

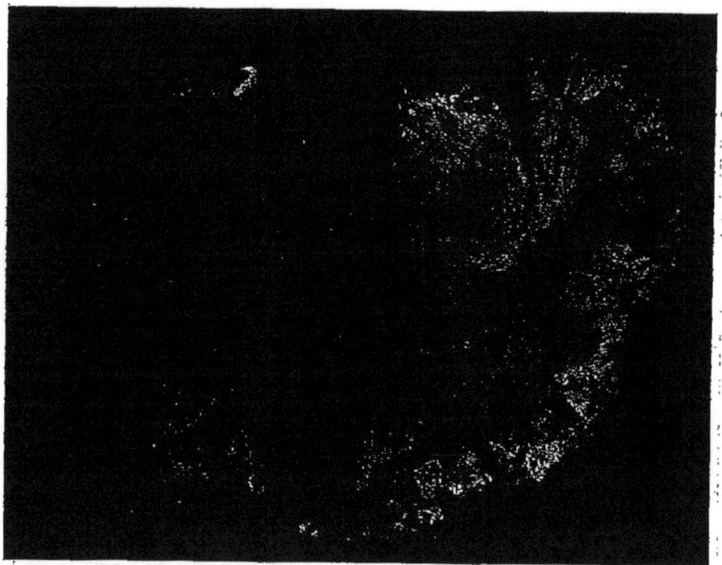

Fig. 12. — Tuberculose des ganglions mésentériques.

Masse bosselée constituée par l'agglomération des ganglions tuberculeux du mésentère.

tuberculeuses d'autres organes ; dans 20 p. 100 des cas, avec la tuberculose intestinale ; dans 40 p. 100, avec la tuberculose péritonéale ; dans 30 p. 100, avec la tuberculose pulmonaire ; dans 10 p. 100, avec d'autres adénopathies, ou avec des tuberculoses osseuses ou articulaires (Carrière).

Dans quelques cas très exceptionnels, elle a semblé constituer, à l'autopsie, la seule lésion tuberculeuse ; et d'habitude on réserve le nom de primitive à la lésion isolée des ganglions mésentériques, indépendante, en particulier, de toute lésion tuberculeuse de l'intestin.

L'infection bacillaire des ganglions mésentériques se fait presque toujours par voie digestive. Amené dans l'intestin par l'intermédiaire des aliments ou par les crachats déglutis, le bacille produit des lésions tuberculeuses de l'intestin, d'où il gagne le système lymphatique; ou bien il traverse la muqueuse sans laisser de traces, pour infecter le système lymphatique (Chauveau, Weigert et Dobroklonski). Quelquefois, c'est d'un foyer péritonéal que l'infection tuberculeuse se propage directement aux ganglions. Enfin on admet que, dans certains cas, l'infection bacillaire des ganglions mésentériques peut s'opérer par voie sanguine, partant d'un foyer tuberculeux éloigné.

Les lésions de la tuberculose des ganglions mésentériques observées à l'autopsie sont celles de toute adénopathie tuberculeuse. Quelquefois à peine augmentés de volume, ces ganglions renferment des granulations grises ou jaunes isolées ou agglomérées, ou de petites masses caséeuses ; d'autres fois, — et ce sont ces cas qui, au point de vue pratique, sont particulièrement intéressants, — ils atteignent le volume d'une noix, d'un œuf, et s'infiltrent de matière tuberculeuse qui peut subir ultérieurement la transformation caséeuse (fig. 11). En s'agglomérant, en se soudant, les ganglions atteints peuvent constituer des masses bosselées (fig. 12), volumineuses, capables d'atteindre les dimensions d'une orange, et qui s'unissent souvent à des paquets de ganglions tuberculeux prévertébraux ou préaortiques.

Dans quelques faits, l'adénopathie a paru limitée au groupe des ganglions mésentéro-mésocoliques et ne semblait coïncider avec aucune lésion tuberculeuse de l'intestin, et en particulier du cæcum.

Comme tout ganglion tuberculeux, les ganglions mésentériques peuvent subir la transformation fibreuse ou crétacée; ou, au contraire, après caséification, évoluer vers le ramollissement. Généralement les parties ramollies sont limitées par une coque fibreuse qui forme barrière; dans quelques cas exceptionnels, on a vu le foyer de ramollissement s'ouvrir dans le péritoine, produisant une péritonite tuberculeuse, ou dans un vaisseau et amener alors une tuberculose généralisée.

Symptômes. — La symptomatologie de l'adénopathie tuberculeuse mésentérique est en général assez peu caractérisée.

Symptômes généraux. — 1° Dans l'adénopathie existant avec d'autres manifestations tuberculeuses, les symptômes tels qu'amaigrissement, pâleur, troubles digestifs, diarrhée, douleurs abdominales vagues, ne ressortissent pas spécialement à cette adénopathie et ne lui sont généralement pas attribués.

2° Dans l'adénopathie primitive, c'est-à-dire dans celle où la seule lésion tuberculeuse cliniquement appréciable paraît siéger dans les ganglions mésentériques, plusieurs cas peuvent se présenter.

Parfois la lésion ganglionnaire demeure absolument latente, et elle est une trouvaille d'autopsie chez des enfants morts de maladie accidentelle, survenue au milieu des apparences de la bonne santé.

Habituellement elle est découverte chez des enfants offrant, depuis quelque temps, des troubles de la nutrition générale, émaciation, perte des forces, pâleur, poussées thermiques irrégulières ; ou bien, ayant traversé antérieurement une période plus ou moins longue de fièvre continue ou rémittente, dont la cause a pu échapper et qui a pu être rattachée, suivant les circonstances, à un embarras gastrique traînant, à la grippe, à la fièvre typhoïde ou plutôt à la fébricule, etc., comme il arrive quelquefois à la période d'invasion de la tuberculose infantile lorsque les symptômes dérivant des lésions locales ne sont pas encore déclarés.

Quelquefois enfin, ce sont des douleurs abdominales, des troubles digestifs, d'apparence d'ailleurs assez banale, qui constituent les seuls phénomènes.

Phénomènes locaux et signes objectifs. — L'abdomen ne présente pas d'altération spéciale de forme ; il peut être rétracté, ce qui est rare ; il peut être gonflé, et dans ce cas l'augmentation de volume dépend presque toujours d'une dyspepsie gastro-intestinale vulgaire. La paroi est habituellement molle, dépressible, et n'offre pas de défense musculaire; quelquefois on a pu constater une circulation collatérale sus-ombilicale.

Parfois, assez rarement d'ailleurs en raison de la mobilité habituelle du paquet mésentérique, peuvent exister des phénomènes de compression résultant d'adhérences et de périadénite, compression de la veine cave ou des veines iliaques, amenant des varices superficielles, de la cyanose ou de l'œdème uni ou bilatéral des membres inférieurs, compressions nerveuses pouvant expliquer en partie les douleurs abdominales. Dans des cas tout à fait exceptionnels, la compression de l'intestin a pu déterminer de l'occlusion (Guersant, Rilliet et Barthez).

Les résultats de la palpation sont diversement appréciés : d'après les uns, les ganglions tuberculeux du mésentère ne seraient pour ainsi dire jamais perceptibles; la palpation profonde et prolongée pourrait même amener la résorption de produits tuberculeux et la fièvre (Marfan); ce qui montre en tout cas que cette palpation doit être pratiquée avec prudence. D'après d'autres, elle permettrait de reconnaître les ganglions lorsqu'ils sont réunis en amas (Carrière). En réalité, même volumineux, les ganglions mésentériques, recouverts par le coussin intestinal, peuvent fort bien ne pas être décelés par la palpation; celle-ci doit se faire surtout au pourtour de l'ombilic et le long du rachis; on peut aussi, pour la recherche de ces ganglions, saisir le ventre entre les deux mains placées latéralement et les rapprocher progressivement de la ligne médiane (W. Jenner).

Lorsqu'il est perceptible, le paquet ganglionnaire mésentérique se présente sous l'aspect d'une masse dure, quelquefois bosselée, située dans la profondeur de l'abdomen au voisinage de l'ombilic, allongée dans le sens du rachis, se prolongeant quelquefois latéralement le long des vaisseaux iliaques, transmettant à la main les pulsations de l'aorte.

Lorsque l'adénopathie est principalement ou exclusivement mésocolique, la masse dure, bosselée, mobile, légèrement douloureuse, peut être perçue à droite de l'ombilic, dans la fosse iliaque.

Pronostic. — L'adénopathie tuberculeuse mésentérique, qui fait partie des localisations de la tuberculose diffuse, subaiguë ou chronique des enfants ou celle qui accompagne la tuberculose intestinale ou péritonéale, ne comporte pas de pronostic spécial : le pronostic dépend de la forme générale de la tuberculose, dont l'adénopathie est épiphénomène.

Il se peut que l'adénopathie constituant une lésion tuberculeuse à peu près isolée soit passible de guérison, comme toute lésion tuberculeuse : aux autopsies d'enfants morts d'affections indépendantes de la tuberculose, il arrive en effet quelquefois de rencontrer des ganglions mésentériques fibreux ou calcaires.

Il est probable surtout que l'adénopathie tuberculeuse mésentérique, comme l'adénopathie intertrachéo-bronchique, mais bien moins fréquemment que cette dernière, est le point de départ de tuberculose généralisée, de types anatomo-cliniques divers et en particulier de méningite tuberculeuse.

Diagnostic. — Le diagnostic de la tuberculose des ganglions mésentériques ne peut se tirer ni des symptômes fonctionnels, ni des symptômes généraux, ni de l'aspect du ventre; il n'est possible, avec une certitude relative, que si l'adénopathie est perceptible par la palpation, ce qui est loin d'être toujours le cas; aussi la lésion demeure-t-elle souvent méconnue.

Décelé par le palper, le paquet ganglionnaire mésentérique devra être distingué des accumulations stercorales, qui occupent les parties latérales du ventre, sont plus molles, pâteuses, dépressibles, et disparaissent à la suite d'un purgatif ; des tumeurs du rein, qui occupent la profondeur de l'hypocondre ; des tumeurs du foie et de la rate, qui font saillie sous les rebords des côtes et se déplacent dans les mouvements respiratoires; de l'abcès par congestion prévertébral, qui est plus mou, plus fluctuant et s'accompagne de lésions du rachis ; de la forme sèche de la tuberculose du péritoine, où les masses tuberculeuses sont plus superficielles, plus étalées, ou, au contraire, allongées dans le sens transversal et boudinées, lorsqu'elles occupent le grand épiploon ; à leur niveau, la percussion dénote de la submatité ou de la matité. Il existe, d'ailleurs, des cas de tuberculose diffuse du péritoine dans lesquels le palper révèle peu d'altération appréciable du péritoine et, au contraire, des lésions assez considérables des ganglions du mésentère.

Il pourrait être très difficile de distinguer une volumineuse adénopathie tuberculeuse mésentérique, formant une masse mamelonnée, d'un sarcome du mésentère ou des ganglions prévertébraux, s'il n'existait, en même temps, d'autres manifestations de la tuberculose. Le sarcome possède, il est vrai, une évolution plus rapide, forme plus vite des tumeurs massives, dures, bosselées; amène plus facilement des phénomènes de compression ; mais ces signes distinctifs n'auraient qu'une valeur très relative dans les cas moyens où ils sont atténués, si le sarcome de ces régions n'était, chez l'enfant, tout à fait exceptionnel.

Si l'adénopathie tuberculeuse siégeait à droite dans le mésocôlon, et surtout si elle avait contracté des adhérences avec le cæcum et les anses intestinales, elle pourrait constituer une masse empâtée, capable d'en imposer peut-être pour les séquelles péritonéales d'une appendicite; mais, dans ces cas d'adénopathie, la masse indurée est relativement mobile et presque toujours manifestement bosselée; puis, si la constatation de l'adénopathie a pu être précédée de quelques troubles digestifs, ceux-ci ne présentent pas les caractères d'acuité et d'intensité de l'appendicite.

L'adénopathie tuberculeuse mésocolique accompagne, d'autre part, toujours la tuberculose de l'appendice, qui a été observée quelquefois chez l'enfant (1). L'union de cette adénopathie avec des formations tuberculeuses périappendiculaires peut réaliser un ensemble de lésions dont le diagnostic ne se fait guère que sur le lit d'opération. Il faut ajouter que, la tuberculose hypertrophique du cæcum étant

(1) Bien que la tuberculose de l'appendice soit très exceptionnelle dans l'enfance, il est utile d'en dire quelques mots. Les lésions tuberculeuses de l'appendice sont les mêmes que celles de l'intestin ; la tuberculose peut rester localisée à l'appendice, ce qui est très rare, ou débuter par lui; habituellement elle existe en même temps dans l'intestin. Dans la majorité des cas, elle demeure silencieuse, et elle est une découverte d'autopsie ; dans quelques faits exceptionnels, elle a pu se compliquer de phénomènes d'appendicite; la question est de savoir si le bacille de Koch peut à lui seul donner naissance à la crise appendiculaire, ou si l'intervention d'autres microbes pathogènes est nécessaire. Au point de vue symptomatique, rien ne permet en général de préciser la nature tuberculeuse d'une appendicite : l'appendicite tuberculeuse peut simuler la crise appendiculaire vulgaire avec ses complications, ou bien l'appendicite à rechute ou même l'appendicite chronique. Le diagnostic ne pourra être fait que sur la table d'opération ou par l'évolution ultérieure du processus tuberculeux dans les ganglions, dans le péritoine ou dans l'intestin. Un des faits authentiques d'appendicite tuberculeuse chez l'enfant est rapporté par Moizard, qui, chez un garçon de dix ans, opéré à froid après une appendicite d'apparence banale, trouva des granulations tuberculeuses sur la séreuse péritonéale, surtout au niveau du cæcum, et des lésions tuberculeuses considérables dans l'appendice réséqué.

tout à fait exceptionnelle dans le jeune âge, l'adénopathie mésocolique n'aura que bien rarement l'occasion d'être constatée en même temps qu'elle.

Traitement. — Le traitement général et médical de l'adénopathie tuberculeuse du mésentère se confond avec le traitement de la tuberculose en général. C'est dans le cas où cette adénopathie constitue l'unique lésion, ou en tout cas la lésion cliniquement dominante, que ce traitement a le plus de chance d'être efficace.

Depuis peu d'années, quelques chirurgiens ont pensé que la tuberculose primitive ou isolée des ganglions du mésentère ou du mésocôlon était justiciable du traitement opératoire (Bier, Beatson, Michaux, Mächtle, Vautrin) ; dans quelques cas où les ganglions n'adhéraient ni aux intestins, ni aux vaisseaux mésentériques, on a enlevé les ganglions seuls ; dans quelques faits, l'appendice fut supprimé en même temps que le paquet des ganglions mésocoliques (Gérard-Marchant, Demoulin) ; dans d'autres cas, où la masse ganglionnaire était très volumineuse, ou bien adhérait à l'intestin et aux vaisseaux mésentériques, on fit l'ablation des ganglions et de l'intestin correspondant. Les résultats éloignés connus furent bons.

Quoi qu'il en soit de la valeur de ce traitement opératoire, très peu employé en général jusqu'ici, et dans quelques cas seulement chez l'enfant, il est certain qu'il ne pourrait être appliqué que dans les faits d'adénopathie tuberculeuse primitive du mésentère. Or celle-ci ne constitue dans l'enfance qu'une exception ; il ne faut pas oublier non plus que, dans bien des cas de tuberculose des ganglions mésentériques, étiquetée primitive au point de vue clinique, il y a, en réalité, chez l'enfant, d'autres lésions tuberculeuses, en particulier de l'adénopathie intertrachéo-bronchique ; celle-ci se montre d'une façon presque constante à l'autopsie des enfants tuberculeux ; elle se rencontre d'autre part assez souvent à l'autopsie d'enfants morts d'une maladie indépendante de la tuberculose ; et elle semble bien être, anatomiquement et cliniquement, une des premières manifestations en date de la tuberculose infantile, quelle que soit d'ailleurs la porte d'entrée de cette tuberculose. Aussi peut-on supposer *a priori* que l'opération chirurgicale, en enlevant les ganglions tuberculeux du mésentère, ne supprimerait pas chez l'enfant toutes les chances d'infection tuberculeuse secondaire.

Tumeurs du péritoine.

La cavité péritonéale peut être quelquefois, chez l'enfant, le siège de tumeurs solides ou liquides, malignes ou bénignes.

TUMEURS MALIGNES.

Très rares dans le jeune âge, les tumeurs malignes ont pu être constatées cependant à toutes les périodes de l'enfance, même dans les mois qui suivent la naissance.

Elles sont de plusieurs espèces : les unes, de nature épithéliale, sont toujours secondaires, le péritoine, d'origine mésodermique, ne pouvant donner naissance au cancer primitif ; le *cancer* du péritoine est alors un épiphénomène au cours du cancer d'un organe quelconque, du rein ordinairement.

Une classe moins rare de tumeurs malignes, pouvant se rencontrer à titre primitif ou secondaire dans le péritoine, est formée par le *sarcome* et par le *lymphadénome*. La plupart des tumeurs malignes du péritoine chez l'enfant sont constituées par le sarcome, qui n'en demeure pas moins très exceptionnel sur cette séreuse.

Symptômes et diagnostic. — La *symptomatologie* des tumeurs malignes se résume habituellement en l'altération de la santé générale, et en la présence, dans la cavité abdominale, de masses ou de nodosités arrondies, dures, bosselées, irrégulières, siégeant généralement au niveau du grand épiploon.

Ces tumeurs malignes du péritoine sont d'un *diagnostic* difficile ; souvent elles sont une découverte de la salle d'opération ou de la salle d'autopsie. Elles sont habituellement confondues, pendant la vie, avec la péritonite tuberculeuse, dans laquelle on peut rencontrer aussi quelquefois des masses volumineuses, dures, bosselées, analogues aux masses cancéreuses ou sarcomateuses, et même, dans certains cas, un liquide ascitique hémorragique; la cytologie du liquide d'ascite ne peut guère aider à trancher le problème; la lymphocytose paraît être fréquente dans les deux cas.

On peut supposer que la néoplasie siège dans les ganglions mésentériques, lorsqu'au palper on perçoit à la région ombilicale, derrière le paquet intestinal, une masse bosselée, dure. Lorsque cette masse a son origine dans les ganglions rétro-péritonéaux, elle se constate plutôt en avant et sur les côtés de la colonne lombaire; elle pourrait, dans ce cas, être confondue quelquefois avec le sarcome du rein, dont les tumeurs sont situées plus en dehors.

Cette néoplasie ganglionnaire, habituellement sarcomateuse, est quelquefois lymphadénique ; dans ce cas, elle coïncide avec des hypertrophies ganglionnaires plus ou moins généralisées et quelquefois avec des modifications caractéristiques du sang.

TUMEURS BÉNIGNES.

On a signalé quelques cas tout à fait exceptionnels de *lipome* ou de *myxolipome* de l'épiploon ou du mésentère.

La classe, peu fournie d'ailleurs, des tumeurs bénignes du péritoine dans l'enfance est constituée surtout par les *kystes*.

Parmi les kystes, les uns sont d'origine congénitale; tels sont les kystes dermoïdes et certains kystes séreux uni ou multiloculaires, souvent formés dans l'épiploon; d'autres sont à contenu chyleux et développés aux dépens des chylifères entre les deux lames du péritoine, dans le mésentère; quelques-uns enfin sont hématiques.

Ces kystes n'ont d'histoire clinique que si, par leur volume ou leur siège, ils entravent le jeu des organes abdominaux; ils ont pu, dans certains cas, déterminer de l'obstruction intestinale. Les signes classiques permettant de distinguer ces kystes des collections enkystées du péritoine sont ceux d'une tumeur liquide, latérale et souvent médiane, se déplaçant par le fait de son développement, mobile dans divers sens, pouvant quelquefois tourner autour de son axe et présentant sur tout son pourtour une zone de sonorité.

Kystes hydatiques. — Les kystes hydatiques du péritoine forment, d'autre part, une classe bien spéciale; il est presque constant qu'ils coïncident avec des kystes hydatiques d'un autre organe, du foie notamment; il est tout à fait exceptionnel chez l'enfant de ne trouver dans le péritoine qu'un seul kyste : habituellement, le mésentère, l'épiploon, le mésocôlon, renferment un nombre plus ou moins grand de kystes de volume varié, quelquefois de dimensions considérables; ils peuvent en être farcis.

Il est probable que ces formations kystiques sont le résultat de greffes péritonéales secondaires à la rupture de kystes d'un organe abdominal.

Le *développement* des kystes hydatiques du péritoine demeure silencieux durant un temps plus ou moins long; les symptômes auxquels ils peuvent donner naissance à un moment donné sont l'augmentation de volume de l'abdomen, des troubles digestifs, des phénomènes de compression variés, portant sur l'intestin ou l'appareil urinaire, les vaisseaux, etc., et une altération de l'état général pouvant aboutir à la cachexie. La palpation révèle quelquefois l'existence de masses arrondies, bien limitées, mates, entourées de zones sonores.

Le *pronostic* est grave, en raison de l'atteinte portée à l'état général et de la difficulté d'extirper chirurgicalement tous ces kystes, souvent très nombreux.

Le *diagnostic* est difficile; il pourrait être relativement aidé si l'évolution des kystes du péritoine avait été précédée, plus ou moins longtemps auparavant, des signes de rupture d'un kyste hydatique du foie, tels que douleurs abdominales très vives, urticaire, ou si, antérieurement, le diagnostic de kyste hydatique du foie avait été porté.

Dans les cas où la tumeur kystique est localisée dans un point de l'abdomen et a déterminé des symptômes de compression, le diagnostic est fait souvent seulement sur la table d'opération. Lorsque les kystes sont agglomérés, les intestins adhérents, l'abdomen volumineux, l'état général très atteint, il est bien difficile d'éviter la confusion avec la péritonite tuberculeuse.

L'inefficacité du *traitement médical* des kystes hydatiques, l'inutilité habituelle des injections dans leur cavité de liquides modificateurs divers, le danger des ponctions, sont indiscutables; aussi le traitement chirurgical est-il actuellement le seul qui doive être tenté.

MALADIES DU FOIE, DU PANCRÉAS, DES REINS ET DES CAPSULES SURRÉNALES

PAR

J. CASTAIGNE ET **L.-G. SIMON**

Professeur agrégé à la Faculté de médecine de Paris, Médecin des hôpitaux.

Ancien interne des hôpitaux de Paris, Chef de laboratoire à l'hôpital Bretonneau.

MALADIES DU FOIE

A une certaine époque, les auteurs accordaient une importance capitale aux maladies du foie chez l'enfant et pensaient que la plupart des troubles digestifs devaient leur être attribués. Billard, en 1828, commença à protester contre cette opinion, évidemment excessive; mais, par une réaction inverse, trop exagérée à son tour, on s'est peu à peu accoutumé à considérer le rôle du foie dans l'étude morbide de l'enfance comme d'ordre tout à fait secondaire : c'est ainsi qu'on voit certains précis récents, étrangers surtout, décrire les maladies du foie chez l'enfant en huit ou six pages — et même moins, ce qui est manifestement insuffisant.

La vérité nous paraît intermédiaire, et c'est dans ce sens qu'ont été conçus et écrits ces articles, en s'efforçant d'envisager la pathologie du foie chez l'enfant, et non pas de décrire, à propos de l'enfant, ce qu'on constate chez les adultes.

Nous étudierons successivement dans ce chapitre :

1° La sémiologie du foie chez l'enfant ;

2° Les maladies des voies biliaires et les syndromes ictériques ;

3° Les maladies du parenchyme hépatique.

C'est la première fois qu'un plan de cet ordre est proposé, chez l'enfant, pour l'étude des maladies du foie : nous croyons qu'il répond bien aux données générales nouvelles, acquises dans l'étude de cet organe, au cours de ces dernières années ; il a, de plus, le grand avantage d'être extrêmement simple et pratique.

I. — SÉMIOLOGIE DU FOIE.

Comme chez l'adulte, les maladies du foie se manifestent chez l'enfant par une série de symptômes qu'on doit rechercher dans tous les cas : 1° modification du volume de l'organe (atrophie ou hypertrophie) ; 2° troubles de la fonction biliaire (ictère ou acholie) ; 3° troubles de la circulation porte (syndrome d'hypertension portale) ; 4° signes d'insuffisance hépatique légère ou grave. Quelques-uns de ces symptômes sont les mêmes que chez l'adulte, nous ne

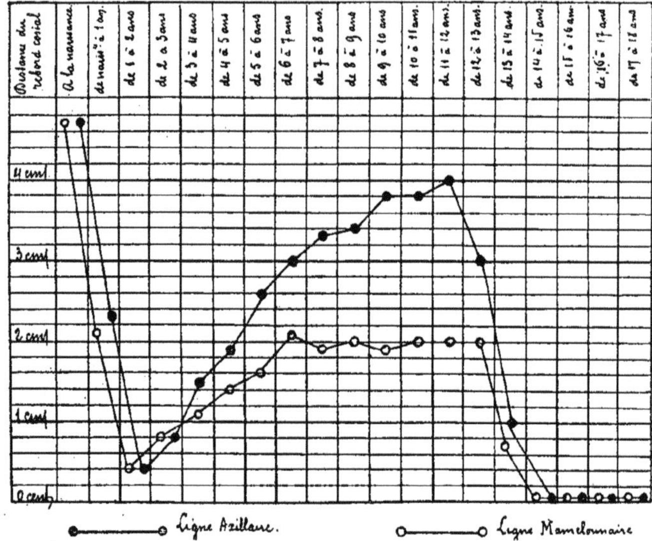

Fig. 13. — Graphique représentant les moyennes de la distance qui sépare la limite inférieure du foie du rebord costal sur les lignes axillaire et mamelonnaire (Cruchet et Sérégé).

ferons que les signaler ; d'autres, au contraire affectent des modes un peu spéciaux, du fait qu'ils évoluent chez l'enfant : ils nous retiendront plus longtemps.

1° *Modifications du volume.* — Avant de déclarer qu'un foie est hypertrophié ou atrophié, il faut connaître les dimensions normales de l'organe aux différents âges. Or, des recherches de Cruchet et Sérégé, qui ont porté sur 160 enfants, il résulte qu'à la naissance le foie déborde les fausses côtes d'environ 5 centimètres ; puis, par suite de la suppression brusque du sang placentaire, le foie se rétracte, le bord supérieur se rapproche des fausses côtes dès le premier mois et, à la fin de la première année, se cache derrière la cage thoracique. Mais c'est là un fait transitoire. Cruchet et Sérégé ont montré, contrairement à l'opinion classique, que, dès la deuxième année, le foie tend à s'abaisser de nouveau ; son bord inférieur s'éloigne du bord des fausses côtes et atteint son point le plus bas, soit 4 centimètres au-dessous de ce bord sur la ligne axillaire, vers la septième année ; il reste sensiblement stationnaire de sept à onze ans, puis il remonte progressivement jusqu'à l'âge de quatorze ans, où il atteint définitivement le rebord des fausses côtes (fig. 13 et 14). Les auteurs pensent que cette hypertrophie relative du foie dans le jeune âge correspond à un hyperfonctionnement de l'organe, la nutrition de l'enfant étant plus active que celle de l'adulte ; ils appuient cette hypothèse sur le fait que c'est surtout la partie droite du foie qui est hypertrophiée à cet âge ; or les recherches de Sérégé lui ont montré, d'autre part, que c'est le lobe droit qui reçoit la totalité du sang venant de l'intestin grêle.

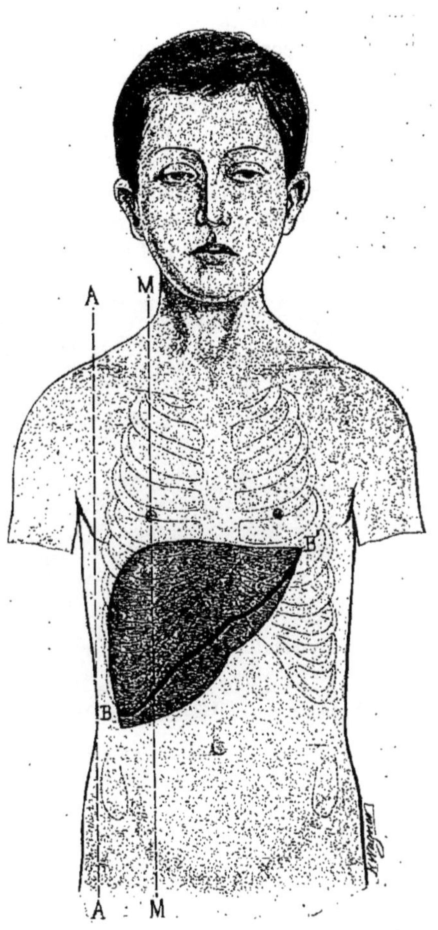

Fig. 14. — Figure schématique montrant les dimensions normales du foie chez un enfant de sept à onze ans. Le trait plein BB' indique le trajet du bord inférieur à l'âge de un an ; AA, ligne axillaire ; MM, ligne mamelonnaire (d'après Cruchet et Sérégé).

2° *Troubles de la fonction biliaire.* — *a.* *L'ictère* se manifeste par ses signes habituels chez l'enfant ; il faut cependant faire quelques remarques à ce sujet : chez le nourrisson, dont la coloration normale de la peau est rouge foncé, la teinte jaune surajoutée est plus difficilement visible et, pour être perçue, demande à être recherchée quelquefois au niveau des muqueuses. D'autre part, le ralentissement du pouls, conséquence de l'ictère, se fait sentir aussi à cet âge ; mais il faut tenir compte de la rapidité normale du pouls chez le nourrisson; et un pouls de 60 à 80° à la minute constitue déjà à cet âge un pouls ralenti.

Les signes urinaires qui accompagnent l'ictère sont les mêmes que chez l'adulte; comme Gilbert et Herscher l'ont montré, à un ictère léger correspond seulement de l'urobilinurie; lorsque l'ictère est plus marqué et s'accompagne d'une cholémie plus intense, les pigments biliaires passent en nature dans l'urine, la réaction de Gmelin y devient positive, il y a cholurie.

b. L'*acholie*, caractérisée essentiellement par l'absence de pigments biliaires dans les matières fécales, se manifeste dans tous les cas de rétention biliaire par un obstacle siégeant sur les gros canaux. Mais c'est là un fait exceptionnel chez l'enfant ; par contre, il n'est

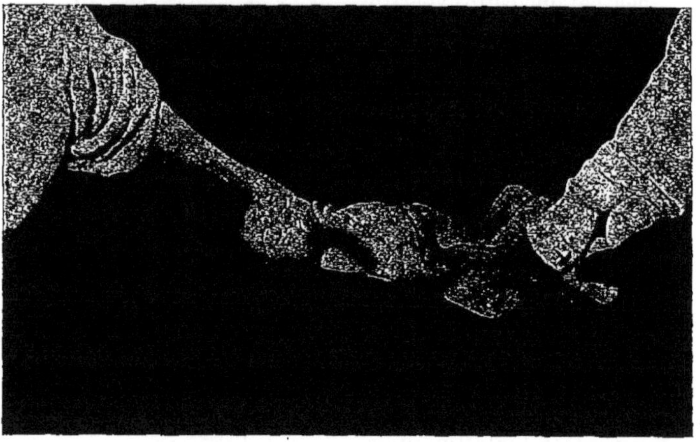

Fig. 15. — Comment on explore le bord inférieur du foie chez le nourrisson par le procédé du pouce de Glénard.

pas rare de constater une *acholie pigmentaire* soit comme conséquence d'une infection hépatique, soit comme trouble essentiel d'origine encore obscure. Cette dernière affection, sur laquelle a insisté Lesage, présente le tableau suivant : il s'agit d'enfants de quatre à sept ans, trop petits pour leur âge, maigres, blafards, dont les muqueuses sont décolorées; leur appétit est irrégulier; ils ont de l'inappétence surtout pour les aliments gras ; chez eux, le repas s'accompagne d'une gêne gastrique avec éructations, rougeur de la face. Ils ont de fréquents accès de diarrhée, surtout le matin, après le déjeuner. Enfin ce sont des enfants paresseux, engourdis, capricieux, impressionnables. Ce syndrome complexe est sous la dépendance d'acholie pigmentaire, qui se révèle à l'examen des selles; celles-ci, quelle que soit la nourriture de l'enfant, sont décolorées ; elles ont une teinte café au lait clair, elles ne donnent pas la réaction de Gmelin ; l'examen chimique et microscopique y révèle une notable quantité de graisse qui n'a pas été digérée. Quoique plus fré-

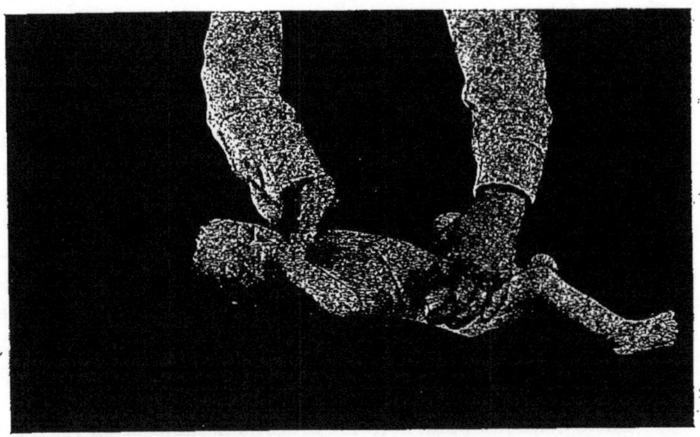

Fig. 16. — Palpation du foie chez le nourrisson. Deuxième procédé. Le médecin se place à gauche de l'enfant, incline légèrement celui-ci sur le côté droit et explore le bord inférieur du foie avec l'index de sa main gauche.

quent de quatre à sept ans, le syndrome peut aussi s'observer chez des nourrissons, qui présentent alors une courbe de poids en plateau.

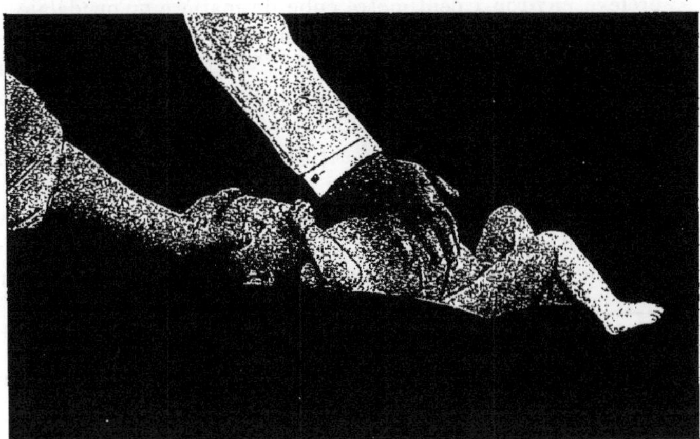

Fig. 17. — Palpation du foie chez le nourrisson. Troisième procédé. Le médecin se place en arrière et à droite et effleure le bord inférieur avec la pulpe des doigts de la main droite.

Cette affection n'a pas d'étiologie précise ; elle doit être distinguée soigneusement de l'acholie secondaire à une forte entérite chronique. Cette affection, souvent familiale d'ailleurs, est assez rebelle; elle récidive après amélioration ; on tâchera de la combattre par de petites prises à doses filées de calomel et de grand lavages intestinaux froids, pour activer la sécrétion biliaire.

Le trouble opposé à l'acholie est la *pléiochromie*, ou la surcoloration des fèces par la bile. Ce symptôme, qui ne se voit guère chez l'adulte qu'au cours de maladies hépatiques bien caractérisées, comme la maladie de Hanot et dans certains ictères infectieux, est, au contraire, extrêmement fréquent chez l'enfant. On sait la banalité des selles vertes, au cours d'entérites manifestes (diarrhée verte du nourrisson) ou au cours d'un grand nombre d'infections variées. Sans doute, la diarrhée verte peut être due à un bacille chromogène spécial, à une variété de colibacille dont les produits de sécrétion teintent en vert les matières (bacille de la diarrhée verte isolé par Lesage); mais ce n'est pas là la règle, la coloration verte est due à un excès de bile, comme le montre la réaction de Gmelin, qui est ici particulièrement nette.

Entre ces deux états extrêmes reconnaissables à un rapide examen clinique : acholie caractérisée par des selles blanches, et pléiochromie caractérisée par des selles vertes, il est évident que la sécrétion biliaire doit présenter, à l'état pathologique, une série de modifications intermédiaires qu'il serait intéressant de dépister. C'est à cette recherche que Triboulet s'est consacré récemment sur un très grand nombre d'enfants. Voici comment il conseille de procéder : on prélève environ 1 centimètre cube de matière qu'on délaie dans un tube à essai avec 20 centimètres cubes d'eau distillée ; après avoir agité plusieurs fois, on additionne de VIII à X gouttes de sublimé acétique (1), on agite de nouveau, puis on laisse en place le tube dans un porte-tubes. Il faut vérifier la réaction une demi-heure ou une heure après; elle est encore suffisamment appréciable le lendemain.

Chez les enfants normaux de zéro à deux ans, le dépôt et le liquide prennent des teintes roses (variant du rose franc au rouge violacé) indiquant la présence de stercobiline, qui, comme Gilbert et Herscher l'ont montré, est le pigment normal des fèces, résultant de la réduc-

---

Fig. 27. Réaction de pigment jaune — acholie pigmentaire brutale — (très grave). — Fig. 28. Réaction de pigment gris — liquide clair (atrophique). — Fig. 29. Biliverdine faible — liquide clair (atrophique) (2).

(1) Voici la formule de ce réactif :

Eau......................................	100 centimètres cubes.
Sublimé..................................	3gr,50
Acide acétique...........................	1 centimètre cube.

(2) Figures empruntées à H. Triboulet, Étude des pigments biliaires modifiés et du mucus intestinal, par la réaction du sublimé acétique dans la pathologie des jeunes enfants (*la Clinique*, 12 mars 1909).

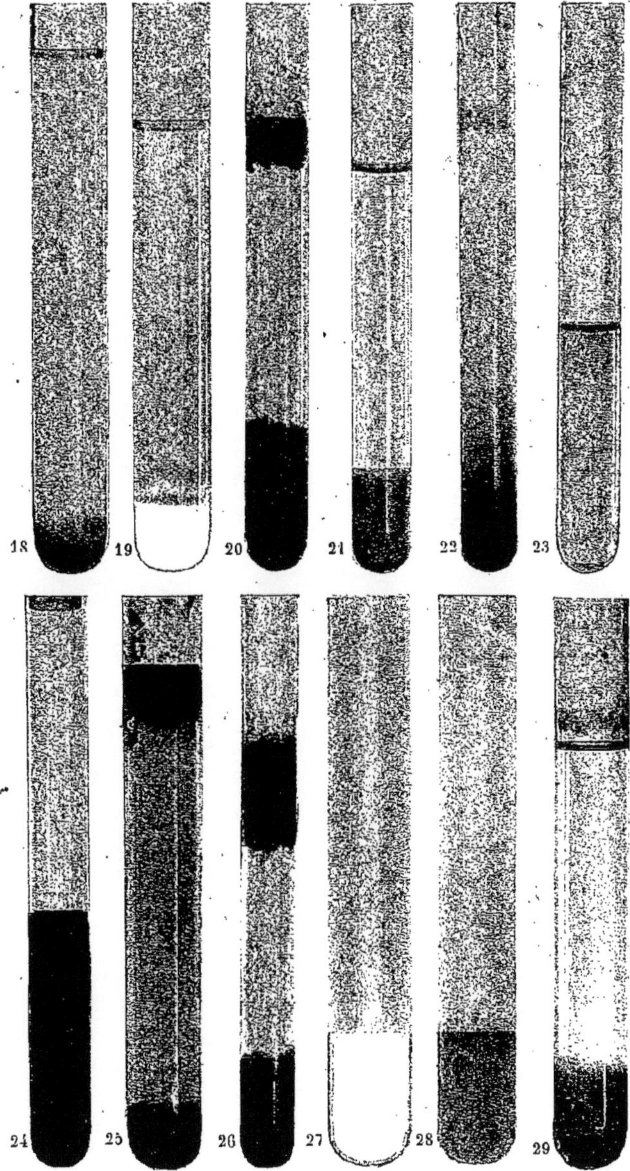

Fig. 18 à 29. — Fig. 18. Stercobiline normale — nourrisson (sein ou biberon), liquide *trouble*. — Fig. 19. Acholie pigmentaire (atrophique), liquide *clair*. — Fig. 20. Biliverdine (nourrisson au sein) ± normal. — Fig. 21. Biliverdine faible — liquide clair — (atrophique). — Fig. 22. Stercobiline forte (états fébriles variés) — normal. — Fig. 23. Stercobiline extraite par éther acétique. — Fig. 24. Fluorescence de stercobiline par acétate de zinc ammoniacal. — Fig. 25. Biliverdine et trouble (états fébriles divers). — Fig. 26. Nourrissons au sein (états fébriles divers). —

tion de la biliverdine, au même titre que l'urobiline est le pigment urinaire dû à la réduction de la biliverdine au niveau du rein.

Il faut dire cependant que chez le nourrisson au sein, dans les deux premiers mois, on trouve une coloration verte du liquide et du dépôt, due à la présence de biliverdine. Enfin, dans les mois qui suivent, la réaction de la stercobiline est plutôt plus franche chez le nourrisson au sein que chez l'enfant au biberon, indiquant un meilleur fonctionnement biliaire.

Chez l'enfant malade (et Triboulet envisage surtout l'enfant de zéro à deux ans), on peut voir : 1° une réaction normale de stercobiline, qui est d'un bon pronostic ; 2° une réaction par excès : coloration verte du dépôt et du liquide, due à la présence de biliverdine, en général passagère et indiquant une réaction fonctionnelle qui paraît plutôt favorable ; 3° une réaction par défaut : on peut obtenir des teintes jaunes, indiquant une petite quantité seulement de pigment biliaire, sous forme de stercobilinogène ; si elles persistent plus d'un jour, elles indiquent un fonctionnement du foie insuffisant et comportent un pronostic grave ; mais, si le dépôt est blanc, gris ou vert-de-gris, le liquide étant incolore, cela indique une acholie presque absolue et est d'un pronostic presque sûrement fatal. Ce fait peut se rencontrer chez des enfants apyrétiques, atrophiques, atteints de troubles gastro-intestinaux prolongés, et qui sont presque sûrement condamnés à succomber ; il peut se voir aussi chez des nourrissons fébriles, au cours de maladies infectieuses aiguës (scarlatine, rougeole, diphtérie, bronchopneumonie, etc.) ; même dans les cas où en apparence l'état général ne paraissait pas très touché au début, la mort a été constante dans les observations de Triboulet (fig. 18 à 29). Cette réaction, si simple, aurait donc une grosse valeur clinique, puisqu'elle n'indique pas seulement l'état du foie, mais que bien souvent, en mettant en évidence la déchéance complète de cet organe, elle permet de prévoir la terminaison fatale.

3° *Troubles de la circulation porte.* — Ils se manifestent par la présence d'ascite, qui distend le ventre facilement extensible à cet âge et déplisse l'ombilic. La circulation collatérale est nettement visible ; la rate s'hypertrophie plus encore que chez l'adulte. Le syndrome urinaire (oligurie, anisurie, opsiurie) est au complet. Par contre, les hémorroïdes sont rares ; mais, quand elles existent, elles ont une grosse valeur sémiologique.

4° *Insuffisance hépatique.* — L'insuffisance grave se manifeste par des hémorragies généralisées ; chez les nourrissons, les hémorragies ombilicales sont particulièrement fréquentes. Le délire ne s'observe que chez l'enfant un peu âgé ; les convulsions sont par contre fréquentes. Fait important, le syndrome de l'ictère grave évolue chez l'enfant beaucoup plus rapidement que chez l'adulte ; en quelques jours, parfois en quelques heures, il détermine la mort.

Le syndrome urinaire de l'insuffisance hépatique, qu'on trouve même dans les formes légères, se caractérise, comme chez l'adulte, par l'intermittence dans l'élimination du bleu de méthylène, la diminution de la quantité d'urée, l'augmentation de la toxicité urinaire. Quant à la glycosurie alimentaire, des recherches récentes de Nobécourt, Terrien, Merklen ont montré qu'elle a une grosse valeur sémiologique chez l'enfant; l'enfant normal garde proportionnellement de plus grandes quantités de sucre que l'adulte ; il faut dépasser 5 grammes de sucre par kilogramme pour voir apparaître la glycosurie, tandis que celle-ci se montre chez l'adulte pour une dose de $3^{gr},50$ à 4 grammes : toute glycosurie qui apparaît chez l'enfant avec des doses inférieures à 4 grammes est donc pathologique ; il est bon d'ailleurs de contrôler la présence du sucre en provoquant sa fermentation avec du colibacille, car l'urine de l'enfant contient souvent des substances distinctes de la glycose et qui réduisent la liqueur de Fehling.

En dehors de tous ces signes, Richardière et Mauban ont montré récemment qu'une insuffisance hépatique légère, plus ou moins latente, peut se révéler par le syndrome des vomissements périodiques, acétonémiques ou non; aussi, en présence de vomissements survenant par crises répétées, chez l'enfant, après avoir éliminé les causes les plus fréquentes de ce syndrome, notamment la migraine, l'appendicite larvée, il faudra rechercher si l'on ne trouve pas des signes d'hépatisme, de cholémie familiale.

Enfin, au cours des maladies du foie, qui évoluent chez l'enfant, on peut, pourvu que l'affection ait une durée suffisamment longue, voir évoluer des *troubles trophiques* marqués, de pathogénie certainement complexe, mais qui sont en rapport avec la lésion hépatique, comme l'ont montré Gilbert, Fournier, Lancereaux, Hutinel; les enfants sont pâles, chétifs, amaigris ; ils paraissent, en taille et en poids, de plusieurs années au-dessous de leur âge; la puberté est retardée ou n'apparaît pas; les testicules sont petits et tardent à descendre, le pubis reste glabre ; on voit donc se réaliser un véritable infantilisme type Lorrain, dans lequel l'intelligence, le caractère, l'affectivité ne sont pas altérés. Mais il peut, en outre, apparaître des troubles d'ossification qui se manifestent par la déformation hippocratique des doigts et des orteils, et parfois par des ostéo arthropaties de l'articulation tibio-tarsienne ou de l'articulation du genou.

II. — MALADIES DES VOIES BILIAIRES ET SYNDROMES ICTÉRIQUES.

Nous n'envisagerons pas ici les maladies des canalicules biliaires intrahépatiques, qui seront étudiées plus loin avec celles du parenchyme hépatique, dont il est impossible de les séparer anatomiquement et cliniquement; nous nous contenterons de décrire dans ce chapitre les différents types cliniques d'ictère qui sont fréquents chez l'enfant et affectent sur ce terrain des formes particulières. Quant aux maladies proprement dites des voies biliaires, nous ne ferons guère que les signaler, étant donnée leur rareté, à l'exception des malformations congénitales qui sont spéciales à cet âge.

MALADIES DES VOIES BILIAIRES.

Les maladies des gros canaux sont très rares chez les enfants; les cholécystites sont pour ainsi dire inconnues à cet âge; quant aux lésions du cholédoque, elles sont aussi exceptionnelles, parce que les causes d'oblitération des voies biliaires habituelles chez l'adulte ne se rencontrent guère chez l'enfant.

Malformations congénitales des voies biliaires.

Étiologie. — Les voies biliaires peuvent être le siège d'anomalies nombreuses, telles que: cloisonnement, bifurcation du cholédoque, embouchures anormales de ce conduit, toutes anomalies qui ont surtout un intérêt anatomique. Beaucoup plus intéressantes sont l'oblitération et l'absence des voies biliaires d'excrétion, parce qu'elles se traduisent cliniquement par de l'ictère précoce.

Ces faits ne sont pas exceptionnels. En 1891, Thomson en réunissait 49 cas; en 1905, Rolleston a pu ajouter à cette statistique 14 cas nouveaux. Le plus souvent, on trouve le cholédoque, le cystique ou l'hépatique, ou même ces trois canaux remplacés par des cordons fibreux pleins, complètement oblitérés; d'autres fois, on constate simplement une absence d'une partie ou de la totalité des voies biliaires extrahépatiques; enfin, plus rarement, on trouve un rétrécissement partiel du cholédoque sous forme d'une bride ou d'une valvule.

Deux thèses sont en présence pour expliquer ces faits, et il semble que chacune d'elles contienne une part de vérité. Tantôt il s'agit d'une véritable anomalie de développement, due à des causes mécaniques : c'est le cas de l'absence des voies biliaires ; on constate souvent alors d'autres malformations, notamment l'absence des canaux pancréatiques sécréteurs, il existe un *spina bifida*, de la phocomélie, etc. ; on peut alors parfois incriminer un traumatisme reçu par la mère pendant la grossesse, ou la compression du fœtus par hydramnios, par une bride amniotique.

Au contraire, l'oblitération des conduits biliaires paraît plutôt relever d'une maladie fœtale, dont on retrouve d'autres traces ailleurs, particulièrement de la *syphilis* ; c'est sans doute ce qui explique qu'on peut voir des cas semblables se produire successivement chez plusieurs enfants de la même famille. Il n'est pas rare alors de trouver soit des lésions cicatricielles limitées à un point du cholédoque, soit de la péricholédocite scléreuse, qui peut en même temps englober la veine porte et déterminer de l'ascite et de la congestion de la masse intestinale.

De toutes façons, ces malformations produisent une cirrhose biliaire pure ; le foie est couleur vert-épinard, il est hypertrophié, plus ferme que normalement, mais sa surface reste lisse. L'organe n'est atrophié que lorsque la mort a été tardive et est survenue de quatre à sept mois après la naissance. Au microscope, on trouve une cirrhose insulaire porto-biliaire, avec néo-canalicules biliaires abondants ; les cellules hépatiques sont infiltrées de pigments biliaires, et souvent en dégénérescence granulo-graisseuse. Les canalicules biliaires intra-hépatiques sont dilatés comme par une véritable injection de bile.

Symptômes. — Dans la majorité des cas, l'ictère se déclare peu d'heures après la naissance ; il acquiert rapidement une intensité considérable ; les téguments revêtent une teinte vert olivâtre ; l'urine est fortement colorée et tache les linges ; on y trouve une réaction de Gmelin très nette ; les selles sont décolorées et deviennent rapidement fétides. Le ventre, ballonné, ne permet que difficilement la palpation du foie, qui paraît gros et douloureux. Fait important : la température reste normale. — Dès la fin de la première semaine, apparaissent des symptômes d'ictère grave : somnolence, convulsions, hémorragies ombilicales, hématémèse, melæna ; le pouls devient petit, rapide, et la mort survient, avant la fin du premier mois, avec des convulsions ou dans le coma.

L'évolution peut pourtant s'éloigner de ce tableau clinique : l'ictère peut tarder à apparaître et ne se montrer qu'au dixième jour (Simonini), ou même après trois mois, six mois (Körte), ou même plus tard encore. D'autre part, l'évolution peut se prolonger, quand il n'y a pas oblitération, mais seulement rétrécissement ; elle peut durer plusieurs mois, ou même plusieurs années (Körte). On sent alors souvent la vésicule grosse, tendue et douloureuse ; le foie est hypertrophié ou atrophié; la rate déborde les fausses côtes. Il peut apparaître de l'ascite et de la circulation collatérale abdominale, quand la veine porte est également comprimée. Quand le canal cystique seul est oblitéré, l'ictère n'apparaît qu'après plusieurs mois; les selles restent colorées, le ventre n'est pas ballonné. Cependant les enfants finissent également par succomber, emportés par quelque infection surajoutée : érysipèle, pneumonie, entérite.

Enfin il faut signaler que l'atrésie du cholédoque ne donne pas forcément lieu à de l'ictère : témoin le cas de Marfan qui avait seulement déterminé une dilatation telle de la vésicule qu'une ponction pratiquée pendant la vie donna issue à 1 litre de bile verdâtre; l'affection avait été prise pour une péritonite tuberculeuse.

Traitement. — Le traitement ne peut guère être que symptomatique, l'opération faite dans de telles conditions étant le plus souvent fatale; ce n'est que lorsque les symptômes apparaissent tardivement et se prolongent sans atteinte grave de l'état général pendant plusieurs mois ou plusieurs années qu'on sera autorisé à faire un drainage du cholédoque (Körte); même alors, l'opération est suivie le plus souvent de mort à bref délai.

Lithiase biliaire.

Symptômes et diagnostic. — Pour la majorité des auteurs, la lithiase biliaire est absolument exceptionnelle dans l'enfance: on trouve parfois cependant des calculs à l'autopsie, même d'enfants jeunes et de nouveau-nés (Bouisson, Portal, Lieutaud, Cruveilhier, Bärensprung, Still); mais ce sont souvent des calculs uniquement pigmentaires, mous et friables, dont l'existence ne s'était manifestée par aucun symptôme pendant la vie. En réalité, l'histoire clinique de la lithiase hépatique infantile ne repose que sur des cas exceptionnels : Lolatte, Gibbons, J. Simon, Parrot citent des faits de colique hépatique tout à fait typiques avec douleur vive, vomissements, ictère, puis émission de calculs dans les selles. Wendel a observé plusieurs fois de la cholécystite calculeuse, dont un cas avec perforation de la vésicule et péritonite mortelle.

Le Gendre, par contre, pense que la lithiase biliaire n'est pas si rare chez l'enfant qu'on l'a dit jusqu'ici : sans doute les manifestations graves en sont exceptionnelles, mais elle se révélerait souvent par une symptomatologie anormale et fruste; elle se rencontre de préférence chez des petites filles nerveuses et arthritiques, à partir de sept et dix ans, sous forme de crises gastriques, dont on méconnaît souvent l'origine et qu'on qualifie de dyspepsie, de gastralgie, ou même d'appendicite chronique d'emblée. On en fera cependant le diagnostic, en remarquant que les douleurs irradient vers l'épaule droite, que l'hypocondre droit est sensible et particulièrement la région cystique; enfin il peut exister une teinte subictérique légère des conjonctives et une cholurie passagère.

Traitement. — Pour traiter ces crises, on appliquera sur l'épigastre et l'hypocondre droit des compresses très chaudes, ou même on donnera un grand bain chaud. Le Gendre recommande de faire ingérer dans les vingt-quatre heures, en cinq ou six fois, la potion suivante :

Teinture de belladone	V à X gouttes.
Sirop d'éther	5 à 20 grammes.
Sirop de morphine	5 à 20 —
Eau chloroformée	10 à 50 —
Eau de tilleul	100 —

On peut en outre faire ingérer de 50 à 100 grammes d'huile d'olive, qu'on fera prendre dans l'obscurité pour en dissimuler à l'enfant la nature, ou de glycérine, qu'on donnera diluée dans de l'eau de Vals. Le lendemain, administrer un laxatif ou un purgatif pour entraîner le calcul, s'il est tombé dans l'intestin.

Contre la lithiase elle-même, on fera prendre pendant dix jours par mois : 1° un paquet de 1 gramme de bicarbonate de soude dans un verre d'eau de Vittel, une heure avant chacun des deux principaux repas; 2° au milieu des repas, une ou deux perles d'éther et une ou deux perles de térébenthine. On fera bien, en outre, de donner du sulfate de soude à doses purgatives deux fois par mois. Enfin il faut interdire les ragoûts, les sauces grasses, le beurre sur le pain, le boudin, la cervelle, la tomate, l'oseille, le vinaigre, le vin pur, le café et le thé.

LES ICTÈRES.

L'ictère n'est pas rare chez l'enfant; de tous les symptômes indiquant un trouble hépatique, c'est certainement le plus fréquent. Mais il peut apparaître dans des conditions très variées, et sa valeur sémiologique doit être envisagée successivement dans un grand nombre de cas.

Formes cliniques et diagnostic.

Ictères aigus. — L'ictère aigu peut se manifester au cours d'une maladie infectieuse bien déterminée, comme la fièvre typhoïde, la pneumonie, ou à la suite d'une intoxication aiguë par l'alcool, le phosphore. La première éventualité est rare chez l'enfant, la seconde tout à fait exceptionnelle. L'ictère aigu peut encore se manifester comme un épisode passager au cours de l'évolution de la congestion passive du foie, de la cirrhose syphilitique ou alcoolique. Tous ces cas seront envisagés plus loin.

Mais, le plus souvent, l'ictère est le seul symptôme ou tout au moins le symptôme prédominant ; il constitue à lui seul presque toute la maladie : tantôt il s'agit d'un ictère fébrile, qu'on peut alors assimiler aux ictères infectieux de l'adulte, dont ils diffèrent peu, si ce n'est par l'étiologie ; tantôt l'ictère est apyrétique : il semble alors tout à fait spécial au nourrisson et nécessite une description à part.

Ictères infectieux primitifs. — Ils s'observent à toutes les périodes de l'enfance ; rares avant trois ans, ils acquièrent leur maximum de préférence entre treize et quinze ans ; on peut cependant en observer des cas chez le nourrisson. Les garçons sont aussi souvent atteints que les filles. Deux faits très importants sont à relever dans leur étiologie : c'est, d'une part, qu'ils se montrent de préférence à l'automne et au printemps : ils ont donc une allure nettement *saisonnière* ; d'autre part, ils sont souvent *épidémiques* : il est très fréquent d'observer plusieurs cas simultanés, ou séparés par des intervalles de quinze jours à un mois, dans la même famille, dans une salle d'hôpital, particulièrement dans les crèches. Dans ce cas, ce sont les voisins de lit qui paraissent surtout atteints ; l'affection paraît donc contagieuse : tel le cas très curieux, rapporté récemment par Auché, d'ictère du nourrisson contracté dans une couveuse où venait de mourir un débile atteint d'érysipèle de la face : la même couveuse, insuffisamment désinfectée, donna ensuite un érysipèle de la vulve à un autre nourrisson débile.

D'après la gravité des symptômes, on peut décrire, comme chez l'adulte, l'ictère catarrhal, l'ictère infectieux bénin, l'ictère grave.

Ictère catarrhal. — Il est entièrement comparable à celui de l'adulte : il commence par des signes vulgaires d'embarras gastrique : anorexie, nausées, vomissements, langue saburrale, un peu de diarrhée, ou une constipation marquée. Il s'y joint un léger état fébrile. Vers le cinquième ou sixième jour, l'ictère apparaît, en général léger ; les matières fécales se décolorent plus ou moins, les urines se foncent et contiennent des pigments biliaires ; le foie et la rate ne sont pas tuméfiés ou fort peu. Cette période ictérique dure de huit à quinze jours, parfois plus ; la guérison est constante, mais la convalescence doit être surveillée.

Ictère infectieux bénin. — S'il s'agit d'un ictère infectieux bénin, le début est brusque, marqué par des frissons, suivis d'une élévation de température, par des courbatures. A la période d'état, l'ictère s'accompagne, comme dans la forme précédente, du passage des pigments biliaires dans l'urine ; mais les matières sont tantôt décolorées et rares, tantôt hypercolorées, verdâtres, pléiochromiques et diarrhéiques. Le foie peut descendre jusqu'à l'ombilic ; sa palpation est douloureuse ; la rate est hypertrophiée et se sent souvent à la main qui palpe l'hypocondre gauche. Il existe enfin de la fièvre (38 et 39°) ; le pouls est accéléré et bat à 100 et 120, malgré l'imprégnation biliaire ; enfin il y a de l'agitation, de l'insomnie, un peu de délire nocturne, symptômes en rapport avec une insuffisance hépatique qu'on arrive souvent à déceler par l'épreuve de la glycosurie alimentaire.

La guérison survient pourtant, dans l'immense majorité des cas ; elle est annoncée par une crise urinaire abondante, avec élimination considérable d'urée ; la chute de la température suit de près. L'enfant reste jaune encore quelque temps ; l'ictère ne disparaît complètement qu'après une quinzaine de jours ; le foie ne reprend que peu à peu son volume normal. — Quand la température descend, sans que la crise urinaire se manifeste, on peut souvent craindre des rechutes ; enfin il peut exister, comme chez l'adulte, des formes prolongées, durant jusqu'à quatre ou cinq mois.

Le diagnostic est facile à faire ; cependant l'ictère catarrhal mérite d'être discuté avec l'*ictère émotif*, dont il semble exister des observations authentiques chez l'enfant ; d'autre part Gubler et Fournier ont observé à cet âge un *ictère syphilitique secondaire* ressemblant à l'ictère infectieux bénin, mais qui coïncide, en général, avec la roséole et l'apparition de plaques muqueuses.

Ictère infectieux du nouveau-né. — L'ictère prend ici une teinte spéciale à cause de la coloration rouge violacé spéciale à cet âge ; il coexiste souvent avec des érythèmes généralisés ; il s'accompagne presque toujours de phénomènes gastro-intestinaux : il y a de la diarrhée verte foncée et des vomissements fréquents ; la perte de poids est considérable ; parfois pourtant on peut observer une brusque augmentation de poids que ne justifie pas une amélioration de l'état général ; c'est l'annonce, le plus souvent, d'une mort prochaine, surtout lorsque l'hypothermie s'ajoute à ce symptôme (Durante).

Le pronostic est beaucoup plus grave que dans la seconde enfance ; la mort n'est pas rare, d'autant moins que l'affection atteint en général des prématurés. Lorsque la guérison survient, le nourrisson peut présenter, pendant quelque temps, des troubles résiduels : la pâleur succède à l'ictère ; les selles sont mal liées, peu colorées ou même blanchâtres, car il y a acholie ; le poids reste stationnaire, et l'enfant, guéri de son ictère, peut succomber avec les symptômes et les complications d'une dyspepsie prolongée.

Le diagnostic se pose avec deux ictères spéciaux à cet âge, l'ictère idiopathique et l'ictère bronzé ; dans le premier cas, la fièvre est absente, et les urines ne contiennent pas de pigments biliaires ; dans le deuxième cas, le tégument présente une teinte cuivrée caractéristique, et rapidement apparaissent des urines hématuriques, des hémorragies multiples, et des symptômes très graves précédant les phénomènes terminaux qui ne tardent pas à se produire.

ICTÈRE GRAVE. — Il est tout à fait exceptionnel. Nous ne voulons pas parler ici de l'ictère aggravé qui termine un bon nombre d'affections hépatiques de l'enfant, ou de l'ictère symptomatique d'infections ou d'intoxications massives. Nous n'envisageons ici que l'ictère grave primitif. On n'en connaît qu'une trentaine de cas publiés la plupart dans la deuxième enfance (Graves, Auché, Coÿne, Haushalter) ; quelques-uns seulement concernent des nourrissons (Senator, Mlle Nourrit, Aubertin, Leuret). Il est cependant un peu plus fréquent chez le nouveau-né.

Il diffère d'ailleurs assez peu de celui de l'adulte ; dans une première période qui peut durer quinze jours, on observe un ictère en apparence banal, généralisé, intense, avec coloration des matières ; on porte le diagnostic d'ictère bénin quand brusquement, sans transition, apparaissent les accidents d'insuffisance hépatique grave : les symptômes nerveux d'abord, insomnie, excitation, puis convulsions, qui manquent rarement, tandis que le coma est exceptionnel. Les pupilles sont dilatées ; quelquefois on a noté de l'aphasie, de l'amaurose, de la paralysie des sphincters et même de la paralysie faciale, sans lésion en foyer des centres nerveux. Ces phénomènes rappellent de très près les symptômes de méningite ; aussi est-ce ce diagnostic qui fut quelquefois porté pendant la vie, malgré la présence de l'ictère.

Puis les hémorragies apparaissent et notamment les hématémèses. Le pouls, à peu près normal et non ralenti pendant la première période, devient petit, très rapide, irrégulier ; une dyspnée intense, *sine materia*, s'établit. La température monte à 39°, 40°, quoique, dans le cas d'Aubertin il y ait eu hypothermie jusqu'à 34°,5.

Quelquefois on note une diminution rapide du foie, pendant que la rate augmente ; mais ces symptômes manquent souvent. Les urines contiennent, en plus des pigments biliaires qui persistent jusqu'à la fin, de l'albumine en quantité notable. L'urée diminue considérablement.

La mort survient au milieu des convulsions et très rapidement, sept jours au plus, dix heures au moins, généralement deux jours après l'apparition des phénomènes d'ictère grave.

Ictères aigus spéciaux au nourrisson. — ICTÈRE IDIOPATHIQUE DU NOURRISSON. — C'est une affection qui paraît extrêmement fréquente dans les maternités et les hospices d'enfants. Porak le trouve 198 fois sur 248 nouveau-nés ; il n'est pas rare non plus dans la clientèle de ville, chez des enfants placés pourtant dans de bonnes conditions hygiéniques.

Néanmoins il se montre surtout chez les prématurés, les jumeaux, les débiles ; de fait, il coïncide souvent avec l'œdème ou le sclérème des nouveau-nés.

Il apparaît souvent après des accouchements longs et difficiles, à la suite de présentations anormales, chez les enfants de primipares, chez les enfants nés en état de mort apparente. Porak le croit plus fréquent enfin, lorsqu'on a tardé à faire la ligature du cordon ombilical.

Il se manifeste par des symptômes assez spéciaux sur lesquels Moussous et Leuret ont eu le grand mérite d'insister. Dans une première période qui suit immédiatement la naissance, les téguments ont d'abord une teinte rouge-lie de vin qui envahit tout le corps de l'enfant, la figure, le front, les joues et particulièrement les oreilles, qui sont violacées. Vers le deuxième ou troisième jour, ou un peu plus tard, cette teinte est progressivement remplacée par la coloration jaune de l'ictère ; le mélange des deux teintes rappelle d'abord la couleur de l'écorce de racine de grenadier (Depaul) ; puis les téguments deviennent orangés et enfin jaunes ; la teinte jaune est d'ailleurs souvent peu marquée et s'observe surtout à la face, à la poitrine ; la coloration des conjonctives et de la muqueuse buccale n'existe que dans la moitié des cas, lorsque l'ictère cutané est très marqué.

Malgré cet ictère, le foie n'est pas augmenté de volume ; les selles ne sont pas décolorées ; les urines ne contiennent pas de bile. Le caractère acholurique de cet ictère avait depuis longtemps frappé les auteurs ; il a été retrouvé dans presque tous les cas récents, et on doit admettre que, dans la règle, la réaction de Gmelin reste négative, de même que la réaction de Salkowski. L'examen des urines a pourtant révélé à Moussous et Leuret des faits intéressants : à la période préictérique, les urines sont constamment hautes en couleur comme celles d'un adulte atteint d'une forte fièvre ; elles colorent le linge en rouge-saumon et prennent une coloration rouge sous l'influence de l'acide nitrique ; par le repos, il se forme un abondant dépôt rose-chair ; le liquide qui surnage est d'une couleur jaune rouge foncé ; ces pigments paraissent appartenir à la famille des pigments qui dérivent des matières colorantes du sang : tout permet de les considérer comme des corps de la même série que l'hémoglobine, mais moins oxydés. En même temps, la quantité de phosphates et d'azote de l'urine, fort peu élevée à l'état normal, augmente considérablement. Au début de l'ictère, la coloration change graduellement, l'urine devient franchement jaune, et il ne se forme plus de dépôt ; puis rapidement elle pâlit et reprend son aspect normal absolument limpide, véritable leucosurie, qu'il est curieux de voir coïncider avec une coloration ictérique de la peau (fig. 30 à 34).

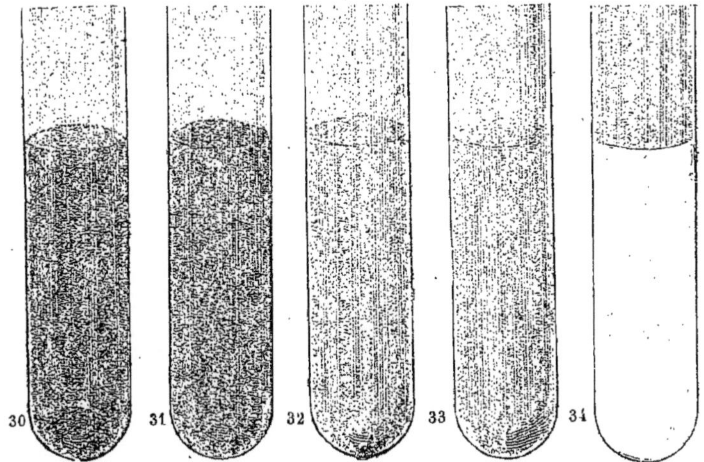

Fig. 30 à 34. — Urines d'un ictérique nouveau-né (Moussous).

Fig. 30. Urines du 26 février : Période de rougeur, urines jaune rouge, dépôt couleur rose-chair. — Fig. 31. Urines du 27 février : Début de l'ictère, urines jaune foncé. — Fig. 32. Urines du 29 février : Ictère à la période d'état, urines jaunes. — Fig. 33. Urines du 4 mars : Ictère diminué un peu, urines jaune pâle. — Fig. 34. Urines du 10 mars : Ictère terminé, teint rosé, urines presque incolores (après ébullition en milieu acétique).

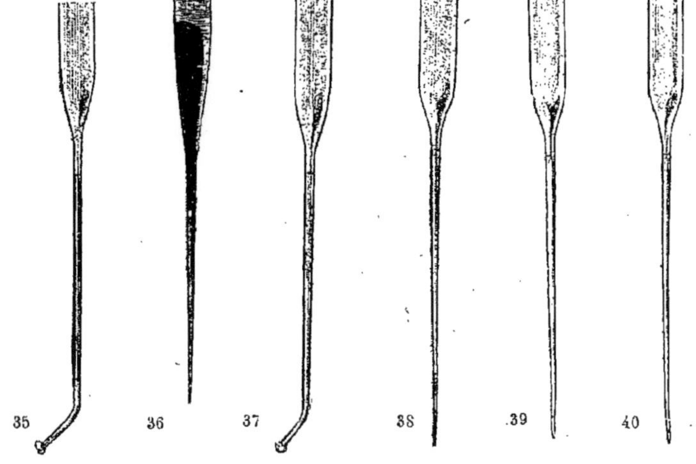

Fig. 35 à 40. — Sérum sanguin d'ictériques nouveau-nés (A. Moussous) (1).

Fig. 35. Sérum sanguin d'ictérique nouveau-né à la période rouge de l'ictère. — Fig. 36. Le même n'ayant pas encore été séparé du caillot. — Fig. 37. Sérum sanguin d'ictérique nouveau-né à la période de transition rouge-jaune. — Fig. 38. Sérum sanguin d'ictérique nouveau-né au début de la période jaune. — Fig. 39. Sérum sanguin d'ictérique à la période d'état. — Fig. 40. Sérum sanguin d'ictérique à la fin de l'ictère.

(1) Les figures 30 à 40, exécutées d'après les aquarelles de Leuret, sont extraites de l'article : Moussous (A.), De la pathogénie de l'ictère idiopathique du nouveau-né (érythrodermie ictérogène) (*Journal médical français*, t. I, 1908, n° 4, p. 350-355, Poinat, éditeur; *Province médicale*, 1908, Poinat, éditeur). Ces figures ont été obligeamment prêtées par M. Poinat.

L'examen du *sang* révèle les particularités suivantes :

1° Au cours de la période préictérique qui est variable, pouvant durer de plusieurs heures à plusieurs jours, le sérum sanguin est coloré par l'hémoglobine en solution, qui lui donne une teinte variant du rouge-cerise au rouge pâle ; ce laquage est reconnaissable à l'œil nu et au spectroscope. En outre, Leuret a montré qu'il y avait souvent alors une fragilité excessive des globules rouges, qui, *in vitro*, abandonnent leur hémoglobine dans un sérum isotonique. Cette fragilité permet, dès cette période, de prévoir l'intensité de l'ictère qui lui sera toujours exactement proportionnelle. Enfin on trouve des hématies granuleuses ;

2° Dans la période de transition entre la période rouge, préictérique, et la période ictérique, le sérum n'est plus franchement rouge, mais orangé ; l'hémoglobine s'y retrouve encore au spectroscope ; la réaction de Gmelin y est toujours négative ;

3° Au début de la période ictérique et dans la période d'état, le sérum est jaune assez foncé, l'intensité de sa coloration variant d'ailleurs en raison directe de l'intensité de l'ictère. C'est à cette époque que Lereboullet a décelé quelquefois la présence de pigments biliaires en quantité exagérée ;

4° Enfin peu à peu cette teinte disparaît, et le sérum reprend sa teinte pâle normale, alors que les téguments sont encore un peu jaunes (fig. 35 à 40).

L'ictère idiopathique est une maladie essentiellement bénigne ; on note l'absence de tout signe d'imprégnation par les acides biliaires : accidents cutanés ou nerveux, prurit, ralentissement du pouls, celui-ci continuant à battre à 135 ou 140, comme chez le nouveau-né normal. On constate seulement que la perte de poids des premiers jours est plus considérable qu'à l'état normal et que l'augmentation ultérieure est plus tardive.

Après avoir foncé pendant deux ou trois jours, l'ictère reste stationnaire pendant un jour ou deux, puis disparaît complètement vers le dixième jour ; dans les formes plus intenses, la régression n'a lieu que du quinzième au vingtième jour.

Maladie bronzée hématique des nouveau-nés. — Elle a été décrite par Laroyenne et Charrin en 1873, sous le nom de *maladie bronzée hématique*, puis par Parrot, qui l'appela *tubulhématie rénale*. En 1879, Winckel la découvre à nouveau et en fait une *cyanose ictérique pernicieuse sans fièvre avec hémoglobinurie*.

C'est une affection très spéciale, qui survient dans les premiers jours de la vie et a été observée endémiquement dans quelques maternités ; elle se traduit par une coloration bronzée de la peau et la présence de sang ou d'hémoglobine dans les urines.

Chez un enfant né à terme et bien portant d'apparence, on observe dès le second jour de l'agitation, quelques convulsions, un peu de diarrhée et des vomissements. Quelques heures plus tard, le jour suivant, ou seulement à la fin de la première semaine ou dans le cours de la seconde, la coloration anormale de la peau fait son apparition ; elle augmente progressivement et passe de la teinte subictérique à la *coloration bronzée* la plus intense, au point que l'enfant prend l'aspect d'un mulâtre.

Dans un cas de Bar, « la face avait des tons de vieux cuivre jaune, fond de chaudron, de certains tableaux hollandais ; le reste du corps était bronzé avec des reflets olive et se fonçait encore aux extrémités des membres ».

Les mains et les pieds sont souvent violacés et les muqueuses noirâtres. Ces divers aspects ont fait donner successivement à cette maladie les noms de maladie bronzée (Charrin), ictère noir (Liouville), cyanose ictérique (Winckel).

L'*hématurie* survient deux à trois jours après le début de l'ictère ; l'urine ressemble « à un liquide marc de café, chocolat, dans lequel la coloration acajou serait modifiée par des éléments noirs en suspension ». Dans les observations de Winckel, il n'y avait pas de sédiment, mais l'urine présentait les réactions caractéristiques de l'hémoglobine. Sur les couches, elle laisse des taches noirâtres ou rosées, limitées sur les bords par une matière noire pulvérulente. Sa densité est augmentée, elle contient un peu d'albumine. Le sédiment examiné au microscope paraît constitué par des globules rouges altérés et des cellules épithéliales provenant du rein.

Les *selles* sont fréquentes, liquides, bilieuses, presque noires. L'examen du *sang*, pratiqué avec des méthodes anciennes, a montré qu'il était foncé, poisseux et conservait, malgré son exposition à l'air, une couleur noir-marron ; Malassez a pu constater une diminution considérable du *nombre des hématies*. Enfin la recherche de la réaction de Gmelin est négative.

On note, en outre, une *déchéance profonde de l'organisme*, de l'abattement, de l'amaigrissement ; le pouls devient très faible ; la température, rarement élevée, tombe au contraire souvent à 36° et même 35° ; la respiration est irrégulière, et la mort survient après trois ou quatre jours dans le collapsus avec refroidissement progressif, ou dans le coma accompagné de convulsions. L'évolution peut être foudroyante en vingt-quatre heures.

La guérison est tout à fait exceptionnelle, quoique signalée ; l'ictère diminue progressivement, mais la peau prend une teinte pâle, mate, indiquant une anémie profonde, et la convalescence est longue.

Ictères chroniques. — Tandis que les ictères aigus et passagers s'observent assez souvent chez l'enfant, surtout chez le nourrisson, l'ictère chronique est une rareté à cet âge.

Il peut s'observer sous forme d'ictère acholurique, avec des phases transitoires d'ictère plus foncé, cholurique, dans toutes les affections chroniques du foie chez l'enfant : foie cardiaque, cirrhose cardio-tuberculeuse, cirrhose alcoolique ; c'est de beaucoup le cas le plus fréquent.

Mais l'ictère peut se manifester aussi, comme le seul ou tout au moins le principal symptôme ; il se présente alors sous les aspects suivants :

Ictère chronique complet. — L'ictère peut être foncé, généralisé, s'accompagner de passage de pigments biliaires dans l'urine et de décoloration des matières fécales. Il s'agit alors d'un *ictère par rétention*, par obstacle à l'écoulement de la bile dans les gros canaux. Or cette variété est exceptionnelle chez l'enfant : la lithiase biliaire est d'une rareté extrême ; les néoplasmes des voies biliaires et du pancréas sont pour ainsi dire inconnus.

Les seules causes d'obstruction qu'on peut relever à cet âge sont les suivantes : compression par une bride de péritonite tuberculeuse, par des ganglions caséeux au niveau du hile, par un kyste hydatique de la face inférieure du foie, par une tumeur du rein (kyste ou néoplasme); oblitération plus ou moins complète de la lumière des canaux par des pépins de raisin, des parasites venus de l'intestin, surtout des lombrics. Enfin on a rapporté un certain nombre de cas de lésion congénitale des voies biliaires : malformations véritables ou lésions cicatricielles d'origine fœtale et qui sont alors souvent de nature syphilitique.

Ictère chronique incomplet. — L'ictère peut être foncé, généralisé, s'accompagner d'élimination de pigments biliaires par les urines ; mais les matières fécales ne sont pas décolorées, elles sont même parfois hypercolorées. Il s'agit alors d'une angiocholite chronique des petits canaux, d'une cirrhose biliaire qui se manifeste encore presque toujours par un gros foie. Le type le mieux étudié répond à la cirrhose de Hanot, dont plusieurs observations ont été réunies par Gilbert et Fournier. Nous le décrirons plus loin.

Ces cas mis à part d'ictère chronique symptomatique de grosses lésions hépatiques ou biliaires et qui, par suite, ont une durée limitée et conduisent à la mort en quelques mois, quelques années au plus, on peut encore observer des ictères chroniques infantiles, dont la durée est pour ainsi dire indéfinie ; ils commencent dans les premiers mois ou les premières années de la vie, pour se continuer pendant toute l'enfance et persister pendant l'adolescence et jusqu'à l'âge adulte, sans entraîner de troubles particulièrement graves de l'état général. En outre, ils ont le caractère nettement *familial* ; plusieurs enfants d'une même souche sont atteints, et on retrouve des cas analogues dans leurs antécédents héréditaires. Ces faits ont été mis en relief récemment par Gilbert et Lereboullet, d'une part, Minkowski, Chauffard, Widal, d'autre part. On peut les décrire sous le nom d'*ictère chronique simple*.

C'est plutôt du subictère qu'un ictère très foncé ; les selles ont le plus souvent une coloration normale ; les urines contiennent rarement des pigments biliaires vrais, plus souvent de l'urobiline. Le foie et la rate sont assez souvent augmentés de volume, et, suivant la prédominance de l'hypertrophie de l'un ou l'autre organe, on peut distinguer des formes hépatosplénomégaliques, hépatomégaliques, splénomégaliques; mais leur consistance est normale, il n'y a pas de cirrhose à proprement parler. Enfin l'examen chimique des urines montre que le fonctionnement du foie est normal, parfois même exagéré. Cet ictère est sujet à des oscillations marquées en plus ou en moins; mais son évolution est toujours très longue et le pronostic relativement bénin. Ce groupe clinique est d'ailleurs hétérogène et comprend au moins deux sortes d'affections qui comportent des destinées différentes, comme nous le verrons plus loin, en étudiant la pathogénie de ces faits dans ce qu'elle peut avoir d'intéressant au point de vue clinique.

Données pathogéniques applicables à la clinique.

Au point de vue pathogénique, il y a deux grandes classes à établir dans les ictères de l'enfant : les uns sont dus à une lésion du foie ou des voies biliaires : ils sont d'*origine hépatique*; les autres relèvent d'une lésion primitive des globules rouges, d'une fragilité passagère ou définitive des hématies : ils sont d'*origine sanguine*. Cette distinction est le reflet de l'ancienne conception des ictères biliphéiques et des ictères hémaphéiques dus à Gubler; mais cette conception avait été abandonnée faute de données chimiques et expérimentales suffisantes ; elle s'impose maintenant à la suite des travaux de Minkowski, Chauffard, Widal, Moussous et Leuret.

Ictères d'origine hépatique. — **Ictères aigus.** — C'est le cas de tous les ictères infectieux; dans les rares autopsies d'ictère catarrhal qui ont été faites chez l'enfant, de même que dans les ictères infectieux proprement dits, on a retrouvé des lésions d'angiocholite des gros troncs ou des fins canaux biliaires, avec quelquefois des nodules infectieux et des lésions variées de la cellule hépatique; enfin l'ictère grave comporte le plus souvent, comme chez l'adulte, l'aspect anatomique de l'atrophie jaune aiguë du foie.

Quelle est la pathogénie de ces lésions ? L'épidémicité, la contagiosité de ces formes d'ictère, leur allure fébrile plaident assez en faveur de leur nature infectieuse. Il ne s'agit pas sans doute d'infections à germes spécifiques, car dans le cas où des recherches bactériologiques ont été faites on a trouvé tantôt du streptocoque (Auché), du colibacille (Lesage, Auché), du *Proteus vulgaris* (Bar et Rénon), des bacilles paratyphiques (Netter), des germes anaérobies (Garnier et L.-G. Simon). La porte d'entrée de ces microbes est elle-même variable.

Première enfance. — Chez le nourrisson, on peut incriminer deux origines : *a.* La *voie digestive*, sur laquelle ont insisté Lesage et Demelin, qui ont trouvé dans leurs cas une infection par le colibacille et le *Bacillus lacticus*;

il existe souvent alors une diarrhée prémonitoire, peu intense, mais qui a une grande valeur sémiologique.

b. La *voie ombilicale* paraît encore plus importante. Porak et Durante, qui se sont faits les défenseurs de cette théorie, ont noté qu'il n'était pas nécessaire de voir survenir un érysipèle de la plaie ombilicale, un phlegmon de l'ombilic, pour admettre cette voie. Les accidents locaux graves sont exceptionnels à l'heure actuelle à cause des précautions d'asepsie dont on entoure les nouveau-nés; par contre, il n'est pas rare de constater de petits suintements séro-purulents ou hémorragiques, une hémorragie ombilicale tardive, une légère rougeur, un bourgeonnement excessif du cordon, une douleur vive à la pression avec fièvre indiquant de petits abcès profonds. Tous ces symptômes de la région sont révélateurs d'une infection à porte d'entrée ombilicale et dont la première conséquence sera une atteinte directe du parenchyme hépatique.

De fait, dans presque tous les cas d'ictère du nouveau-né mortels, même lorsque cliniquement l'ombilic avait paru se cicatriser normalement, Porak et Durante ont retrouvé à l'autopsie de la phlébite, de l'artérite des vaisseaux ombilicaux, un engorgement des lymphatiques par les microbes, ou de petits abcès semés le long du cordon, gros comme un grain de mil ou un pois.

Dans le *foie* lui-même, on a constaté des nodules infectieux, des lésions de dégénérescence ou même des abcès, mais ceux-ci sont exceptionnels. Il y a donc une grande importance à surveiller l'ombilic et nécessité d'éviter toute contamination par l'entourage, les instruments, les pansements ; il faut isoler l'enfant de la mère, si celle-ci présente des phénomènes infectieux, même légers, surtout s'il s'agit de débiles, qui sont éminemment aptes à contracter toute infection.

Moyenne et grande enfance. — Au cours des seconde et troisième enfances, la pathogénie est souvent obscure ; il semble cependant qu'il faille invoquer, dans certains cas encore, la voie digestive ; c'est l'eau de boisson ou certains aliments avariés qui seraient les véhicules des germes pathogènes (charcuterie, viandes de conserve, gâteaux à la crème, confitures fermentées). Hobnes, en Angleterre, cite une épidémie de quatorze cas, dans un même village, chez des enfants de quatre à douze ans ; l'eau qui servait à la consommation de ce village était rare et impropre à la boisson ; l'épidémie ne s'arrêta qu'après la filtration et l'ébullition de l'eau.

Ictères chroniques. — Les *ictères chroniques par rétention* s'accompagnent de dilatation rétrograde des voies biliaires, puis de cirrhose; la pathogénie de l'ictère est facile à concevoir dans ces cas. De même pour l'ictère chronique qui accompagne la cirrhose type Gilbert-Fournier. Il n'en est pas ainsi pour l'*ictère chronique simple*, dont la pathogénie mérite d'être discutée.

Avec Gilbert et Lereboullet, on doit admettre que, bien souvent, il est l'expression d'une angiocholite chronique atténuée et qu'il rentre dans le cadre des ictères d'origine hépatique; parfois, on voit, au bout d'un certain temps, évoluer ces malades vers une cirrhose manifeste ; on peut, dans une même famille, observer tous les cas intermédiaires entre l'ictère chronique simple et la cirrhose biliaire ; les urines contiennent toujours de fortes proportions d'urobiline et donnent parfois la réaction de Gmelin. Dans les cas où on a fait l'examen du sang, on a trouvé une résistance globulaire normale ou même exagérée (Widal), comme dans les cas d'ictère d'origine hépatique et contrairement à ce qu'on observe dans les ictères d'origine hémolytique, que nous étudierons plus loin ; non seulement le chiffre des hématies est normal, mais il y a même parfois hyperglobulie (Guinon, Rist et Simon). Enfin dans les cas exceptionnels dont Gilbert et Lereboullet ont pu faire l'examen anatomique, ils ont trouvé des lésions légères d'angiocholite chronique.

Pour faire le diagnostic de l'origine biliaire de l'ictère chronique simple, il sera donc bon de rechercher la résistance globulaire du sujet, mais il faudra aussi dépister tous les signes de la *cholémie familiale* dont l'ictère simple n'est alors que l'exagération; on trouvera chez l'enfant en dehors des périodes d'ictère, et souvent aussi chez ses frères et sœurs, chez ses parents, une coloration jaune mat de la peau, surtout au niveau de la face, sans coloration des muqueuses ni des conjonctives; souvent la peau est franchement jaune verdâtre, surtout au pourtour des lèvres, aux sillons naso-labiaux, au front, à la plante des pieds, à la paume des mains. Parfois on peut observer un xanthélasma des paupières, uni ou bilatéral, ou des pigmentations anormales sous forme d'un fin pointillé ou de larges taches jaune brunâtre. On peut encore affirmer la cholémie par l'examen du sérum, dans lequel on trouve bien souvent une réaction de Gmelin plus ou moins nette. Enfin, autour de ces symptômes cardinaux, peuvent s'en grouper d'autres moins constants, mais importants, parce qu'ils indiquent une intoxication de l'organisme d'origine hépatique : prurit, urticaire, érythèmes variés, dyspepsie gastro-intestinale, troubles psychiques (tristesse, dégoût du travail, difficulté d'appliquer l'attention), douleurs rhumatoïdes, épistaxis, purpura, hémorragies gastro-intestinales.

Ictères d'origine sanguine. — Dans un certain nombre de cas qui paraissent particulièrement fréquents chez l'enfant, il n'existe pas lésions du foie susceptibles d'expliquer une rétention de la bile ou une résorption exagérée de ce liquide; il faut renverser les termes du problème : l'ictère est dû à une destruction exagérée des globules rouges; c'est là le fait primitif, le foie n'intervient ensuite que pour transformer l'hémoglobine en pigments biliaires. Cette distinction est capitale, car elle entraîne une conduite thérapeutique toute différente : au lieu de soigner le foie, il faut chercher à lutter contre la fragilité globulaire, cause première du syndrome.

L'ictère idiopathique du nourrisson, certains ictères chroniques congénitaux et familiaux, ressortent de cette pathogénie; nous allons les envisager à ce point de vue, et nous verrons ensuite ce qu'il faut penser de la maladie de Winckel.

Ictère idiopathique du nourrisson. — Pour expliquer cette forme, on proposa successivement deux théories : 1° Gubler et ses élèves, Dreyfus-Brisac, Porak, l'attribuaient à des perturbations sanguines, dues en partie à la ligature tardive du cordon ; le nouveau-né contenait alors une quantité excessive de sang, dont une partie se détruisait et se transformait en un pigment spécial, l'hémaphéine, voisine des pigments biliaires. Cette théorie, cependant si proche de la vérité, fit faillite parce que l'hémaphéine ne fut ni retrouvée ni définie.

2° Baumès, Bouchut soutinrent la théorie biliphéique et l'origine hépatique de la maladie; cette théorie ne cadrait guère pourtant avec la coloration constante des matières et l'absence de pigments biliaires dans l'urine, au moins pour la majorité des cas. Ces faits anormaux parurent cependant s'expliquer grâce aux travaux récents de Hayem, de Gilbert et de ses élèves, montrant la réalité d'un type clinique d'ictère acholurique d'origine hépatique. Lereboullet appliqua cette notion nouvelle à l'ictère idiopathique des nourrissons et le rangea dans le cadre de l'*ictère biliphéique*, puisqu'il constatait des pigments biliaires dans le sang, mais *acholurique*, parce que l'élimination rénale serait normalement insuffisante chez le nouveau-né.

Il semble que cette seconde théorie doive être également abandonnée pour le plus grand nombre des cas tout au moins. Les autopsies de cette affection sont rares, il est vrai; il en existe pourtant quelques-unes dues à Burdach, Leyden, à Kehrer, où les lésions hépatiques étaient absentes. Dans trois autopsies récentes, Leuret a trouvé un foie absolument normal ; la bile n'existait dans aucune humeur de l'organisme ; par contre, le foie, les reins, la rate, les capsules surrénales étaient parsemés de pigments sanguins libres.

Ces notions et les importantes recherches sur le sang faites au cours de l'ictère idiopathique par Leuret (1903-1904), sous la direction du professeur Moussous, ont complètement rénové la question et permettent de reprendre aujourd'hui définitivement la théorie de Gubler légèrement modifiée ; de ces recherches, il résulte en effet que, avant l'ictère, il existe une première période, période préictérique ou rouge, pendant laquelle on observe à la fois la fragilité globulaire, le laquage du sang, l'apparition d'hématies granuleuses et la pigmentation des urines ; elle paraît reconnaître comme cause initiale un refroidissement de l'organisme (on trouve souvent alors une température rectale de 29-36°), de même que chez les hémoglobinuriques on produit le laquage du sang dans un doigt qu'on plonge dans l'eau froide, tandis que le sang de l'organisme reste partout ailleurs normal. Cette destruction globulaire se traduit par le passage dans l'urine de phosphates et d'urates, dérivés nucléiniques, et de pigments uro-hématiques, dérivant de la réduction au niveau du rein de l'hémoglobine dissoute. L'hémoglobine circulante est ensuite transformée soit par le foie, soit par d'autres tissus en un pigment jaune différent des pigments biliaires, qui imprègne les téguments et produit l'ictère.

L'ictère idiopathique du nourrisson semble donc le type des ictères hémolytiques aigus, passagers, puisqu'on peut déceler dans le sang les traces indiscutables de cette hémolyse, sous forme de laquage du sérum.

Ictère congénital hémolytique. — Parmi les cas d'ictère chronique simple, d'origine familiale, et susceptible de se prolonger de nombreuses années sans atteinte grave de l'état général, et à côté des cas qui ressortent à la cholémie familiale, on a reconnu que certains étaient d'origine hémolytique : tels sont les cas de Minkowski, Benjamin et Sluka, Chauffard, Widal.

Cette théorie est basée sur le fait que, dans les quelques autopsies faites, on n'a trouvé aucune lésion hépatique autre que de l'imprégnation du foie par des pigments ferriques (Minkowski, Vaquez et Giroux). Par contre, on trouve pendant la vie, et d'une façon constante, de l'hypoglobulie, une diminution de la résistance globulaire et un grand nombre d'hématies granuleuses, tous signes qui font défaut dans les ictères chroniques par rétention, par lésion hépatique. Enfin il n'y a aucun signe d'intoxication par les acides biliaires (absence de prurit, d'urticaire, de ralentissement du pouls). « Ce fait est difficile à comprendre si on admet que l'ictère est d'origine hépatique et provient d'un reflux de la bile totale au niveau des canaux biliaires. Il s'explique au contraire aisément si l'on pense que l'ictère prend naissance en dehors du foie, par un processus auquel ne participe pas la cellule hépatique » (Widal, Abrami et Brulé). Minkowski, Chauffard pensent qu'il s'agit d'un hyperfonctionnement primitif de la rate douée de pouvoir hémolytique excessif vis-à-vis du sang ; cette théorie conduirait à faire l'ablation de la rate; or la splénectomie semble entraîner alors rapidement la mort.

Widal et Vaquez pensent au contraire que la rate s'hypertrophie secondairement, pour faire disparaître les globules détruits ; il s'agirait plutôt d'une dystrophie native des hématies, « d'une sorte de stigmate de dégénérescence hématique transmissible héréditairement », mais dont la cause échappe complètement, l'hérédo-syphilis n'ayant, entre autres, jamais été relevée chez ces malades.

Quoi qu'il en soit, comment faire le diagnostic de ces ictères chroniques hémolytiques congénitaux?

C'est un ictère jaune d'or, permanent, plus accentué aux parties découvertes, atteignant les conjonctives, soumis à des variations d'intensité qui sont sous la dépendance de fatigues musculaires, de marches prolongées ; par contre, l'influence du régime alimentaire est nulle ; la région du foie n'est pas douloureuse, mais parfois, après des fatigues plus grandes, apparaît, pendant une huitaine de jours, une sensation de pesanteur au niveau de l'hypocondre droit avec ictère plus prononcé, inappétence, légère élévation de température et parfois crises douloureuses locales, imputables sans doute à quelque calcul pigmentaire.

Les selles ne sont jamais décolorées. Les urines ne contiennent ni pigments ni acides biliaires, mais une quantité notable d'urobiline. Le foie déborde peu les fausses côtes, le bord inférieur est souple, non déformé; le plus souvent même l'organe est de volume normal. La rate est grosse et dure, souvent énorme, occupant toute la moitié gauche de l'abdomen ; cependant c'est là un signe inconstant, car Benjamin et Sluka signalent un cas où elle était de volume normal.

L'état général est relativement bon; on peut voir survenir de petites poussées d'anémie, suivies de recrudescence de l'ictère, sous l'influence de fatigues, d'émotions. Mais, au repos, les malades engraissent d'une façon notable.

On voit que, à quelques nuances près, ce tableau ressemble beaucoup à celui de l'ictère chronique simple acholurique, que Gilbert et Lereboullet rattachent à la cholémie familiale ; cependant il existe quelques signes cliniques destinctifs, dus à ce qu'ici il n'y a aucune intoxication par les acides biliaires, aucune lésion hépatique ; il n'y a donc ni prurit, ni ralentissement du pouls, ni dyspepsie gastro-intestinale, ni rhumatisme, ni hémorragies diverses, etc., qu'on peut au contraire rencontrer au cours de la cholémie familiale.

Mais le meilleur moyen de faire le diagnostic est encore de pratiquer l'examen du sang; dans ces cas, en effet, on trouve de l'hypoglobulie (3-4 millions), une diminution du taux de l'hémoglobine (82-96 p. 100) ; les hématies ont un diamètre diminué ; beaucoup présentent de la polychromatophilie. Mais deux signes surtout sont importants à rechercher : la diminution de la résistance globulaire (1) et la présence d'hématies granuleuses (2). La résistance globulaire est en effet plus ou moins diminuée, tandis qu'elle est normale ou augmentée dans les autres variétés d'ictère ; on trouve d'autre part de 15 à 20 p. 100 d'hématies granuleuses, qui sont absentes ou très rares dans toutes autres conditions.

Ictères de pathogénie encore obscure. — C'est le cas de la *maladie de Winckel* ou maladie bronzée hématurique des nourrissons. Certains auteurs, avec Porak et Durante, Lesage et Demelin, tendent à faire de cette affection une variété d'ictère infectieux, de nature microbienne et probablement d'origine ombilicale. On peut, en faveur de cette hypothèse, invoquer le fait que Bigelow a observé cette maladie sous forme d'épidémie ayant sévi sur dix enfants; Winckel, de son côté, a vu une épidémie atteignant vingt-trois enfants; d'autre part, Bar et Grandhomme ont trouvé, à l'autopsie d'un malade mort de cette affection, de grands bacilles et de nombreux microcoques; mais les cultures et les inoculations n'ont pas été faites; l'examen bactériologique a été pratiqué vingt-quatre heures après la mort, et les auteurs n'ont voulu tirer aucune conclusion de ces résultats.

(1) **Technique de la résistance globulaire.** — Procédé de Vaquez-Ribierre. — Le procédé de Vaquez-Ribierre emploie le sang total : on dispose sur deux porte-tubes trente-quatre petits tubes cylindriques, de 6 centimètres de hauteur sur 12 millimètres de diamètre. Dans ces tubes on répartit d'abord l'eau distillée : II gouttes dans le premier, IV dans le deuxième, VI dans le troisième et ainsi de suite jusqu'au dernier, qui contient LXVIII gouttes d'eau distillée; puis on ajoute une solution mère de NaCl à 7 p. 1000, à raison de LXVIII gouttes dans le premier, LXVI dans le deuxième, LXIV dans le troisième et ainsi de suite, de sorte que le trente-quatrième n'en reçoit que II gouttes. Bien agiter chaque tube. On fait ainsi une série de mélanges de titres décroissants en NaCl. — Le sang dont on veut étudier la résistance globulaire est recueilli par ponction de la veine : on met aussitôt II gouttes de sang par tube; puis on laisse au repos pendant dix minutes, on centrifuge; on note ensuite : 1° le premier tube dans lequel apparaît l'hémolyse initiale H^1, sous forme d'une teinte jaune du liquide surmontant le culot globulaire; — 2° le tube dans lequel apparaît l'hémolyse intense H^2, caractérisée par une teinte rose franc; — 3° enfin le tube où commence l'hémolyse totale H^3, caractérisée par une teinte cerise et l'absence d'ondes soyeuses par agitation.

Procédé de Widal. — Au lieu d'employer le sang total, ce qui est d'une technique délicate, Widal recommande de se servir des hématies déplasmatisées, procédé qui a encore l'avantage d'être plus sensible et qui permet de dépister des fragilités globulaires légères : pour cela, il suffit de recueillir quelques centimètres cubes de sang dans un tube contenant une solution isotonique d'oxalate de potasse d'après la formule :

Oxalate de potasse	0gr,28
NaCl	0gr,80
Eau distillée	100 grammes.

Agiter, centrifuger aussitôt; laver plusieurs fois avec le même liquide, et centrifuger de nouveau chaque fois; décanter; il reste dans le fond une purée d'hématies déplasmatisées dont on mettra une goutte dans chacun des petits tubes.

(2) Traiter le sang frais, étalé sur lames et non fixé par le réactif de Pappenheim (pyronine, vert de méthyle); on voit un certain nombre de granulations colorées en rouge par la pyronine, alors que les hématies normales ayant perdu leur hémoglobine sous l'action du liquide colorant apparaissent incolores, réduites à leur membrane d'enveloppe. — Widal propose de déposer une gouttelette de sang entre lame et lamelle, puis de déposer à la périphérie de la lamelle une goutte de bleu Azur ou de bleu de Unna dilué : on voit très rapidement les granulations apparaître constellant de bleu foncé le protoplasma des hématies coloré en vert

D'autre part, il est remarquable qu'on ne constate en général aucune altération du foie, de la plaie ombilicale ni des vaisseaux ombilicaux. Par contre, le rein présente, au niveau de sa substance médullaire, une coloration noirâtre extrêmement accentuée ; en regardant de près, on peut distinguer des stries noires dans les pyramides, parallèles aux tubes de Bellini. Les glomérules seraient relativement intacts ; les tubes contournés sont remplis d'un exsudat finement granuleux jaune verdâtre, au milieu duquel on aperçoit des hématies déformées, ou bien conservées. Les tubes droits surtout sont gorgés d'hématies qui se présentent agglutinées en cylindres. Enfin le sang de la circulation générale présente une couleur marron, un aspect poisseux, avec une diminution considérable du nombre des hématies (Malassez). Il serait utile d'appliquer à ces cas les techniques modernes d'examen du sang, pour voir s'il ne s'agit pas d'une hémolyse intense et si cette forme d'ictère ne rentre pas en somme dans la classe des ictères hémolytiques.

Traitement.

La conduite à tenir varie suivant la forme clinique et pathogénique de l'ictère.

Ictères infectieux. — Dans les *ictères infectieux*, il faudra activer l'excrétion urinaire par deux moyens : par des boissons abondantes et par de grands lavements froids d'un demi-litre ou d'un litre d'eau bouillie salée à 15-18°, qu'on donnera trois ou quatre fois par jour ; ceux-ci agissent par absorption d'eau et par constriction des capillaires intestinaux, d'où hypertension générale et exagération de la diurèse.

Comme boissons, on donnera chez les enfants jeunes, et au moins pendant vingt-quatre heures, de l'eau bouillie exclusivement; plus tard, du lait écrémé, coupé d'eau de Vals, d'eau de Vichy, ou d'une eau diurétique (Vittel, Contrexéville, Évian); on prescrira en outre de la tisane de chiendent ou de queues de cerises.

On pratiquera l'antisepsie intestinale avec un des médicaments suivants ainsi formulés :

Bétol	0gr,25 à 1 gramme par jour.
Salol	0gr,25 à 1 — —
Ou benzonaphtol	0gr,50 à 3 grammes —

A diviser en plusieurs paquets ou cachets.

Ou encore :

Salicylate de soude .... 0gr,50 à 1gr,50 par jour.

A diviser en trois paquets, à prendre dans du lait.

Le calomel sera employé comme cholalogue, laxatif et antiseptique, à la condition d'en donner de très petites doses quotidiennes : 0gr,01 à 0gr,03 par jour.

Dans les cas sérieux enfin, on emploiera les moyens habituels contre toute infection infantile : enveloppements humides, bains tièdes ou frais, collargol, injections de sérum, d'huile camphrée, de strychnine, etc.

Ictères chroniques. — Les *ictères chroniques par rétention* sont justiciables du traitement chirurgical; mais il ne faut pas se dissimuler que les opérations sur les voies biliaires sont d'autant plus graves que l'enfant est plus jeune, et les quelques résultats publiés sont assez peu encourageants.

Nous étudierons plus loin le traitement de l'ictère chronique des cirrhoses.

Dans les cas d'*ictère simple, lié à la cholémie familiale* et dû à une légère angiocholite chronique, il faut prescrire, par périodes espacées, une alimentation exclusive par le lait écrémé, auquel on associera l'hydrothérapie et diverses cures hydrominérales (Évian, Vittel, Contrexéville, Pougues, Vichy).

Ictères hémolytiques. — Le traitement des *ictères hémolytiques* est tout différent.

a. L'*ictère idiopathique du nouveau-né* ne nécessite pas une thérapeutique bien énergique : il faut surtout placer l'enfant dans de bonnes conditions hygiéniques, le tenir très propre, le réchauffer s'il est besoin, et surveiller de près l'allaitement;

b. Contre l'*ictère hémolytique congénital*, tous les traitements habituels dirigés contre le foie n'ont aucun effet; il faut agir sur la fragilité globulaire; or l'arsenic et l'opothérapie médullaire ne font rien; le fer est le seul médicament qui mérite d'être retenu; il n'empêche pas la persistance de l'ictère, mais il permet une réparation sanguine plus complète : Widal, en vingt jours, a vu, sous l'influence du fer, le taux des hématies monter de 2 000 000 à 4 275 000. Il sera bon en outre de maintenir les malades au repos relatif et de leur conseiller la cure d'altitude (Chauffard).

c. Enfin le traitement a peu de prise sur la *maladie de Winckel*. Charrin a essayé, mais sans succès, un allaitement régulier, les bains sinapisés, de légères infusions de café. Rénon conseille de faire des injections sous-cutanées de sérum artificiel.

III. — MALADIES DU PARENCHYME HÉPATIQUE.

Les cellules hépatiques sont souvent lésées chez l'enfant : on ne saurait s'en étonner, car on sait la fréquence des infections à cet âge, chez des organismes encore neufs et non immunisés; d'autre part, aux voies d'apport habituelles des germes au niveau du foie (artère hépatique, veine porte, canaux biliaires) il vient s'en ajouter une autre, la veine ombilicale, qui, au moins pendant les premières semaines de la vie, est encore perméable et peut drainer les germes absorbés au niveau d'une plaie ombilicale mal cicatrisée. Cependant, malgré cette atteinte fréquente du foie, il est remarquable qu'on n'aura pas souvent à observer à cet âge des symptômes graves d'origine hépatique, sans doute parce que la cellule hépatique, vierge de toute intoxication antérieure, était encore inaltérée avant l'invasion de la maladie infectieuse.

Aussi, au cours des infections aiguës, malgré la présence constante de lésions hépatiques, il faudra souvent chercher à dépister les symptômes d'insuffisance du foie, car ils ne s'imposent pas à première vue.

D'un autre côté, les affections chroniques du foie, les cirrhoses seront rares; sans doute, ces lésions ne se constituent que lentement, peu à peu, et le temps nécessaire pour qu'elles donnent lieu à des symptômes évidents peut dépasser la période de l'enfance; mais c'est encore et surtout l'absence de toute intoxication professionnelle, la rareté de l'intoxication alcoolique, si fréquente au contraire chez l'adulte, qui explique ce fait. Si l'on excepte les hépatites chroniques dues à la tuberculose chronique, à l'hérédo-syphilis, aux maladies du cœur que nous étudierons à part, étant donnée leur fréquence relative, les cirrhoses du foie constituent chez l'enfant des raretés cliniques, presque des curiosités.

HÉPATITES AIGUËS.

Étiologie. — **Infections.** — Toutes les *infections* sont susceptibles de déterminer des lésions aiguës du foie; on peut schématiquement les grouper en quatre groupes, suivant la voie d'apport des microbes ou de leurs toxines.

1° *Par la voie artérielle*, agiront toutes les infections générales, surtout la scarlatine, la diphtérie, la fièvre typhoïde, la pneumonie, les bronchopneumonies, le paludisme, la rougeole;

2° Les infections intestinales se transmettent au foie par l'intermédiaire de la *veine porte* : ce sont surtout les gastro-entérites aiguës du nourrisson, la dysenterie et l'appendicite;

3° Nous avons déjà vu que le foie, chez l'enfant, était peu infecté par les *voies biliaires*, à cause de la rareté des obstructions biliaires, qu'on trouve si souvent au contraire chez l'adulte;

4° Par contre, chez le nouveau-né, Porak et Durante ont montré que le foie était souvent infecté par l'intermédiaire de la *veine ombilicale*: cette étiologie est évidente, quand on observe une lymphangite, un érysipèle de l'ombilic, ou simplement une plaie mal cicatrisée, suintante. Mais, malgré que l'ombilic se soit cicatrisé normalement, il peut encore se manifester des accidents hépatiques quelques jours après; l'origine ombilicale doit alors être recherchée soigneusement; on ne pourra parfois l'affirmer que si on trouve à l'autopsie des lésions de phlébite ombilicale, ou des petits abcès égrenés le long de la veine, dans le tissu conjonctif qui l'entoure.

Intoxications. — Le rôle des *intoxications* est assez effacé chez l'enfant; cependant des lésions hépatiques graves peuvent survenir à la suite d'empoisonnements accidentels, mais surtout à la suite de l'emploi de certains médicaments, prescrits à doses trop fortes, ou par suite d'idiosyncrasies. C'est ainsi que l'huile phosphorée, donnée même à doses peu élevées, a pu provoquer l'éclosion d'un ictère grave. Il en est de même de l'arsenic, de l'iodoforme. Enfin le chloroforme agit défavorablement sur les cellules hépatiques; Aubertin a montré qu'il expliquait un grand nombre des accidents graves qui surviennent parfois le lendemain ou le surlendemain d'une opération d'appendicite. Enfin on a observé quelques cas de lésions aiguës du foie, d'origine alcoolique, soit chez le nourrisson allaité par une nourrice alcoolique, soit chez des enfants plus âgés, à la suite d'une médication prolongée par des potions de Todd, ou chez des dégénérés héréditaires qui se livrent de bonne heure à des excès de boissons.

Anatomie pathologique. — Nous insisterons peu sur les lésions, qui sont identiques à celles qu'on peut observer chez l'adulte, dans les mêmes conditions. Nous rappellerons seulement qu'on observe des lésions interstitielles (congestion, diapédèse, infiltration leucocytaire diffuse, ou constitution de nodules infectieux) et des lésions parenchymateuses (dégénérescence graisseuse ou granulo-graisseuse de la cellule hépatique); au degré le plus faible, le parenchyme n'est atteint qu'en certains points limités, qui constituent les taches du foie infectieux; mais, parfois, la dégénérescence est massive, et on a l'aspect de l'atrophie jaune aiguë que nous avons déjà signalée à propos de l'ictère grave.

Symptômes. — Dans la grande majorité des cas, l'atteinte du foie, si marquée soit-elle au point de vue anatomique, ne se manifeste cliniquement par aucun symptôme qui attire vraiment l'attention, et elle passerait inaperçue si on ne la recherchait systématiquement par l'exploration du foie et l'examen des urines.

1° Le foie est presque constamment augmenté de volume ; en tenant compte du fait que, normalement, le foie déborde les fausses côtes chez l'enfant, on trouvera que, même au cours d'infections légères, le bord inférieur descend de 2 à 4 centimètres plus bas que chez l'enfant sain, beaucoup plus bas dans les infections sérieuses. Terrien a fait remarquer que cette hypertrophie se constitue très vite et disparaît rapidement après l'infection, et que ces changements brusques de volume rappelaient le foie accordéon des cardiaques. La palpation et la pression sont quelquefois légèrement douloureuses.

2° Les urines sont rares, foncées, présentent une acidité exagérée ; elles sont riches en urates et acide urique et font sur le linge des taches brun rouge ; leur densité est augmentée et leur toxicité très exagérée. On y trouve assez souvent de l'indican; mais la réaction de Gmelin est négative, et la présence même de l'urobiline est rare. Lesné et Pr. Merklen ont recherché la glycosurie alimentaire surtout chez les nourrissons atteints de gastro-entérite et l'ont trouvée quelquefois seulement.

On voit que, dans la majorité des cas, les symptômes hépatiques se réduisent à fort peu de chose.

Quelquefois cependant ils sont plus accusés : il n'est pas rare chez l'enfant, au cours d'infections aiguës, de voir des selles vertes, hypercolorées, indiquant un flux biliaire excessif. Certains de ces enfants ont une légère teinte jaunâtre des conjonctives, et, dans leur urine, on trouve de l'urobiline en abondance.

L'ictère vrai est exceptionnel ; on l'a cependant signalé au cours de la scarlatine, où il peut faire partie du syndrome infectieux secondaire décrit par Roger ; nous en avons observé un cas des plus nets chez un enfant de six ans atteint d'une pneumonie ; l'ictère était foncé, généralisé, et les urines présentaient une réaction de Gmelin typique. Malgré l'absence de tout symptôme d'ictère grave et le peu d'étendue de la pneumonie, l'enfant mourut dans la nuit ; et, à l'autopsie, on constata que les canaux biliaires étaient libres ; mais le microscope montra des lésions accentuées du parenchyme et des petits canaux biliaires. On peut donc rapprocher ce cas de la forme bilieuse de la pneumonie, décrite chez l'adulte par Stoll.

Enfin les infections et les intoxications intenses, surtout chez des prédisposés héréditaires, peuvent provoquer le syndrome de l'ictère grave.

Abcès du foie.

Parmi les hépatites aiguës, l'abcès du foie constitue une forme tellement spéciale que nous lui consacrerons un article à part.

Étiologie. — Tous les auteurs classiques admettaient, il y a encore une dizaine d'années, que les abcès du foie ne se voyaient guère qu'à la puberté, pour atteindre leur maximum de fréquence de vingt à quarante ans. Aujourd'hui, on ne peut plus admettre cette règle ; sans doute, l'abcès du foie reste rare chez l'enfant, mais, dans une statistique récente, Legrand a pu en réunir 112 observations recueillies à tout âge ; depuis ont paru encore quelques observations isolées.

Les *abcès tuberculeux* ont été signalés par Lannelongue, et leur formation anatomo-pathologique a été bien étudiée chez l'enfant par Hutinel. Leur caractéristique, à cet âge, serait de gagner aisément la face convexe du foie et de donner lieu à des collections tuberculeuses sous-phréniques, pour se compliquer ensuite de pleurésie purulente.

Les *abcès chauds* sont de beaucoup les plus fréquents ; ils reconnaissent une étiologie variée dont le tableau suivant donne une idée de la fréquence relative :

Abcès dysentériques	31 cas.
— traumatiques	19 —
— appendiculaires	15 —
— vermineux	13 —
— pyohémiques	9 —
— typhoïdiques	6 —
Kyste hydatique suppuré	3 —
Phlébite ombilicale	2 —
Abcès d'origine grippale	1 —
— d'origine douteuse	6 —

L'*abcès dysentérique* est donc encore le plus fréquent, chez l'enfant comme chez l'adulte.

Le *traumatisme* est une cause relativement assez spéciale à cet âge : l'abcès se constitue après une chute ou un choc direct sur la région hépatique ; tantôt il se forme rapidement, tantôt il ne se manifeste qu'après une période silencieuse plus ou moins longue : dans ce cas, comme dans la dysenterie, on assiste presque toujours à la formation d'un abcès volumineux et solitaire. Il en est de même dans le cas de kyste hydatique suppuré.

Au contraire, dans presque tous les autres cas, les abcès sont petits, multiples, et le foie est hypertrophié en masse ; les germes sont apportés par les voies biliaires (abcès vermineux), l'artère hépatique (abcès pyohémiques), ou les branches de la veine porte (appendicite, fièvre typhoïde, phlébite ombilicale). Ces abcès multiples sont d'un pronostic fatal, car, outre qu'ils échappent à toute intervention chirurgicale, ils s'accompagnent de lésions variées et profondes de tout le parenchyme hépatique.

Symptômes. — On peut distinguer plusieurs formes :

Forme typique. — La *forme typique* s'observe dans les abcès traumatiques : l'enfant se plaint aussitôt d'une violente douleur dans l'hypocondre droit avec irradiation à l'épaule, d'une sensibilité à la pression avec pesanteur épigastrique; il existe une gêne des mouvements, et en particulier de la dyspnée d'origine mécanique.

En même temps, la fièvre s'élève, généralement plus haut que chez l'adulte, rémittente, accompagnée d'anorexie, de frissons, de sueurs nocturnes, de vomissements et fréquemment de selles diarrhéiques.

Le foie augmente de volume peu à peu, parfois très rapidement; la matité s'élève vers le thorax, ou s'abaisse vers l'abdomen; il y a toujours une voussure, qui devient bien plus saillante que chez l'adulte, car les côtes sont plus élastiques. Le foie s'hypertrophie en masse, s'il s'agit d'un abcès vermineux, et surtout d'abcès septicémique; au contraire, dans les abcès dysentériques ou traumatiques, une tumeur localisée, en coupole, se dessine à l'hypocondre ou à l'épigastre, plus saillante aussi que chez l'adulte. La peau ne se modifie guère, ou bien devient œdémateuse, plus ou moins rouge, avec des sinuosités veineuses superficielles en général peu accusées. La fluctuation est souvent perceptible, tandis que, chez l'adulte, elle est exceptionnelle et n'existe que dans les abcès très superficiels ou dans les grosses collections très avancées.

Dès lors l'idée d'abcès du foie se présente d'elle-même, et l'aiguille exploratrice, enfoncée dans la tumeur, vérifie la présence du pus.

Si l'on n'opère pas, l'état s'aggrave rapidement, le teint prend une couleur terreuse ou subictérique, rarement ictérique franche; la peau devient sèche et prend un aspect presque ichtyosique, l'amaigrissement est considérable; la fièvre subit des oscillations très amples.

Formes latentes. — Les *formes latentes* sont encore plus communes que chez l'adulte. Il peut y avoir prédominance de certain symptôme ou d'une localisation extrahépatique : c'est ainsi qu'une pleurésie purulente ou bien une péritonite suppurée pourront détourner l'attention du foie.

Dans d'autres cas, c'est l'infection générale qui peut masquer la lésion hépatique, si on n'en recherche pas avec soin les signes physiques; l'affection peut simuler une fièvre typhoïde et se manifester surtout par de la fièvre, de la prostration, une langue sale, des selles diarrhéiques, du ballonnement du ventre, une rate grosse, des érythèmes polymorphes.

Si la marche est plus lente, l'amaigrissement devient considérable et peut faire penser à une tuberculose aiguë, surtout si la fièvre ne présente pas d'oscillations bien franches et s'il y a des symptômes thoraciques.

Enfin le tableau clinique peut être obscurci par certains phénomènes réactionnels particulièrement intenses chez l'enfant : les convulsions, le délire, la céphalalgie, l'attitude en chien de fusil peuvent simuler la méningite. Dans certains abcès d'origine appendiculaire, la diarrhée est fréquente et abondante, les vomissements se produisent à chaque accès fébrile et peuvent devenir incoercibles, rendant ainsi le tableau clinique tout à fait déconcertant.

Pronostic et traitement. — Abandonné à lui-même, l'abcès du foie a une terminaison presque constamment fatale ; la mort survient au milieu des symptômes de l'ictère grave, ou dans l'hecticité, par septicémie et pyohémie ; dans quelques cas, l'abcès finit par s'ouvrir à la peau, dans l'intestin ou dans les bronches ; il se draine mal, s'infecte secondairement, et la mort survient tardivement.

Le pronostic change considérablement par l'intervention.

La ponction simple ou répétée doit être rejetée comme moyen curatif; mais elle est précieuse pour faire ou vérifier le diagnostic et pour préciser le point sur lequel doit porter l'intervention. L'opération doit toujours avoir lieu immédiatement après la ponction exploratrice, sinon celle-ci pourrait donner lieu à des accidents graves d'hémorragie ou de péritonite.

La méthode de choix est l'incision large de la paroi abdominale, en se guidant sur l'aiguille exploratrice; puis le foie sera suturé en collerette à la paroi, au moins au péritoine pariétal. Séance tenante si la suture est bien faite, au bout de vingt-quatre heures de tamponnement, s'il y a quelque doute sur sa solidité, le parenchyme hépatique sera incisé au bistouri ou au thermocautère.

Ainsi traités et drainés, les gros abcès enkystés et isolés guérissent fréquemment; les statistiques donnent 12 succès sur 18 cas d'abcès traumatiques, 19 sur 30 d'abcès dysentériques.

Au contraire, les abcès d'origine appendiculaire, qui sont petits, multiples et accompagnés d'autres lésions graves du parenchyme hépatique, sont d'un pronostic presque fatal; la mort survient par ictère grave ; elle paraît même hâtée du fait de l'intervention. Cependant Kirmisson a guéri par une largei ncision un jeune malade atteint simultanément d'une pleurésie fétide et d'un énorme abcès du foie consécutifs à une appendicite.

HÉPATITES CHRONIQUES.

Les affections chroniques du foie sont rares chez l'enfant, avons-nous dit, mais, par contre, elles sont beaucoup plus intéressantes au point de vue clinique que les hépatites aiguës, car elles donnent lieu presque toujours à un ensemble de signes fonctionnels et physiques importants.

Tantôt les lésions portent surtout sur l'élément noble et consistent en des dégénéressences variées de la cellule hépatique; tantôt il y a réaction et prolifération du tissu conjonctif interstitiel, production de cirrhose. Parmi les dégénérescences, nous en décrirons seulement deux : le foie gras et le foie amyloïde. Parmi les cirrhoses, nous aurons à étudier les cirrhoses veineuses et les cirrhoses biliaires.

Dégénérescences hépatiques.

FOIE GRAS.

Symptômes; évolution. — Dans un certain nombre d'infections chroniques de l'enfance, on peut observer un gros foie avec divers symptômes d'insuffisance hépatique légère et d'hypocholie. Ces faits échappent souvent à l'étude anatomique, car ils sont curables; mais, dans certains cas, on a pu reconnaître qu'ils étaient dus à une dégénérescence graisseuse, plus ou moins étendue, de la glande.

On les observe au cours de la tuberculose chronique pulmonaire ou osseuse; mais le plus souvent, ils sont sous la dépendance de facteurs plus spéciaux à l'enfance. C'est au cours du rachitisme et de la gastro-entérite chronique qu'ils sont surtout fréquents, comme l'ont montré Lesné et P. Merklen. D'autre part, Porak et Durante ont insisté sur ce fait que, quelquefois, ces troubles paraissent primitifs, en dehors de toute gastro-entérite, et qu'ils sont dus alors à une infection lente d'origine ombilicale, dont on retrouve la trace dans les commémoratifs de suintement et de cicatrisation tardive de la plaie.

Le foie est très gros et envahit une notable partie de l'abdomen; son bord est légèrement émoussé; sa consistance un peu pâteuse; la palpation ne réveille aucune douleur. L'examen de l'abdomen révèle du météorisme, mais ni ascite, ni circulation collatérale, ni splénomégalie.

Par contre, il y a une hypocholie manifeste : les selles sont dures, sèches, décolorées et fétides; enfin, par l'examen des urines, on décèle une insuffisance hépatique notable; la glycosurie alimentaire est assez fréquente; l'urée est émise en petite quantité, même chez les enfants soumis au régime alimentaire normal; le rapport azoturique est abaissé.

Sur ces troubles permanents viennent souvent se greffer des poussées nouvelles de gastro-entérite, au cours desquelles le foie se gonfle davantage.

L'état général est rapidement atteint : les nourrissons maigrissent rapidement; les téguments prennent une teinte pâle et un aspect sec, écailleux.

Traitement. — On essaiera de lutter contre cette atonie hépatique par de petites prises répétées de calomel, de grands lavements froids; l'opothérapie hépatique semble ici particulièrement indiquée, et elle devra être continuée longtemps, si le tube digestif de l'enfant la tolère bien.

FOIE AMYLOÏDE.

Il est relativement fréquent dans les cachexies infantiles; le tiers des cas recueillis par Frerichs concerne des enfants ou des adofescents. Il se constitue après des suppurations prolongées, surtout des os, des ganglions lymphatiques; c'est le terme ultime de la scrofule grave. Quelquefois il s'observe au cours de la tuberculose pulmonaire chronique, de la syphilis, très rarement au cours de l'entérite chronique.

Symptômes. — L'amylose du foie présente peu de symptômes qui lui soient propres : on devra la soupçonner quand, chez un enfant déjà cachectique, on observe une hypertrophie du foie, avec augmentation du volume de la rate et albuminurie abondante. Cette hypertrophie du foie frappe déjà souvent dès la première inspection, contrastant avec la maigreur générale de l'enfant, car elle peut être considérable. La durée de l'affection est toujours longue; la mort survient le plus souvent soit dans la cachexie, soit sous l'influence de la maladie causale. Quelques faits permettent pourtant de supposer que l'affection, quand elle est peu accentuée, est encore, chez l'enfant, susceptible de guérison.

Diagnostic. — Le diagnostic est très facile à faire, quand d'autres organes, la rate ou les reins sont pris; mais l'hypertrophie hépatique peut exister seule, pendant quelque temps, avec du météorisme ou même un peu d'ascite. On ne peut alors que la soupçonner, en se basant sur l'existence d'un foyer de suppuration chronique.

Traitement. — Il faut faire le traitement de la cause surtout quand la syphilis est en jeu; cependant on peut, en outre, donner du chlorhydrate d'ammoniaque, à la dose de $0^{gr},05$, à $0^{gr},10$ par année d'âge, en trois fois par jour. Ce médicament, préconisé par Budd, lui aurait donné une guérison complète dans un cas où les mercuriaux et l'iodure de potassium avaient échoué.

Cirrhoses infantiles.

Les cirrhoses infantiles ont longtemps paru des affections exceptionnelles; Rilliet et Barthez n'avaient pu en observer que quatre cas; elles paraissent, aujourd'hui qu'on les connait mieux, un peu moins rares; en réunissant diverses statistiques, on trouve 1 cas de cirrhose observé cliniquement sur 1000 malades, et si on ne tient compte que des observations anatomiques, on trouverait un pourcentage plus élevé : 1 cas de cirrhose sur 251 autopsies.

L'histoire anatomo-clinique des cirrhoses infantiles n'en est pas moins encore très incomplète, et bon nombre d'observations publiées sont inutilisables.

Étiologie générale. — Les cirrhoses semblent un peu plus fréquentes chez les garçons (deux tiers des cas) et s'observent surtout de neuf à douze ans; mais cependant elles peuvent être beaucoup plus précoces. On les observe parfois successivement chez plusieurs frères ou sœurs, soit qu'ils aient été soumis à la même influence étiologique, soit qu'il y ait eu chez eux une véritable prédisposition familiale. Ce dernier facteur semble très important; le rôle des prédispositions héréditaires et familiales mis en évidence chez l'adulte par Hanot, puis par Gilbert et Lereboullet, n'est nulle part aussi net que dans l'enfance; on relève dans les antécédents des enfants et chez leurs ascendants le teint bilieux, le prurit, l'urticaire, les troubles articulaires, nerveux et hémorragiques, qui constituent le fond de la cholémie familiale.

Il est incontestable que les trois grandes causes de cirrhose infantile sont l'*hérédo-syphilis*, la *tuberculose* et les *cardiopathies*; en raison de leur importance, nous les décrirons dans des chapitres spéciaux.

En dehors de ces facteurs primordiaux, la cause la plus indéniable de cirrhose est, encore chez l'enfant, l'*alcoolisme*. Sans doute, celui-ci est peu commun à cet âge, et ce fait explique certainement la rareté de la cirrhose infantile; mais on l'a observé d'une façon indiscutable dans 15 p. 100 des cirrhoses infantiles (Howard). C'est l'Angleterre qui fournit le plus grand nombre de cas, les enfants de la classe pauvre étant habitués de bonne heure à boire du *gin* ou des bières très alcooliques, comme le *pale-ale* ou le *porter*. La quantité de boissons ingérées n'a pas besoin d'être considérable pour provoquer l'hépatite, et la durée de l'intoxication est en général assez courte. La cirrhose alcoolique ne se développe guère au-dessous de quatre ans, quoique Barlow en ait observé des cas à six et neuf mois. C'est surtout de cinq à quatorze ans que se trouve le maximum de fréquence, les garçons étant plus souvent atteints que les filles. Dans un bon nombre de cas, on peut relever, chez ces enfants, des antécédents tuberculeux, et il est difficile de faire la part de ces deux facteurs étiologiques, qui semblent se renforcer mutuellement.

Dans plus de la moitié des cas, l'origine des cirrhoses reste obscure; dans quelques cas rares, on peut incriminer avec vraisemblance le *paludisme*; mais, le plus souvent, on ne relève aucune cause évidente; on est tenté alors d'incriminer des maladies infectieuses banales, notamment les *fièvres éruptives*.

On suppose alors que l'hépatite interstitielle aiguë que nous avons décrite au cours des maladies infectieuses pourrait se transformer peu à peu en tissu de sclérose. Cette étiologie, admise par Laure et Honorat, Hénoch, Edward, défendue encore récemment par Berghinz, a été fortement combattue. Hutinel et Auscher font remarquer combien les processus de réparation et de cicatrisation sont rapides et parfaits dans le jeune âge; d'autre part, la cirrhose du foie est exceptionnelle au cours des troubles digestifs de l'enfance, qui sont pourtant si fréquents et revêtent souvent la marche chronique apte à créer cette lésion.

Anatomie pathologique. — Elle comporte les mêmes formes que chez l'adulte ; cependant il existe quelques différences générales : la cirrhose infantile est le plus souvent hypertrophique (10 fois sur 14, Tœdten) ; il est constant de trouver, à côté du tissu scléreux, des îlots infectieux indiquant des poussées récentes et des dégénérescences étendues du parenchyme, expliquant la marche plus rapide et constamment fatale de l'affection.

Formes cliniques. — En dehors des cirrhoses dues à la tuberculose, à la syphilis et aux cardiopathies, nous ne décrirons que deux formes cliniques, les seules individualisées : la *cirrhose veineuse atrophique*, le plus souvent d'origine *alcoolique*, et la *cirrhose biliaire hypertrophique*.

CIRRHOSE ALCOOLIQUE.

Symptômes. — Cette cirrhose a, chez l'enfant, une symptomatologie qui se rapproche beaucoup de celle de l'adulte.

La *période prodromique* ou *préascitique* ne comporte que des troubles vagues : anorexie, vomissements, diarrhée alternant avec des périodes de constipation. Mais le météorisme existe déjà, et il s'accuse par l'augmentation de volume du ventre, qui contraste avec l'amaigrissement progressif des malades.

La *période d'état* comporte, au complet, le syndrome d'hypertension portale : ascite libre, qui atteint parfois des proportions énormes, apportant une gène considérable à la respiration et nécessitant des paracentèses successives ; développement du réseau veineux sous-cutané abdominal, prédominant dans la moitié droite de la région sus-ombilicale ; splénomégalie constante, qui peut être même si marquée que l'organe remplit tout l'hypocondre gauche.

L'ictère vrai, cholurique, n'apparait que par intermittences irrégulières ; on ne note en général qu'une teinte subictérique légère, une teinte terreuse, gris sale, sans réaction de Gmelin dans les urines. Les urines sont rares, foncées ; elles contiennent en permanence une grande quantité d'urobiline ; l'urée est diminuée. La réaction de la glycosurie alimentaire n'a pas été trouvée dans les cas où on l'a cherchée. On perçoit l'atrophie du foie, après la paracentèse, en insinuant le bout des doigts sous le rebord costal ; le bord antérieur est mousse et irrégulier ; l'organe a une résistance ligneuse marquée. Il est exceptionnel de le trouver hypertrophié, débordant de quelques travers de doigt les fausses côtes.

A côté de ces symptômes capitaux, on en voit souvent évoluer d'autres, moins constants ou moins importants : les troubles digestifs s'accentuent, le dégoût pour les aliments solides est très marqué ; la langue est saburrale, rouge à la pointe et sur les bords. La diarrhée apparait par périodes, puis s'installe définitivement ; les selles sont argileuses, jaunâtres, parfois muqueuses ou muco-sanguinolentes ; les hémorragies sont fréquentes : hématémèses surtout, moins souvent épistaxis ou purpura ; les troubles pleuro-pulmonaires ne sont pas rares ; la dyspnée, provoquée par le tympanisme et l'ascite, atteint souvent un haut degré et nécessite la paracentèse. A une période avancée, on peut voir se développer, à la base des deux poumons, des râles sous-crépitants humides ; dans la plèvre droite, à la base, on trouve souvent des frottements ou un léger épanchement.

L'*évolution* est assez spéciale ; elle est subaiguë, et la durée de la maladie est toujours moins longue que chez l'adulte. Assez souvent on observe des poussées aiguës, survenant presque subitement, sans cause appréciable : le petit malade est pris de dyspnée intense, l'abdomen se météorise énormément, la région hépatique est douloureuse, la température s'élève à 39-40°. Ces crises coïncident souvent avec une augmentation brusque de l'ascite ou avec la production d'hémorragies, surtout de melæna ou d'hématémèses. Elles accélèrent la marche du mal.

En quelques mois, l'enfant arrive à la dernière période de la cachexie et meurt soit dans le coma, soit par hémorragie ou complication bronchopulmonaire. Jusqu'à présent, on ne connaît pas encore un seul cas de guérison de cette forme de cirrhose.

Diagnostic. — Il est assez difficile, surtout étant donnée la rareté de l'affection, à laquelle on ne pense pas.

C'est en général le diagnostic de *péritonite tuberculeuse* qui est porté, et cependant, dans cette affection, le ventre est plus douloureux, l'ascite moins abondante et moins mobile ; la circulation collatérale est surtout marquée dans la zone sous-ombilicale ; la rate est rarement très hypertrophiée, les hémorragies sont exceptionnelles.

Le tableau de la cirrhose alcoolique ressemble encore à celui de la forme gommeuse ou scléro-gommeuse de l'*hérédo-syphilis* du foie ; mais, dans ce cas, on trouve après ponction des incisures profondes qui déforment irrégulièrement le foie ; on peut relever certains stigmates de spécificité : cicatrices, exostoses, malformations dentaires.

La *cirrhose cardiaque* s'accompagne aussi de météorisme, d'ascite parfois abondante, d'un réseau veineux développé ; mais elle est hypertrophique, et, si l'on ne trouve pas toujours des souffles nets à l'auscultation du cœur, l'enfant présente au moins une dyspnée et une cyanose, qu'on ne voit pas dans la cirrhose alcoolique.

Les *cirrhoses paludéennes* sont, elles aussi, hypertrophiques et ne surviennent que tardivement, après une longue période marquée par des accès fébriles.

Un *néoplasme de la cavité abdominale* peut souvent s'accompagner d'ascite; mais le liquide retiré par ponction est hémorragique, ou tout au moins très dense, fibrineux; l'examen cytologique fait reconnaître l'existence d'hématies hémolysées, rares dans la cirrhose. Après ponction, on sent la tumeur isolée ou un certain nombre de nodosités disséminées dans la cavité abdominale; le foie n'est pas petit; la rate n'est guère hypertrophiée.

Restent les *cas exceptionnels* de pyléphlébite adhésive et de compression de la veine porte (par kyste hydatique ou plus souvent par des ganglions tuberculeux), qui sont vraiment d'un diagnostic presque impossible. On n'y songera que par exclusion, lorsque la splénomégalie est énorme, les hémorragies gastriques et intestinales fréquemment répétées.

Traitement. — Il ne saurait viser à être curatif, comme nous l'avons vu. On pourra cependant prolonger la maladie et même, dans certains cas, obtenir des rémissions de quelques semaines ou de quelques mois.

Dans les poussées aiguës, il faut appliquer sur l'abdomen de larges compresses chaudes renouvelées fréquemment, mettre l'enfant à la diète hydrique ou au bouillon de légumes pendant vingt-quatre heures, puis au régime lacté exclusif en se servant de préférence du lait écrémé, ces enfants digérant mal les graisses. On pourra également donner quelques prises de calomel et de benzonapthol pour réaliser l'antisepsie intestinale.

La période aiguë calmée, on associera au lait des féculents et même des œufs pour assurer une meilleure alimentation. L'opothérapie hépatique prolongée peut amender certains symptômes. Enfin on cherchera à faire disparaître l'ascite par les diurétiques, surtout la théobromine (0gr,25 à 1 gramme par jour, en trois fois); mais il faut recourir à la paracentèse, dès que le liquide devient assez abondant pour être une gêne pour l'enfant, et sans attendre que l'abdomen soit trop distendu. Contre la sclérose elle-même, on sera complètement désarmé; l'iodure de potassium à doses longtemps continuées donne encore de moins bons résultats que chez l'adulte.

CIRRHOSES BILIAIRES.

Symptômes et traitement. — Les cirrhoses biliaires sont certainement beaucoup moins fréquentes et encore moins bien connues que les cirrhoses veineuses.

Elles peuvent se montrer à la suite de toutes les causes d'oblitération des voies biliaires, qui sont si rares, nous l'avons vu, chez l'enfant (bride péritonéale, ganglion tuberculeux du hile, kyste hydatique, obstruction vermineuse ou lithiasique, cette dernière absolument exceptionnelle); elles existent toujours dans les cas d'oblitération

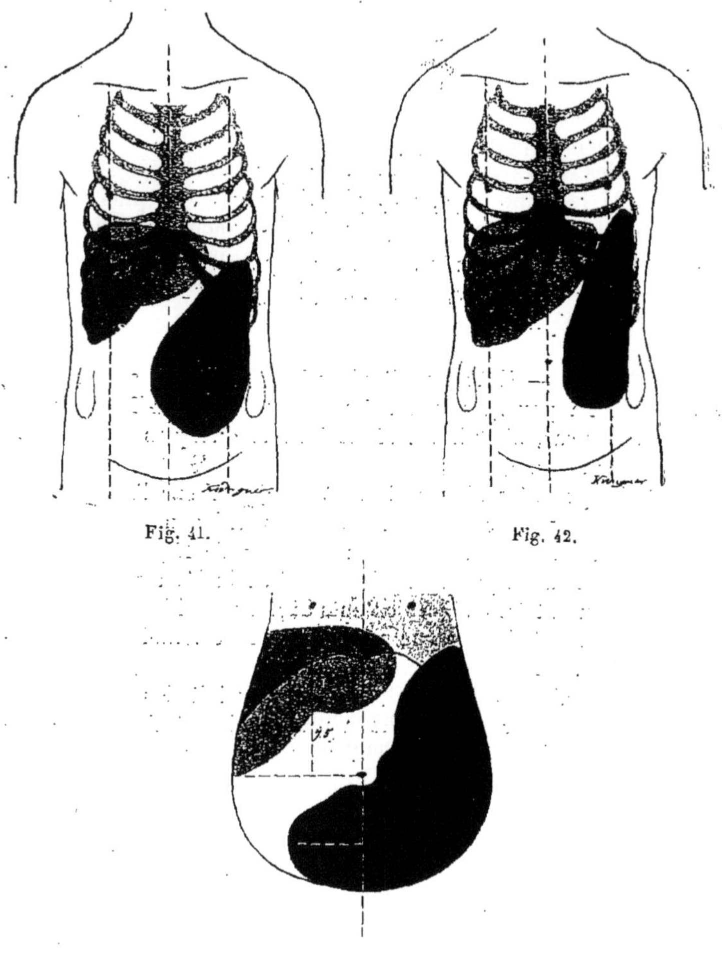

Fig. 41.

Fig. 42.

Fig. 43.

Fig. 41 à 43. — Figures schématiques représentant trois cas de cirrhose biliaire hypersplénomégalique chez des enfants de douze ans (fig. 41 et 43) et quinze ans (fig. 42) (d'après P. Lereboullet).

partielle congénitale des grosses voies biliaires. Dans tous ces faits, il y a lésion des voies biliaires extrahépatiques, et le tableau clinique est avant tout celui de l'ictère chronique par rétention ; la cirrhose reste au deuxième plan et n'est souvent décelée qu'à l'autopsie.

Par contre, il existe chez l'enfant un certain nombre de cirrhoses biliaires, sans lésions des gros canaux, avec participation seulement des canalicules intrahépatiques; le tableau clinique n'est pas tout à fait celui de l'ictère par rétention; notamment les selles sont normales ou même hypercolorées; le foie est le plus souvent très hypertrophié.

Ces faits sont encore très mal connus ; un bon nombre d'observations ne sont guère utilisables ; il est vraisemblable cependant

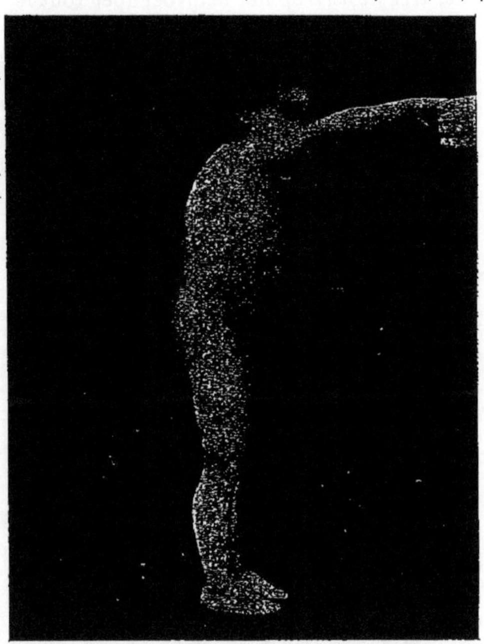

Fig. 44. — Cirrhose biliaire avec gros foie, grosse rate, météorisme sans ascite (enfant de neuf ans en traitement dans le service du Dr P. Boulloche).

que la cirrhose biliaire peut être sous la dépendance de la tuberculose, de la syphilis (Neumann), ou encore d'une infection à porte d'entrée ombilicale (d'Espine). En réalité, nous n'en connaissons bien que trois variétés : la forme infantile de la *cirrhose hypertrophique biliaire* type Hanot, qui a été bien isolée par Gilbert et Fournier; la *cirrhose biliaire du nourrisson*; la *cirrhose des pays chauds* décrite par Manson à Calcutta.

Cirrhose hypertrophique biliaire (type Hanot). — Elle a été observée par Henoch chez une petite fille de dix ans et, dans sept cas, par Gilbert et Fournier. Lereboullet, dans sa thèse, en rapporte deux nouvelles observations inédites et d'autres dues à Fax, Martial Durand, Tordeus, Posembski, Mirinescu, Taylor, Smith, Rummo. Il est probable, comme le fait remarquer Lereboullet, qu'un bon nombre d'observations devraient être rangées sous ce titre ; mais elles sont trop insuffisantes pour qu'on puisse conclure à ce sujet.

Elle se manifeste parfois chez plusieurs enfants de la même famille ; elle détermine un *ictère chronique*, cholurique, qui s'accentue progressivement, malgré des intermittences irrégulières. Les selles ne sont pas décolorées et parfois même prennent une teinte bilieuse.

Le *foie*, *très hypertrophié*, peut occuper tout le flanc droit et des-

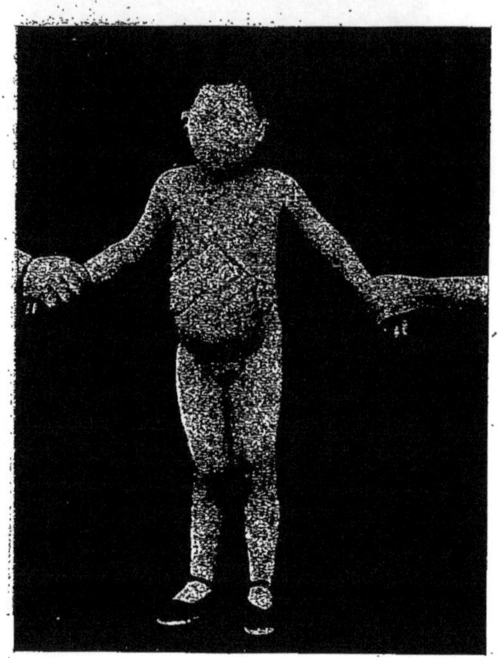

Fig. 45. — Même malade que dans la figure 44, vue de face.

cendre jusque dans la fosse iliaque ; il est dur ; son bord antérieur est net et tranchant, sa surface lisse et régulière.

La *rate* est d'un volume variable : exceptionnellement normale ou hypertrophiée d'une façon moyenne, elle est presque toujours énorme, descend dans la fosse iliaque et est proportionnellement plus grosse que le foie. La cirrhose de Hanot chez l'enfant revêt donc le plus souvent la forme hypersplénomégalique.

Comme chez l'adulte, il n'y a pas ou fort peu d'ascite, pas plus que de circulation collatérale. Les hémorragies sont fréquentes, particulièrement les épistaxis, le purpura ; les ganglions axillaires et inguinaux sont très développés.

Mais, en outre, il existe des symptômes très spéciaux dus à ce que la maladie évolue dans le jeune âge : les enfants ne se développent pas, ils restent petits, leurs membres sont grêles ; la puberté avorte, et même des troubles dystrophiques apparaissent : la dernière phalange des doigts et des orteils s'hypertrophie, les doigts deviennent hippocratiques. Il se produit des arthropathies, surtout au genou, où l'on constate l'augmentation de volume du tibia, du péroné, du fémur, en même temps qu'un peu de liquide apparaît dans la synoviale. On peut aussi voir apparaître des douleurs dans les jointures qui ne sont pas déformées, les poignets, les coudes, les chevilles, douleurs qui s'exaspèrent au moment des poussées fébriles et qui rentrent dans le cadre du rhumatisme biliaire décrit par Gilbert et Lereboullet.

L'*évolution* est lente ; elle se fait par poussées : alors l'ictère s'exagère, et apparaissent de la fièvre et quelques signes d'insuffisance hépatique, notamment de la glycosurie alimentaire. Les poussées durent de deux à plusieurs semaines, puis la fièvre disparaît, l'ictère diminue, mais reste cependant plus foncé qu'avant la poussée précédente. Après quatre à cinq ans de cette évolution, les accès deviennent subintrants, et la mort survient par cachexie, ictère grave, hémorragie ou infection intercurrente.

Le tableau clinique n'a pas toujours cet aspect schématique : l'ictère peut apparaître tardivement et être remplacé au début par le teint cholémique (cirrhose biliaire anictérique) ; le foie peut être atrophié d'emblée ou consécutivement à une première phase d'hypertrophie (cirrhose atrophique biliaire). La cirrhose peut être enfin consécutive à un ictère chronique simple, qui était resté tel pendant des années. Ces cas, d'ailleurs exceptionnels, peuvent être d'un diagnostic extrêmement difficile.

Traitement. — Comme pour les cirrhoses veineuses, il faut prescrire d'abord le lait écrémé, puis le régime lacto-végétarien. On peut y joindre la cure hydrominérale à domicile par l'eau d'Evian, de Vittel ou de Contrexéville. Les purgations régulières doivent être conseillées, surtout avec du calomel. Enfin l'opothérapie hépatique est indiquée.

Cirrhose biliaire du nourrisson. — Elle est encore beaucoup plus rare que la précédente ; on ne connaît guère que les cas de d'Espine, Hatfield, Bushong, Rühle, Neumann ; il semble que la syphilis soit assez souvent en cause.

L'ictère survient peu de temps après la naissance ; il s'accentue progressivement et atteint son maximum du cinquième au dixième jour ; les matières sont plutôt bilieuses ; le foie et la rate sont gros ; les hémorragies sont fréquentes, particulièrement les omphalorragies. La mort survient avec le syndrome d'ictère grave, du dixième au vingt-cinquième jour.

A l'autopsie, on trouve des lésions de cirrhose biliaire toute récente.

Cirrhose des pays chauds. — Manson décrit sous ce nom une maladie qui paraît extrêmement fréquente dans la région de Calcutta; elle sévit de préférence dans certaines familles. Son début est insidieux. Vers le septième au huitième mois, le foie commence à s'hypertrophier, il acquiert rapidement un volume énorme, descend à l'ombilic ou au-dessous; il est lisse et dur. Puis apparaissent de la fièvre et un ictère qui se fonce progressivement. La mort survient après quelques semaines, au plus trois ou quatre mois.

Les lésions sont celles de la cirrhose biliaire, avec néocanalicules biliaires particulièrement abondants (Gibbons). Cette affection est vraisemblablement d'origine parasitaire; mais on ne sait encore rien de précis sur sa pathogénie.

SYPHILIS DU FOIE.

Le retentissement hépatique de la syphilis acquise est encore assez peu étudié chez l'enfant ; l'ictère bénin ou grave de la période secondaire peut cependant s'observer chez lui comme chez l'adulte ; par contre, la cirrhose du foie demandant quinze ou vingt ans avant de se constituer ne saurait s'observer avant l'âge adulte.

C'est donc uniquement la localisation hépatique de l'hérédo-syphilis que nous étudierons ici. Elle peut se manifester dès la naissance, ou dans les quelques jours ou les quelques mois qui suivent ; d'autres fois, au contraire, elle n'apparaît que bien plus tardivement vers dix, quinze ans, ou même encore après. Or, au cours de la syphilis héréditaire précoce, nous aurons à décrire des formes cliniques tout à fait spéciales. Au contraire, les lésions de la syphilis héréditaire tardive évoluent suivant les modalités ordinaires de la syphilis acquise à la période tertiaire.

Tous les auteurs sont d'accord pour insister sur la fréquence et l'importance de la localisation hépatique de l'hérédo-syphilis, et cela ne saurait surprendre, puisque le foie est le premier viscère qui se trouve sur le trajet de la veine ombilicale, voie de l'infection.

Anatomie pathologique. — La variété des lésions explique la variabilité des formes cliniques. Au premier stade, on ne trouve que des lésions qui n'ont pas d'apparence spécifique : le foie est congestionné, rouge violacé, gorgé de sang (Hutinel et Hudelo).

Plus tard, l'aspect qui est le plus souvent réalisé est celui du foie silex décrit par Gübler.

Aspect macroscopique. — Quand les lésions sont généralisées, le foie est gros, globuleux, et son poids est augmenté jusqu'à atteindre le double du poids normal. La forme générale de l'organe est conservée, mais ses bords sont un peu mousses ; sa couleur est jaunâtre et rappelle celle de certaines pierres à fusil. Sur les coupes, on ne retrouve pas le piqueté normal du foie ; l'aspect est homogène, exsangue, lisse, non granuleux; par le raclage, on ne ramène qu'une sérosité limpide, jaunâtre, coagulable par la chaleur. Si on presse entre les doigts un morceau de parenchyme hépatique, on trouve qu'il a une résistance ferme et élastique; il a tendance à s'échapper et à tomber sur la table d'autopsie, où il rebondit légèrement.

L'aspect n'est pas toujours aussi typique : le plus souvent les lésions du foie silex sont localisées, sous forme d'îlots jaunâtres de consistance ferme,

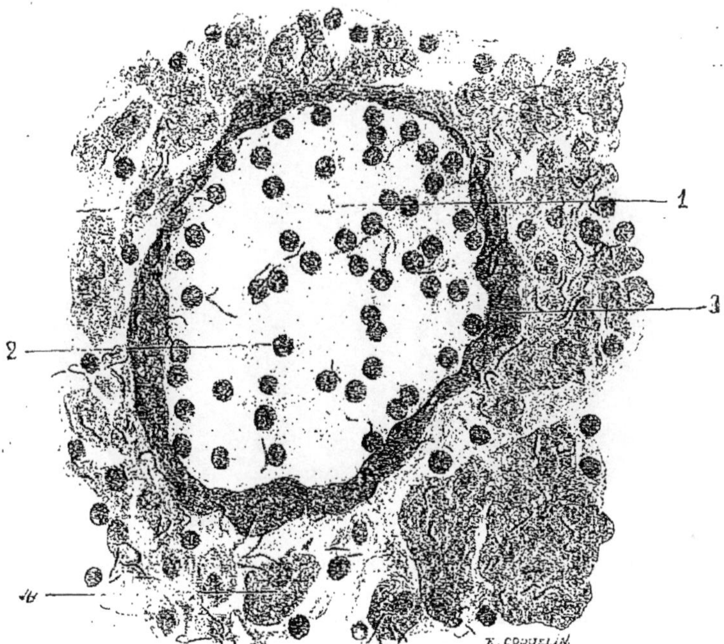

Fig. 46. — *Treponema pallidum* dans le foie d'un fœtus syphilitique macéré (préparation de Fouquet).

1, *Treponema* ; 2, globule rouge ; 3, paroi veineuse ; 4, cellule hépatique (Delbet et Chevassu).

plus ou moins transparents, tranchant sur le fond rouge-lie de vin du reste du foie ; à la coupe, le parenchyme paraît bigarré ou marbré, et on voit que les taches jaunes siègent surtout au niveau du bord tranchant, au voisinage du ligament suspenseur et dans le lobe de Spiegel.

A ces lésions diffuses peuvent s'associer des productions nodulaires. Sur le fond jaune uniforme se montre un semis de grains blancs miliaires, comparés par Gübler à des grains de semoule, adhérents au parenchyme et impossibles à énucléer : ce sont les gommes interstitielles de Virchow, les syphilomes miliaires de Wagner ; mais celles-ci restent toujours petites, de la dimension d'un grain de semoule ou même moins, quelques-unes décelables seulement au microscope.

Ces différents aspects sont l'apanage de la vie intra-utérine et des premiers mois de la vie. Plus tard, les lésions ont tendance à se localiser et à prendre l'aspect de gommes ou de sclérose en bande.

Vers la fin de la première année, Hutinel, Hudelo, Darier et Feulard, ont signalés une *hépatite nodulaire gommeuse*; le foie est criblé de petites gommes de dimensions variables, en général petites, mais atteignant le plus souvent le volume d'une lentille ou d'un pois ; elles sont blanc grisâtre, un peu translucides à la périphérie et opaques au centre ; d'autres fois elles sont entièrement jaunes.

Enfin, dans l'hérédo-syphilis tardive, on a signalé la présence de gommes, du volume d'une noisette, d'une noix, ressemblant de tous points aux gommes de l'adulte (Dittrich, Leudet, Lancereaux, Hutchinson, Barthélemy) et l'existence d'une *cirrhose* à larges travées fibreuses, avec *aspect ficelé* dû aux cicatrices

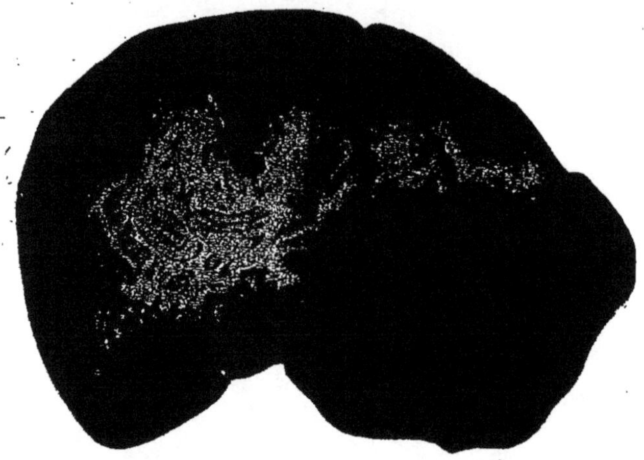

Fig. 47. — Syphilis du foie chez le nouveau-né (Bollinger-Gouget).

étoilées, consécutives à la résorption des nodules gommeux (Barthélemy).

Ces dernières lésions sont rares, et le foie silex est l'aspect le plus fréquent et vraiment spécial à la syphilis du jeune âge. Il nous reste cependant à mentionner, à titre exceptionnel, des cas de péripyléphlébite (Schüppel), de périangiocholite (Chiari), de péricholécystite (Beck), qui sont intéressants à signaler, à cause des syndromes très particuliers auxquels ces lésions avaient donné lieu pendant la vie.

Lésions histologiques. — La structure des gommes et de la sclérose fasciculée n'a rien de spécial chez l'enfant, et nous ne la décrirons pas ici. Nous décrirons seulement les lésions diffuses, qui sont le propre du nourrisson.

Au début, on trouve seulement de la dilatation des capillaires avec stase leucocytique (Hutinel, Hudelo), lésions banales et qui n'ont pas de signature spécifique ; mais elles ont été retrouvées par Milhit dans le foie des singes inoculés par Metchnikoff avec les virus syphilitiques ; elles paraissent donc bien être sous la dépendance du tréponème de Schaudinn. D'ailleurs les recherches récentes ont montré que, dans de tels foies, les parasites de la syphilis existent en très grand nombre (fig. 46).

Plus tard, on trouve une infiltration embryonnaire généralisée ; les cellules en diapédèse forment des traînées qui entourent les colonies de cellules hépatiques et les dissocient, les séparent les unes des autres ; elles s'accumulent dans les espaces portes, surtout autour des veines, qu'elles enserrent comme d'un manchon ; en même temps, les cellules fixes du tissu conjonctif entrent en prolifération ; ainsi se constituent des îlots infectieux d'apparence banale, qui sont caractérisés seulement par la présence de nombreux tréponèmes.

Certains des îlots embryonnaires ainsi formés évoluent comme des gommes en miniature, et leur centre dégénère. D'autres se comportent comme des îlots de tissu hématopoiétique ; on y voit tous les stades de transformation des cellules embryonnaires en hématies nucléées, puis en hématies adultes ; d'autres prennent l'aspect de myélocytes et se chargent de granulations neutrophiles, ou éosinophiles ; d'autres enfin constituent des cellules vasculaires, et il se fait une néoformation marquée de capillaires. Il y a donc reviviscence très nette, en certains points, de la fonction vaso-formative et hématopiétique du foie (Ribadeau-Dumas, Courcoux et Pater).

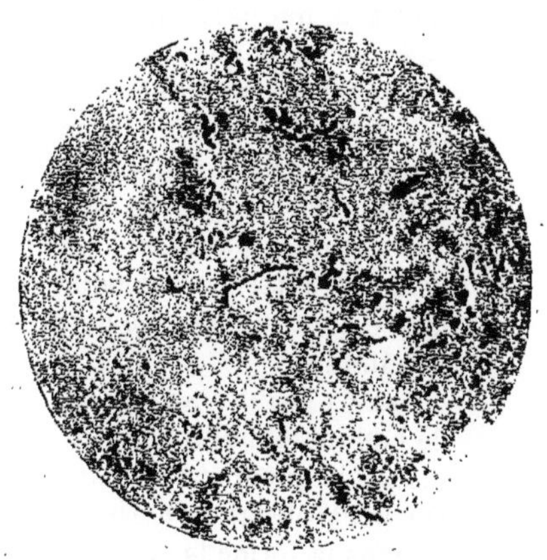

Fig. 48. — *Treponema pallidum* imprégnés à l'argent dans les coupes de foie hérédo-syphilitique. Préparation de Nicolas et Fabre. Photographie de M. Moupillard (Nicolas).

Les cellules hépatiques elles-mêmes subissent la dégénérescence graisseuse ; leur glycogène disparaît, elles s'atrophient et, quand ces lésions sont très marquées et généralisées, elles expliquent les phénomènes d'ictère grave constatés pendant la vie. En certains points, les cellules, au lieu de dégénérer, réagissent ; leurs noyaux se multiplient, plusieurs cellules voisines s'accolent et ainsi se forment des placards cellulaires à plusieurs noyaux, de véritables cellules géantes d'un aspect un peu spécial (Hoche, Cornil, Menetrier et Rubens-Duval).

Lorsque les lésions sont moins intenses et ont le temps d'évoluer plus lentement, elles s'organisent ; les cellules embryonnaires deviennent fusiformes ; leurs extrémités se ramifient ; il se constitue peu à peu une trame conjonctive très délicate qui enserre les cellules hépatiques et forme une véritable cirrhose monocellulaire au début ; alors est constitué l'aspect typique du foie silex. Les espaces portes sont élargis et dilatés, remplis par un tissu fibreux, qui forme, autour de tous les canaux, des manchons épais à couches concentriques ; les branches portes sont déformées, rétrécies, à parois épaissies ; elles disparaissent même parfois pour ne laisser place qu'à une cicatrice arrondie fibreuse. Au contraire, les canaux biliaires et la branche de l'artère hépatique semblent conserver leur calibre normal ; les veines sus-hépatiques restent intactes. Cet aspect histologique confirme donc ce qu'on pouvait supposer *à priori*, c'est-à-dire que la principale voie d'apport de l'infection est la voie placentaire ; celle-ci n'est pourtant pas la seule ; car, si on trouve des tréponèmes en quantités énormes dans le foie des hérédo-syphilitiques précoces, on en trouve aussi dans un grand nombre d'organes, et même dans le sang; le foie est donc soumis à une continuelle réinfection par l'intermédiaire de la circulation générale.

Symptômes et diagnostic. — On peut se trouver en présence d'un enfant né avant terme ou à terme, ou d'un enfant plus âgé.

Chez l'enfant né avant terme. — Les lésions hépatiques, quand elles sont très accentuées, paraissent incompatibles avec la vie, et elles sont pour une part importante dans la mort du fœtus, l'avortement, ou l'accouchement avant terme. En général, l'expulsion a lieu entre le cinquième et le huitième mois, et le fœtus vient macéré. D'autres fois, l'accouchement a lieu à terme, mais l'enfant est mort-né ou ne vit que quelques heures. Dans certains cas, la phlébite de la veine ombilicale entraîne la production de l'hydramnios ; d'après Bar, il faut songer à la syphilis, quand on voit l'hydramnios se développer rapidement vers les quatrième, cinquième, ou sixième mois de la grossesse, même chez une femme ne présentant pas de stigmate de l'infection spécifique.

Chez l'enfant né a terme. — La naissance peut s'effectuer dans de bonnes conditions, et c'est seulement quelques heures, quelques jours ou quelques semaines après, qu'apparaissent des accidents. On peut observer alors des formes variées.

Dans la forme la plus habituelle, on voit peu à peu se constituer des troubles digestifs ; l'enfant refuse le sein, il a des vomissements, de la diarrhée verte. Le poids reste stationnaire ou décroît rapidement. Le ventre est proéminent, saillant, et parcouru par un réseau veineux sous-cutané, prédominant dans la région sus-ombilicale et à l'hypocondre droit ; la percussion montre un météorisme excessif ; il n'y a pas d'ascite, ou tout au moins celle-ci reste très légère. Le foie est très hypertrophié, parfois énorme, occupant les deux tiers de l'abdomen, débordant l'ombilic et arrivant jusqu'à la crête iliaque. L'augmentation de volume porte sur la totalité du foie ; sa surface est lisse, sa résistance accrue; enfin la palpation semble douloureuse et fait crier l'enfant. La splénomégalie est constante; on peut presque toujours sentir le pôle inférieur de la rate, qui déborde les fausses côtes et parfois descend jusqu'à l'ombilic, ou même plus bas. Enfin, le plus souvent, il n'y a pas d'ictère, la peau a une teinte sale, sombre, bistrée, mais qui n'est pas vraiment jaune.

Si l'enfant n'est pas traité, l'état général s'aggrave rapidement, les troubles digestifs s'accusent de plus en plus, malgré une hygiène alimentaire sévère; le poids fléchit chaque jour. Des hémorragies apparaissent, surtout nasales et ombilicales ; plus rarement on voit survenir du purpura, des hématémèses ou du melæna. L'enfant meurt en quelques semaines par cachexie progressive, broncho-pneumonie ou infection intestinale surajoutée. Nous verrons comment le traitement spécifique modifie ce pronostic.

Le gros foie hérédo-syphilitique est d'un *diagnostic* aisé lorsqu'on trouve quelques stigmates de l'infection, et cela n'est pas rare : l'enfant a un facies vieillot, cachectique, terreux ; sa peau est ridée ; il présente du coryza chronique, des plaques fissuraires labiales ou anales, des éruptions cutanées. Mais il n'en est pas toujours ainsi, et Chauffard a montré que toute la symptomatologie pouvait se réduire à la présence d'un gros foie et d'une grosse rate, dans les formes qu'il a appelées type spléno-hépatique de l'hérédo-syphilis. On peut alors se demander si on n'a pas affaire : à un gros foie tuberculeux, mais il est rare qu'on ne trouve pas alors de la micropolyadénopathie périphérique, des signes d'adénopathie bronchique ; — à un gros foie d'origine dyspeptique ; dans ce cas, la cachexie est moindre, les symptômes s'améliorent par les seules prescriptions concernant le régime alimentaire. — Mais, même dans cette forme réduite, ce qui caractérise surtout l'infection syphilitique, c'est la présence d'une grosse rate appréciable à la palpation, dont Marfan et, après lui, tous les pédiatres ont reconnu la valeur diagnostique chez le nourrisson, au point d'en faire un stigmate viscéral de spécificité.

Dans cette forme habituelle, les symptômes hépatiques sont donc peu bruyants ; ils se réduisent à l'hypertrophie du foie et à des troubles digestifs assez peu significatifs. Ce n'est que dans certains cas exceptionnels qu'on observera une ascite abondante ou un ictère véritable.

L'ascite est tout à fait rare et ne s'observe, chez le nourrisson tout au moins, qu'en cas de pyléphlébite concomitante (Schüppel).

L'ictère est un peu plus fréquent et peut se rencontrer dans trois circonstances différentes : 1° on peut observer un ictère typique par rétention, dû à une compression par une gomme du foie (Durante), par des ganglions hilaires (Lancereaux), ictère qui assez rapidement, prend les allures de l'ictère aggravé et entraîne la mort ; 2° plus souvent, peut-être, l'ictère par rétention se déclare quelques heures après la naissance : il est dû à une malformation des voies biliaires, elle-même d'origine spécifique, et survient quelques semaines ou quelques mois après la naissance ; cet ictère sans fièvre persiste tel pendant plusieurs jours, puis s'accompagne des symptômes de l'ictère grave ; 3° enfin on peut voir apparaître, peu de temps après la naissance, un ictère grave d'emblée, dû à une hépatite diffuse ; dès le début, il y a de la fièvre ou, au contraire, de l'hypothermie, des convulsions, des hémorragies ; la mort survient en quelques jours. Devant ces symptômes anormaux, le diagnostic est des plus difficiles et ne pourra se faire que par la constatation d'autres stigmates de syphilis. Dans un cas récent d'ictère grave du nourrisson, Ribadeau-

Dumas et Poisot ont pu déceler des spirochètes à l'examen du sang prélevé pendant la vie.

CHEZ LES ENFANTS PLUS AGÉS. — La syphilis hépatique est rare après les deux premières années; elle tend à revêtir un aspect clinique analogue à celui de la cirrhose syphilitique de l'adulte.

Le foie est encore hypertrophié, mais il devient inégal et irrégulier; on assiste à une lobulation progressive de sa surface, qui se fait parfois en quelques mois. En même temps, le foie tend à se rétracter, mais d'une façon irrégulière; le lobe gauche peut se rétracter en totalité, tandis que le lobe droit reste encore très hypertrophié. Le réseau veineux sous-cutané est très dilaté; l'ascite est abondante et récidive, après ponction, d'une manière désespérante. L'ictère est rare, et en tout cas reste très léger.

Le diagnostic de cette forme ne se pose pas avec la cirrhose hypertrophique biliaire, qui s'en distingue aisément par l'existence d'un ictère précoce, permanent et progressif, d'une hypertrophie lisse et régulière du foie, l'absence d'ascite et de réseau veineux abdominal. Par contre, la cirrhose hérédo-syphilitique tardive ressemble aux cirrhoses veineuses, car ces deux formes morbides ont comme caractères communs le syndrome d'hypertension portale. C'est surtout la cirrhose veineuse hypertrophique qui sera difficile à différencier, car la cirrhose syphilitique de l'enfant est rarement atrophique; ce sont surtout les irrégularités accentuées du bord inférieur qui feront penser à la spécificité.

La cirrhose cardiaque pure, qui est également hypertrophique, se reconnaîtra à l'existence de souffles orificiels, à l'augmentation de la matité précordiale, aux signes d'asystolie générale. La cirrhose cardio-tuberculeuse est d'une affirmation plus délicate, car l'examen du cœur est souvent négatif; on la soupçonnera si l'on observe une dyspnée et une cyanose d'abord paroxystique, puis permanente, des accès de fièvre irréguliers, enfin des signes physiques de pleurésie ou d'adénopathies médiastines. Les autres cirrhoses hypertrophiques de la seconde enfance seront plus difficiles encore à éliminer, faute de signes pathognomoniques et d'étiologie appréciables. Mais le foie est le plus souvent lisse et régulier, tandis que la cirrhose syphilitique se manifeste par des bosselures et des dépressions, le plus souvent perceptibles à la palpation.

Pronostic. — La syphilis hépatique de l'enfant comporte toujours un pronostic grave, mais qui varie cependant suivant les cas; rapidement mortelle dans les formes précoces, avec éruptions cutanées, avec ictère, elle est susceptible de guérison, ou tout au moins d'amélioration prolongée, grâce au traitement, quand elle se manifeste par une hypertrophie isolée du foie ou quand il s'agit de cirrhose tardive.

Traitement. — Dans les manifestations précoces, le traitement mercuriel doit être institué dans toute sa rigueur aussitôt que possible. Chez le nourrisson, on emploiera les frictions quotidiennes avec $0^{gr},50$ ou 1 gramme d'onguent napolitain, ou la liqueur de Van Swieten, qu'on fera prendre dans du lait, à la dose de 1 à 2grammes par jour. Après deux semaines, on interrompra la cure pendant quelques jours, pour donner du sirop d'iodure de fer (une cuillerée à café par jour); puis on reprendra le traitement mercuriel.

Pour les manifestations hépatiques de l'hérédo-syphilis tardive, il faut prescrire l'iodure de potassium (1 gramme à 2 grammes par jour pour les enfants de cinq à dix ans), ou mieux, le traitement mixte sous forme de sirop de Gibert (de une à trois cuillerées à soupe par jour d'un mélange de 1 partie de ce sirop avec 2 parties de sirop d'écorce d'oranges amères).

TUBERCULOSE DU FOIE.

Le foie est presque constamment intéressé dans toutes les modalités de la tuberculose infantile; mais, dans beaucoup de cas, il s'agit de lésions qui se manifestent en clinique par un minimum de signes et qui restent plus ou moins latentes. Seules les cirrhoses tuberculeuses revêtent une allure clinique très spéciale, mais celles-ci sont rares; leur histoire est de date récente et ne commence guère qu'avec l'ère des recherches histologiques et bactériologiques. Quoique certainement beaucoup moins fréquentes que chez l'adulte, il est probable que leur domaine s'étendra encore, à mesure que les recherches de laboratoire seront appliquées systématiquement à un plus grand nombre de cas.

Classification. — Dès aujourd'hui, on peut décrire à la tuberculose hépatique infantile les formes anatomo-cliniques suivantes :

Formes aiguës. — Au cours de la granulie, on peut voir des *granulations au niveau du foie* d'une façon presque constante, sinon à l'œil nu, tout au moins au microscope; étant donnée la très grande fréquence de la tuberculose granulique, surtout de deux à cinq ans, on comprend que ce soit là une lésion qu'on rencontrera dans un grand nombre d'autopsies. Elles coïncident, en général, avec des lésions de dégénérescence graisseuse plus ou moins généralisées de la cellule hépatique.

En clinique, cette participation du foie s'accuse par une hypertrophie notable de l'organe, dont la palpation est légèrement douloureuse Quoique fréquente dans d'autres pyrexies infantiles, cette augmentation de volume du foie, jointe à celle de la rate et des ganglions périphériques, constitue un bon argument clinique en faveur de la nature tuberculeuse de l'affection. Mais il est rare qu'on ait lieu d'observer d'autres symptômes d'origine hépatique, et ce n'est que par l'examen des urines qu'on pourrait déceler un certain degré d'insuffisance de l'organe.

Formes latentes. — Les *lésions spécifiques* resteront le plus souvent latentes : les *gros nodules caséeux* ne sont pas rares au cours de la tuberculose chronique des autres viscères; ils ont été étudiés par Gilbert et Claude, Sergent, Jacobson ; ils peuvent s'ouvrir dans les voies biliaires, constituer des cavernes, mais ne se révèlent par aucun symptôme net. Les *abcès froids* resteront ignorés, jusqu'à ce qu'ils aient gagné la face convexe du foie pour former des collections sous-phréniques.

Il n'en est pas de même des *lésions non spécifiques* de la surcharge graisseuse et surtout des cirrhoses. Le *foie gras* est très fréquent dans le cours de la tuberculose chronique, pulmonaire ou ganglionnaire; il s'accuse en clinique par une hypertrophie assez considérable; le bord du foie est mou, non douloureux; mais il n'y a ni ictère ni ascite.

Les *cirrhoses* se manifestent toujours au contraire par un ensemble symptomatique très chargé. Leur histoire est relativement récente et date surtout des travaux du professeur Hutinel. Il est probable que les cas s'en multiplieront et qu'on pourra dépister la tuberculose dans un bon nombre de cirrhoses dont l'étiologie reste jusqu'à présent assez obscure. Néanmoins on peut dès aujourd'hui en décrire plusieurs formes, de fréquence très inégale.

La *cirrhose hypertrophique simple* d'origine tuberculeuse a été observée chez l'enfant quatre fois par Hutinel, une fois par d'Espine. Certains auteurs, tels que Edwards, Beaudouin, s'inspirant d'arguments purement cliniques, la considèrent comme relativement fréquente; mais ce point nécessite des recherches complémentaires. Elle se manifeste cliniquement par le syndrome de l'hypertension portale et l'existence d'un gros foie; l'évolution en est lente.

L'existence de la *cirrhose atrophique simple* d'origine tuberculeuse est encore discutée. Moore, Pitt ont publié des observations d'enfants atteints du syndrome complet de la cirrhose de Laennec et qui présentaient à l'autopsie un foie rétracté, petit, dur à couper ; ces enfants n'avaient pas été soumis à l'intoxication alcoolique ; par contre, ils présentaient des lésions tuberculeuses du poumon, des ganglions ou du péritoine; mais l'examen histo-bactériologique du foie manque.

Laure et Honorat, enfin, ont montré que la *cirrhose hypertrophique graisseuse* (type Hutinel-Sabourin) peut exister chez l'enfant et être d'origine tuberculeuse. Elle a la même évolution que chez l'adulte : après une période de quelques jours ou de quelques semaines pendant laquelle on n'observe que des troubles vagues du tube digestif avec de l'amaigrissement, apparaît la période d'état marquée par l'existence d'un ictère grave subaigu, fébrile, avec hypertrophie du foie.

Mais c'est la CIRRHOSE CARDIO-TUBERCULEUSE qui est surtout l'apanage de l'enfant, et c'est d'elle dont nous traiterons spécialement ici.

CIRRHOSE CARDIO-TUBERCULEUSE.

L'association de la cirrhose du foie avec la symphyse tuberculeuse du péricarde avait été déjà signalée par Hayem et Tissier, chez l'adulte, en 1889. Le professeur Hutinel, en 1893, publia huit observations de cette association chez l'enfant; il montra la subordination réciproque des lésions et fit, de cette nouvelle affection, un tableau symptomatique auquel on n'a rien ajouté depuis. De nombreuses observations parues ensuite et dues à Boissin, Pick, Moizard et Jacobson, Cabot, Nochod, Jonescu et d'autres encore, ont seulement montré la fréquence relative de cette affection.

Exceptionnelle en effet après trente ans, rare de vingt à trente ans, elle se montre surtout de deux à quatorze ans ; on n'en connaît pas d'observations au-dessous de deux ans.

Anatomie pathologique. — A l'autopsie, on trouve :

1° Une symphyse tuberculeuse du péricarde, fibreuse ou fibro-caséeuse;

2° Des ganglions médiastinaux caséeux, formant des masses parfois énormes et qui sont inclus dans un tissu fibreux, dense, véritable médiastinite calleuse, qui enserre le cœur, l'origine des gros vaisseaux et surtout l'embouchure de la veine cave inférieure ;

3° Un foie énorme, souvent doublé de volume et de poids, entouré de fausses membranes épaisses ; quand on les a enlevées, la surface paraît hérissée de petites saillies violacées séparées par des parties plus pâles.

Le parenchyme est résistant à la coupe ; la surface de section présente des placards violacés, représentant le type du foie muscade, et d'autres parties plus pâles, jaunâtres, souvent ardoisées et dont la distribution rappelle parfois l'aspect d'une feuille de fougère.

Au microscope, les parties violacées présentent l'aspect du foie cardiaque : dilatation des veines sus-hépatiques et des capillaires voisins, atrophie des cellules hépatiques et parfois sclérose péri-sus-hépatique. Dans les parties pâles, on trouve de la dégénérescence graisseuse des cellules, et au niveau des espaces porto-biliaires, des tubercules embryonnaires rappelant les nodules infectieux, quelquefois pourtant pourvus de cellules épithélioïdes ou de cellules géantes; en d'autres points, on surprend un stade plus tardif : la sclérose se développe dans l'espace porte autour des tubercules et tend à envahir les lobules voisins;

4° Enfin on peut trouver des lésions accessoires et contingentes :

tuberculose pleurale ou péritonéale, plus rarement tuberculose pulmonaire.

Symptômes. — Dans la forme habituelle, il s'agit de petits malades déjà malingres, chétifs, qui semblent arrêtés dans leur croissance et qui commencent par présenter de l'amaigrissement sans raison apparente, de la dyspnée d'effort et une cyanose d'abord légère et intermittente, puis permanente. Ces symptômes sont néanmoins encore peu marqués, lorsque commence à apparaître l'augmentation du volume du ventre ; c'est alors seulement que, le plus souvent, l'enfant est soumis à l'examen médical.

Au début de cette période d'état, l'enfant présente un aspect bien particulier : sur l'abdomen apparaît une circulation collatérale assez marquée ; le ventre est saillant et distendu par une ascite abondante absolument libre. Après ponction, on constate que le foie est gros et descend jusqu'à la région ombilicale ; il semble légèrement granuleux; son bord inférieur est mousse. La hauteur de la matité hépatique sur la ligne axillaire antérieure atteint jusqu'à 15, 20 centimètres ou davantage. La rate déborde légèrement les fausses côtes. — Il n'y a pas d'ictère, ou bien, s'il existe, il reste léger et disparaît. Les urines sont peu abondantes, assez hautes en couleur et denses ; elles contiennent parfois de l'albumine, souvent de l'urobiline ; les urates sont augmentés, l'urée et les phosphates diminués. La glycosurie alimentaire est inconstante.

Plusieurs signes pourtant permettent déjà de soupçonner qu'il ne s'agit pas d'une cirrhose hypertrophique banale : la circulation collatérale dépasse l'abdomen et est parfois aussi marquée à la région thoracique; l'ascite reparaît rapidement et aussi abondante après la ponction. En outre, on constate une dyspnée et une cyanose assez marquées, qui augmentent au moindre effort et peuvent même devenir menaçantes à certains moments. *Or ces signes ne trouvent pas d'explication satisfaisante, à l'examen du cœur ou des poumons.*

Au niveau du cœur, en effet, dans les cas les plus favorables, on note de l'ondulation de la région ; mais, plus souvent, le choc de la pointe est imperceptible au palper comme à la vue.

La matité est ordinairement normale, en tout cas moins considérable que dans la symphyse rhumatismale.

L'invariabilité de cette matité dans les différentes positions données au malade est un signe de la plus haute importance, mais souvent difficile à affirmer. La dépression sus-sternale, synchrone à la systole cardiaque, le gonflement inspiratoire des veines du cou, l'affaissement diastolique brusque de ces veines sont autant de signes qu'il faut chercher, mais qui manquent souvent. A l'auscultation, les bruits sont en général faibles et sourds, quoique réguliers ; parfois ils présentent le rythme fœtal; mais les bruits de souffle sont exceptionnels.

La radioscopie même donne des renseignements moins nets que pour les cœurs très hypertrophiés de la symphyse rhumatismale : le petit cœur des tuberculeux confond en général son ombre avec celle du sternum et de la colonne vertébrale.

En somme, ce sont surtout des signes négatifs qu'on trouvera ; néanmoins, en pareil cas, l'attention ne saurait manquer d'être retenue par ce fait que, suivant l'expression de Hutinel, « le cœur semble absent à la vue comme au palper ».

A l'examen de l'appareil respiratoire, on constatera de la pleurésie sèche, le plus souvent bilatérale, parfois des foyers de congestion pulmonaire surtout aux bases, ou un épanchement pleural peu considérable, séreux, rarement hémorragique. Il existe enfin des adénopathies médiastinales, qu'on décèlera par la radioscopie, à défaut des signes cliniques habituels.

Assez rapidement, la maladie s'aggrave : on voit apparaître aux membres inférieurs un œdème dur et foncé ; la face cyanosée est légèrement bouffie. Puis des signes généraux se montrent ; des accès de fièvre vespérale surviennent, d'abord rares et qui demandent à être recherchés, puis quotidiens. Les enfants ont un appétit capricieux et irrégulier ; parfois ils vomissent ; ils maigrissent rapidement, et la partie supérieure du tronc, émacié, squelettique, recouverte d'une peau sèche et écailleuse, contraste singulièrement avec l'enflure de l'abdomen et des membres inférieurs. L'affection suit dès lors une marche rapide, surtout à l'hôpital; les enfants succombent au bout de six mois, un ou deux ans, avec des signes de cachexie croissante, interrompue par une brusque syncope ; parfois ils sont emportés par une tuberculose généralisée, par des accidents d'ictère grave; plus rarement, c'est une rougeole, une scarlatine, dont ils ne peuvent plus faire les frais, et qui met un terme à leur vie. Cependant on a vu des enfants, placés dans de bonnes conditions hygiéniques, à la campagne, et grâce au repos, au lit, survivre plusieurs années. Mais c'est là l'exception.

Diagnostic et formes anormales. — En résumé si, avec un gros foie lisse et de l'ascite, l'on trouve une cyanose, paroxystique d'abord, continue ensuite, si cette cyanose ne s'explique ni par l'examen du cœur ni par celui des poumons, il faut penser à une symphyse péricardique tuberculeuse et à son retentissement sur le foie (Hutinel). Ce diagnostic sera confirmé par l'existence des signes généraux de tuberculose.

En général, on pourra assez facilement éliminer la cirrhose cardiaque non tuberculeuse ; celle-ci s'accompagne d'une augmentation de volume considérable du cœur, de voussure précordiale et de souffles divers. La maladie procède par poussées successives, qui sont, au début, rapidement améliorées par la digitale.

Mais le syndrome d'Hutinel n'a pas toujours cet aspect schématique; les signes d'asystolie, la cyanose même peuvent manquer. Si l'on constate seulement de l'ascite avec amaigrissement, on pensera alors à une péritonite tuberculeuse; s'il y a de l'ascite avec un gros foie, on fera le diagnostic de cirrhose hypertrophique de cause indéterminée; s'il n'y a pas d'ascite, mais un gros foie avec de la fièvre, l'erreur sera difficilement évitable avec un abcès du foie; enfin s'il existe un gros foie sans ascite et sans fièvre, on pensera à un sarcome et surtout à un kyste hydatique : Hutinel et Auscher rapportent trois cas de ce genre qui ont été indûment opérés.

D'autre part, ce syndrome peut être réalisé au complet, par un paquet ganglionnaire comprimant la veine cave inférieure dans le médiastin ou immédiatement au-dessous du diaphragme (Imervool), par une myocardite scléreuse (Thomesco). La cause véritable est alors une surprise d'autopsie.

Traitement. — La base du traitement réside dans une hygiène parfaite : la cure marine dans une station chaude, abritée, ou mieux la cure d'air à la campagne en est le meilleur élément : il faut ordonner une suralimentation prudente combinée au régime lacté. On ne donnera de médicaments qu'à la période de non-compensation, quand apparaissent œdèmes et ascite; la théobromine doit être alors continuée pendant longtemps (0gr,25, 0gr,75 par jour); le calomel donné à doses répétées de 0gr,01 à 0gr,02 par jour, pendant sept à dix jours, permet d'établir une décongestion marquée. — Hutinel conseille, en outre, l'iodure de potassium ou de sodium, qui, dans certains cas, lui a semblé avoir une action favorable sur la sclérose du foie.

Pendant les crises asystoliques, c'est aux toni-cardiaques qu'on aura recours, principalement à la digitale et au strophantus. Enfin, Mme Lanos conseille, contre les œdèmes tenaces, le régime achloruré, qui ferait disparaître l'enflure des jambes, mais agit peu sur l'ascite.

FOIE CARDIAQUE.

La congestion passive se réalise au niveau du foie chez l'enfant surtout au cours de la symphyse du péricarde, qui rapidement se manifeste par de l'asystolie généralisée ou localisée au foie. Nous venons de voir quels sont les symptômes hépatiques engendrés par la symphyse tuberculeuse; il nous reste à étudier l'action des autres péricardites chroniques, particulièrement de la symphyse rhumatismale. Si fréquente dans la symphyse, l'asystolie hépatique est par contre exceptionnelle au cours des lésions orificielles isolées, qui restent si longtemps très bien compensées chez l'enfant.

Le foie cardiaque pourra encore être réalisé en cas de compression médiastine par de volumineux ganglions trachéo-bronchiques, ou exceptionnellement par des lésions pulmonaires chroniques : emphysème, phtisie fibreuse, affections relativement rares à cet âge.

Anatomie pathologique. — Les lésions sont les mêmes que chez l'adulte : au début, c'est de la congestion simple, limitée à la zone péri-sus-hépatique ; plus tard, il s'y adjoint de la sclérose, qui peut se systématiser autour des veines sus-hépatiques ou dans les espaces portes. Mais, fait particulier, et qui fait ressortir l'importance des nouvelles poussées infectieuses dans l'éclosion des phénomènes asystoliques chez l'enfant, il est constant de trouver sur les coupes de foie un certain nombre de nodules infectieux (Hutinel) de formation récente.

Symptômes et diagnostic. — Au premier stade de congestion

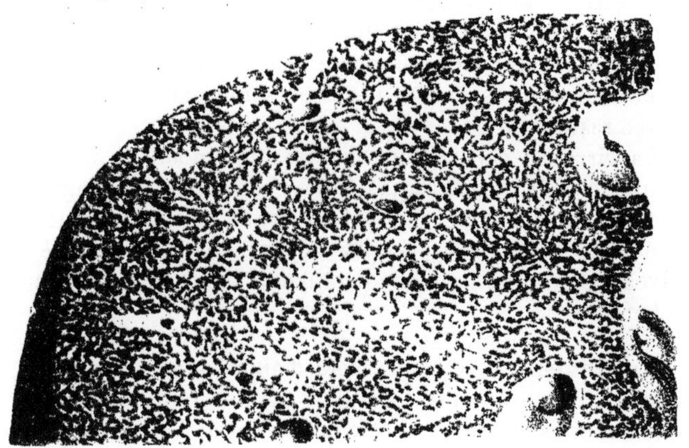

Fig. 49. — Foie muscade infiltré de graisse (foie cardiaque) (Bollinger-Gouget).

simple sans cirrhose, on trouve un foie considérablement hypertrophié, plus encore que chez l'adulte, et il n'est pas rare de le voir déborder largement la ligne qui va de l'épine iliaque antéro-supérieure à l'ombilic. Son bord inférieur est émoussé, et on peut, parfois, en prenant ce bord entre les doigts, percevoir le pouls hépatique systolique, décrit chez l'adulte par Potain et Mahot.

La palpation du foie est toujours douloureuse ; elle est en outre gênée souvent par du météorisme et parfois un peu d'ascite. Enfin la paroi abdominale peut être sillonnée d'une circulation collatérale plus ou moins développée.

Les troubles digestifs sont très accentués ; le petit malade est subictérique, ses urines sont rares, denses, contiennent de l'urobiline et parfois des pigments biliaires vrais.

Ces symptômes peuvent s'associer à des signes d'asystolie générale, ou rester isolés : c'est alors l'asystolie hépatique, qui peut être d'autant plus difficile à diagnostiquer que les modifications rapides du volume du foie qui caractérisent le foie accordéon et ont une si grande valeur chez l'adulte peuvent, chez l'enfant, se retrouver dans d'autres conditions, notamment au cours d'infections intestinales aiguës (Terrien) et que, d'autre part, l'auscultation du cœur ne révèle souvent aucun bruit anormal, puisqu'ici il s'agit de symphyse (Hutinel).

Cependant l'attention sera attirée sur le cœur par la cyanose et la dyspnée persistantes ; et le diagnostic se basera sur la voussure toujours marquée de la région précordiale, l'immobilité de la pointe et accessoirement les ondulations de la paroi ; il sera confirmé par l'action de la digitale et des diurétiques, quoique ceux-ci restent impuissants dans certains cas.

Il est souvent difficile de dire si la cirrhose s'est surajoutée à la congestion; le foie reste hypertrophique, et l'on ne voit jamais la cirrhose atrophique qui a été signalée tardivement chez l'adulte. On peut seulement la soupçonner (Hutinel) lorsque les poussées deviennent subintrantes et que la rétrocession dans les périodes intercalaires reste minime.

La cirrhose cardio-tuberculeuse, que nous avons déjà étudiée, donne les mêmes signes physiques ; cependant son diagnostic pourra se faire, car dans ce cas l'asystolie est en général irréductible, et l'on constate, en d'autres points, notamment dans les plèvres et au niveau des ganglions médiastinaux, des signes indiscutables de tuberculose.

Traitement. — Il s'adressera d'abord au cœur; ce sera le traitement commun à toute asystolie; mais il faut se souvenir que les intoxications et les infections d'origine intestinale retentissent à leur tour sur le foie et entretiennent les symptômes, en provoquant la formation de la sclérose. Il faut donc doublement recourir au régime lacté ou lacto-végétarien, prescrire des purgatifs légers répétés (manne, huile de ricin), donner un peu de salicylate de soude ($0^{gr},15$ par année d'âge) plusieurs jours de suite. Les phénomènes douloureux seront très utilement calmés par de larges compresses chaudes, fréquemment renouvelées.

TUMEURS DU FOIE.

Les tumeurs du foie ne présentent pas, chez l'enfant, de caractères bien différents de ceux que l'on rencontre chez l'adulte : aussi nous contenterons-nous de dire quelques mots rapides du kyste hydatique parmi les tumeurs liquides, et du cancer parmi les tumeurs solides, qui sont les deux variétés que l'on observe le moins rarement.

KYSTE HYDATIQUE.

Étiologie. — La plupart des auteurs classiques insistent sur la rareté de l'échinococcose chez les enfants. Dévé trouve cette opinion beaucoup trop absolue et croit au contraire, après Pontou et Rathery, à la fréquence probable des kystes méconnus de l'enfance. Dans une thèse récente, Fenouil a réuni 49 cas publiés en France. Broca, en quelques années, en a opéré 11 cas. Les statistiques de l'Argentine, toujours indispensables à consulter en cette matière, montrent que, sur 948 cas réunis par Vegas et Cranwell, 135 ont été observés chez des enfants de un à dix ans, et 200 chez des sujets de onze à vingt ans ; ces chiffres élevés s'expliquent en partie par le fait que, dans ce pays d'élevage, les enfants jouent continuellement avec les chiens, mais aussi parce que les chirurgiens argentins, ayant l'attention attirée sur la maladie, la diagnostiquent plus tôt, alors qu'elle ne se manifeste que par des signes peu caractéristiques.

Comme ce sont avant tout les conditions de vie qui règlent la contagion, il n'est pas rare d'observer, dans des familles de bergers, de bouchers, plusieurs frères et sœurs successivement atteints de cette affection.

Dans le jeune âge, *les kystes, même très volumineux, sont presque toujours uniloculaires ;* les kystes multiples sont exceptionnels et dépourvus de vésicules filles ; ils ne renferment que du sable échinococcique. Ces conditions anatomiques favorisent singulièrement les interventions chirurgicales.

Symptômes et diagnostic. — Les kystes restent longtemps latents, ne donnant lieu qu'à des douleurs peu accentuées et à des symptômes vagues de dyspepsie ; le diagnostic n'en est souvent possible qu'après plusieurs années, à l'âge adulte, et l'on ne peut alors que soupçonner rétrospectivement un début précoce, datant de l'enfance. — Lorsqu'ils se développent rapidement, ils se caractérisent avant tout par une tuméfaction du foie ; c'est une tuméfaction en masse de l'organe, lorsque le kyste est central, et alors on peut confondre l'affection avec tous les gros foies : foie cardiaque, foie gras, foie leucémique ; dans d'autres cas, le kyste se développe vers la cavité thoracique, en provoquant de la dyspnée, de la toux et une série de signes physiques qui peuvent faire penser à une pleurésie purulente ; s'il bombe au contraire à la face inférieure du foie, il peut provoquer des compressions de la veine porte, des gros canaux biliaires, de la veine cave inférieure, complications qui constituent autant de causes d'erreur de diagnostic.

Cependant, lorsque le kyste a atteint un certain degré de développement, il provoque le plus souvent, grâce à la laxité des côtes propre à l'enfant, une voussure saillante assez caractéristique, et, s'il aborde la paroi abdominale, il semble que la perception du frémissement hydatique soit plus fréquente que chez l'adulte. Pontou le signale 6 fois sur 20 cas.

Enfin le kyste peut s'infecter secondairement et s'ouvrir dans le péritoine, dans un organe voisin, ou à la peau, comme chez l'adulte.

Traitement. — Le traitement sera exclusivement chirurgical. Si *le kyste est suppuré ou contient de la bile*, il faut en faire le drainage; *s'il est aseptique*, on fera d'abord, au cours de la laparotomie, une injection parasiticide de formol à 1 p. 200 à l'aide d'un trocart, qui aura au préalable enlevé une certaine quantité de liquide hydatique; puis on fera l'ablation complète du kyste, enfin la marsupialisation et le drainage de la poche. Pourtant, dans les kystes peu volumineux, uniloculaires et non compliqués qu'on observe si souvent chez les enfants, on pourrait tenter de suturer simplement les parois de la poche, sans drainer.

CANCER DU FOIE.

Étiologie. — Le cancer du foie est rare dans l'enfance, sans cependant être exceptionnel. Steffen, en 1905, en réunit 39 observations chez des enfants de tout âge. Comby, dans une revue générale récente, y ajoute 5 nouveaux cas. On l'observe dans la première enfance comme dans la seconde; on cite même des cas observés à trois semaines, sept, huit semaines, cinq mois.

La forme secondaire est rare; le cancer primitif, beaucoup plus fréquent, se présente tantôt sous la forme massive, tantôt sous la forme nodulaire. Le foie est toujours énorme, et on trouve fréquemment des poids de 1 kilogramme, ou même plus, 1 500, 1 800 grammes. La tumeur peut rester localisée ou se généraliser à la plèvre, au poumon, au pancréas, aux capsules surrénales. Leur structuer histologique est variable : tantôt il s'agit de sarcomes à cellules rondes, tantôt de cancers épithéliaux (carcinome, adénocarcinome); parfois enfin ce sont des tumeurs complexes (adénosarcomes) analogues à celles qui se développent souvent à cet âge au niveau des reins et qui semblent des cancers greffés sur une inclusion fœtale.

Symptômes et diagnostic. — Après une courte période de troubles dyspeptiques vagues, qui peuvent d'ailleurs manquer, et de douleurs irradiées à l'épaule droite, la maladie entre rapidement dans sa période d'état, qui est caractérisée surtout par des *signes physiques* et une *cachexie rapide*.

Le ventre est gros et proéminent, surtout dans sa moitié droite;

la peau est sillonnée d'une circulation collatérale très développée; les fausses côtes sont soulevées et déjetées en dehors. A la palpation, on sent une volumineuse tumeur qui remplit l'hypocondre droit, déborde vers l'ombilic et descend même au-dessous; sa surface est souvent inégale et bosselée; la masse est résistante, d'une dureté presque ligneuse et semble difficilement mobile. En l'espace de quelques jours, on peut constater une augmentation manifeste de la tumeur. Il n'y a pas d'ascite cliniquement appréciable; la rate n'est pas hypertrophiée. L'ictère manque le plus souvent; pourtant il peut apparaître au cours de l'évolution, rester léger ou devenir très intense. On peut parfois enfin sentir des glandes nouvellement hypertrophiées aux aines et aux aisselles.

L'enfant pâlit, s'amaigrit et se cachectise rapidement; la fièvre apparaît, irrégulière, mais rarement très élevée. La terminaison fatale survient en quelques semaines, ou au plus quelques mois.

Le *diagnostic* n'a pas été souvent posé d'une façon ferme pendant la vie, étant donnée la rareté de l'affection, à laquelle on ne pense guère. L'hypertrophie hépatique fera croire à une cirrhose syphilitique, à un kyste hydatique. Dans d'autres cas où la fièvre était marquée, on a porté le diagnostic d'abcès, et l'erreur n'a été reconnue qu'au cours de la laparotomie exploratrice. — Pourtant des cliniciens prévenus ont pu affirmer la probabilité d'une tumeur maligne en se basant surtout sur les bosselures, la dureté, l'hypertrophie du foie et l'atteinte précoce de l'état général.

MALADIES DU PANCRÉAS

Nos connaissances sur les maladies du pancréas chez l'enfant se réduisent encore à fort peu de chose; en effet, l'attention ne s'est portée sur cet organe d'une façon systématique que depuis peu de temps, et il semble bien, d'autre part, que, dans les premières années de la vie, le pancréas ne puisse pas présenter les lésions de pancréatite chronique, de stéato-nécrose, d'épithélioma, qui constituent les chapitres les plus importants dans l'étude du pancréas de l'adulte.

Anatomie et physiologie. — Le pancréas se présente chez l'enfant avec les mêmes caractères qu'on lui retrouve chez l'adulte; son développement est proportionnel au poids de corps. La sécrétion externe s'établit de bonne heure : la trypsine apparaît chez l'embryon humain au début du cinquième mois et est déjà sécrétée, mais en petite quantité, dans les premières semaines de la vie extra-utérine. L'amylase n'apparaît d'une façon nette qu'au deuxième ou au troisième mois après la naissance et présente une action marquée à partir du sixième (Korowin). La stéapsine existe dès la naissance. Quant à la sécrétion interne, elle n'a pas été chez l'enfant l'objet de recherches spéciales.

Sémiologie. — Les symptômes indiquant la souffrance du pancréas sont les mêmes que ceux qu'on observe chez l'adulte. Les cas d'oblitération du canal de Wirsung sont tout à fait exceptionnels à cet âge, mais se caractérisent par le syndrome classique. — Il est possible, d'autre part, que les troubles de la sécrétion interne aboutissent au diabète ; de fait, dans certaines autopsies de jeunes diabétiques, on a pu trouver des lésions pancréatiques (Lancereaux), mais c'est là un fait exceptionnel.

Les lésions de l'organe peuvent, en outre, se révéler par des douleurs parfois très vives, siégeant à l'épigastre, se propageant du côté gauche et pouvant s'accompagner de phénomènes péritonitiques; enfin par des signes physiques consistant surtout en la présence d'une tumeur plus ou moins volumineuse, siégeant profondément à l'épigastre et plutôt allongée dans le sens transversal

Anomalies. — L'*agenésie* est extrêmement rare; elle n'a guère été rencontrée que chez les monstres acéphales; Mellet et Gastelier l'ont cependant notée dans un cas d'exomphalie congénitale; ces lésions sont en général incompatibles avec la vie.

L'*aplasie* du pancréas a été décrite par Lancereaux et retrouvée par von Jacksh et Mathieu; il semble qu'il s'agisse d'un simple arrêt de développement de l'organe, car, à l'autopsie, on note seulement une petitesse insolite du pancréas, qui ne présente ni sclérose ni dégénérescence parenchymateuse. — L'affection se manifeste chez l'adolescent et se caractériserait cliniquement par le tableau du diabète : polydipsie, polyphagie, polyurie, légère hypertrophie hépatique, amaigrissement. Elle évolue assez lentement, mais ne dépasse pas trois ans; la mort survient dans le coma, ou par suite d'une tuberculose surajoutée.

PATHOLOGIE SPÉCIALE DU PANCRÉAS

Pancréatites.

Les pancréatites se présentent sous deux formes principales, selon qu'elles sont *aiguës* ou *chroniques*.

Causes, symptômes et traitement des pancréatites aiguës. — Celles-ci se rencontrent, chez l'enfant, surtout au cours des gastro-entérites aiguës, où elles ont été étudiées notamment par Arraga et Vinas, Salomon et Halbron, et dans certaines maladies infectieuses générales (rougeole, variole, fièvre typhoïde, diphtérie, pneumonie et surtout oreillons). Dans les formes ordinaires, l'organe est plutôt gros et mou ; au microscope, on constate des lésions des cellules glandulaires, qui sont à l'état de tuméfaction trouble, de dégénérescence granuleuse ou granulo-graisseuse ; mais les altérations portent surtout sur les îlots de Langerhans et le tissu interstitiel, qui présente de l'œdème, de l'infiltration leucocytaire, cette dernière localisation plaidant en faveur de l'origine descendante de l'infection. Il peut exister aussi de l'inflammation de la muqueuse des canaux. Quelquefois enfin, il se développe une véritable pancréatite hémorragique.

Les symptômes sont le plus souvent très atténués. Il est vraisemblable que dans les gastro-entérites l'altération du suc pancréatique explique une partie des troubles dyspeptiques, mais il est difficile de préciser davantage. — Dans les autres infections, la pancréatite passe le plus souvent inaperçue ; il faut pourtant faire une exception pour la *pancréatite ourlienne*. Celle-ci a été observée par Jacob, Le Gendre, Paolo Galli, Auché et Guérin (de Bordeaux), Simonin. Elle paraît plus fréquente chez les garçons que chez les filles et débute du troisième au dixième jour de l'affection. Assez brusquement, se montrent des douleurs épigastriques ; la pression au niveau de l'épigastre et au-dessous du rebord costal est extrêmement douloureuse ; des vomissements apparaissent à plusieurs reprises, parfois répétés et incoercibles, et pouvant s'accompagner de diarrhée. Le ventre est rétracté, l'enfant prostré, la fièvre parfois assez élevée ; malgré ce syndrome péritonéal alarmant, le plus souvent les symptômes vont en s'atténuant progressivement et, après quelques jours, parfois deux ou trois semaines, la guérison est complète. Le traitement consiste surtout en applications chaudes et calmantes sur l'épigastre.

Causes et symptômes des pancréatites chroniques. — Les pancréatites chroniques sont exceptionnelles, et cela n'est pas pour nous étonner : nous savons en effet qu'elles sont dues le plus souvent, chez l'adulte, à une lithiase pancréatique ou cholédocienne; or nous avons déjà signalé l'extrême rareté de la lithiase biliaire chez l'enfant; aussi la pancréatite chronique typique, étudiée par Mayo Robson, Terrier, Dieulafoy, et qui peut se compliquer de stéato-nécrose, d'hémorragie pancréatique, n'a-t-elle pas encore été décrite chez l'enfant. Nous trouvons seulement à signaler ici la sclérose péricanaliculaire, qui se développe autour des canaux dilatés par la présence d'*Ascaris* venus de l'intestin, comme dans le cas de Giovanni Ghedini, où, pendant la vie, on avait constaté des douleurs aiguës, localisées dans la région supérieure de l'abdomen, exaspérées par la palpation et accompagnées de hoquet, mais qui n'avaient pas permis de faire le diagnostic. D'autre part, Arraga et Vinas ont vu, dans les gastro-entérites chroniques, une sclérose plus ou moins accentuée de la glande associée à des lésions d'angio-pancréatite chronique débutant autour des canaux. Ces altérations sont probablement pour quelque chose dans la dyspepsie prolongée présentée par ces enfants, sans qu'on soit encore en mesure de faire, dans ces troubles, la part respective de l'intestin et des différentes glandes annexes.

Tuberculose.

D'après Clermont-Lombard, sur 100 autopsies d'enfants tuberculeux, on rencontre 5 fois des tubercules du pancréas ; mais la proportion est plus grande lorsqu'on pratique des examens microscopiques. En réalité on peut trouver, ou des lésions spécifiques (granulations, tubercules, abcès caséeux), ou des lésions non spécifiques (scléroses, dégénérescences cellulaires), celles-ci encore peu étudiées.

Signes. — Les symptômes sont le plus souvent nuls : cependant on peut voir se manifester une douleur sourde et intermittente au niveau de l'épigastre, un marasme et une maigreur rapides. Aran explique la pigmentation qu'on observe dans quelques cas par la pression exercée par les ganglions tuberculeux péripancréatiques sur les branches du plexus solaire.

Syphilis.

Les lésions pancréatiques se rencontreraient dans 8 p. 100 (Müller), ou plus, 22 p. 100 (Hecker), 23 p. 100 (Birch-Hirschfeld) des cas d'hérédo-syphilis. Quelquefois il existe une ou plusieurs gommes, mais le plus souvent on trouve de la pancréatite chronique, localisée surtout au niveau de la tête. La glande, très dure, blanc bleuâtre, est souvent augmentée de volume. Elle est traversée en tout sens par des bandes de tissu fibreux; les tuniques artérielles sont lésées profondément; dans les mailles de ce tissu, les îlots glandulaires sont atrophiés mécaniquement.

La symptomatologie est nulle; les lésions pancréatiques expliquent pourtant en partie la cachexie des hérédo-syphilitiques profondément infectés.

Kystes.

Quelques observations de *kystes non parasitaires* ont été publiées (Adoue, Tulasane); ils se développent dans le corps ou la queue du pancréas, peuvent acquérir un grand volume, refouler l'estomac en avant, le côlon transverse en bas et en avant. Ils sont arrondis; leur surface interne est légèrement villeuse; ils contiennent un liquide séreux, mais qui peut être teinté de sang.

Les kystes se traduisent par la présence d'une tumeur arrondie située en général dans l'hypocondre gauche, de consistance élastique, parfois fluctuante; quand la tumeur est assez volumineuse, elle donne une zone de matité séparant deux zones de sonorité et disparaissant quand on insuffle l'estomac et l'intestin. Les malades se plaignent de crises douloureuses assez violentes; ils maigrissent rapidement. Le traitement est exclusivement chirurgical.

Les *kystes hydatiques* sont exceptionnels; on n'en connaît que deux cas observés en Argentine, un avec ictère et l'autre sans ictère.

Tumeurs.

Parmi les *tumeurs malignes*, on ne rencontre guère que des *sarcomes*, en général secondaires d'ailleurs, surtout aux sarcomes du rein. Ils siègent en général dans la queue du pancréas et forment une masse molle, volumineuse. Cliniquement, ils se caractérisent par l'apparition d'une grosse tumeur qui croît très rapidement, des vomissements, de l'amaigrissement considérable et précoce et parfois de la glycosurie.

L'*épithélioma* peut aussi s'observer chez l'enfant ou l'adolescent (Bohn, Kuhn, Dutil); mais ce sont des cas très rares, qui ne méritent pas de description spéciale.

DIABÈTES INFANTILES

La question des diabètes est toujours des plus controversées; d'abord considéré comme une maladie d'origine rénale, se traduisant par des modifications particulières des urines, et essentiellement par de la glycosurie, le diabète sucré — le plus connu des diabètes — fut ensuite classé parmi les maladies générales : en même temps, le foie était appelé à jouer un rôle capital dans sa genèse. Aujourd'hui le pancréas paraît avoir détrôné la glande hépatique, ou tout au moins l'influence pancréatique semble en faveur dans la pathogénie du diabète. C'est afin de nous conformer au mouvement scientifique actuel que nous avons placé ici le chapitre des diabètes; à vrai dire, il constitue plus exactement une sorte d'annexe, qui se place naturellement entre les maladies du foie et du pancréas, que nous venons d'étudier, et les maladies des reins, que nous étudierons ensuite.

Diabète sucré.

Étiologie. — Le diabète sucré n'est pas une exception chez l'*enfant*, puisque Bogoras, en 1899, a pu en réunir 500 cas publiés. Néanmoins, il est infiniment plus rare que chez l'adulte; les statistiques des spécialistes donnent à ce point de vue des renseignements précieux; Pavy, sur 1 360 cas de diabète observés, n'en a vu que 8 au-dessous de dix ans, Seegen 4 sur 800 cas, Schmitz 5 sur 600, ce qui donne une proportion moyenne de 0,6 p. 100. Les cas sont d'ailleurs particulièrement rares dans la clientèle d'hôpital, et personnellement nous n'avons encore eu l'occasion de l'observer qu'une fois.

Causes prédisposantes. — Le diabète sucré peut se voir chez des enfants âgés de trois semaines (Deave), trois mois (Bell), cinq mois (Orlow), six mois (Rösing), sept mois (Rossbach), dix mois (Hagenbach). Mais ces observations, signalées par Lépine, sont des curiosités. La fréquence du diabète augmente progressivement avec l'âge, et les cas s'observent surtout de dix à quinze ans.

Tandis que, chez l'adulte, l'affection est nettement prédominante chez l'homme, dans l'enfance, au contraire, les deux sexes paraissent également prédiposés, peut-être même le diabète s'observe-t-il un peu plus souvent chez les filles. Il semble enfin plus fréquent dans la race israélite (Lazard).

Mais le trait le plus saillant de son histoire étiologique, c'est la fréquence des antécédents familiaux. Deux éventualités peuvent s'observer : ou bien on trouve chez les ascendants tous les stigmates de la diathèse neuro-arthritique : obésité, goutte, rhumatisme chronique, tendance aux migraines, névropathies variées (hystérie, mélancolie, troubles mentaux); ou bien, et c'est la particularité la plus intéressante et vraiment spéciale au diabète infantile, on relève chez les parents un ou plusieurs cas de diabète, et l'affection se présente sous le masque d'une *maladie familiale*, au sens strict du mot. Le cas n'est pas rare, puisque, dans une statistique récente, minutieusement établie, Lion et Moreau signalent 23 cas sur 100 de diabète infantile familial. L'observation de Mosler peut être prise comme exemple : un garçon de quinze ans atteint de diabète avait un père, un grand-père, une grand'mère et deux grand'tantes diabétiques. Dans les familles ainsi atteintes, on peut voir trois enfants, cinq, jusqu'à huit (Roberts) présenter, les uns après les autres, les symptômes du diabète, et il semble que, lorsque le diabète se montre ainsi dans une famille pendant plusieurs générations, il atteigne des sujets d'autant plus jeunes que la génération est plus avancée (Von Noorden). Pourtant la transmission du diabète n'est pas fatale; certains enfants peuvent échapper à cette hérédité et arriver indemnes à l'adolescence; il est vrai qu'ils peuvent être atteints à leur tour à l'âge adulte; quelques-uns cependant sont épargnés complètement.

L'explication de cette transmission héréditaire du diabète nous échappe complètement. Quelquefois on a pu incriminer l'hérédo-syphilis : tel le cas classique de Lemonnier, qui observa un enfant de sept ans et demi né d'un père syphilitique et d'une mère neuro-arthritique, et dont la guérison fut obtenue à la suite d'un traitement mercuriel. Mais ce sont là des faits exceptionnels, et quoique Schnee prétende que tous les diabètes infantiles soient dus à l'hérédo-syphilis, il faut reconnaître qu'en général cette affection n'est pas signalée dans les antécédents, et on ne peut que conclure à l'existence d'une diathèse diabétique, de nature encore inconnue.

Causes déterminantes. — Cette diathèse semble d'ailleurs rester latente bien souvent, jusqu'au jour où un incident vient brutalement la réveiller; c'est souvent un *traumatisme*, qu'on trouve signalé 11 fois sur 108 cas, plus souvent donc que chez l'adulte; les chocs sur la tête et la boîte cranienne, si fréquents chez l'enfant, sont particulièrement en cause; plus rarement le coup avait porté sur le dos, les reins, l'épigastre, etc. Le diabète survient alors très souvent dans les trois premiers jours, quelquefois plus tard, dans les trois premiers mois qui suivent l'accident; cette période d'incubation est d'autant moins longue que l'enfant est plus jeune, quoiqu'elle ait été de quatre semaines chez un bébé de sept mois observé par Rossbach.

Comme fréquence, viennent ensuite les maladies du système nerveux : tumeurs du plancher du quatrième ventricule, gliome (Renner, chez un enfant de sept ans), sarcome (Seegen, chez un enfant de quinze ans) ; tumeurs du cervelet (Drummond), tumeur de l'hypophyse (chez un malade de Schlesinger, le diabète se montra à l'âge de six ans; un traitement convenable le fit disparaître; puis les symptômes de l'acromégalie devinrent manifestes, le sucre apparut de nouveau dans l'urine, irrégulièrement et sans relation apparente avec le régime). D'autre part, Harris Best signale l'histoire d'une enfant de quatorze ans, atteinte depuis sept ans de maladie de Friedreich, qui brusquement commença à maigrir, présenta de la polydypsie, de la polyurie, de la polyphagie et, malgré un régime approprié, succomba rapidement.

Les autres causes signalées dans les observations sont d'un déterminisme plus vague : certains diabètes ont été observés à la suite de rougeole, de scarlatine, de fièvre typhoïde, d'oreillons, d'opérations diverses ; mais le sucre n'existait-il pas dans l'urine auparavant ? On relève encore dans les antécédents immédiats, sans qu'il soit possible d'en déterminer la valeur, du surmenage intellectuel, des émotions violentes, un refroidissement, une alimentation trop riche en féculents et en sucreries.

Symptômes. — Le *début* du diabète peut être brusque comme dans l'observation de Frerichs, qui, au lendemain d'une chute sur la tête, pouvait déjà constater du sucre dans l'urine; en dehors du diabète traumatique, on peut encore voir des enfants jusque-là bien portants accuser subitement des troubles gastriques fébriles, puis la fièvre tombe, mais l'enfant reste fatigué : on examine alors l'urine et on y trouve du sucre (cas de Schmitz où quelques jours auparavant on avait constaté l'absence de sucre). D'autres fois le début est brusque, mais sans cause apparente : Duflocq et Dauchez ont vu un enfant de dix-huit mois qui, en bonne santé, fut pris brusquement d'une soif immodérée et, jusque-là très propre, commença à mouiller ses langes. Mais le plus souvent le début du diabète est difficile à préciser ; l'attention peut n'être attirée que par des troubles vagues, pâleur, amaigrissement, dépérissement, céphalalgie ; plus souvent, ce sont des symptômes urinaires qui marquent le début : la famille remarque que l'enfant urine très souvent, qu'il urine beaucoup ; parfois l'enfant, propre jusqu'alors, mouille ses draps la nuit : polyurie, pollakiurie et surtout incontinence d'urine, voilà en général les symptômes révélateurs. Dans certains cas cependant, le premier symptôme anormal est la présence de taches poisseuses sur le linge.

A la *période d'état*, le diabète se caractérise par plusieurs symptômes cardinaux, autour desquels peuvent venir se grouper, à titre épisodique et relativement rare, des manifestations variées.

Symptômes cardinaux. — Ils sont au nombre de quatre, comme chez l'adulte: polyurie, glycosurie, polydipsie, polyphagie.

La *polyurie* est quasi constante ; il est seulement difficile de s'en rendre compte chez le nourrisson, où l'on n'a comme point de repère que le nombre de couches mouillées. Au-dessus de deux ans, on peut recueillir toutes les urines et constater que la quantité totale varie de 1l,5 à 5 litres et peut atteindre des chiffres plus élevés : 9l,5, 11 litres, 13 litres, 16 litres ; cette polyurie est variable d'un jour à l'autre; elle semble plus marquée le jour que la nuit. L'urine est très pâle, claire, quoique sa densité soit élevée et oscille entre 1 030 et 1 040 ; elle est acide à l'émission.

La *glycosurie* se reconnaît par les procédés habituels; elle est toujours — proportionnellement au poids de l'enfant — plus forte que chez l'adulte ; on peut doser en moyenne de 30 à 80 grammes de glycose par litre et de 180 à 190 grammes en vingt-quatre heures; mais cette proportion peut encore augmenter : un enfant de onze ans, suivi par Niedergass, et qui continuait, il est vrai, à manger des hydrates de carbone, éliminait chaque jour une quantité de glycose égale à 3,8 p. 100 de son poids. Cette proportion peut baisser sous l'influence du traitement, mais beaucoup moins aisément que chez l'adulte; elle tend plutôt à augmenter progressivement, quoiqu'elle puisse disparaître momentanément sous l'influence d'une affection intercurrente, d'un accès de fièvre, d'un purgatif.

La glycosurie s'associe parfois à un véritable diabète azoturique : Frerichs cite les chiffres de 30 à 40 grammes d'urée éliminés par jour, Bieloousoff ceux de 52 et de 64 grammes, Williams de 100 grammes chez un enfant, de quinze ans. Quelquefois il n'existe qu'une azoturie modérée, mais le plus souvent les chiffres d'urée ne sont pas indiqués, et nous manquons en réalité de données précises sur la nutrition de l'enfant diabétique.

La *polydipsie* est proportionnée à la polyurie et, par son intensité, elle ne peut manquer d'attirer l'attention des parents : l'enfant au sein n'est jamais rassasié; sitôt qu'il cesse de téter, il crie et pleure ; l'enfant plus grand boit à tout instant, malgré la surveillance, vide verres et bouteilles et va boire au robinet des fontaines.

La *polyphagie* est beaucoup moins constante; quelquefois même, elle est remplacée par de l'inappétence ; il n'est pas rare cependant d'observer des crises gastro-intestinales à la suite d'excès de nourriture, et caractérisées par des brûlures épigastriques, des nausées, des vomissements et un peu de diarrhée.

Symptômes accessoires et complications. — Autant est riche et variée la sémiologie du diabète de l'adulte, autant est simple et uniforme celle du diabète infantile, qui évolue plus ou moins vite, avec ses symptômes cardinaux, jusqu'au coma terminal. Peut-être cette différence s'explique-t-elle par la rapidité d'évolution du diabète, par l'intégrité antérieure des organes. Le fait n'en subsiste pas moins, et l'énumération des troubles que peuvent présenter les différents appareils sera courte.

Appareil digestif. — La langue est sèche et collante, rouge, lisse et vernissée, ou hérissée de papilles hypertrophiées. Souvent elle se recouvre d'un enduit blanc jaunâtre ou bleuâtre et peut revêtir l'aspect de langue rôtie. La salive est acide, et le muguet n'est pas rare.

Les gencives sont souvent boursouflées, saignantes, et rappellent quelquefois les gencives scorbutiques. Les dents peuvent se carier, se creuser, s'ébranler et tomber successivement.

L'haleine est forte, puis devient mauvaise à mesure que les fermentations buccales s'accentuent.

La constipation est très fréquente; elle peut cependant être remplacée par de la diarrhée au moment des crises gastro-intestinales que nous avons signalées.

Le *système nerveux* est relativement intact, et on ne signale ni les névralgies, ni les paralysies, ni les troubles trophiques si fréquents chez l'adulte. Cependant la céphalalgie n'est pas rare; elle est parfois tenace, intense, et s'accompagne d'étourdissements, de brouillards devant les yeux. — Les réflexes rotuliens ont été trouvés abolis dans un grand nombre d'observations récentes. Les convulsions peuvent se voir, comme dans toute maladie infantile, surtout chez l'enfant jeune, même en dehors de la période terminale (Hudson). — Parmi les organes sensoriels, ce sont les yeux qui sont le plus souvent atteints; l'acuité visuelle peut baisser, mais elle est difficile à mesurer chez l'enfant très jeune; l'amblyopie peut progresser et aboutir à la cécité. La cataracte a été signalée, dans quelques observations, unilatérale ou plus souvent bilatérale; c'est une complication tardive qui survient après deux ou trois ans de diabète; dans ce cas, l'opération a été rapidement suivie de mort. — Le psychisme enfin est toujours profondément altéré : les enfants sont mous, inactifs, apathiques ou capricieux, grognons et irritables; leur intelligence devient paresseuse; ils perdent la mémoire; le travail leur devient impossible.

Les *téguments* sont en général pâles, décolorés et prennent une teinte anémique; pourtant le sang n'est souvent pas modifié; quelquefois seulement, on trouve une diminution du nombre des globules rouges et de la valeur globulaire (Stern, Cima).

La peau est sèche, rugueuse et parfois prend un aspect farineux, lorsqu'elle se recouvre de squames épidermiques très fines; on a signalé des sensations prurigineuses très vives, des érythèmes papuleux, de l'acné, du lichen, de l'eczéma, de la furonculose, la chute des ongles, toutes manifestations moins fréquentes et moins significatives que chez l'adulte. Enfin, au niveau des organes génitaux, on a vu, à titre exceptionnel, du prurit vulvaire, des érythèmes; Leroux a observé deux cas de balanoposthite.

L'*état général* s'altère rapidement, quoique, dans certaines formes de diabète tardif et à évolution lente, il puisse se conserver satisfaisant pendant un an ou deux. Mais, en général, on est frappé par un dépérissement rapide de l'enfant; la graisse sous-cutanée, les masses musculaires fondent, et la peau flotte librement autour du squelette : en cinq mois, Hirschsprung a vu un enfant perdre le quart de son poids total. Parallèlement, le petit malade perd ses forces, se plaint de courbatures, de lassitude et de malaises mal définis.

Évolution. — *La marche de l'affection est presque toujours rapide, et en cela le diabète infantile se rapproche du diabète maigre de l'adulte.*

L'évolution peut être foudroyante, comme dans le cas de Duflocq et Dauchez, où la mort survint avec des phénomènes d'intoxication aiguë quinze jours après le début. C'est pourtant là une éventualité rare, et la fin se fait en général attendre plus longtemps. Sur 46 cas, on en trouve 15 ayant duré moins de trois mois, 14 ayant duré moins d'un an, 16 de un à quatre ans.

On peut établir en règle — non pas absolue, mais en général vraie — que l'évolution est d'autant plus rapide que l'enfant a été pris plus jeune.

Pendant ce court espace de temps, l'évolution est assez régulièrement progressive, la polyurie et la glycosurie, l'amaigrissement augmentant chaque jour davantage. Pourtant, certains diabètes peuvent s'améliorer passagèrement sous l'influence d'un traitement sévère; on peut même voir le sucre disparaître de l'urine pendant quelques jours, quelques semaines, ou même quelques mois; puis une rechute survient qui peut elle-même être entrecoupée de nouvelles périodes d'amélioration.

Terminaisons. — La *guérison* définitive est pourtant possible : Olivier cite des cas où la glycosurie n'a duré que de douze à quinze jours, mais ne s'agissait-il pas alors de glycosurie simple? Schmitz a observé deux diabètes avérés, dont la guérison a pu être contrôlée l'un pendant huit ans, l'autre pendant dix ans. Mais, le plus souvent, nous l'avons déjà dit, quand les symptômes disparaissent, ce n'est que temporairement; une rechute survient plus ou moins tôt, et le diabète continue alors son évolution.

La *mort* est en somme la terminaison fatale du diabète infantile.

L'enfant peut être emporté par une *tuberculose* pulmonaire à marche rapide (Lecorché, Durand-Fardel, Leroux); mais c'est un fait relativement rare (4 fois sur 22 cas); plus souvent c'est une *pneumonie*, une *broncho-pneumonie*, qui, en quarante-huit heures ou quelques jours à peine, conduit à la mort, avec des symptômes asphyxiques et une fièvre souvent peu élevée; à l'autopsie, on trouve des lésions fréquemment bilatérales et déjà suppurées. Hagenbach a observé une terminaison par gangrène pulmonaire à foyers disséminés. Dans d'autres cas, c'est la *cachexie* progressive qui conduit au marasme et à la mort.

Coma diabétique. — Mais, dans près de la moitié des cas (32 cas sur 69), c'est le *coma diabétique* qui emporte le malade. Cette complication peut survenir sans cause ou être provoquée par une marche forcée, une fatigue, la réduction trop grande des liquides, la prolongation d'un régime carné trop sévère.

Parfois elle est annoncée par des *symptômes prodromiques*, mais ceux-ci sont très inconstants et peuvent passer inaperçus. C'est tantôt une odeur particulière aigrelette, vineuse, de l'haleine, qui ne se perçoit que lorsqu'on s'approche du malade, ou qui, au contraire, remplit la pièce ou même l'appartement; tantôt c'est une odeur analogue de l'urine; mais celle-ci est beaucoup moins forte et très inconstante; pourtant, dès ce moment, on peut déceler la réaction de Gerhardt. D'autres fois, l'attention est attirée par une diminution notable de la quantité des urines, qui peuvent parfois se supprimer; elles sont colorées et parfois albumineuses (Leroux); on peut y trouver par la centrifugation des cylindres décrits par Ebstein et auxquels Külz et Aldehoff attachaient une valeur pronostique des plus grave : ce sont des cylindres courts, épais et granuleux, qui sont en réalité rares et de signification douteuse.

Souvent les symptômes d'*invasion* sont les premiers perçus : l'enfant est pris de vomissements et de diarrhée, et son ventre se ballonne, se météorise; il se plaint de douleurs violentes, localisées à l'épigastre, à l'hypocondre droit ou généralisées à tout l'abdomen (Rist, Guillemot); ces douleurs surviennent par crises; dans leur intervalle, l'enfant ne se plaint que de la soif. En même temps apparaissent des symptômes nerveux : l'enfant est accablé de fatigue, apathique, somnolent, ou au contraire pris d'une violente agitation avec gémissements, cris inintelligibles, mouvements désordonnés, délire. Les convulsions sont rares, quoiqu'elles aient été signalées par Mott, Bouchut, Reimer. Si on examine les urines, on constate qu'elles sont émises en très petite quantité; parfois même il y a du ténesme vésical qui provoque de la rétention et peut nécessiter le cathétérisme (Rist, Leroux); la glycosurie diminue progressivement jusqu'à la mort et peut disparaître complètement, mais la réaction de Gerhardt est positive.

Très rapidement l'enfant tombe dans le *coma confirmé*; il est étendu inerte, sans mouvements et sans sensibilité, les réflexes patellaires sont abolis, le visage est livide. La respiration est bruyante et pénible : après une inspiration brusque et profonde, se produit une pause, puis une expiration violente et à fond, suivie à son tour d'une nouvelle pause; c'est le type respiratoire de Kussmaul, qui donne l'illusion de la dyspnée, quoiqu'il n'y ait aucun signe d'auscultation pulmonaire. Le pouls est à 120-150, petit, dépressible, inégal, irrégulier.

Les pupilles sont tantôt dilatées, tantôt rétrécies, mais égales et fixes. La température est en général abaissée et peut tomber à 33°,3 (Jacksh); mais elle peut rester anormale, ou même s'élever légèrement à 37°,5 ou 38°.

Peu à peu la respiration et le pouls s'affaiblissent, les traits se tirent, les yeux s'excavent, le réflexe cornéen disparait, les extrémités deviennent froides et cyanotiques, la langue sèche et rôtie.

La mort survient entre dix-huit et trente-six heures après le début; quelquefois elle est plus précoce (Heinricius), rarement le coma dure plus de trois jours (Sander, Jacksh).

A la rapidité d'évolution, à la fréquence près, le coma diabétique de l'enfant rappelle donc trait pour trait celui de l'adulte.

Pronostic. — Ainsi le diabète infantile est une affection extrêmement grave et qui conduit en quelques mois ou quelques années fatalement à la mort. Les cas de guérison ou de prolongation jusqu'à l'âge adulte (Gilbert et Lereboullet) sont des exceptions dont on ne peut pas tenir compte en pratique.

Le pronostic est d'autant plus grave que l'enfant a été pris plus jeune et que le diabète paraît plus nettement familial.

Le pronostic pour un cas donné est cependant parfois difficile à établir ; la présence d'acétone dans l'urine n'indique pas forcément une issue rapidement fatale, lorsqu'elle apparaît à une période où l'état général n'est pas encore sérieusement atteint. Il n'en est pas de même de l'*acide diacétique*, dont la signification pronostique semble autrement grave ; il se manifeste lorsque l'amaigrissement est déjà notable; et du jour où sa présence est constatée, le dépérissement, la faiblesse deviennent de plus en plus rapides; il annonce l'échéance fatale dans un temps rapproché (Lion et Moreau).

Un autre problème très grave se pose lorsque deux enfants sont successivement frappés dans une même famille : « En sera-t-il ainsi de tous les autres; les parents doivent-ils renoncer à tout espoir de laisser une postérité ? Que répondra le médecin interrogé à ce sujet ? Certes souvent tous les enfants sont destinés à succomber. Mais les quelques observations dans lesquelles un ou plusieurs enfants ont échappé à la maladie sont là pour prouver que cette éventualité n'est pas inéluctable. Toutefois, en songeant à la vie d'angoisses et de craintes perpétuelles réservée à ces malheureux parents, il sera permis d'hésiter avant de conseiller la recherche d'une descendance dont l'avenir est aussi incertain » (Lion et Moreau).

Diagnostic. — Nous verrons plus loin comment se différencient les autres diabètes de l'enfant (azoturique, phosphaturique, insipide). Nous signalerons seulement ici la possibilité de trouver dans l'urine des substances réductrices, sans qu'il s'agisse de diabète sucré véritable.

D'une part, l'urine peut contenir des substances réductrices, différentes du glucose : on peut en effet observer de la lactosurie ou de la galactosurie.

La *lactosurie* est fréquente chez le nourrisson dyspeptique, qui prend trop de lait ; la quantité de lactose qu'on trouve alors dans l'urine n'est pas en général bien élevée, et c'est seulement dans les entérites graves que sa proportion atteint 1 p. 100. Elle indique une lésion, le plus souvent un catarrhe chronique de l'intestin, mais elle n'est pas susceptible par elle-même de provoquer des accidents graves.

Dans quelques cas enfin, on a pu déceler dans l'urine du nourrisson un peu de *galactose*, ce qui indiquerait plutôt un mauvais fonctionnement du foie.

En somme, étant donnée la rareté du diabète sucré chez le nourrisson, quand on trouve, dans l'urine des premiers mois, des substances réductrices, il faudra s'assurer par un examen chimique complet de la nature de ces substances, avant de conclure à un diabète, dont le pronostic serait rapidement fatal.

D'autre part, on peut encore observer des enfants qui urinent du glucose, comme dans le diabète sucré ; mais ces *glycosuries* sont passagères, curables : c'est ainsi que la glycosurie alimentaire peut se rencontrer à cet âge, quoiqu'elle soit plus rare que chez l'adulte. Une glycosurie temporaire peut succéder à de grands traumatismes craniens, ou même à des coups portant sur les membres ; elle peut se montrer immédiatement, mais plutôt de deux à trois jours après l'accident, et persiste de trois semaines à un mois. On la rencontre encore fréquemment dans l'intoxication par l'oxyde de carbone. Enfin elle a pu se voir au cours de la diphtérie, ou plus rarement de la rougeole, de la coqueluche, de la pneumonie. Quoique tous ces faits soient exceptionnels, il sera prudent lorsqu'on trouve de la glycosurie dans des conditions analogues, de pratiquer des analyses à quelques jours d'intervalle pour voir si le sucre ne disparaît pas de lui-même rapidement.

Diagnostic du coma — Il est très facile, si on peut rechercher la glycosurie et si on a tous les autres signes du diabète sucré ; mais, le diagnostic devient délicat, si on ne connaît pas le diabète antérieur. Au début, dans la période précomateuse, on pensera plutôt à une crise de gastro-entérite, aux vomissements périodiques ou acétonémiques de l'enfance, à une poussée d'appendicite si la douleur est prédominante dans la fosse iliaque droite, à une péritonite aiguë si les douleurs et le ballonnement sont généralisés.

A la période de coma, il faudra éliminer toutes les *lésions cérébrales*, méningites, tumeurs cérébrales ; il est rare qu'on ne trouve pas alors ou de la raideur de la nuque, ou un signe quelconque de localisation ; la ponction lombaire sera utile pour dépister les réactions méningées qui manquent dans le diabète.

L'*empoisonnement par l'opium* ne s'accompagne pas d'odeur d'acétone (de Gennes). Dans l'*urémie*, les urines contiennent de l'albumine et pas de sucre : « Les convulsions sont fréquentes ; elles sont rares dans l'acétonémie. Dans l'urémie, la dyspnée revêt d'habitude le type classique de Cheyne-Stokes, qui se différencie du type tout spécial qui a été décrit plus haut. Dans l'urémie, l'hypothermie descend rarement aussi bas qu'elle peut le faire dans l'acétonémie. En outre, les diabétiques présentent le plus souvent une émaciation très accentuée, qui contraste avec la tendance œdémateuse des jeunes urémiques » (Leroux).

Beaucoup plus difficile est le diagnostic de l'*acétonémie sans diabète*. Jacksh, Talamon ont en effet observé chez l'enfant des accidents comateux ou convulsifs, avec odeur d'acétone et réaction de Gerhardt dans l'urine, sans que ces enfants fussent diabétiques. Mais, dans ce cas, l'urine ne contient pas de sucre ; avec un lavement purgatif, la diète hydrique, les urines redeviennent abondantes et les accidents disparaissent.

Anatomie pathologique. — Les lésions du diabète, chez l'enfant, sont encore moins bien connues que chez l'adulte :

Certaines paraissent être secondaires au diabète lui-même : l'estomac et l'intestin peuvent présenter de la congestion et des ecchymoses en cas d'acétonémie ; le foie est assez souvent hypertrophié, quelquefois hyperémié. Les reins peuvent présenter de la dégénérescence graisseuse des épithéliums (Anderson, Sandmeyer), de la néphrite parenchymateuse (Leroux, Lubinus) ; mais personne n'a encore signalé la nécrose de coagulation de Weigert, ni la lésion d'Armanni-Ehrlich. Le sang présente de la diminution des hématies et de la proportion d'hémoglobine, quelquefois de la lipémie (Balthazard, Foster, Sanders et Hamilton).

D'autres lésions peuvent être invoquées comme ayant déterminé le diabète : nous avons déjà cité des diabètes liés indiscutablement à des tumeurs du bulbe (Reimer, Sandmeyer, etc.), du cervelet, de l'hypophyse. On a relevé d'autres lésions du système nerveux, d'influence plus discutable : ecchymoses du plancher du quatrième ventricule (Pavy), anémie ou congestion cérébrale (Bekler, Conolly), œdème de la pie-mère (Leroux). Depuis quelques années, les examens ont particulièrement porté sur le pancréas. Lancereaux l'a trouvé plusieurs fois atrophié, ainsi que Jacksh, Leroux; Rörig a signalé, dans un cas, de la lithiase des canaux; Leroux, Watson Williams ont vu la résorption de l'épithélium glandulaire. Mais d'autres auteurs, Heubner, Sandmeyer, de Bary, l'ont trouvé sain, et, si on ne peut nier l'action du pancréas dans certains cas, on ne saurait généraliser et faire de tout diabète infantile un diabète pancréatique.

Pathogénie. — En somme, le diabète infantile ne paraît pas une maladie essentiellement différente du diabète de l'adulte ; c'est la clinique qui nous le prouve de la façon la plus nette : les symptômes cardinaux sont les mêmes ; le coma terminal affecte aux deux âges la même allure. Le diabète ou la diathèse diabétique se transmet souvent intégralement des parents aux enfants ; et lorsque les parents ne sont pas diabétiques, ils présentent tous les stigmates du neuro arthritisme qui accompagne si souvent le diabète de l'adulte. — Si la maladie affecte chez l'enfant une marche rapide, très différente en apparence de celle du diabète gras de l'adulte, ce fait ne tient-il pas exclusivement à ce que l'affection évolue sur un organisme jeune, en pleine croissance, en pleine activité d'échanges nutritifs? Nous en voyons une preuve dans la différence d'évolution aux différentes étapes de l'enfance : foudroyant chez le nourrisson, le diabète se prolonge plusieurs mois quand il apparaît de cinq à dix ans; il dure des années sans altérer sensiblement l'état général quand il apparaît vers quinze ans. Au fur et à mesure donc que l'enfant se rapproche de l'âge adulte, son diabète tend à revêtir les caractères du diabète de l'adulte. Ne voit-on pas d'ailleurs, à un âge moyen de la vie, des diabètes maigres évoluer en quelques mois ?

Si on peut concevoir la parenté très voisine, ou même l'identité des manifestations diabétiques aux différents âges, leur essence même paraît aussi obscure chez l'enfant que chez l'adulte. Il semble bien qu'il n'y ait pas un diabète, mais des diabètes ; on observe, chez l'enfant, comme chez l'adulte, des diabètes par traumatismes craniens, des diabètes par lésions nerveuses, surtout bulbo-protubérantielles, des diabètes par altération du pancréas (d'origine hérédo-syphilitique ou autre); mais il existe toute une classe de diabètes dus à une viciation héréditaire des échanges nutritifs, à un trouble profond des processus de fermentation qui règlent la formation et la destruction de la glycose, trouble dont nous voyons les effets, dont nous soupçonnons le mécanisme, dont nous ignorons complètement la cause.

Mais cette étroite analogie entre le diabète de l'adulte et celui de l'enfant est cependant une notion très importante, car elle nous permet d'appliquer à l'enfant les principes thérapeutiques qui ont été peu à peu établis dans la cure des diabétiques adultes.

Traitement. — **Hygiène et alimentation.** — C'est l'hygiène alimentaire qui, bien conduite, donne avec le moins de danger les meilleurs résultats. Elle doit s'inspirer des mêmes règles que chez l'adulte, c'est-à-dire qu'on doit tendre à réduire le plus possible les hydrates de carbone de l'alimentation, mais sans arriver à une suppression absolue; on a reconnu, en effet, depuis quelque temps, que certains sucres, comme la pentose, la lévulose, ne passent pas dans les urines, que certaines substances amylacées, comme l'inosite, sont impropres à se transformer en glucose et partant inoffensives. Aussi certains légumes qui contiennent surtout de l'inuline transformable en lévulose sont-ils permis (topinambours, artichauts, crosnes, salsifis, haricots verts, salades, poireaux, champignons).

D'autre part, l'adjonction prudente de quelques féculents, comme la pomme de terre (Mossé), les bouillies de farine d'avoine (von Noorden) est en général inoffensive; elle permet de varier le régime des malades, qui se fatiguent vite d'une cure exclusive de graisses et de substances azotées; dans bien des cas même, on a vu, sous son influence, diminuer la glycosurie et la soif, sans qu'on puisse encore s'expliquer très nettement cette action.

Pratiquement, le régime doit varier aux différents âges. Chez le *nourrisson*, il faut continuer l'allaitement au sein, mais on doit faire prendre au commencement de chaque tétée une cuillerée à café d'eau de Vichy. Pour les enfants qui ne sont pas élevés au sein, on donnera du lait qu'on pourra sucrer avec de la mannite, de la glycérine ou de la saccharine, et qu'on pourra additionner d'une petite quantité de crème (Külz). Quand l'enfant arrive à six ou huit mois, il faudra essayer un, puis deux repas composés de bouillon de bœuf, ou d'un œuf. D'une façon générale, il faut s'abstenir de bouillies; cependant la bouillie de farine d'avoine, préconisée par von Noorden, pourra être donnée à condition de surveiller le taux de la glycosurie.

Chez les enfants sevrés, de un à trois ans, Leroux conseille de continuer le lait à la dose de 1 litre par jour environ, mais, en outre, on donnera des œufs, du thé de bœuf, de la cervelle, du ris de veau, de la viande crue ou cuite, du beurre, des légumes verts en purée, les différents pains antidiabétiques.

Chez les enfants plus âgés et les adolescents, on se rapprochera progressivement du régime du diabétique adulte. Mais, pour les enfants plus encore que pour l'homme fait, il faut user de prudence et ne pas modifier trop brusquement l'alimentation; nombreux sont les cas où la diète carnée imposée sans transition a été suivie d'une diminution rapide de la quantité d'urine et de phénomènes d'intoxication (Leroux).

On peut, schématiquement, dresser les deux tableaux suivants (Voy. p. 162) des principaux mets défendus et recommandés.

Il faut que les enfants mangent lentement, qu'ils mâchent leurs aliments, qu'ils ne fassent pas de repas trop copieux; ils peuvent boire à leur soif en dehors des repas, la meilleure boisson étant encore l'eau fraîche.

En outre de ces prescriptions alimentaires, il faut recommander des lotions quotidiennes, froides ou chaudes, suivies de frictions, la vie au grand air où à la campagne, l'hiver dans le Midi, si possible; les enfants devront prendre un exercice régulier, mais prudent.

Tableau des mets défendus et autorisés chez un enfant diabétique.

METS DÉFENDUS.	METS AUTORISÉS.
Bouillies de féculents (sauf la bouillie de farine d'avoine, qu'on essaiera avec prudence).	Potage au bouillon gras. Bouillon de choux, de poireaux. Potage au beurre avec semoule de gluten.
	Toutes les viandes de boucherie. Volailles. Charcuterie. Poissons frais ou conservés à l'huile. Œufs.
Tous les farineux (haricots, pois, lentilles, fèves, marrons et châtaignes). Toutes les pâtes alimentaires (macaroni, nouilles, vermicelle, semoule ordinaire, riz). Les légumes sucrés (carottes, betteraves). Les légumes acides (oseille, tomates, asperges).	Salades crues ou cuites (laitue, chicorée, etc.). Épinards, haricots verts, choux, choucroute, choux-raves, topinambours, crosnes, salsifis, champignons. Pommes de terre (en petite quantité).
Tous les entremets sucrés et les pâtisseries.	Crêpes, gaufres, gâteaux faits avec la farine de gluten. Fromage à la crème. Presque tous les fromages fermentés; Gruyère, Emmenthal.
Presque tous les fruits (on pourra pourtant autoriser un peu d'orange). Confitures. Pain ordinaire.	Amandes, noix, noisettes, pistaches. (Lépine autorise une petite quantité de miel qui renferme à peu près la moitié de son poids en lévulose).
Cidre, bière.	Pains antidiabétiques (à base de gluten, d'amandes, etc.).
Limonades et boissons acides. Toutes les boissons sucrées.	Thé léger sucré avec de la saccharine. Petite quantité de vin rouge coupé avec de l'eau pure ou des eaux faiblement minéralisées (Évian, Alet, Pougues).

Cure thermale. — Enfin le traitement peut être heureusement soutenu par une cure hydrominérale à La Bourboule, Vichy, Royat ou Saint-Nectaire ; en Allemagne, on recommande Carlsbad ou Neuenahr (dans la Prusse rhénane).

Traitement médicamenteux. — Ces soins de tous les instants donnent des résultats très variables: on peut voir le sucre diminuer et même disparaître un certain temps de l'urine ; puis la glycosurie recommence sans raison apparente. Dans d'autres cas, particulièrement sévères, on semble n'avoir aucune prise sur la maladie ; la quantité de sucre reste stationnaire ou même augmente. On serait alors tenter d'agir plus énergiquement par des médicaments ; or il faut être très sobre de ces moyens chez l'enfant, où leur emploi a pu être suivi rapidement de coma. *L'opium*, *l'antipyrine*, *l'arsenic* sont *particulièrement dangereux*. On se contentera le plus souvent de donner des alcalins, sous forme d'eau de Vichy ou de bicarbonate de soude (1 à 2 grammes dissous dans un quart de verre d'eau avant les repas) et des toniques généraux, comme l'huile de foie de morue, l'extrait de quinquina, les préparations ferrugineuses.

Tel est le traitement habituel du diabète infantile. Dans certains cas exceptionnels, on pourra être amené à essayer d'autres méthodes thérapeutiques : lorsque l'enfant est manifestement hérédo-syphilitique, on essaiera le traitement spécifique, qui a donné un heureux résultat à Lemonnier. Si l'on soupçonne une origine pancréatique ou hépatique, et à titre d'essai, on pourra prescrire les méthodes opothérapiques; mais, jusqu'à présent, elles se sont montrées complètement inefficaces.

Traitement du coma. — Contre le coma, outre les médicaments symptomatiques, comme les diurétiques, les injections d'éther, d'huile camphrée, les inhalations d'oxygène, il faut faire immédiatement une thérapeutique anti-acide énergique : faire ingérer du bicarbonate de soude à dose massive (20 grammes ou plus), ou même pratiquer des injections intraveineuses d'un sérum artificiel contenant 3 à 4 grammes p. 100 de bicarbonate de soude (Stadelman, Lépine). On pourrait injecter, selon l'âge de l'enfant, une dose variant de 200 grammes à 1 litre, mais, même par ce moyen, Stadelmann n'a eu qu'un succès sur onze tentatives.

Diabète azoturique.

Il est exceptionnel dans l'enfance (Woos): il peut débuter par une première phase de polyurie simple, mais bientôt l'urine présente un excès d'urée et des matières extractives ; l'amaigrissement est considérable ; il y a une sensation de faim intense. L'amaigrissement s'accentue de plus en plus, et la mort survient dans la cachexie avec ou sans tuberculose.

A côté du véritable diabète azoturique accompagné de polyurie, Bouchard a décrit chez les jeunes filles une *azoturie sans polyurie* ; on remarque seulement une faiblesse générale avec tristesse, hypocondrie, sécheresse et teinte terreuse de la peau, sensibilité excessive au froid, perte de l'appétit, amaigrissement rapide. Les urines sont en quantité normale ou un peu diminuées ; leur densité est très élevée ; elles contiennent de l'urée, des matières extractives et de l'acide phosphorique en excès.

Il faut, en ce cas, prescrire le repos absolu au lit et des médicaments antidéperditeurs, tels que la quinine, l'arsenic, l'extrait de valériane.

Diabète phosphaturique.

Il est également très rare ; il doit éveiller l'idée d'une tuberculose plus ou moins latente. Cependant Laveran et Teissier signalent une forme juvénile de diabète phosphaturique, qui, accompagnée souvent d'un excès d'élimination d'acide urique, serait symptomatique de la diathèse urique et prémonitoire de la goutte ; elle se rencontrerait surtout chez les jeunes gens, chez les obèses précoces et les fils de goutteux.

Diabète hydrurique.

Mais de tous les diabètes insipides, le plus fréquent chez l'enfant est le diabète hydrurique simple ou *polyurie essentielle*, caractérisé par une abondance excessive d'urine, sans qu'aucun des éléments constituants soit en proportion anormale.

Étiologie. — Ce diabète n'est pas rare, chez l'enfant, puisque Bouchut a pu en observer personnellement six cas de six à quatorze ans ; si on fait le total des cas observés chez l'adulte et chez l'enfant, on constate que près de la moitié concernent ce dernier. Les nourrissons eux-mêmes n'en sont pas exempts : on en a signalé des cas à dix-sept mois (Variot), à six mois (Delafield), chez un enfant au biberon (Guinon), mais l'affection est fréquente surtout dans la seconde enfance.

Les garçons y sont aussi sujets que les filles (Guinon). Quelquefois l'affection est héréditaire : Sée a constaté chez deux enfants une polyurie héréditaire remontant à la quatrième génération et Weil parle d'une famille de 78 membres encore vivants, dont 23 étaient polyuriques dès leur naissance.

Plus souvent on ne retrouve chez les parents que des tares nerveuses plus ou moins graves (épilepsie, hystérie, paralysie générale, convulsions, alcoolisme).

On remarque presque toujours chez l'enfant lui-même des stigmates de dégénérescence : microcéphalie, asymétrie du crâne ou de la face, anomalies dans la forme de l'oreille, malformations congénitales variées ; il a des impulsions, des monomanies, et sa suggestibilité est extrême. Il est impossible de ne pas faire jouer un rôle primordial à cette débilité nerveuse que révèle presque toujours un examen approfondi.

Néanmoins, il faut en général une cause occasionnelle pour faire apparaître la polyurie ; celle-ci apparaît en effet à la suite d'un traumatisme sur la tête ou sur les reins, dans la convalescence d'une maladie infectieuse ou d'une gastro-entérite, à l'occasion d'une émotion morale, d'une forte frayeur.

Symptômes. — La maladie se réduit à deux symptômes : polyurie, polydipsie.

Le début est ordinairement brusque, caractérisé par une sensation subite de soif intense ; aussi peut-on lui assigner une date exacte, un jour, une heure même. Beaucoup plus rarement le début est lent et insidieux ; l'attention peut alors être attirée par une incontinence d'urine, comme le fait peut s'observer dans toute polyurie.

L'enfant urine en moyenne de 5 à 10 litres, rarement plus (15 litres dans une observation de Vierordt). Quoique les recherches à ce sujet soient fort peu nombreuses, il semble bien que la quantité des urines ne dépasse pas la quantité des boissons ingérées. Les substances qu'elles contiennent sont en quantité sensiblement normale et proportionnelle à l'alimentation. Aussi les urines sont-elles claires, pâles, limpides, de densité très faible (1001-1008).

La soif est impérieuse : l'enfant à la mamelle crie constamment après le sein, dès qu'il l'a abandonné. Plus grand, il boit tout ce qu'il trouve, l'eau des carafes, des fontaines et des ruisseaux, voire sa propre urine. Il peut arriver à boire en une seule fois jusqu'à 1 litre de liquide ; en moyenne, il ingère de 5 à 10 litres par jour (le malade de Bieck et Nevor ingurgitait 50 litres).

L'état général est le plus souvent celui d'un sujet normal, avec l'aspect d'une santé florissante; les différents appareils fonctionnent bien; il n'y a pas de fièvre.

Évolution. — La marche de l'affection est essentiellement chronique ; elle peut durer vingt, trente, quarante ans avec conservation d'un bon état général; c'est plutôt une infirmité qu'une maladie, et, si le malade succombe, c'est à la suite de causes accidentelles.

Cependant Carter a observé une fillette de huit ans, qui mourut dans le coma au dix-huitième jour de sa maladie. Mongour et Gentès signalent la possibilité d'un amaigrissement progressif, et Coccoz croit que parfois la maladie se complique volontiers de tuberculose pulmonaire. Enfin Trousseau, Lancereaux ont vu des polyuries simples se transformer en diabète sucré.

Néanmoins on peut dire que c'est une maladie bénigne au point de vue vital, mais qui est d'une ténacité désespérante, résiste à presque tous les médicaments et empoisonne la vie du malade.

Diagnostic. — Il est probable que les cas de polyurie essentielle publiés chez l'enfant reconnaissent une pathogénie très complexe, encore mal élucidée. Il faut d'abord se méfier des simulateurs (Hutinel, Nobécourt), qui sont fréquents et qu'on ne dépistera que par une surveillance attentive. Cette élimination faite, il faudra se demander si on n'est pas en présence d'une véritable *potomanie*, par une impulsion irraisonnée et qui n'est conditionnée par aucun besoin vrai de l'organisme, l'enfant se met à boire, puis s'entraîne à ingérer des liquides de plus en plus abondants. Il faut essayer alors de réduire les boissons au taux normal; si on constate que l'enfant ne présente aucun trouble sérieux et que l'urine revient à son taux normal de concentration, c'est que la polyurie était secondaire à l'ingestion excessive de boisson, elle-même conditionnée par une sorte de vésanie de la soif. L'existence de ces faits avait déjà été démontrée par Bouchut, H. Roger, G. de Mussy; récemment Achard et Ramond en ont étudié minutieusement un cas des plus démonstratifs, qu'ils sont arrivés à guérir par l'isolement et la diète de liquides. Le facteur qui a donné naissance à ce syndrome est évidemment variable : l'enfant peut s'habituer à boire beaucoup au cours d'une maladie fébrile qui dessèche sa muqueuse buccale. Haushalter a vu une fillette de six ans devenir polyurique après l'absorption prolongée de vin créosoté; pour masquer le goût du médicament, elle avait pris l'habitude d'ingérer de fortes quantités d'eau. Les enfants sont d'ailleurs souvent entraînés par la gloriole qu'ils tirent de leur inépuisable envie de boire, par cette vantardise qui fait partie du syndrome soigneusement étudié par Dupré sous le nom de mythomanie, et dont on retrouve d'autres traces chez eux.

Mais, dans bien des cas (Eichhorn, Engel, Meyer et Tallqvist), la réduction des liquides est très mal supportée; on observe de la dépression psychique, de la petitesse du pouls, du refroidissement des extrémités, en même temps que l'urine ne diminue pas d'abondance ou tout au moins reste aussi peu dense. Il faut admettre alors que la polydipsie est rendue nécessaire par la polyurie excessive, celle-ci paraissant être le phénomène primitif. — Le désordre de la sécrétion urinaire peut d'ailleurs reconnaître plusieurs causes : il peut être dû à des lésions matérielles des centres nerveux : lésions traumatiques du cerveau (Charcot, Queyrat), hydrocéphalie congénitale (Van der Heijden et Wiedermeister), œdème du plancher du quatrième ventricule (Marinesco, Lancereaux), méningite cérébro-spinale, ou méningite tuberculeuse (Dickinson, Hagenbach). Cette polyurie est du même ordre que celle que produisaient expérimentalement Cl. Bernard en piquant le quatrième ventricule un peu au-dessus du centre de la glycosurie, et Eckardt en irritant la moelle allongée ou le cervelet. — Dans d'autres cas, on a trouvé des lésions du grand splanchnique (Shapiro), du plexus cardiaque (Klippel), qui peuvent agir comme l'excitation expérimentale du sympathique ou du pneumogastrique (Eckardt). — Dans un cas de polyurie grave, enfin, Mongour et Gentès ont trouvé à l'autopsie une sclérose très nette du pancréas; ils rappellent à son propos que, dans certaines expériences d'ablation de cet organe, Dominici,

Hédon, Thiroloix, ont pu voir se produire une polyurie indépendante de toute glycosurie, et ils expliquent par le rôle de cet organe les liens cliniques indiscutables qui existent entre certains diabètes hydruriques simples et le diabète sucré.

Mais, le plus souvent, on ne peut trouver aucune lésion; d'ailleurs la survie très longue de ces malades, la conservation de leur état général, font rejeter l'idée d'altérations importantes du système nerveux, et on ne peut alors qu'admettre un trouble fonctionnel sécrétoire, que corroborent les multiples tares nerveuses révélées par l'examen clinique chez ces sujets. Il est enfin des observations, comme celles que viennent de publier Babonneix et Roustan, où toute pathogénie échappe complètement : on ne pouvait déceler chez leur malade aucun stigmate de nervosisme, d'hystérie, de dégénérescence familiale, aucune affection nerveuse, aucun signe d'éthylisme dans les antécédents héréditaires ; on ne trouvait dans les commémoratifs aucun incident pathologique occasionnel pouvant expliquer l'apparition du syndrome.

Traitement. — Si l'on est en présence d'un potomane avéré, il faut restreindre à la normale l'ingestion des liquides et avoir recours, au besoin, pour cela, à l'isolement, à la suggestion.

Sinon, on doit essayer d'entraver la déperdition d'eau excessive par des médicaments qui agissent sur la sécrétion rénale : ergotine, strychnine, antipyrine, belladone et surtout valériane ; mais bien souvent ces médicaments échouent ou n'ont qu'une action passagère.

MALADIES DES REINS

EXPLORATION, SÉMIOLOGIE

En matière de pathologie rénale, trois sortes de symptômes sont à étudier : 1° on doit explorer la région des reins pour constater si ces organes sont hypertrophiés, déformés, ptosés ; 2° l'analyse chimique et histologique de l'urine donne des renseignements à la fois sur le fonctionnement des reins et sur la nutrition en général ; 3° enfin les lésions du rein retentissent sur l'organisme tout entier.

Nous étudierons, dans ce premier chapitre d'ensemble, quels sont les renseignements que fournit l'étude de ces sortes de signes chez l'enfant.

Procédés d'exploration du rein. — Nous devons indiquer ici comment se fait la palpation du rein et de quelle manière il faut s'y prendre pour recueillir les urines qui seront examinées ensuite.

Palpation du rein. — Le rein s'explore chez l'enfant comme chez

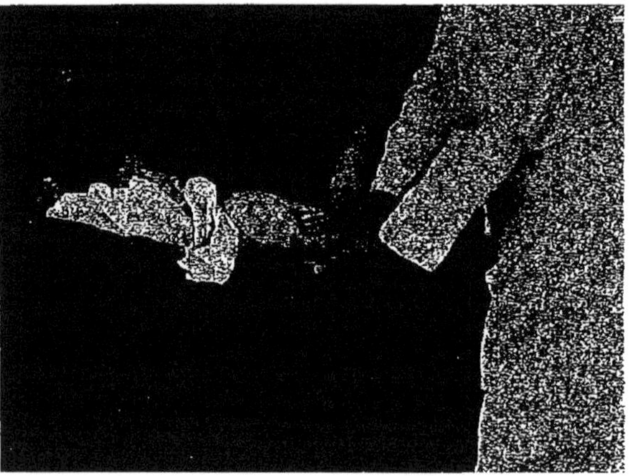

Fig. 50. — Palpation du rein chez l'enfant. Procédé de Guyon.

l'adulte ; le meilleur procédé consiste dans le *palper bimanuel*, combiné à la recherche du ballottement rénal, par le procédé de Guyon : une main postérieure s'applique sur la région lombaire, l'extrémité des doigts correspondant à l'angle costo-vertébral; la main antérieure explore l'abdomen du même côté, au-dessous du rebord des fausses côtes; pour provoquer le ballottement, la main

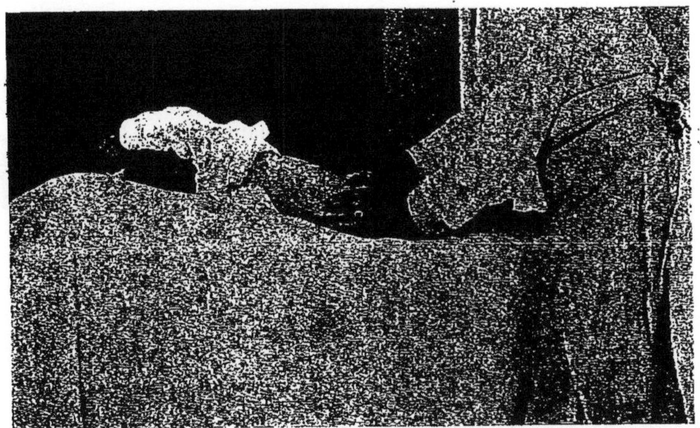

Fig. 51. — Palpation du rein chez l'enfant. Procédé d'Israël.

postérieure déprime brusquement à plusieurs reprises la fosse lombaire et refoule ainsi le rein, qui, s'il est hypertrophié, vient au contact de la main antérieure. Le procédé d'Israël n'est qu'une

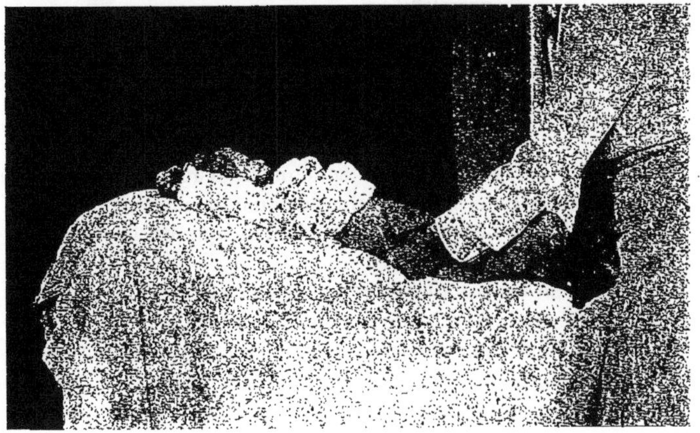

Fig. 52. — Palpation du rein chez l'enfant. Procédé de Glénard.

variante du précédent, l'enfant étant couché non plus sur le dos, mais sur le côté.

On peut encore employer le *procédé de Glénard* ou *palpation néphroleptique :* on se sert alors d'une seule main, qui embrasse dans sa concavité le flanc du malade, le pouce en dessus, les autres doigts en dessous sur les muscles lombaires ; on cherche à enfoncer le pouce dans l'abdomen, et on peut alors, pendant les mouvements respiratoires du malade, percevoir les mouvements de va-et-vient d'un rein hypertrophié ou mobile.

Cette exploration est difficile chez l'enfant, et cela d'autant plus qu'il est plus jeune : chez le nourrisson, en effet, la palpation est gênée parce qu'elle doit se faire dans le très court espace qui sépare l'os iliaque du rebord des fausses côtes ; en outre, l'abdomen est toujours saillant

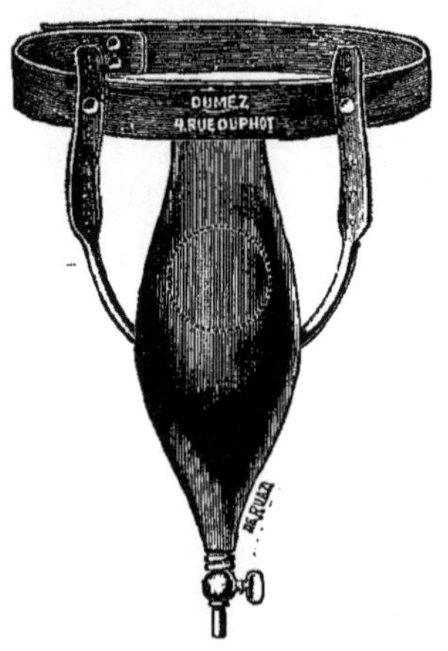

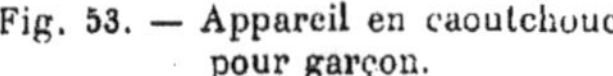

Fig. 53. — Appareil en caoutchouc pour garçon.

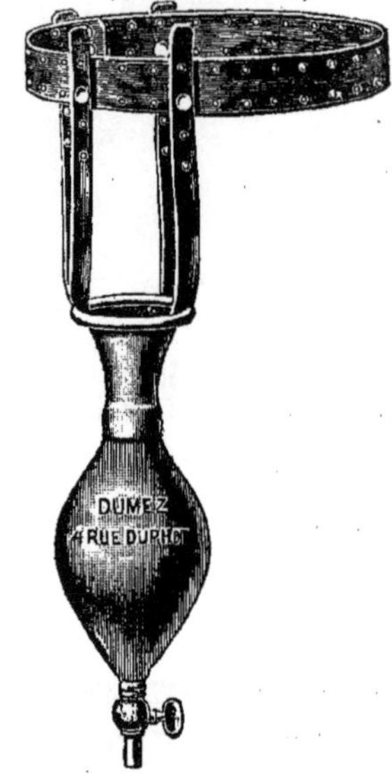

Fig. 54. — Appareil en caoutchouc pour fille.

et globuleux à cet âge ; il se déprime d'autant plus mal que l'enfant crie et refoule par son diaphragme la masse intestinale. Aussi ne perçoit-on à cet âge, par l'abdomen, que les grosses hypertrophies du rein.

Il n'en est pas de même par le *toucher rectal* : Büdinger, Knöpfelmacher ont montré que, dans les deux ou trois premiers mois, les reins même normaux peuvent être sentis par le rectum (1), surtout le rein droit, qui est un peu plus bas ; après cet âge et pendant la première année, si les reins sont perçus par cette voie, c'est qu'ils sont hypertrophiés : pour cette manœuvre, on place la main gauche dans la région lombaire ; avec les doigts légèrement fléchis, on exerce

(1) En effet, la distance qui sépare le rectum de la région lombaire est fort courte chez le nourrisson ; en outre les reins sont proportionnellement plus gros chez le nouveau-né (1/90 du poids du corps) que chez l'adulte (1/225) ; ils s'étendent jusqu'à la quatrième vertèbre lombaire, quelquefois même jusqu'à la cinquième.

une pression sur les muscles pendant que l'index de la main droite bien graissé pénètre dans le rectum; l'enfant est placé sur le dos ou sur le côté, et, s'il se contracte trop, on peut au préalable lui donner un bain chaud.

Recueillement des urines. — L'examen des urines se heurte à une première difficulté, celle de recueillir l'urine totale des vingt-quatre heures pour une analyse complète : l'incontinence nocturne, ou diurne et nocturne, est fréquente chez l'enfant, même grand et, dans ces conditions, une ou deux mictions échapperont à l'analyse. Chez le nourrisson, l'urine mouille les langes, se mélange aux matières fécales, et une analyse chimique est tout à fait impossible si on n'a pas recours à des procédés spéciaux pour recueillir ce liquide. Le cathétérisme peut être fait avec une sonde spéciale pour nourrisson (Englisch), munie d'un bec très court et pourvu d'une faible courbure. Mais ce procédé doit être réservé pour les cas urgents et ne saurait être employé pour les urines des vingt-quatre heures. — On peut placer de petites éponges bien propres entre les jambes de l'enfant, et, après quelque temps, les retirer et les exprimer; l'urine ainsi obtenue ne peut guère être utilisée que pour la recherche qualitative de l'albumine, et encore faut-il que les éponges n'aient pas été souillées par les matières fécales.

Lesné et Merklen se sont servis, pour recueillir l'urine du nourrisson, d'un condom fixé à la base de la verge et vidé de son contenu après chaque miction.

Marfan enfin a imaginé deux petits appareils en caoutchouc, un pour les garçons et un autre pour les filles, qu'on laisse à demeure fixés par une ceinture et des sous-cuisses. On les vide de temps en temps de leur contenu, en ouvrant un robinet placé à la partie inférieure.

Malgré ces procédés, le recueillement des urines reste entouré de difficultés chez le nourrisson, et il est probable que bien des renseignements intéressants échappent de ce fait au médecin. Aussi est-il fort utile d'habituer les enfants dès le plus jeune âge à faire des mictions à heure fixe; on peut arriver ainsi, même chez des enfants de six à huit mois, à recueillir dans un vase propre toutes les urines, qui sont alors utilisables pour un examen.

Exploration instrumentale des reins. — Enfin, bien souvent, en matière de pathologie rénale, chez l'enfant comme chez l'adulte, on a besoin de recueillir séparément l'urine des deux reins, tant pour savoir d'une façon rigoureuse quel est le rein lésé que pour s'assurer du bon fonctionnement du rein supposé sain, quand on veut faire une néphrectomie. La séparation des urines, le cathétérisme des uretères sont des opérations parfaitement réglées chez l'adulte; elles ont été longtemps d'une application difficile chez l'enfant, à cause des dimensions volumineuses des appareils; depuis quelques années cependant, par une amélioration progressive de la technique, on est arrivé à pouvoir appliquer à l'enfant ces procédés de la plus haute importance clinique. Nous devons ces améliorations surtout à M. Luys, qui a bien voulu nous remettre sur cette question une petite note que nous transcrivons ici.

Deux examens instrumentaux seront à pratiquer : 1° la *cystoscopie* ; 2° la *séparation des urines*.

« Cystoscopie. — La cystoscopie doit toujours être pratiquée la première chez l'enfant. Elle permettra de se rendre compte non seulement de l'état de la vessie, mais surtout d'examiner séparément chacun des deux orifices urétéraux. C'est là ce qu'on appelle la *méatoscopie*. On prendra ainsi connaissance non seulement de la différence d'aspect que ces orifices peuvent présenter l'un avec l'autre, mais aussi de leur mode d'éjaculation, qui peut être dissemblable.

« Ce mode d'investigation, autrefois impraticable chez l'enfant, a été rendu possible par des perfectionnements importants apportés dans ce but à l'instrumentation du cystoscope à prisme de Nitze. On a pu en effet abaisser le calibre de cet instrument jusqu'à un n° 12 de la filière Charrière, ce qui permet son introduction relativement aisée même dans les urètres des petits garçons.

« L'examen cystoscopique de la vessie de l'enfant se fera dans les mêmes conditions que chez l'adulte. On remplira la vessie préalablement bien lavée avec 100 grammes environ d'eau bouillie; on introduira alors l'instrument, ce qui permettra avec un peu d'habitude de prendre connaissance de tous les détails de la muqueuse vésicale et d'examiner par comparaison l'état des orifices urétéraux.

« L'examen cystoscopique de la vessie devra toujours précéder le deuxième examen, qui est la séparation endovésicale de l'urine des deux reins.

« Séparation de l'urine des deux reins chez l'enfant. — On sait que la séparation de l'urine des deux reins peut être obtenue par deux procédés différents : *a*. le cathétérisme des uretères; *b*. la séparation endovésicale.

« Le premier moyen, le *cathétérisme des uretères*, est dans l'immense majorité des cas absolument impossible à pratiquer chez l'enfant; car les instruments qui pourraient servir à l'application de ce mode d'investigation sont d'un calibre infiniment trop volumineux.

« *Seul*, mon *séparateur modèle d'enfant* pourra être utilisé avec succès. La modification que j'ai faite dans ce but au modèle d'adulte a porté sur la dimension du calibre total de l'instrument, qui du n° 21 de la filière Charrière a pu être abaissé au n° 15 ; le calibre des sondes reste, en dépit de cette modification, bien suffisant pour une évacuation ; une autre modification a aussi porté sur la réduction de la courbure de la portion vésicale de mon séparateur : elle a été diminuée afin de pouvoir plus facilement s'adapter à la vessie de l'enfant. Tout le reste de l'instrument a été maintenu dans sa simplicité bien connue, et c'est avec cet instrument que j'ai pu obtenir une série de résultats absolument typiques, alors que tout autre moyen de diagnostic instrumental était inapplicable.

« Mes principales applications ont été faites sur des garçons de six à quatorze ans et sur des fillettes de six à dix ans. »

« *Description du séparateur Luys.* — Le séparateur Luys se compose de trois parties réunies entre elles, dont l'ensemble présente une courbure accentuée. La pièce médiane est constituée par une tige métallique, courbe à l'une de ses extrémités; dans la concavité de cette courbe, peut se tendre

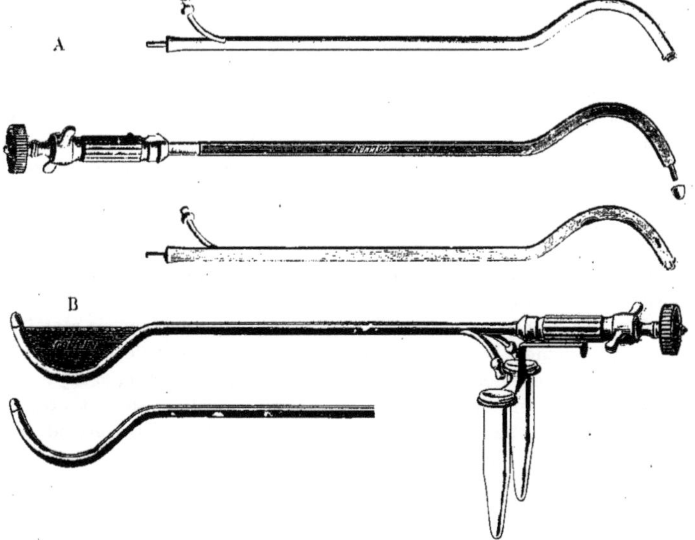

Fig. 55. — Séparateur d'urines modèle d'enfant (Luys).

A, appareil démonté; B, appareil prêt à fonctionner.

et se détendre une petite chaînette, les mouvements d'abaissement et d'élévation de celle-ci étant commandés par un volant situé à l'autre extrémité de l'instrument. Cette pièce médiane est recouverte par une chemise de caoutchouc; lorsque, par l'action du volant, la chaîne est tendue, il s'élève une véritable cloison, tandis que, lorsqu'elle est détendue, l'élasticité du caoutchouc applique la chaîne sur la concavité de la partie métallique. Les parties latérales sont constituées par les sondes, qui, épousant la courbure de la pièce intermédiaire, sont métalliques et creuses : à leur face interne seule et dans leur portion concave sont percés trois orifices destinés à l'évacuation de l'urine. Les trois parties de l'instrument sont réunies entre elles à leurs deux extrémités, à l'une par le manche, à l'autre par un petit capuchon métallique creusé intérieurement d'un pas de vis.

« *Préparation du séparateur Luys.* — L'instrument étant démonté, on s'assure que les sondes sont bien perméables, que la chaîne de la pièce intermédiaire a une manœuvre facile; on revêt celle-ci d'une chemise en caoutchouc bien talquée, puis on monte l'instrument en appliquant les deux sondes contre la pièce intermédiaire. L'instrument tout entier étant monté est plongé pendant cinq minutes dans l'eau bouillante afin de le stériliser.

« *Préparation du malade.* — Les enfants sont particulièrement difficiles à examiner ; si quelques-uns d'entre eux sont assez raisonnables pour se laisser examiner tranquillement, le plus souvent on doit avoir recours à l'anesthésie générale. Mais, comme celle-ci, pratiquée avec le chloroforme, est extrêmement préjudiciable au fonctionnement des reins, car on sait que la sécrétion urinaire s'arrête dans la narcose chloroformique, j'ai l'habitude de faire un usage fréquent du bromure d'éthyle. L'enfant est étourdi rapidement, on profite de sa perte de connaissance pour laver la vessie et appliquer le séparateur; puis, aussitôt que l'enfant est à demi réveillé, on le met en position assise, et on procède alors à la récolte des urines séparées.

« *Technique de la séparation.* — Il faudra d'abord s'assurer avec un explorateur à boule olivaire que l'urètre est perméable avec une olive n° 15; puis la vessie doit être d'abord bien lavée jusqu'à ce que l'eau de lavage ressorte claire ; enfin 10 ou 20 grammes d'eau bouillie sont laissés dans la vessie. Le séparateur est abondamment lubrifié soit avec de l'huile, soit avec de la glycérine, puis il est introduit. L'introduction doit se faire lorsque l'enfant est couché : il faudra avoir bien soin de s'assurer que toute la courbe du séparateur a bien tout entière pénétré dans la vessie.

« Chez les garçons, il est facile de le vérifier par le toucher rectal. A ce moment seulement, en tournant la vis du volant, on enlève la membrane séparatrice de caoutchouc. Si l'introduction a été bien faite, il n'y a aucune douleur au moment de l'élévation de la cloison, celle-ci devant être située tout entière dans la vessie et ne pouvant dilater le col. On attend ensuite patiemment que l'écoulement des urines se fasse par les sondes, et on recueille celles-ci dans de petits tubes appropriés.

« Chacun des échantillons des urines recueillies sera examiné ensuite macroscopiquement, chimiquement et microscopiquement (1) » (Luys).

Sémiologie des urines. — L'étude chimique et histologique des urines en pathologie infantile suppose la connaissance de la composition des urines normales de l'enfant aux différents âges. Nous la rappellerons tout d'abord.

LES URINES NORMALES DE L'ENFANT.

Composition chimique. — L'étude du chimisme urinaire normal de l'enfant est extrêmement complexe : pour l'établir rigoureusement, il faudrait d'abord tenir compte du poids de l'enfant, puis de son alimentation. Ce n'est qu'après avoir fait la part de ces deux facteurs qu'on pourra établir si, en outre, l'enfant présente une formule urinaire spéciale, du fait de sa croissance si active, qui nécessite une intensité particulière des échanges nutritifs.

(1) Voy. pour plus de détails sur cette question : GEORGES LUYS, Exploration de l'appareil urinaire, 2e édition, Paris, Masson, 1909.

Malgré les lacunes de nos connaissances actuelles sur ce sujet, quelques points restent acquis, que nous allons résumer et qui résultent des recherches de Caron de la Carrière et Monfet, de Vierordt, Parrot et Robin, et plus récemment de Nobécourt et de ses élèves.

1° *Dans les premiers jours qui suivent la naissance*, l'urine revêt des caractères assez spéciaux. Il arrive assez souvent que l'enfant n'urine pas dans les premières vingt-quatre heures, la première miction ne se faisant que le deuxième ou même le troisième jour. Du deuxième au dixième jour, il se fait deux ou trois mictions en vingt-quatre heures, rarement quatre ou cinq; la totalité de l'urine émise dans un nycthémère représente alors en moyenne 80 centimètres cubes pour Hecker, 150 pour Parrot et Robin : mais cette quantité paraît, en fait, très variable, suivant les sujets observés, comme l'indique le tableau suivant dû à Reusing :

	Minimum observé.	Maximum observé.
	Cent. cubes.	Cent. cubes.
1er jour	2	61
2e —	11	145
3e —	13,3	171
4e —	17,5	179
5e —	22,5	222
6e —	70	280
7e —	93	338
8e —	100	331

Ces variations sont dues en partie à la forme de l'allaitement : l'enfant au sein, dans les premiers jours, élimine une quantité relativement minime de l'eau introduite, ce qui explique le relèvement rapide de son poids, tandis que le nourrisson au biberon élimine une urine relativement plus abondante.

Malgré tout, dans les trois premiers jours, l'enfant urine peu et certainement beaucoup moins (même proportionnellement à son poids) que dans les mois qui suivront.

Aussi l'urine est-elle assez foncée, presque comme celle de l'adulte; sa densité est élevée (1010), tant à cause de sa faible dilution que de la forte proportion d'urates qu'elle contient.

Elle est acide, à cause de sa forte teneur en acide urique.

Elle ne contient que des traces d'urée le premier et le deuxième jour; puis l'urée augmente brusquement vers le troisième jour, mais reste entre 0gr,15 et 0gr,25 jusqu'au dixième jour. Les chlorures, les phosphates, les sulfates existent en très petite quantité, et sont difficilement dosables.

Au contraire, — et c'est là la caractéristique de l'urine des premiers jours, — elle contient une forte proportion de sels uratiques, qui sont souvent visibles du troisième au huitième jour, sous la forme de fine poussière rouge qui saupoudre les langes. On dose alors de 0gr,021 à 0gr,024 d'acide urique en vingt-quatre heures, dose qui, proportionnellement au poids, est sensiblement la même que celle éliminée par l'adulte, mais qui est relativement considérable si on la rapproche de la faible proportion éliminée de tous les autres éléments et de la petite quantité d'urine émise.

On peut rapprocher de ce fait la fréquence des infarctus uratiques décrits par

Virchow au niveau des reins des nouveau-nés : sur une coupe longitudinale de l'organe, on voit souvent en effet, dans la substance pyramidale, des traînées jaunâtres ou rougeâtres convergeant vers le hile; au microscope, on voit qu'elles sont dues au dépôt dans les tubes droits d'une poussière amorphe d'urate d'ammoniaque, de cristaux d'acide urique et de quelques cellules épithéliales. On retrouve les mêmes éléments dans les papilles, et, quoique beaucoup plus rarement, dans quelques tubes contournés. On les rencontre chez presque tous les enfants qui succombent du deuxième au dixième jour, on ne les trouve plus ensuite. La quasi-constance de ces infarctus, quelle que soit la cause de la mort, semble indiquer qu'ils sont l'expression d'un phénomène physiologique : on admet aujourd'hui que, l'enfant buvant très peu dans la première journée, les matières extractives qu'excrète le rein ne sont pas suffisamment diluées et se précipitent dans les canaux droits; les jours suivants, sous l'influence de l'ingestion d'une assez grande quantité de lait, l'eau de l'urine augmente notablement et entraîne, dissous ou non, le dépôt uratique.

2° *Chez le nourrisson, après les huit ou dix premiers jours*, les caractères de l'urine sont surtout commandés par ce fait que le nourrisson ingère une quantité de lait considérable relativement à son poids.

Il urine dix à douze fois par jour, un peu moins souvent pourtant à partir de six mois. La quantité totale d'urine en vingt-quatre heures atteint très rapidement 300 grammes, puis 400 grammes; elle se maintient entre 400 et 600 grammes jusqu'à la fin de la première année. Le nourrisson urine donc, relativement à son poids, environ cinq à six fois plus que l'adulte. La quantité journalière oscille d'ailleurs dans de très fortes proportions, pour des raisons encore obscures; aussi faut-il mesurer la quantité moyenne d'urine émise pendant plusieurs jours consécutifs pour apprécier s'il y a réellement oligurie ou polyurie pathologique.

L'urine est claire, incolore, limpide comme de l'eau (leucosurie) ; plus rarement elle est un peu teintée comme du vin de Chablis (Parrot et Robin); ce fait s'observerait surtout chez les nourrissons au biberon et qui ont quelques troubles digestifs. Elle n'a aucune odeur, et, si les langes exhalent souvent une senteur ammoniacale, c'est qu'il y a eu fermentation secondaire par manque de propreté.

La densité est faible et oscille entre 1004 et 1007.

Sa réaction est neutre, à cause de la grande quantité d'eau éliminée; l'urine du matin, en effet, qui est plus concentrée, est légèrement acide.

La proportion d'urée est variable suivant l'alimentation (Nobécourt). Un nourrisson au sein et bien portant en élimine 0gr,069 par jour et par kilogramme, proportion relativement très faible; s'il présente des troubles digestifs, le chiffre s'élève à 0gr,136. Un nourrisson au biberon et bien portant élimine 0gr,175, et s'il présente de la dyspepsie, 0gr,568.

On peut doser en moyenne 0gr,15 d'acide urique par vingt-quatre heures. Le rapport de l'acide urique à l'urée est de 1 : 31, tandis qu'il est chez l'adulte de 1 : 70; la transformation des albuminoïdes en urée est donc moins complète que chez l'adulte. Il faut tenir compte, d'ailleurs, que, même chez l'adulte, la proportion d'urée est plus élevée avec le régime mixte qu'avec le régime lacté intégral.

La quantité de chlorures augmente progressivement avec l'âge, mais est encore faible (0gr,10 environ par kilogramme corporel); Nobécourt et Merklen ont montré qu'il n'y avait pas équilibre entre les chlorures ingérés et les chlorures éliminés; le nourrisson au sein et normal en retient environ 64 p. 100; le nourrisson au biberon, de 52 à 54 p. 100 seulement, ce qui expliquerait que l'augmentation de poids se poursuit plus marquée chez le premier.

La quantité des phosphates est de 0gr,010-0gr,016 par kilogramme corporel; celle des sulfates est de 0gr,008.

Ces proportions changent quand, au lait, on ajoute des bouillies de farineux; la densité de l'urine et la quantité de sels qu'elle contient augmentent.

Les recherches cryoscopiques ont complété, en les vérifiant, ces données. Lesné et Merklen ont vu que la valeur Δ était voisine de 0 (0,25 en moyenne le premier mois, 0,41 le deuxième). Le rapport $\frac{\Delta}{NaCl}$ est respectivement de 3,22 et de 4,47, donc notablement plus élevé que chez l'adulte, ce qui est dû à la faible teneur du lait en chlorures et à la retention partielle de ce sel que nous avons déjà signalée à cet âge.

Enfin, la toxicité urinaire est très basse, à cause de la dilution de l'urine. Chez le nouveau-né, il faut 76 centimètres cubes par kilogramme d'animal pour tuer un lapin (Charrin); chez le nourrisson, il faut de 53 à 75 centimètres cubes (Lesné), tandis qu'il suffit de 40 centimètres cubes d'urine d'adulte. Mais proportionnellement à son poids, le nourrisson élimine chaque jour beaucoup plus de substances toxiques; la proportion s'augmente encore, s'il présente des troubles digestifs ou de l'entérite.

3° *Après les quinze premiers mois*, l'urine tend peu à peu à revêtir les caractères qu'on lui connaît chez l'homme fait, ce qui tient surtout à la communauté du régime alimentaire. Néanmoins, jusqu'à l'âge de six à huit ans, l'enfant urine encore proportionnellement plus que l'adulte; la densité de l'urine est plus faible, ce qui tient surtout à une dilution plus grande, car la plupart des principes normaux de l'urine — calculés par kilogrammes du poids de l'enfant — sont en proportion plus élevée que chez l'adulte :

Urée	0gr,60	à 1gr,00	par kil.	(0gr,55 chez l'adulte).
Chlorures	0gr,31	0gr,36	—	(0gr,17 chez l'adulte).
Acide phosphorique	0gr,14	0gr,18	—	(0gr,16 chez l'adulte).
Sulfates (en acide phosphorique)	0gr,04	0gr,08	—	(0gr,026 chez l'adulte).
Acide urique	0gr,010	0gr,012	—	(0gr,08 chez l'adulte).

Mais le bilan urinaire n'a pas été fait, à notre connaissance, d'une façon systématique en tenant compte des ingesta, et nous manquons de données précises sur la nutrition au cours de la seconde enfance (1).

(1) En plus de tous ces éléments, que l'analyse chimique peut déceler, l'urine de l'enfant contient encore des ferments protéolytiques et amylolytiques qu'on peut mettre en évidence par les épreuves de la digestion ou de la saccharification artificielles; il est vraisemblable qu'ils proviennent de la résorption des ferments digestifs, surtout pancréatiques, au niveau de la muqueuse intestinale. Le dosage de ces ferments dans l'urine pourrait donc, par un moyen détourné, donner une mesure approximative de l'activité digestive de l'enfant. C'est une question que nous étudions en ce moment.

Sédiment urinaire. — Le sédiment urinaire par centrifugation est à peu près nul chez l'enfant, comme chez l'adulte : on y trouve cependant quelques cellules épithéliales desquamées du bassinet et de la vessie et quelques rares lymphocytes. Pourtant, chez le nourrisson, surtout dans les premières semaines, on peut observer un dépôt assez abondant — dit à tort dépôt muqueux — et qui est constitué exclusivement par un grand nombre de cellules épithéliales, comme s'il se passait au niveau de ces muqueuses une véritable mue. Enfin, dans les premiers jours, on trouve souvent de nombreux cristaux d'acide urique (tablettes losangiques ou hexagonales, ou fuseaux réunis en pinceaux, en étoiles) et des sédiments amorphes brunâtres d'urates acides.

Méthodes spéciales. — Enfin on a encore eu recours récemment chez l'enfant à un certain nombre d'épreuves qui ont pour but de se rendre compte du fonctionnement du rein.

La *cryoscopie*, l'étude de la *toxicité urinaire* donnent des résultats variables suivant la concentration de l'urine. Elles n'ont guère été étudiées que chez le nourrisson (Voy. p. 177). On a encore chez l'enfant pratiqué des *injections sous-cutanées de bleu de méthylène*; à l'état normal l'élimination se fait rapidement, en douze ou dix-huit heures, avec maximum entre la cinquième et la septième heure.

VALEUR SÉMIOLOGIQUE DE L'EXAMEN DES URINES A L'ÉTAT PATHOLOGIQUE.

Nous ne nous occuperons pas ici des troubles de la miction (rétention, incontinence, pollakiurie), qui ont, les deux derniers surtout, une si grande importance en pathologie urinaire; ces troubles ressortent surtout à la pathologie vésicale et seront étudiés avec les maladies de la vessie et de l'urètre.

Il est cependant impossible de ne pas signaler la valeur de l'*incontinence d'urine* comme symptôme révélateur des maladies des reins ou de modifications dans la composition des urines. Toutes les fois qu'il existe de la polyurie, celle-ci engendre de la pollakiurie, et chez les enfants prédisposés, les besoins fréquents et pressants d'uriner peuvent provoquer une incontinence d'urine le plus souvent nocturne, mais qui peut être à la fois nocturne et diurne. C'est un symptôme fréquemment noté dans la néphrite chronique urémigène, au cours de la dégénérescence amyloïde des reins, à la période de début de la tuberculose rénale, du diabète sucré et du diabète insipide. — D'autre part, les urines hyperacides, chargées de sels uratiques, qui caractérisent la diathèse urique, en irritant le sphincter vésical, peuvent provoquer le même symptôme, qui peut alors devenir un signe prémonitoire à longue échéance de la lithiase rénale. Aussi toute incontinence d'urine survenant chez un enfant, jusque-là propre, doit éveiller l'attention et nécessite un examen complet du chimisme urinaire.

Nous passerons seulement en revue rapidement les indications diagnostiques qu'on peut déduire de l'examen des urines, au point de vue du fonctionnement du rein et de la nutrition générale.

VARIATIONS DE QUANTITÉ. — L'*anurie* est rare chez l'enfant et ne comporte pas d'étiologie spéciale à cet âge; elle est presque toujours symptomatique d'une néphrite aiguë ou d'une poussée aiguë au

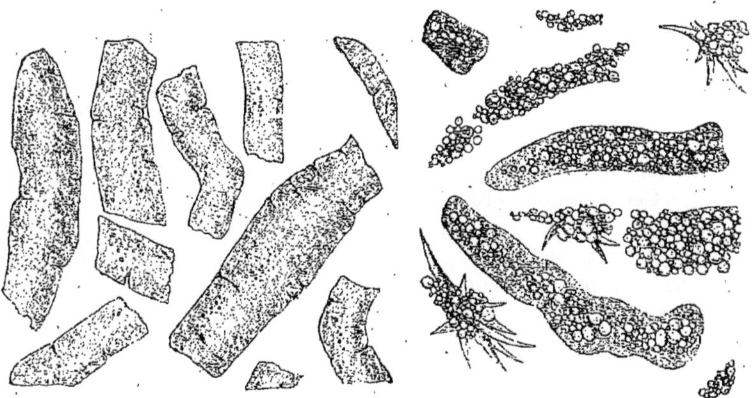

Fig. 56. — Cylindres circux. Fig. 57. — Cylindres graisseux.

cours d'une néphrite chronique. L'anurie mécanique par obstruction de l'uretère est exceptionnelle : les tumeurs de la vessie ou du petit

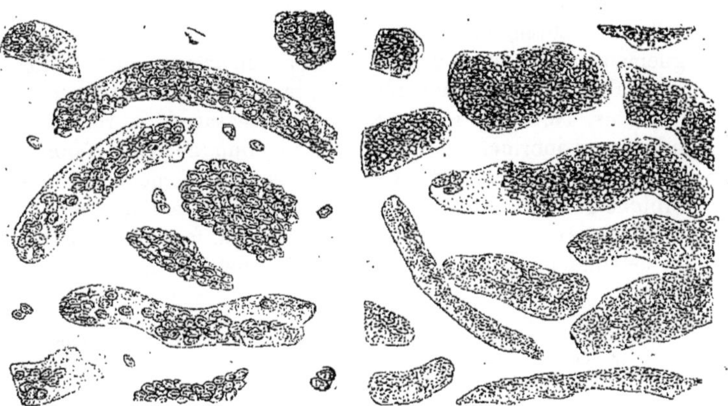

Fig. 58. — Cylindres hématiques. Fig. 59. — Cylindres grossièrement et finement granuleux.

bassin, susceptibles de comprimer son extrémité inférieure, sont fort rares : nous n'avons trouvé que quatre cas d'anurie par lithiase rénale (trois de Merklen, un de Monsseaux). Par contre, l'anurie pourra s'observer au cours de toutes les infections graves, médicales ou chirurgicales, et surtout au cours des gastro-entérites aiguës, notamment du choléra infantile, tant par suite de la déperdition aqueuse par l'intestin qu'à cause de la néphrite surajoutée.

Nous avons déjà décrit les différentes formes de *polyurie* au chapitre du diabète, en discutant le diagnostic de cette affection.

Examen microscopique. — On peut observer, chez l'enfant comme chez l'adulte, de la *pyurie* (Voy. *Pyélonéphrites* et *Maladies de la vessie*), de la *chylurie* (Voy. *Parasites du rein*).

Mais plus fréquentes et plus importantes sont l'*hémoglobinurie* et surtout l'*hématurie*, que nous étudierons un peu plus loin dans un chapitre à part.

Cet examen microscopique doit être pratiqué toutes les fois qu'on est en droit de soupçonner une lésion du rein.

Il doit porter sur une urine fraîchement émise et recueillie dans un vase propre et stérile; sinon les éléments cellulaires s'altèrent et des microbes surajoutés s'y développent très rapidement. Il permettra de reconnaître, dans certains cas, la présence de cellules épithéliales de la vessie et du bassinet, de cylindres hyalins, colloïdes, hématiques et granuleux (fig. 56 à 59); on sait que ces derniers ont une grosse valeur et permettent d'affirmer le diagnostic de néphrite. Les leucocytes existent dans l'urine au cours de beaucoup d'affections rénales; d'une façon générale, les polynucléaires traduisent l'existence d'une lésion aiguë, les mononucléaires indiquant plutôt une lésion subaiguë ou chronique.

Analyse chimique. — L'analyse chimique donne de multiples renseignements. Le dosage des éléments normaux donne des indications générales sur la nutrition générale, le fonctionnement du foie et du pancréas. Nous n'y insisterons pas davantage. La recherche des substances anormales doit porter sur l'albumine (Voy. *Néphrites*), le sucre (Voy. *Diabète*). Nous insisterons ici seulement sur la valeur clinique de l'acétonurie, de l'indicanurie et de la diazo-réaction.

L'*acétone* peut se rechercher dans l'urine par le procédé de Denigès : on défèque préalablement l'urine par quelques gouttes du réactif suivant :

Eau	100 grammes.
Acide sulfurique	20 cent. cubes.
Oxyde jaune de Hg	5 grammes.

On ajoute au filtrat parties égales d'acide sulfurique et de réactif et on chauffe à l'ébullition ; au bout de deux à trois minutes, il se forme un précipité blanc.

Mauban recommande plutôt le procédé de Lieben : ajouter à l'urine quelques gouttes d'une solution iodo-iodurée et un excès de soude, il se forme un précipité blanc jaunâtre d'iodoforme, qu'on peut caractériser par son odeur, sa couleur et la forme de ses cristaux examinés au microscope.

L'acétonurie se rencontre, comme chez l'adulte, à la fin du diabète, au cours de l'inanition pendant les maladies fébriles. Mais, en outre, elle se rencontre très fréquemment au cours du syndrome des vomissements périodiques ou cycliques (Marfan), au point que certains auteurs ont voulu faire de ce syndrome le résultat d'une intoxication dont l'acétonurie serait le témoin. Quoi qu'il en soit de cette théorie, il est certain que les deux phénomèmes coïncident fréquemment ; il est même des cas où les vomissements cycliques affectent une forme grave qui peut simuler une péritonite, un empoisonnement : on doit alors pratiquer l'examen des urines, et, s'il révèle une acétonurie notable, toutes les difficultés du diagnostic se trouvent levées.

L'*indican* se recherche en ajoutant à l'urine quelques gouttes d'acide chlorhydrique, puis quelques gouttes de liqueur de Labarraque et en chauffant légèrement ; après refroidissement, on verse dans le tube 2 centimètres cubes de chloroforme et on agite vivement ; par le repos, le chloroforme vient au fond du tube nettement coloré en bleu. Cette recherche à une certaine valeur dans les affections gastro-intestinales de l'enfant ; sans admettre, avec certains auteurs, que l'indicanurie soit rigoureusement proportionnelle à l'intensité des putréfactions intestinales, il est certain cependant qu'elle manque chez le nourrisson au sein, tandis qu'elle est fréquente au cours de l'allaitement artificiel ; elle existe dans les entérites, elle disparaît après la diète hydrique, les purgations ; elle diminue sous l'influence d'un régime hydrocarboné pour augmenter avec une nourriture carnée. Son étude peut donc être d'une certaine utilité pour décider du régime alimentaire à instituer.

Mais, en outre, Hochsinger et Kahane ont trouvé fréquemment de l'indicanurie au cours de la tuberculose infantile, au point d'en faire presque un symptôme de cette affection ; ils l'expliqueraient par la fonte azotée rapide des tissus. Cette opinion a été très discutée : Giarre a montré que l'examen ne devait pas porter sur un échantillon isolé, mais sur l'urine des vingt-quatre heures, l'émission d'indol étant très variable d'un moment à l'autre ; puis des recherches récentes ont montré que les résultats obtenus dans la tuberculose étaient inconstants ; l'indicanurie est plutôt en rapport avec l'état de l'intestin au cours de cette affection et ne semble pas due à la tuberculose elle-même.

La *diazo-réaction* s'obtient en ajoutant à 10 centimètres cubes d'urine 10 centimètres cubes de :

Acide sulfurique	1 gramme.
Acide chlorhydrique	10 cent. cubes.
Eau distillée	200 —

puis V à X gouttes de :

Nitrite de sodium	0gr,50
Eau distillée	100 cent. cubes.

enfin 2 ou 3 centimètres cubes d'ammoniaque. L'urine prend alors une teinte rouge intense, si la réaction est nettement positive.

Nissen a étudié la diazo-réaction chez les enfants. Il l'a constamment trouvée dans la rougeole, la fièvre typhoïde, la tuberculose miliaire. Elle peut se rencontrer ou manquer dans la pneumonie, la pleurésie, la méningite tuberculeuse, la diphtérie, l'érysipèle. Elle manque dans les autres maladies infantiles. — Lobligeois a remarqué qu'elle est positive dans la scarlatine, tandis qu'elle manque presque constamment dans la diphtérie, même lorsque celle-ci se complique d'érythème scarlatiniforme ; il y aurait donc là un moyen de diagnostic précieux en clinique.

Retentissement sur l'organisme du trouble des fonctions rénales. — Les altérations du rein peuvent retentir sur l'organisme de plusieurs façons : en déterminant des œdèmes, les phénomènes variés de l'urémie et, dans les affections chroniques du rein, de l'hypertension artérielle avec hypertrophie du cœur. Nous n'avons pas à revenir sur les différentes théories susceptibles d'expliquer la pathogénie de ces accidents, car il semble bien qu'elles s'appliquent intégralement à la pathologie infantile : les œdèmes sont dus le plus souvent à la rétention chlorurée, et la thérapeutique doit s'inspirer largement de cette notion, dans la pratique des maladies du jeune âge ; l'urémie est sous la dépendance de l'accumulation dans l'organisme d'un grand nombre de substances, qui normalement sont éliminées par le rein, certains accidents paraissant relever surtout de la rétention chlorurée, d'autres de la rétention azotée ; les phénomènes cardio-vasculaires enfin s'expliquent en grande partie par l'obstacle à la circulation rénale et l'hyperfonctionnement des capsules surrénales qu'on trouve souvent dans ces conditions.

Nous voulons insister surtout ici non sur le mécanisme de ces symptômes, mais sur ce qu'ils ont d'un peu particulier du ait qu'ils évoluent chez l'enfant.

Œdèmes. — Les œdèmes sont remarquables chez l'enfant par la rapidité avec laquelle ils infiltrent le tissu cellulaire sous-cutané, qui, très lâche à cet âge, se laisse facilement distendre, et l'on peut voir ainsi se réaliser des anasarques énormes dont une égale intensité est rare chez l'adulte.

Symptômes cardio-vasculaires. — Certains symptômes cardio-vasculaires s'observent souvent au cours des néphrites aiguës, si fréquentes chez l'enfant ; on peut voir se développer de la dilatation du cœur caractérisée par une augmentation de la matité précordiale, un bruit de galop gauche et même un souffle d'insuffisance mitrale fonctionnelle. Ces symptômes sont passagers et disparaissent avec l'amélioration de la lésion rénale. Au contraire, le syndrome d'hypertension artérielle avec hypertrophie du cœur paraît aussi rare chez l'enfant qu'il est fréquent chez l'adulte; ce fait est dû à la rareté même de la néphrite chronique à cet âge : mais nous devons dire que, lorsque celle-ci est constituée, et nous verrons qu'il existe des cas parfaitement authentiques de néphrite chronique atrophique chez l'enfant, on peut voir se réaliser au complet le syndrome cardio-vasculaire caractéristique, qui paraît dû, comme chez l'adulte, à l'obstacle prolongé de la circulation rénale et se développe sous l'influence de l'hyperplasie des surrénales.

Phénomènes urémiques. — Ce sont surtout les phénomènes urémiques qui affectent un tableau spécial chez l'enfant. L'urémie de l'adulte se traduit par un syndrome très complexe, dans lequel il est parfois difficile de distinguer ce qui revient à l'intoxication par mauvaise dépuration urinaire et ce qui dépend des lésions des autres organes. Les poisons urinaires eux-mêmes font surtout porter leur action sur des organes déjà en méiopragie : et c'est ainsi qu'on verra apparaître des symptômes encéphaliques localisés (hémiplégie, monoplégie) chez des lacunaires cérébraux, des bronchites albuminuriques chez de vieux emphysémateux, etc.

Les conditions sont toutes différentes chez l'enfant; la néphrite évolue alors le plus souvent sur un organisme antérieurement sain, et le syndrome d'intoxication urinaire apparaît dans toute sa pureté, le plus souvent identique à lui-même. Dans la *grande urémie*, on verra apparaître des vomissements et de la diarrhée, causés par l'élimination digestive vicariante, de la dyspnée toxique sans lésions pulmonaires, et surtout des symptômes nerveux, à cause de l'extrême sensibilité de l'encéphale à cet âge ; ces symptômes seront presque toujours l'expression d'une imprégnation toxique diffuse du système nerveux : ce peut être de la tétanie, ce sont surtout des convulsions généralisées, de la torpeur, du coma; les symptômes de localisation sont par contre exceptionnels, quoiqu'on ait signalé de l'aphasie temporaire, de l'hémiplégie transitoire et récidivante.

En dehors des phénomènes graves que nous venons d'énumérer et qui sont symptomatiques des néphrites aiguës et de la période terminale des néphrites chroniques, l'insuffisance de dépuration urinaire peut, dans les cas légers, en cas de débilité rénale, de néphrite chronique relativement bien compensée, donner lieu à une série de manifestations morbides, qu'on pourrait décrire sous le nom de *petite urémie*, et qui sont encore ici bien spéciales à l'enfant; elles tirent leurs caractères beaucoup plus du terrain sur lequel elles évoluent que de la nature de l'intoxication; elles peuvent donc s'observer lorsque d'autres organes que le rein sont atteints; elles sont assez banales à cet âge, et cependant leur présence doit éveiller l'attention, car elles révèlent souvent une lésion rénale jusque-là méconnue. En premier lieu, ce sont des phénomènes anémiques : les petits malades sont pâles, leurs muqueuses décolorées; ils se plaignent de palpitations et sont essoufflés au moindre effort. A l'auscultation du cœur et parfois des vaisseaux du cou, on peut trouver des souffles anémiques. Souvent les enfants subissent une sorte d'arrêt de développement, ils croissent lentement, leurs membres sont frêles, la puberté est retardée. En second lieu apparaissent des manifestations nerveuses variées : c'est une céphalée permanente gravative ou au contraire périodique et pouvant prendre l'aspect d'une migraine; c'est une fatigue insolite accompagnant le moindre effort, la difficulté d'appliquer l'attention et de fournir un travail intellectuel un peu soutenu; c'est de l'insomnie la nuit, et de la tendance au sommeil le jour. Les enfants sont tristes, apathiques, n'ont aucun goût pour le jeu ou les distractions et peuvent tomber dans un véritable état mélancolique. Par contre, les symptômes de localisation sont exceptionnels, et on n'observera guère de névralgies, de troubles de la vue ni de l'audition.

LES SYNDROMES URINAIRES

Des différents syndromes urinaires dont nous avons déjà parlé à propos de la valeur sémiologique des urines pathologiques de l'enfant, deux méritent une description à part : ce sont les *hématuries* et les *hémoglobinuries*.

Hématuries.

L'hématurie est extrêmement fréquente chez l'enfant; sa valeur sémiologique est grande, et son étude mérite donc d'être exposée à part.

Symptômes et diagnostic. — L'hématurie peut se présenter à cet âge sous tous les aspects qu'on est habitué à observer chez l'adulte : urine uniformément teintée, ou seulement au début et à la fin de la miction, urine franchement rouge quand le sang a séjourné peu de temps dans la vessie, sinon urine plus ou moins noirâtre, bouillon sale. Si le pissement de sang se surajoute à un processus purulent, il peut strier de raies rouges ou colorer uniformément en rose le pus qui s'amasse au fond du bocal. Cependant, chez le nourrisson, l'hématurie ne se manifeste que par des taches rougeâtres qui maculent les couches et pourrait passer inaperçue.

Le diagnostic de l'hématurie est facile à faire : l'attention étant attirée par une coloration anormale de l'urine, il faut y rechercher le sang, soit par le spectroscope, qui montre les raies caractéristiques de l'hémoglobine, soit par certaines réactions chimiques (teinture de gaïac et essence de térébenthine en présence de quelques gouttes d'eau oxygénée, ou quelques gouttes de benzidine et d'eau oxygénée), ces réactions étant particulièrement utiles dans les cas où il n'y a que des traces de sang.

On met ainsi en évidence la présence d'hémoglobine; mais, pour être sûr qu'il ne s'agit pas d'hémoglobinurie pure, *il faut examiner le dépôt au microscope et constater les globules rouges*; cette recherche doit être faite sur des urines fraîchement émises, les hématies s'altérant vite dans certaines urines et pouvant alors être difficilement reconnaissables.

Ces manipulations très simples affirment le diagnostic d'urines sanglantes et les différencient d'urines colorées par d'autres substances (pigments biliaires, rhubarbe, séné, semen-contra, phénol, salol, etc.). D'autre part, un peu d'attention permet de reconnaître des urines teintées par le sang des premières menstrues. Beaucoup plus délicat et intéressant est le diagnostic étiologique.

Le sang peut venir de l'*urètre*, de la *vessie* ou des *reins*, les hématuries d'origine rénale étant de beaucoup les plus fréquentes.

Hématuries d'origine urétrale. — Elles ne se rencontrent guère que dans deux circontances : 1° lorsque l'enfant à fait une chute d'un lieu élevé à califourchon ; on peut voir alors s'échapper par le méat, pendant et en dehors des mictions, du sang rouge vif; cette hématurie s'accompagne d'une vive douleur locale et souvent de signes de fracture du bassin; 2° chez les petites filles, au cours d'une vulvo-vaginite blennorragique qui s'est propagée à l'urètre; la miction est alors douloureuse; l'urine entraîne au début une faible quantité de sang, elle redevient claire à la fin. Ces deux éventualités sont rares et d'un diagnostic aisé.

Hématuries d'origine vésicale. — Elles sont beaucoup moins fréquentes que chez l'adulte. On reconnaîtra leur origine, parce qu'il existe en général des troubles de la miction : incontinence, rétention, ténesme vésical, interruption du jet, émission irrégulière. L'urine est teintée par du sang rouge vif le plus souvent, et, si l'on fait l'épreuve des trois verres, on constate que l'urine est très inégalement colorée : on trouve du sang surtout dans le premier ou le troisième verre ou surtout dans les deux verres extrêmes. Le sang se dépose facilement; enfin l'examen microscopique ne révèle pas de cylindres hématiques. L'examen local de la vessie est un auxiliaire précieux, en montrant, à la palpation, une sensibilité plus ou moins vive de la région; le cathétérisme peut permettre de sentir une pierre ; l'exploration au cystoscope permettra de voir chez les enfants un peu âgés, surtout chez les petites filles, le point qui saigne.

Les cas à envisager sont peu nombreux : ou bien il s'agit d'un *traumatisme* de la vessie, à la suite d'une chute : les commémoratifs sont alors suffisants; ou bien il s'agit d'une *cystite* cantharidienne, blennorragique ou tuberculeuse : il existe alors fréquemment du pus dans l'urine, les mictions sont très rapprochées et douloureuses surtout à la fin ; les antécédents, l'examen bactériologique donneront la clef du diagnostic étiologique.

En cas de *calcul vésical*, l'hémorragie est rare, mais peut être abondante; elle est consécutive à une marche forcée, à une promenade en voiture, à un voyage en chemin de fer. Le toucher rectal a alors une grande valeur, comme l'a montré Broca, en permettant de percevoir dans le bas-fond vésical un corps dur et mobile; le cathétérisme avec une sonde métallique, la cystoscopie, la radiographie confirment le diagnostic.

Les *tumeurs de la vessie* sont très rares chez l'enfant : Concetti n'a pu en réunir que 40 cas, dont 11 avec hématuries; les hémorragies sont alors spontanées, abondantes, indolentes et rebelles aux divers moyens thérapeutiques. On peut, par le toucher rectal, et dans les cas avancés, par le palper bimanuel, sentir les bosselures néoplasiques; celles-ci peuvent même apparaître au méat urétral chez la petite fille. Le cathétérisme fait saigner abondamment.

Hématuries d'origine rénale. — Ces hématuries sont de beaucoup les plus fréquentes.

L'urine est alors uniformément colorée, et, par l'épreuve des trois verres, on voit que, pendant toute la miction, le liquide a la même teinte. Le sang se sédimente mal, et, au-dessus du dépôt, l'urine conserve une teinte bouillon trouble, tirant sur le noir, de couleur café ou vin de malaga, quand l'hématurie est abondante; dans certains cas, le sang peut être presque pur, et l'urine est alors plus ou moins rouge. Dans le dépôt on peut voir des caillots, fibrineux, allongés, qui représentent le moule de l'uretère; enfin, au microscope, on trouve des cylindres hématiques. L'examen clinique montre le plus souvent qu'un rein ou les deux sont douloureux et légèrement hypertrophiés. Le cystoscope permet de voir une vessie saine et le sang filtrant goutte à goutte au niveau d'un orifice urétéral.

Le diagnostic étiologique est, dans certains cas, facile : on conçoit qu'un rein saigne après une *opération* locale, à la suite d'un *traumatisme* sur la région lombaire. De même, on rapportera aisément l'hématurie à sa cause, quand on la verra apparaître, accompagnée d'autres hémorragies, avec ou sans purpura cutané, au cours de maladies infectieuses hémorragiques (*scarlatine*, *typhoïde*, *variole*, *diphtérie*, *rougeole*, *pneumonie*, *ictère grave*, etc.), ou au cours des maladies chroniques hémorragipares : rare dans la *leucémie*, l'*anémie pernicieuse*, l'hématurie est au contraire fréquente dans la *maladie de Barlow* (Hutinel, Weill et Péhu), la *maladie de Werlhoff*, le *purpura rhumatoïde* (Guinon et Simon). Mais il faut savoir que, souvent, l'hématurie n'est pas seulement, dans ces cas, une expression de la diathèse hémorragique, mais qu'elle peut être symptomatique d'une véritable néphrite, qui, l'hématurie passée, peut évoluer avec les caractères classiques. D'autre part, J. Renault et nous-mêmes avons vu plusieurs fois des enfants présenter des poussées irrégulières de purpura, avec ou sans hémorragies, dans l'intervalle desquelles on pouvait voir apparaître une hématurie isolée, relevant sans doute du même processus; le diagnostic pourrait être difficile dans des cas analogues si on n'avait pas observé l'enfant pendant les journées précédentes, et on peut même se demander si, dans quelques cas, l'hématurie n'est pas susceptible de représenter, à elle seule, la maladie hémorragique. De même, tout récemment, Weil et Péhu ont encore publié deux observations de scorbut infantile dont le premier symptôme avait été une hématurie.

Ces cas mis à part, l'hématurie peut s'observer au cours des néphrites aiguës, de la tuberculose du rein, du cancer, et accessoirement comme épiphénomène dans la lithiase, ou comme signe de parasites du rein.

NÉPHRITES AIGUËS. — Les *néphrites aiguës* absorbent à elles seules l'immense majorité des hématuries infantiles; nous avons déjà dit le caractère hématurique de presque toutes les néphrites aiguës (Hutinel, Guinon, Fontanié) et la fréquence des néphrites à cet âge : il n'y a guère que la diphtérie qui échappe à cette loi. Aussi l'étiologie des hématuries se confond-elle en partie avec celle des néphrites : elles s'observeront au cours d'un très grand nombre d'infections, d'intoxications, dans certaines maladies de peau (eczéma, impétigo), dans les brûlures. L'hématurie peut venir compliquer une néphrite caractérisée apparue au cours d'une maladie déjà diagnostiquée; sa valeur sémiologique n'est alors pas douteuse. Mais elle est souvent le premier symptôme de la néphrite; elle peut, d'autre part, apparaître d'emblée au cours d'un état de santé satisfaisant, et quoique l'hématurie soit bien souvent alors due à l'action du froid, à une infection ignorée du naso-pharynx, de l'oreille moyenne, le diagnostic ne laisse pas que d'être assez délicat : il est rare cependant qu'on n'observe pas de la fièvre, un peu de bouffissure des paupières, de la céphalée; les urines sont diminuées de volume; on y trouve une très forte albuminurie, disproportionnée avec la quantité de sang; l'examen cytologique révèle la présence de cylindres granuleux et de nombreux polynucléaires. Le diagnostic se confirme d'ailleurs, si l'on voit disparaître l'hématurie et persister la néphrite.

L'hématurie des néphrites aiguës peut être très éphémère et ne durer que deux à trois jours; plus souvent, elle dure une semaine ou même davantage; tant que la néphrite n'est pas guérie, elle peut reparaître à la moindre imprudence ou sans cause, marquant chaque fois une nouvelle poussée du processus.

Néphrites chroniques. — L'hématurie peut encore se montrer par périodes, au cours des *néphrites chroniques* d'emblée, l'albumine disparaissant presque complètement dans l'intervalle, au point que les auteurs allemands décrivent une forme hématurique de la néphrite chronique (Wagner). C'est l'analogue de ce que G. Michaux a décrit chez l'adulte; mais c'est une éventualité qui nous paraît encore plus fréquente chez l'enfant. Ces néphrites peuvent évoluer avec des œdèmes, des phénomènes urémiques intermittents; on peut parfois constater un bruit de galop, de l'hypertension artérielle. Mais toute la symptomatologie peut se réduire aux hématuries intermittentes; on est en droit alors de penser à autre chose qu'une néphrite, notamment à une tuberculose du rein. Dans un cas analogue que nous avons observé récemment avec le Dr Villemin, le diagnostic n'a pu être posé qu'après un examen minutieux et prolongé : on ne sentait pas de rein hypertrophié, l'état général était bien conservé, quoique l'affection remontât à près de deux ans; plusieurs examens bactériologiques et inoculations aux cobayes restèrent négatifs; enfin la division des urines pratiquée par Luys permit de constater que, des deux côtés, elles avaient les mêmes caractères et une formule cytologique identique. Cette néphrite hémorragique, qui ne comporte guère comme seul symptôme que l'hématurie, est d'ailleurs d'un pronostic bénin, comme le montrent les statistiques de Wagner et d'Heubner (quatre guérisons complètes sur six cas).

Tuberculose rénale. — La *tuberculose rénale* s'accompagne d'hématuries dans presque tous les cas et à toutes les périodes : dès le début où elle peut constituer le premier signe de la localisation rénale et à la période de suppuration. Dans ce dernier cas, le diagnostic se fera par la constatation d'un rein gros, douloureux, qui émet des urines purulentes, sans odeur, contenant des grumeaux dans lesquels on peut trouver le bacille de Koch. Mais il ne faut pas attendre cette époque pour opérer, et l'hématurie du début peut être d'un diagnostic délicat. Si le rein n'est pas perceptible, si l'examen général ne montre pas de tuberculose avérée dans un autre point de l'organisme (et c'est là un cas très fréquent au début), on doit recourir à l'examen microbiologique et à l'inoculation. Ce moyen lui-même ne paraît pas infaillible, tout au moins s'il n'est pratiqué qu'une seule fois; Méry et Armand-Delille ont cité récemment le cas d'un enfant atteint d'hématuries à répétition, sans bacilles de Koch dans l'urine, et qui, malgré cela, présenta quelque temps après une tuberculose du pied, puis un rhumatisme bacillaire soulignant la nature de la lésion rénale. Aussi, d'une façon générale, on peut dire que tout enfant qui présente des hématuries paraissant indépendantes de toute néphrite doit être tenu pour suspect de tuberculose rénale et revu fréquemment pour un examen clinique complet et une étude bactériologique de ses urines.

Cancer du rein. — L'hématurie est rare dans le *cancer du rein* (25 p. 100 des cas); elle ne se montre guère que lorsque le rein est déjà très gros et l'état général très atteint; il s'agit presque toujours d'enfants jeunes, ayant moins de deux ans, et, à cet âge, la tuberculose chirurgicale du rein est plutôt rare.

Lithiase rénale. — Au cours de la *lithiase*, on peut voir apparaître un peu de sang dans l'urine, à l'occasion d'une colique néphrétique; le diagnostic n'est pas douteux alors, c'est d'ailleurs un cas rare.

Parasitoses du rein. — Les *parasitoses* du rein ne se transmettent pas dans nos régions; on ne les observera donc qu'à titre d'exception chez des enfants récemment immigrés des pays tropicaux. La *Bilharzia hæmatobia* vit surtout en Égypte, en Tunisie, en Arabie, au Transvaal et à l'île Maurice. Le parasite parvenu, après ingestion, dans l'intestin, arrive dans la veine porte, où il reste et d'où il envoie ses œufs dans toute l'économie, notamment dans les vaisseaux génito-urinaires : le signe caractéristique est alors une hématurie; l'urine est d'abord tout entière sanguinolente, mais peu à peu elle devient plus claire, et, à la fin de la miction, sont expulsés des flocons muco-purulents, dans lesquels on trouve toujours un grand nombre d'œufs. — Le pronostic de cette affection est d'autant plus grave qu'elle résiste au traitement anthelminthique et que le caractère diffus et bilatéral des lésions rénales ne permet guère d'intervention chirurgicale.

La *filariose rénale* est une maladie de l'Inde, de la Chine, des Antilles, du Brésil, de l'Australie et du sud de l'Afrique. Elle est due à la *Filaria sanguinis hominis* de Lewis, mais quelquefois aussi à d'autres parasites de la classe des Nématodes et qui ont encore le nom de filaires. Les enfants n'en paraissent pas souvent infectés. Sur 20 cas observés par Moncorvo au Brésil, un seul concerne un nourrisson d'un mois, un autre un garçon de douze ans; tous les autres malades avaient plus de dix-neuf ans. Les symptômes sont les mêmes que chez l'adulte; le plus important est l'hématochylurie. Celle-ci procède par accès survenant en général en pleine santé Spontanément ou après des crises douloureuses dans la région lombaire, apparaît de l'hématurie, qui est bientôt remplacée par de la chylurie; l'urine est alors de couleur blanc laiteux et se coagule rapidement à l'air. On trouve des embryons dans le sang périphérique par piqûre du doigt faite la nuit.

Hématuries essentielles. — Dans certains cas enfin, le diagnostic est assez obscur pour qu'on ait cru devoir donner à ces hématuries le nom d'*hématuries essentielles :* il s'agit d'enfants qui sont pris, de temps en temps, parfois d'une façon périodique, sans cause occasionnelle apparente, d'hématuries abondantes. Par leur répétition régulière, elles peuvent prendre l'aspect d'hématuries cycliques. Parfois enfin, elles paraissent provoquées par la station debout. — Mais, quoique l'enfant, à la longue, devienne faible et anémique par ces soustractions répétées de sang, on ne trouve aucun autre symptôme permettant de rattacher ces hématuries à une cause classée. On sait seulement qu'elles guérissent dans la majorité des cas.

Il nous semble pourtant que, dans bien des cas, elles doivent relever des deux grandes causes qu'on a déjà signalées chez l'adulte pour les hématuries dites primitives : la tuberculose rénale et la néphrite chronique. Nous avons déjà cité le cas de Méry et d'Armand-Delille; nous pourrions encore citer celui de Hallé, où il a fallu de nombreux examens bactériologiques avant de trouver le bacille de Koch ; si ces enfants avaient été suivis avec moins de patience, on aurait été tenté d'étiqueter leurs observations : hématuries essentielles.

D'autre part, le cas que nous avons vu avec M. Villemin se présentait sous ce masque, et il a fallu l'examen cytologique pour affirmer qu'il s'agissait d'une néphrite. Nous croyons donc qu'en présence de toute hématurie sans cause apparente, sans autre phénomène surajouté, il faut se livrer à des examens *complets et répétés* des urines, avant de rejeter ces deux diagnostics.

Cependant il semble que, chez l'enfant, l'hématurie dite essentielle puisse relever d'un autre mécanisme. Mossé estime que, chez le nourrisson, l'hématurie peut être longtemps le seul symptôme d'une maladie de Barlow. Chez les enfants plus âgés, nous avons nous-mêmes vu l'hématurie apparaître isolément et, plus ou moins de temps après, être suivie de manifestations purpuriques. Ces hématuries essentielles peuvent donc être l'expression de maladies hémorragipares frustes. Enfin Broca et Grandidier estiment qu'elles peuvent être la seule manifestation du tempérament hémophilique. Aussi faut-il examiner avec soin, dans ces cas, les antécédents héréditaires et collatéraux et étudier la coagulabilité du sang d'après la méthode d'E. Weil.

Hématuries congénitales. — Reste une classe encore plus obscure d'*hématuries congénitales* (Attlee et Guthrie), qui sont, il est vrai, exceptionnelles. Elles apparaissent chez plusieurs enfants de la même famille et parfois pendant plusieurs générations; elles sont donc familiales et héréditaires. Elles débutent d'ordinaire peu après la naissance, se manifestent par des crises réveillées par le froid ou l'émotion, avec un peu de fièvre, de céphalée, quelques vomissements, des douleurs erratiques. La durée de la maladie est variable; elle guérit spontanément ou reprend après une phase d'accalmie.

Traitement. — En dehors du traitement causal qui prime tout, il faut, en présence d'une hématurie, quelle qu'elle soit, prescrire le repos au lit et le régime lacté absolu; des ventouses sèches ou scarifiées dans la région des reins sont particulièrement utiles en cas de néphrite. Contre l'hématurie esssentielle, on donnera l'ergotine Yvon en potion (0gr,05 par année) ou en injection sous-cutanée, le perchlorure de fer (V à VI gouttes dans un peu d'eau sucrée), de l'acide gallique (0gr,05 par année dans une potion d'eau distillée et de sirop de fleurs d'oranger), de l'adrénaline (I goutte, par année d'âge, de la solution mère dans un peu d'eau ou de sirop). Dans un cas, Dieulafoy s'est bien trouvé de l'emploi de la térébenthine (on pourra donner 5 grammes de sirop de térébenthine par année d'âge, ou 0gr,20 par année d'essence de térébenthine, en perles). Si l'hématurie persiste, on pourra, après s'être assuré par la cystoscopie du côté qui saigne, tenter la néphrotomie (Pousson), qui paraît donner de bons résultats dans les hématuries d'apparence essentielle, surtout quand celles-ci sont dues à une néphrite chronique.

Hémoglobinuries.

L'hémoglobinurie se caractérise, comme chez l'adulte, par l'émission d'urines colorées en rouge ou en brun plus ou moins foncé; le spectroscope y révèle les raies caractéristiques de l'hémoglobine; par le microscope, on constate l'absence de tout globule rouge, ce qui permet d'éliminer facilement le diagnostic d'hématurie. On distingue les *hémoglobinuries secondaires* et l'*hémoglobinurie essentielle paroxystique*, qui est la forme la plus intéressante.

HÉMOGLOBINURIES SECONDAIRES.

L'hémoglobinurie peut s'observer dans plusieurs circonstances ; elle peut se manifester au cours d'un certain nombre d'états morbides, dont voici les principaux :

1° Au cours de certaines **maladies infectieuses** (scarlatine, variole hémorragique, rhumatisme articulaire aigu, typhus, fièvre jaune, ictère grave), c'est un phénomène épisodique, qui assombrit considérablement le pronostic, mais qui ne modifie pas sensiblement le tableau clinique. Il n'en est pas de même au cours du paludisme chronique : que ce soit sous l'influence seule du parasite ou par l'action de la quinine, poison hémolytique agissant sur des globules déjà altérés, on peut voir, chez l'enfant comme chez l'adulte, éclater des *fièvres bilieuses hémoglobinuriques*, au cours desquelles l'ictère indique la pléiochromie par excès de pigments sanguins à détruire, l'oligurie ou même l'anurie, l'encombrement des tubuli du rein par les déchets des hématies ;

2° Certaines **intoxications** peuvent faire apparaître, comme chez l'adulte, de l'hémoglobinurie [naphtol, chlorate de potasse (Variot), aniline, acide pyrogallique, etc.]. Personnellement, nous avons observé une enfant choréique qui, au cours d'un traitement intensif par l'antipyrine, présenta de l'hémoglobinurie, qui disparut rapidement après la suppression du médicament ;

3° L'hémoglobinurie peut encore se rencontrer accidentellement au cours d'une **néphrite** (Heubner), ou même en précéder les principales manifestations (Bécart) ; il est probable qu'il s'agit alors d'une hématurie devenue hémoglobinurie à la suite de la destruction des globules rouges dans la vessie par une urine hypotonique ou toxique.

HÉMOGLOBINURIE ESSENTIELLE PAROXYSTIQUE.

Étiologie. — L'hémoglobinurie paroxystique, dite essentielle, ne semble pas rare chez l'enfant : Hénocque en a observé 5 cas au-dessus de trois ans et 7 de trois à vingt ans ; Delabrosse a en réuni 9 au-dessous de dix ans, 11 de dix à vingt ans ; en quelques années, Carret en a rencontré 8 cas. Elle peut s'observer à tout âge chez des enfants de un an (Comby), de neuf mois (Hénoch). Elle peut enfin être héréditaire et familiale.

Elle ne mérite plus aujourd'hui le nom d'essentielle ; car, dans beaucoup de cas, on a pu relever des signes de *syphilis héréditaire*, sur le rôle de laquelle insiste depuis de nombreuses années le professeur Murri : Götze a constaté chez son malade la triade d'Hutchinson ; Courtois-Suffit a trouvé la syphilis chez le père, et l'hérédosyphilis de l'enfant a été améliorée par le traitement spécifique ;

Le Gendre a constaté une disparition presque complète du syndrome par le mercure et l'iodure. On retrouve la même cause signalée par Soltmann, Herrmann, Comby, Moussous, mais il semble cependant que ce syndrome puisse s'observer en dehors de toute hérédo-syphilis.

L'accès d'hémoglobinurie apparaît sous l'influence du froid, aussi se montre-t-il surtout l'hiver ; on peut le provoquer à volonté en maintenant l'enfant dans une pièce à 10° (Soltmann), en lui plongeant les pieds dans l'eau à 15° (Rosenbach). Dans d'autres cas, plus rares, il est influencé par la fatigue (Hayem), par la marche (Robin, chez un sujet de quinze ans). Comby a vu des accès se produire par le seul fait du passage du décubitus horizontal à la station verticale.

Symptômes. — L'accès débute brusquement ; tout à coup l'enfant est pris de frissons, de bâillements, avec céphalalgie, courbature générale ; puis la réaction se fait, et un petit mouvement fébrile peut apparaître ; la température ne dépasse pas en général 38°, 38°,5 ; quelquefois pourtant elle peut atteindre 39 ou 40°.

Les premières urines émises ont une teinte plus ou moins foncée et peuvent ressembler au vin de Porto ou au vin de Malaga ; puis elles passent par une série de couleurs d'intensité décroissante, jusqu'à la teinte normale. La coloration de l'urine est due à la présence d'hémoglobine. En même temps, il y a de l'albuminurie qui peut persister après la cessation de l'accès.

Pendant l'accès, le visage est pâle ; on a vu des œdèmes localisés, de l'urticaire, du purpura des membres inférieurs (Boas), des plaques de cyanose (Variot), ou de la cyanose et des œdèmes localisés aux mains et aux pieds ; l'épreuve d'Erlich est positive (Moussous).

Certains accès, particulièrement violents, peuvent se compliquer de polycholie : de l'urobiline, des pigments biliaires vrais apparaissent dans l'urine ; les téguments prennent une teinte subictérique. — Parfois l'enfant est extrêmement pâle et on voit se développer une hypertrophie de la rate liée à une active destruction d'hématies et qui est particulièrement marquée quand la syphilis est en jeu. — Enfin certaines formes exceptionnelles s'accompagnent d'anurie.

Le retour des accès n'est soumis à aucune périodicité : certains enfants ont un ou deux accès par an ; d'autres en ont un grand nombre, qui s'échelonnent le long de la saison froide ; parfois même, les accès sont subintrants ; il y a un véritable état de mal hémoglobinurique, qui s'accompagne d'une anémie extrême.

Quand la maladie est d'origine spécifique, on peut parfois la guérir assez rapidement par le traitement, sinon l'avenir des enfant est très problématique ; on peut, il est vrai, en évitant le froid, espacer beaucoup les crises ; il y a des rémissions très longues pendant lesquelles on pourrait croire les enfants guéris ; mais qu'ils s'exposent de nouveau au froid, et un nouvel accès survient.

Pathogénie. — La pathogénie de l'hémoglobinurie paroxystique a été grandement élucidée par les recherches hématologiques récentes, et il semble que, dans ses grandes lignes, elle soit la même chez l'enfant que chez l'adulte.

Pendant l'accès, on peut constater que le sérum est rouge, laqué, chargé d'hémoglobine : il y a hémoglobinémie dont on peut constater l'existence avant l'apparition de l'hémoglobinurie (Burckhardt). Parallèlement, on trouve que le nombre des hématies a baissé (Guaïta) et qu'il y a une diminution plus marquée encore du taux de l'hémoglobine. Le processus initial se passe donc dans le sang. On a pu se rendre compte que c'était le sérum et non les hématies qui étaient en cause ; Moro, Noda et Benjamin, chez un enfant de quatre ans hérédo-syphilitique, ont en effet constaté que l'épreuve de Donath et Landsteiner était positive : c'est-à-dire que, si on mélange des hématies d'individu normal avec du sérum du malade, et si l'on place ce mélange quelques minutes à 5° et ensuite dans une étuve à 37°, on constate, au bout d'un certain temps, que les hématies sont hémolysées. Le sérum de ces malades acquiert donc, sous l'influence du froid, des propriétés hémolytiques : Widal et Rostaine, à la suite d'une série d'expériences, estiment que ce fait s'explique par un défaut d'antisensibilisatrice ou tout au moins par une fragilité spéciale de cette substance qui est paralysée par le refroidissement, qui est « frileuse » suivant leur expression imagée.

Pourtant, chez certains enfants, on a trouvé pendant la crise un sérum de coloration normale (Mackenzie, Rosenbach) ; or, on sait que c'est là un caractère qu'on retrouve dans les hémoglobinuries d'origine musculaire observées chez le cheval et chez l'homme adulte (Jean Camus) : il est donc possible que chez l'enfant aussi, à la suite d'une fatigue, d'un exercice musculaire prolongé, un peu d'hémoglobine musculaire passe dans le sérum et détermine le syndrome de l'hémoglobinurie paroxystique.

Traitement. — Le traitement doit s'inspirer de toutes les notions que nous venons d'esquisser. Tout accès nécessite le repos au lit et au chaud ; on retardera la réapparition des nouveaux accès en évirant les fatigues, l'exposition au froid.

En outre, on pourra faire cesser rapidement l'accès en injectant un sérum antisensibilisateur spécial (Widal et Rostaine) ou plus simplement du sérum normal ou du sérum antidiphtérique (Mongour et Gauthier), qui apporte l'antisensibilisatrice nécessaire. L'anémie consécutive sera traitée par les préparations ferrugineuses ou à base d'hémoglobine.

Il faudra souvent chercher à faire plus et à modifier la tendance de l'hémoglobinurie ; dans tous les cas où on est en droit de soupçonner l'hérédo-syphilis, — et ce sont les cas les plus nombreux, — et même lorsqu'on ne trouve aucun stigmate de cette affection, on devra essayer le traitement spécifique (mercure et iodure), qui donne souvent des résultats remarquables.

NÉPHRITES DE L'ENFANCE

Étiologie générale. — Les néphrites sont assurément moins fréquentes chez l'enfant que chez l'adulte, et cela s'explique aisément si l'on réfléchit que l'enfant n'est guère soumis aux multiples intoxications, professionnelles ou autres, qui font l'usure de l'organisme et réalisent si communément la néphrite chronique de l'adulte.

Cependant les néphrites de l'enfance ne sont pas rares ; personnellement nous en avons observé un grand nombre, et nous nous souvenons avoir vu plusieurs fois, dans des salles de médecine de 40 lits, 4 ou 5 cas de néphrite aiguë, subaiguë ou chronique, soignés en même temps. A Great Osmond Street hospital, dans une salle de 24 lits, on a reçu en dix ans 45 cas de néphrite aiguë. Ces simples chiffres donnent une idée de la fréquence réelle de la néphrite infantile, beaucoup mieux que les statistiques de pourcentage, dont les résultats sont très dissemblables.

On peut expliquer ce fait parce que les enfants sont très sujets aux infections susceptibles de déterminer des néphrites aiguës et qui « aiment » particulièrement le rein, au premier rang desquelles il faut mettre en vedette la scarlatine. Mais là n'est pas la seule raison; il faut reconnaître que, bien souvent, on verra éclater une néphrite aiguë au cours d'infections très banales, comme les oreillons, la varicelle, une angine vulgaire; d'autre part, on pourra assister à l'évolution d'une néphrite aiguë, ou surtout à celle d'une néphrite chronique hydropigène, sans que l'enquête la plus minutieuse puisse révéler dans les antécédents personnels de l'enfant une étiologie plausible. C'est qu'il faut faire intervenir un autre facteur dont l'importance apparaît de plus en plus considérable et dont on peut apprécier les effets dans toute leur pureté sur des organismes jeunes, c'est-à-dire l'hérédité rénale.

Rôle de l'hérédité rénale. — Les lésions rénales transmises des parents au fœtus peuvent l'être pour deux raisons : ou bien les parents présentaient une maladie infectieuse chronique au moment de la conception; ou bien ils présentaient une néphrite chronique.

Maladies toxi-infectieuses des parents. — Le rôle des maladies infectieuses ou toxiques a été le premier entrevu, et il peut être considéré comme le type des maladies qui, transmises des parents à l'enfant, peuvent causer des lésions rénales héréditaires. On peut en citer plusieurs exemples : il n'est pas rare de voir des nourrissons présentant des stigmates révélateurs d'*hérédo-syphilis* (éruptions, coryza, gros foie, grosse rate) et ayant de l'albumine dans leurs urines;

anatomiquement dans des faits analogues, on a trouvé le tréponème non seulement dans le foie, le sang, mais aussi dans les reins ; il est donc bien prouvé aujourd'hui que le parasite de la syphilis peut passer des parents à l'enfant et déterminer chez lui des lésions rénales, par lui-même ou par les poisons encore mal connus qu'il sécrète. D'autres fois, l'hérédo-syphilis ne se révèle que beaucoup plus tard, vers l'âge de dix ou quinze ans ; c'est l'hérédo-syphilis tardive, dont une des manifestations peut encore être la néphrite. Mais ce ne sont pas là les cas les plus intéressants : parfois, les reins peuvent être les seuls organes lésés, sans participation évidente du reste de l'organisme ; c'est ainsi que l'un de nous a fait, il y a quelques années, l'autopsie complète d'un enfant dont la mère était syphilitique et qui mourut d'anasarque généralisée ; il n'avait aucune lésion syphilitique constatable par l'examen clinique, et cependant, à l'autopsie, il présentait deux reins fermes, très pâles, et dont la surface était parsemée de nodules que l'examen histologique identifia à des gommes.

Il y a plus encore, la syphilis héréditaire tardive peut se traduire, comme seul symptôme, par de l'albuminurie ; il nous semble même que toute une série de cas catalogués sous le nom vague d'albuminurie de croissance peuvent être rapportés à la syphilis : les reins ont été lésés *in utero*, mais assez peu pour que les fonctions de l'organisme ne soient pas altérées ; cependant on peut, à l'occasion de la moindre infection ou intoxication, constater chez des enfants de l'albuminurie. A la puberté, sous l'influence des efforts que l'organisme est obligé de donner, il arrive fréquemment que l'albuminurie devienne permanente ; la preuve de son origine syphilitique pourra être faite à ce moment par le traitement « pierre de touche » qui la fait rapidement disparaître. L'hérédo-syphilis peut donc être une cause de « débilité rénale ».

Il en est de même pour la *tuberculose* de la mère, qui paraît, d'après nos observations personnelles, susceptible d'expliquer d'une part certains faits de néphrite chronique hydropigène grave observés chez le nourrisson, d'autre part la débilité rénale, qui se traduira plus ou moins tôt par une albuminurie d'abord intermittente, puis définitive.

L'influence de certaines *auto-intoxications* n'est pas moins évidente : chez les enfants de *goutteux*, on trouve dès le jeune âge de l'albuminurie en faible proportion, qui resterait latente si on ne la cherchait pas systématiquement ; elle ne s'accompagne d'aucun autre phénomène morbide, et elle est en général intermittente. C'est l'albuminurie prégoutteuse, décrite par Talamon, l'albuminurie cyclique des jeunes gens décrite par le professeur Teissier. Que, chez ces enfants, survienne une angine, un refroidissement, une affection aiguë quelconque, on voit l'albuminurie augmenter et devenir permanente pendant plusieurs jours.

Cette albuminurie est susceptible de guérir ou disparaître si on peut modifier l'état dystrophique par un régime sévère; mais le plus souvent elle persiste d'une manière indéfinie, avec des alternatives diverses, et elle aboutit finalement au petit rein goutteux contracté, dont les manifestations peuvent être très précoces, témoin un enfant de sept ans que l'un de nous a soigné, fils et petit-fils de goutteux, qui présentait une crise éclamptique d'origine urémique sans avoir jamais eu auparavant de maladie infectieuse.

Il est possible qu'on puisse faire des constatations analogues chez des enfants d'alcooliques, de saturnins; mais nous manquons encore de documents précis à cet égard.

Par contre, on sait, depuis les travaux de Gilbert et Lereboullet, la fréquence de l'albuminurie chez les petits *cholémiques familiaux*.

Il faut donc aller chercher dans les antécédents infectieux ou toxiques des parents l'explication de certains cas de néphrite grave dont on ne trouve pas l'explication chez l'enfant lui-même et d'un grand nombre de faits de débilité rénale.

Néphrites maternelles. — L'influence des néphrites de la mère sur les reins de l'enfant est de notion plus récente ; elle paraît encore plus évidente.

On peut trouver, chez les nouveau-nés, des néphrites de toutes sortes, lorsque la mère présente des lésions rénales, avec ou sans éclampsie. C'est ainsi que le professeur Moussous présenta à la Société anatomique de Bordeaux, en 1888, des reins d'enfants nés de femmes éclamptiques et qui présentaient des hémorragies dans leurs tubes collecteurs. En 1895, à la même Société, Cassaët et Chambrelent montrent des reins recueillis dans les mêmes conditions et qui présentaient des lésions variées de néphrite aiguë. Bar, Grulee ont, depuis, signalé des lésions analogues. Mais cette néphrite n'est pas toujours mortelle, et on peut voir des femmes éclamptiques qui mettent au monde des enfants qui ont de l'albuminurie, des œdèmes, parfois des convulsions et qui guérissent néanmoins. L'hérédité directe serait même pour Trousseau, Arnozan et Audebert, Perret, la cause la plus fréquente de l'albuminurie du nouveau-né.

D'autres femmes atteintes de néphrite mettent au monde des enfants qui meurent extrêmement jeunes avec des symptômes urémiques, et à l'autopsie desquels on trouve des lésions typiques de néphrite interstitielle chronique, de néphrite atrophique : tel est le cas observé par Castaigne dans le service de M. Talamon ; une femme soignée depuis longtemps pour des symptômes de néphrite urémigène devient enceinte et met au monde un enfant ne pesant que 2^{kg},200, quoique étant à terme et qui ne vécut que quelques heures. A l'autopsie, on trouva chez cet enfant toutes les lésions classiques de la néphrite interstitielle au point que ses reins ont longtemps servi de pièces de démonstration dans des conférences d'anatomie pathologique. D'autres cas de néphrite atrophique congénitale ont encore été observés par Arnold, Westphal, Baginsky.

Plus souvent, il est vrai, cette néphrite d'origine maternelle n'aboutit à la mort qu'au bout de quelques mois (Arraga, Democh), de deux ou trois ans (Talamon, Budd, Castaigne). Langstein cite le cas de deux enfants d'une même famille mourant l'un à six mois, l'autre à deux ans, avec une atrophie rénale, leur mère étant atteinte de néphrite chronique. Ces derniers faits sont moins démonstratifs que lorsque l'autopsie a pu être faite à la naissance, et pourtant, même alors, étant donné ce que nous savons de la lenteur habituelle du processus qui aboutit à la néphrite atrophique, il faut admettre qu'elle a débuté dès la vie intra-utérine sous l'influence des néphrotoxines en circulation dans le sang maternel.

Les cas de néphrite avérée précoce sont, malgré tout, exceptionnels ; beaucoup plus souvent la souffrance rénale ne s'accuse que plus tard ; l'influence de l'hérédité paraîtra encore manifeste, quand on verra dans certaines familles presque tous les enfants successivement atteints, comme dans le cas classique de Vidal concernant une femme qui mourut de néphrite chronique urémigène après avoir eu douze enfants : sept étaient morts avant elle de la même maladie, et sur les cinq qui survivaient, deux en présentaient déjà les signes caractéristiques. Il est sans doute rare de voir des exemples aussi frappants ; cependant on remarquera souvent que beaucoup d'albuminuries en apparence fonctionnelles s'observent surtout chez les descendants des néphritiques, et que les enfants qui fournissent le plus fort contingent aux complications rénales des infections aiguës, telles que la scarlatine, présentaient eux-mêmes, dans leurs antécédents héréditaires, un ou plusieurs cas de néphrite avérée ou d'albuminurie.

Depuis longtemps des cliniciens tels que Lecorché, Talamon, Teissier, Londe avaient signalé le caractère familial d'un bon nombre de néphrites infantiles. Les recherches expérimentales de Castaigne et Rathery ont démontré d'une façon irréfutable le rôle de l'hérédité en pathologie rénale; ils ont pu, soit en injectant des néphrotoxines à des femelles pleines, soit en faisant couvrir des femelles chez lesquelles ils avaient antérieurement déterminé des lésions du rein variées, provoquer chez les petits la formation de toute une gamme d'altérations rénales, depuis des néphrites aiguës ou chroniques typiques jusqu'aux modifications légères de l'épithélium qui caractérisent pour eux la débilité rénale.

L'histoire des néphrites infantiles ressemble dans ses grandes lignes à celle des néphrites de l'adulte ; nous aurons surtout à signaler des différences de détail dans le mode évolutif, l'aspect de certains symptômes, la fréquence relative de certaines formes, l'importance de quelques facteurs étiologiques plus spéciaux à cet âge.

Nous suivrons donc le plan de description que nous avons déjà adopté dans un autre ouvrage traitant des néphrites en général : nous envisagerons d'abord les *néphrites aiguës* et *subaiguës*, puis les *néphrites chroniques*. Parmi les premières, nous distinguerons, suivant l'intensité des lésions et la rapidité d'évolution, les néphrites aiguës passagères, les néphrites suraiguës et les néphrites subaiguës. Parmi les secondes, suivant la prédominance de tel ou tel symptôme, nous décrirons successivement la néphrite albumineuse simple, la néphrite hydropigène, enfin la néphrite urémigène.

Nous terminerons par l'exposé de toutes les albuminuries en apparence non néphritiques et qui sont toutes, pour nous, l'indice révélateur d'un trouble commun, qui est la *débilité rénale.*

NÉPHRITES AIGUËS.

Anatomie pathologique. — Les lésions du rein, dans les néphrites aiguës, n'ont rien de spécial à l'enfance, si ce n'est qu'elles se présentent en général avec une netteté et une pureté schématique presque expérimentale, beaucoup plus que chez l'adulte, au point que bien souvent ce sont elles qui ont servi de base aux descriptions classiques.

Nous ne pouvons donc que reproduire ici dans ses grandes lignes les divisions que l'un de nous a déjà développées ailleurs.

Néphrite aiguë passagère. — Dans les *néphrites aiguës passagères*, qui correspondent, en clinique, à l'ancienne albuminurie fébrile des auteurs classiques, les reins sont volumineux, de densité et de tension exagérée; la substance corticale est légèrement hypertrophiée. D'après la prédominance des lésions sur tel ou tel élément constituant du rein, on peut distinguer : la *forme diapédétique*, qui est peut-être la plus fréquente chez l'enfant, dans laquelle les reins sont marbrés de taches pâles; entre les tubes existent des îlots de cellules lymphatiques de diapédèse, qu'on peut retrouver encore autour des vaisseaux efférents du glomérule; il s'y joint souvent un œdème interstitiel qui peut comprimer les tubes et jouer un rôle dans la production de l'oligurie. C'est la forme anatomique qu'on trouve réalisée dans la variole, l'érysipèle, à la première période de la scarlatine.

Dans d'autres cas, les reins sont uniformément d'un rouge violacé; il s'échappe à la coupe par raclage une certaine quantité de sang; la lésion consiste surtout en une congestion intense de tous les vaisseaux, qui peut aller jusqu'à la production d'hémorragies, dans les glomérules ou entre les tubes. C'est la *forme congestive* que réalisent la pneumonie et un grand nombre d'infections infantiles.

Enfin, dans une troisième forme, les lésions prédominent sur l'épithélium. C'est la *forme épithéliale*, qui se rencontre surtout dans la diphtérie et le choléra infantile; les reins ont alors conservé une coloration subnormale; au niveau des tubes contournés, abstraction faite des lésions cadavériques et des lésions dues à une mauvaise fixation, on trouve des signes évidents de cytolyse protoplasmique ou de dégénérescence graisseuse que met en relief l'acide osmique. Mais, dans ces formes passagères, les lésions épithéliales sont limitées à certains îlots, le parenchyme restant sain dans leur intervalle.

Ces trois sortes de lésions sont le plus souvent réunies, et les cas ne diffèrent entre eux que par la prédominance de telle ou telle; mais ces néphrites sont toujours ou localisées ou superficielles et sont curables; on ne peut en faire l'étude anatomique que lorsqu'une complication d'un autre ordre a déterminé la mort de l'enfant.

Néphrite suraiguë. — Les *néphrites suraiguës* qui, pendant la vie, ont déterminé rapidement de l'anurie comportent au contraire des lésions épithéliales presque généralisées et très profondes. Le protoplasma exsudé s'organise en cylindres, dans les tubes droits qui sont presque totalement oblitérés; l'épithélium des tubes contournés est abrasé, et leur paroi paraît tapissée d'un revêtement plat comme un endothélium, la plus grande partie de la cellule formant un magma, au centre. C'est l'aspect réalisé dans l'intoxication brutale par le sublimé, dans les formes anuriques de la scarlatine.

Néphrite subaiguë. — La néphrite scarlatineuse classique, la néphrite *a frigore*, qui entraînent la mort en un mois ou deux, qui ont donc une évolution non plus aiguë ou suraiguë, mais une marche *subaiguë rapide*, se caractérisent par les lésions classiques du *gros rein blanc* : le rein est blanc, mou et œdémateux ; il peut être doublé de volume ; il est de coloration grisâtre et jaunâtre, et sa surface est marbrée de taches jaunes séparées par quelques points ecchymotiques. Sur une coupe, la surface corticale paraît doublée de volume, et, à jour frisant, les glomérules se distinguent aisément, car ils sont beaucoup plus gros que normalement.

Au microscope, on découvre des lésions diffuses extrêmement marquées : œdème interstitiel avec amas de leucocytes, endo et périartérite, lésions d'un très grand nombre de tubes contournés, dont le protoplasma en partie exsudé se retrouve sous forme de cylindres dans les tubes droits; enfin beaucoup de glomérules présentent dans leur cavité un exsudat fibrineux et une prolifération cellulaire qui tend à la combler peu à peu.

Symptômes des néphrites aiguës.

Nous croyons utile, pour l'exposé clinique, de décrire d'abord la néphrite scarlatineuse, qui est de beaucoup la forme la plus fréquente chez l'enfant, et qui, étant susceptible de revêtir toutes les modalités possibles, peut être envisagée comme le type de la néphrite aiguë. Nous envisagerons ensuite rapidement toutes les autres formes étiologiques, en indiquant leurs particularités.

NÉPHRITE SCARLATINEUSE.

On peut observer au cours de la scarlatine trois formes de néphrites : une néphrite aiguë passagère, une néphrite aiguë prolongée, une néphrite suraiguë.

Néphrite aiguë passagère. — Elle correspond à l'*ancienne albuminurie fébrile*. L'albuminurie constatée par l'examen systématique des urines constitue en effet presque le seul symptôme caractérisant l'atteinte légère et superficielle des reins.

Tout se borne à des symptômes urinaires : la quantité d'urine est diminuée ; par la chaleur et l'acide acétique, on obtient un louche léger; si on cherche à doser cette albumine par le réactif d'Esbach, ou mieux par la pesée, après précipitation à l'ébullition, on trouve que sa proportion varie entre 0gr,10 et 0gr,50 par litre, parfois un peu plus, jusqu'à 2 grammes ; c'est une albumine non rétractile, et l'analyse chimique montre qu'elle est presque exclusivement constituée par de la globuline. L'étude du sédiment urinaire permet de constater, dans le culot de centrifugation, quelques globules rouges, des leucocytes polynucléaires, des cylindres hyalins et granuleux, indiquant l'existence d'un processus lésionnel au niveau des *tubuli contorti*. L'hématurie vraie, qui colore nettement l'urine en rouge, est exceptionnelle. Enfin une étude plus approfondie montre que les chlorures et les phosphates sont éliminés en moindre abondance et qu'il existe de légers troubles de la perméabilité rénale (le bleu de méthylène apparaît dans l'urine sous forme de chromogène ; plus rarement, son élimination est retardée ou prolongée).

Les autres symptômes habituels des néphrites font entièrement défaut; on n'observe ni œdème, ni troubles cardiaques, ni symptômes urémiques.

Tout se réduit donc à une albuminurie — avec cylindrurie et légers troubles des fonctions rénales — qui apparaît en pleine période éruptive, parfois même plus tôt, avec l'angine du début et qui disparaît quelques jours plus tard, sans laisser de traces, avant la fin de l'éruption.

La guérison est donc la règle et même la guérison définitive, quoiqu'il nous faille faire des réserves au sujet du passage de l'albuminurie à l'état chronique, comme nous le verrons plus loin.

Sa fréquence est diversement appréciée par les auteurs. Barthez, Cadet de Gassicourt la considèrent comme très rare ; Lecorché et Talamon croient qu'elle est presque constante. Il est certain que, si on la recherche méthodiquement, à intervalles rapprochés, on la constate fréquemment. C'est souvent un élément d'appréciation utile pour le pronostic ; dans les formes légères, l'albuminurie reste peu abondante et fugace ; dans les formes graves, elle est plus marquée et persiste jusqu'à l'amélioration nette de l'état général. Elle a donc, en somme, une évolution parallèle aux autres symptômes et n'imprime pas à la maladie un cachet spécial.

Tout autres sont les deux formes de néphrite qu'il nous reste à étudier : la néphrite suraiguë et la néphrite aiguë prolongée.

Néphrite aiguë prolongée. — Cette forme, qui constitue le type de la néphrite scarlatineuse classique, apparaît le plus souvent tardivement, du septième au douzième jour après l'éruption, parfois encore plus tard, dans la troisième semaine ; elle appartient donc à la période de desquamation.

Parfois les malades ont eu l'imprudence de sortir et de s'exposer au froid ; d'autres ont repris trop tôt leur alimentation habituelle. Mais bien souvent on ne retrouve aucune étiologie *a frigore* ou alimentaire, et la néphrite apparaît chez des malades qui ne se sont pas encore levés et qui sont restés au régime lacté, ou du moins au régime déchloruré. Il faut donc chercher une autre cause à l'éclosion des accidents rénaux : le professeur Roger a montré qu'ils faisaient partie du *syndrome d'infection secondaire*, si fréquent chez ces malades. Il n'est pas rare, en effet, d'observer, chez les convalescents de scarlatine, du dixième au trentième jour, une poussée infectieuse à point de départ amygdalien ; ils ont un peu de fièvre, de la rougeur de la gorge, une tuméfaction légère des ganglions cervicaux; tout peut se borner à ces symptômes, mais parfois il s'y ajoute des arthralgies, des érythèmes infectieux, une poussée d'endocardite. La néphrite appartient à ce syndrome clinique ; sans doute, elle ne coïncide pas souvent avec l'ensemble de signes que nous venons d'énumérer ; mais, en les recherchant systématiquement, on arrive presque toujours à en dépister quelques-uns ou l'un d'entre eux; et, pour notre part, dans les six cas de néphrite scarlatineuse que nous avons eu l'occasion d'observer à leur début, cinq fois nous avons observé une élévation de température avec engorgement ganglionnaire, seuls ou associés à d'autres symptômes d'infection secondaire.

Cette notion est capitale pour la prophylaxie des néphrites scarlatineuses; sans doute il est indispensable de maintenir les malades au régime lacté ou au régime déchloruré jusque vers le trentième jour; mais il est également nécessaire de continuer jusqu'à cette date des lavages de bouche et des gargarismes biquotidiens.

La fréquence réelle de cette néphrite est très difficile à apprécier, car elle semble varier beaucoup suivant les épidémies. Cadet de Gassicourt la constate 30 fois sur 100 cas de scarlatine; Stemson et Thompson, 55 fois sur 112. Les statistiques actuelles donnent des chiffres beaucoup moins élevés, sans doute parce qu'on en pratique mieux la prophylaxie. Caiger, en 1891, sur 1 008 cas observés à South Western Hospital, n'a relevé que 26 fois la néphrite et deux fois des accidents éclamptiques.

Début. — Le début peut être soudain et brutal; du jour au lendemain, l'enfant jusque-là en bon état apparaît tellement énorme et bouffi par l'œdème qu'il en est méconnaissable; d'autres fois, brusquement, au cours d'une santé en apparence parfaite, éclatent des convulsions. Mais c'est là l'exception. Dans un tiers des cas environ, on assiste encore à un début brusque mais analogue à celui de la néphrite *a frigore*, marqué par de violentes douleurs lombaires et des frissons suivis d'une ascension de température à 39 ou 40°. Mais, le plus souvent, la néphrite scarlatineuse commence d'une façon insidieuse; au cours du syndrome infectieux plus ou moins fébrile que nous avons décrit, on voit apparaître des modifications des urines, qui deviennent rares, parfois hématuriques, et un peu d'œdème des paupières ou des membres inférieurs.

Période d'état. — Rapidement, la néphrite entre dans sa période d'état, où une série de symptômes peuvent s'observer.

Les *urines* sont toujours rares, l'oligurie peut même s'accentuer et les enfants devenir progressivement anuriques; c'est là un symptôme de premier ordre qui doit toujours faire rechercher l'albumine, et, s'il est très accentué, faire craindre l'éclosion de troubles graves, quoiqu'on ait pu observer des symptômes urémiques avec une polyurie relative de 1 500 ou même 2 000 centimètres cubes. En outre, les urines sont foncées, bouillon sale, leur densité est élevée (1030-1040), leur réaction acide. *L'hématurie est extrêmement fréquente*; elle peut être le premier signe urinaire; sinon, il est rare qu'elle n'apparaisse pas, au moins à certains moments, dans le cours de cette néphrite; elle se montre alors souvent sans cause apparente, mais elle coïncide toujours avec une aggravation des signes urinaires et de l'état général et marque une nouvelle poussée du processus. Même en dehors de toute hématurie, l'examen chimique montre une albuminurie élevée (de 5 à 15 grammes par litre, parfois beaucoup plus, l'urine pouvant se prendre en masse sous l'influence de la chaleur); c'est une albumine rétractile, composée de sérine et de globuline. Il existe cependant des cas anormaux sans albuminurie, c'est l'examen du sédiment qui fait alors le diagnostic.

En effet l'étude histologique du culot montre toujours une grande quantité d'éléments : on constate des leucocytes surtout polynucléaires, des hématies, des cylindres de toute espèce, parmi lesquels prédominent les cylindres granuleux.

L'urée et les chlorures sont diminués, mais inégalement suivant les cas, et on constate de l'imperméabilité soit surtout pour l'urée (Nobécourt et Darré), soit surtout pour le chlorure de sodium (Nobécourt et Vitry); si on pratique des injections de bleu de méthylène, on constate que la courbe d'élimination de cette substance est prolongée (Nobécourt).

Les *œdèmes* peuvent être peu marqués et demandent alors à être recherchés aux paupières, au scrotum, sur le dos du pied ou de la main; on a même vu des localisations plus spéciales à l'enfant, telles que l'œdème de la glotte avec ses accidents redoutables (Trousseau, Dieulafoy). Mais, d'autres fois, l'œdème est généralisé, distend tout le tissu cellulaire sous-cutané, et la bouffissure de l'enfant est énorme. Des épanchements séreux peuvent en même temps se manifester dans les plèvres, le péritoine, le péricarde; ou bien on observe un œdème du poumon qui se caractérise par de la dyspnée et des râles sous-crépitants; cette dernière complication est assez grave et peut amener rapidement une terminaison fatale.

L'examen du *cœur* révèle assez souvent un peu de dilatation, qui se manifeste par une légère augmentation de la matité précordiale et l'existence fréquente d'un bruit de galop gauche. Lorsque cette dilatation s'installe brusquement, elle peut entraîner quelques manifestations asystoliques, entre autres de la dyspnée et une hypertrophie du foie, qui n'est pas rare dans la néphrite scarlatineuse. Parallèlement le pouls est petit, fréquent, hypotendu; c'est au moment des crises convulsives seulement qu'on voit s'élever passagèrement la tension artérielle.

Les *reins* sont parfois un peu gros et douloureux à la pression.

Enfin la *fièvre* est presque constante, mais variable; parfois légère et irrégulière, elle est le plus souvent notable; quelquefois, elle s'élève brusquement dès le début à 40°, puis revient à la normale, la néphrite continuant à évoluer; d'autres fois elle monte lentement en deux ou trois jours à 39 ou 40° pour redescendre ensuite progressivement; dans certains cas cependant, elle reste élevée aux environs de 39° pendant presque toute l'évolution.

Toute la maladie peut se réduire à ces symptômes, surtout dans les milieux hospitaliers, où les enfants ont été bien surveillés dès le début de la scarlatine et présentent rarement des néphrites graves.

Même dans ces cas cependant il n'est pas exceptionnel d'observer des *phénomènes urémiques légers* : c'est de la céphalée gravative et permanente, de la torpeur, de la somnolence, des épistaxis et surtout des troubles digestifs : la langue est saburrale, l'anorexie plus ou moins absolue, l'enfant présente des vomissements d'abord alimentaires, comme dans une indigestion vulgaire, puis bilieux ou même séreux, qui se produisent souvent sans effort, à la manière de régurgitations.

Les *grands symptômes urémiques* sont plus rares; on les observe surtout dans les cas où aucune précaution n'a été prise, soit que la scarlatine ait passé inaperçue, soit qu'elle ait été si bénigne, qu'on n'a pas pris les mesures prophylactiques habituelles. On peut parfois les prévoir, à la constatation de certains phénomènes avant-coureurs. Les troubles de la vue sont particulièrement instructifs à cet égard; ils ne sont pas fréquents en effet chez l'enfant, et leur signification est grande quand on les constate : ils consistent en un obscurcissement plus ou moins accentué de la vision, rarement en une amaurose complète; l'examen ophtalmoscopique peut révéler alors de l'hyperémie, de l'œdème ou des hémorragies de la rétine (C. de Gassicourt); mais dans bien des cas on ne trouve aucune espèce de lésion. D'autres fois, ce sont des symptômes moins caractéristiques : assoupissement, tristesse, mouvements nerveux, insomnie, rêvasseries, loquacité insolite. Malninowski insiste surtout sur le ralentissement du pouls. Mais le phénomène précurseur le plus constant est la diminution marquée du taux urinaire : dès que l'oligurie s'accentue, qu'on recueille moins de 300 centimètres cubes d'urine, et surtout si l'anurie absolue s'installe, il faut redouter l'apparition d'accidents graves qui surviendront au plus tard deux ou trois jours après.

On pourra alors observer soit du délire violent, actif, soit des convulsions localisées (trismus, grincement des dents, strabisme); dans certains cas on voit s'installer une sorte de syndrome pseudo-méningé, avec contracture du dos et de la nuque, céphalée, vomissements, photophobie, irrégularités du pouls ; mais les accidents les plus fréquents sont les convulsions généralisées et le coma.

Les *convulsions* se voient plus particulièrement chez les filles (Barthez) et chez les enfants qui ont des antécédents nerveux chargés : Guinon et Ribierre ont rapporté à ce sujet deux cas très suggestifs où les symptômes de l'intoxication urémique prirent rapidement la forme convulsive chez des malades qui avaient présenté dès leur jeune âge des crises épileptiformes.

La crise convulsive rappelle avec une similitude presque parfaite l'attaque d'épilepsie pure : on voit se succéder les phases de convulsion tonique et de convulsion clonique, bien que les manifestations toniques soient ordinairement très passagères ou même supprimées dans l'urémie ; l'écume sanguinolente s'observe assez souvent, mais la morsure de la langue et l'émission involontaire des urines sont des phénomènes beaucoup plus rares; quant au cri initial, il n'est signalé que dans des cas exceptionnels. Les mouvements convulsifs sont le plus souvent généraux, et alors le malade perd entièrement connaissance, mais on peut les voir n'envahir qu'une région du corps, avec conservation intellectuelle; Rilliet cite un cas où les convulsions restèrent limitées au côté gauche.

L'attaque convulsive se renouvelle presque toujours un certain nombre de fois à des intervalles plus ou moins éloignés (une demi-heure, une heure, deux heures). Cet état peut se prolonger plusieurs jours; dans un cas remarquable, Routh a vu un garçon de seize ans présenter une série d'attaques convulsives pendant dix-sept jours consécutifs; mais ce sont là des faits rares et, d'une manière générale, l'encéphalopathie éclamptique ne dépasse pas vingt-quatre heures. Dans ce court espace de temps, on peut noter jusqu'à 15 (Roger), 16 (Bouchet), 20 (Monod), 28 (Tonkin) attaques; lorsque les crises sont aussi rapprochées, l'enfant reste dans le coma dans l'intervalle, la respiration demeure stertoreuse, la température s'abaisse et la mort survient par épuisement du malade, au bout de quelques heures.

Au contraire, si les intervalles sont suffisamment prolongés, les malades reprennent vite connaissance à la suite de chacune des crises ou après une courte période de somnolence; dans ces cas, qui sont la majorité, les convulsions décroissent progressivement de violence et de fréquence, surtout si on est intervenu hâtivement par la saignée générale; parfois une débâcle diarrhéique survient comme un phénomène critique et marque le début de l'amélioration générale, la température revient assez vite à la normale, la sécrétion urinaire se rétablit, et la santé se rétablit après quelques jours pendant lesquels les enfants présentent un peu d'hébétude, de la dilatation ou de l'inégalité des pupilles, parfois du strabisme ou de la cécité, ou de l'inégalité du pouls. Cette guérison de la forme éclamptique de la néphrite scarlatineuse est assez fréquente, malgré la gravité apparente des symptômes; elle s'observe en moyenne dans les deux tiers des cas (Apert et Marfan : 4 cas, 1 décès; C. de Gassicourt, 14 cas, 7 décès; Monod, 5 cas, sans un seul décès; Rilliet et Barthez, 13 cas, 3 morts; Baginsky, 18 cas, 5 morts).

Le *coma* est la terminaison habituelle des convulsions subintrantes; mais il peut aussi être primitif, et l'enfant entrer d'emblée dans la forme comateuse, qui peut rester pure ou être entrecoupée de convulsions. La respiration revêt souvent le type de Cheyne-Stokes, les pupilles sont en myosis, quoique quelquefois en mydriase. La température peut s'abaisser au-dessous de la normale, mais le plus souvent elle reste encore élevée. Enfin des éruptions cutanées polymorphes, du purpura apparaissent, qui sont du plus mauvais augure et annoncent la mort à bref délai.

Néphrite suraiguë. — Presque toujours la néphrite scarlatineuse évolue suivant le mode que nous avons annoncé : début au cours de la deuxième ou troisième semaine par de l'anasarque, des signes urinaires ; puis la néphrite évolue progressivement en plusieurs semaines, entrecoupée ou non d'accidents graves.

A côté de cette forme classique, on peut décrire une forme suraiguë où les accidents évoluent brutalement en quelques jours (de deux à six jours) et conduisent presque fatalement à la mort. Elle peut se manifester à deux périodes :

1° Presque au début de la maladie, en pleine période d'éruption, comme dans le cas classique de Juhel-Rénoy ;

2° Ou au contraire pendant la convalescence.

Dans les deux cas, la néphrite se manifeste d'emblée par de l'*anurie* qui est absolue, ou relative, le médecin pouvant encore retirer par la sonde quelques grammes d'urine très foncée, trouble, chargée de sédiments, et si riche en albumine qu'elle se prend en masse par la chaleur. L'anurie peut être le seul symptôme pendant deux ou trois jours ; c'est la période de tolérance pendant laquelle on est surpris de la santé apparente de l'enfant, qui peut même être euphorique. Puis le ventre se météorise, des vomissements incoercibles apparaissent, l'enfant présente quelques tressaillements musculaires et tombe dans le coma entrecoupé ou non de convulsions. De toutes façons, le pronostic est très grave et presque fatalement mortel, en quelques heures, un ou deux jours au plus, à partir de l'apparition des premiers phénomènes urémiques.

Ainsi, la néphrite scarlatineuse, qu'on peut prendre comme type de description des néphrites infantiles aiguës, ne diffère pas essentiellement chez l'enfant de ce qu'elle est chez l'adulte ; elle se présente suivant les trois formes classiques des néphrites aiguës : néphrite aiguë passagère, néphrite aiguë grave, néphrite suraiguë. Dans les trois formes, nous retrouvons les symptômes et l'évolution que l'on connaît chez l'adulte ; deux faits seulement méritent d'attirer l'attention : l'hématurie est particulièrement fréquente à cet âge et est presque constante, au moins à un moment de l'évolution ; d'autre part, parmi les symptômes urémiques graves qui peuvent se manifester, ce sont les convulsions qu'on aura le plus souvent l'occasion d'observer, et, malgré la gravité apparente de ce symptôme, le pronostic immédiat est le plus souvent bénin.

Les mêmes considérations s'appliquent aux autres formes étiologiques de néphrites aiguës ; on doit cependant attirer l'attention sur le rôle prépondérant que jouent certaines affections dans la production des néphrites de l'enfance.

VARIÉTÉS ÉTIOLOGIQUES DES NÉPHRITES AIGUËS.

Infections. — Toutes les infections sont susceptibles de provoquer des néphrites chez l'enfant comme chez l'adulte, qu'elles soient locales ou générales. Parmi les infections générales, au premier plan, on doit citer la pneumonie, la fièvre typhoïde la diphtérie.

Maladies générales. — La NÉPHRITE PNEUMONIQUE est presque *toujours hématurique*; mais le premier symptôme est quelquefois l'œdème. Elle peut survenir en pleine période d'état (Ferrand et d'Halluin), ou au contraire après la défervescence (Comby) et s'accompagner alors d'une réascension de la température. Coursault a enfin signalé des cas qui débutent d'emblée comme une néphrite aiguë primitive, par des frissons, de la fièvre, des œdèmes, puis, deux ou trois jours après seulement, on perçoit des signes de pneumonie. Cette forme peut guérir en quelques jours ou quelques semaines; mais, plus souvent, elle est grave, s'accompagne d'anurie, la pneumonie s'étend, un second foyer peut se développer, les bruits du cœur s'assourdissent et la mort subite n'est pas rare.

Au cours de la FIÈVRE TYPHOÏDE, on trouve de l'albuminurie dans la moitié des cas, donc un peu moins souvent que chez l'adulte. Elle apparaît à la fin du premier ou au commencement du second septenaire et disparaît après huit à quinze jours, en général au moment de la défervescence. Si l'albuminurie est fréquente, la néphrite aiguë est par contre exceptionnelle (Guimet), beaucoup plus rare que chez l'adulte.

DIPHTÉRIE. — Les allures de l'albuminurie *diphtérique* sont tout à fait spéciales. C'est un symptôme fréquent, quoique variable suivant les statistiques : on l'observerait dans 50 à 55 p. 100 des cas pour G. Sée, Empis et Bouchut, Martin et Chaillou, Moizard; dans les deux tiers des cas pour Barbier; dans les trois quarts pour Renaut; on peut donc dire que c'est une manifestation presque habituelle de la maladie.

Les urines sont diminuées de volume, assez denses, mais rarement très foncées; parfois même elles restent claires. En général, on ne trouve que 30, 50 centigrammes d'albumine, mais souvent on peut en doser 4, 5 ou 6 grammes ; dans les cas particulièrement graves, l'urine peut se prendre en masse par la chaleur. L'hématurie est extrêmement rare; elle n'a jamais été observée par Sevestre, Barbier, Guinon, ni par nous-mêmes; c'est là une anomalie bizarre dans les néphrites infantiles qui sont si aisément hématuriques. D'ailleurs, l'examen cytologique montre que les cylindres sont rares; ce sont surtout des cylindres hyalins, exceptionnellement des cylindres granuleux ou hématiques; de même, il n'est pas fréquent de constater dans le dépôt des leucocytes polynucléaires, habituels pourtant dans les néphrites aiguës. L'élimination du bleu de méthylène est sensiblement normale, et l'épreuve de la chlorurie alimentaire donne des chiffres presque physiologiques (Labbé). Enfin l'albuminurie reste, en général, un symptôme isolé; les œdèmes, localisés à la face ou généralisés, sont très rares (Trousseau, Cadet de Gassicourt); l'urémie est plus exceptionnelle encore, quoiqu'elle puisse se manifester sous la forme éclamptique ou la forme comateuse (Sanné, Moizard, Cadet de Gassicourt).

L'albuminurie diphtérique n'en a pas moins une grosse valeur au point de vue du pronostic : l'*albuminurie précoce* (survenant du troisième au cinquième jour) est très peu abondante dans les formes légères et disparaît rapidement; elle atteint au contraire des chiffres élevés dans les formes sérieuses, qu'il s'agisse de diphtérie toxique (Marfan) ou de strepto-diphtérie (Sevestre et Martin), et s'accompagne d'oligurie, qui peut s'accentuer jusqu'à l'anurie. Son abondance est donc assez exactement proportionnelle à la gravité du pronostic. L'albuminurie, enfin, après avoir cessé, peut reparaître quelques jours après; c'est l'*albuminurie tardive* ou terminale qui accompagne bien souvent le syndrome toxique secondaire (vomissements, paralysies, accidents cardiaques), dont on sait toute la gravité.

Quoique le sérum antidiphtérique puisse à lui seul provoquer une albuminurie passagère par introduction dans l'organisme d'une albumine hétérogène (Castaigne et Chiray) et qu'on ait signalé après son emploi des cas d'anurie ou d'urémie, il n'est pas contre-indiqué dans la néphrite diphtérique, au contraire; car, en agissant sur l'intoxication générale, il diminue les lésions rénales. En fait, il est assez difficile de se rendre compte de l'influence de la sérothérapie sur les symptômes rénaux, car on avait signalé déjà, avant l'emploi du sérum, l'extrême variabilité de l'albuminurie au cours de la diphtérie; tous les auteurs ont cependant remarqué et nous-mêmes avons vu bien souvent, sous l'influence d'une injection de sérum, l'albuminurie antérieure descendre, en vingt-quatre heures, de plusieurs grammes par litre à quelques centigrammes ; nous n'avons jamais observé le phénomène inverse, et le sérum reste encore le meilleur traitement de la néphrite, comme de toutes les manifestations de la diphtérie. C'est le seul moyen d'enrayer les accidents et d'empêcher la *transformation en néphrite chronique*, qui est, certes, exceptionnelle, mais qui a été signalée cliniquement par plusieurs auteurs chez l'enfant (Gregory, Rayer, Lecorché et Talamon, Guinon, Deguy et B. Weill) et réalisée expérimentalement par Enriquez et Hallion et par Claude.

Fièvres éruptives. — Dans d'autres infections, la néphrite s'observe encore fréquemment, quoique n'étant pas aussi commune que dans les faits précédents. Telles sont les *fièvres éruptives* autres que la scarlatine. Dans la *varicelle*, la néphrite a été décrite pour la première fois par Hénoch, puis par Hoffmann, Oppenheim, Unger, Cassel, Dauchez, Arnozan, Bahans, Morquio. Dans la statistique de Semtschenko, on relève, sur 251 cas de varicelle, 42 albuminuries et 3 néphrites dont 2 suivies de mort. L'albuminurie apparaît dès le début de la période d'éruption en cas de varicelle grave; dans les autres cas, elle coïncide avec la suppuration des bulles et les adénopathies secondaires : elle reconnaît alors une infection surajoutée. La néphrite varicelleuse comporte les symptômes caractéristiques habituels; elle est pourtant rarement hématurique. Elle est d'un bon pronostic et guérit presque toujours, quoi qu'on ait cité deux cas de mort, avec des lésions rappelant de très près celles de la néphrite scarlatineuse. Dans la *rougeole*, l'albuminurie fébrile est exceptionnelle; mais une néphrite authentique peut apparaître tardivement, à l'occasion d'une infection secondaire, adénopathie ou broncho-pneumonie. Dans deux observations de Comby, l'anasarque accompagnait l'albuminurie. Elle est encore plus exceptionnelle dans la *rubéole*. La *variole* enfin prédispose aussi à la néphrite, mais seulement à la période des pustules et surtout lorsqu'il existe de grandes suppurations sous-cutanées.

Au cours de la GRIPPE, ou du moins dans les infections bâtardes à point de départ naso-pharyngé décrites sous ce nom, Miller a pu réunir 40 cas de néphrite, qui serait souvent hématurique (Gillet et Lesné), s'accompagnerait d'œdèmes dans la moitié des cas et pourrait se compliquer de phénomènes cérébraux. Elle comporte en général une évolution favorable et guérit le plus souvent en moins d'un mois; la mort est cependant possible. Enfin, au cours du RHUMATISME ARTICULAIRE AIGU, la néphrite ne serait jamais hématurique chez l'enfant.

Mais, en dehors de ces affections, qui peuvent être cause de néphrite aussi bien chez l'adulte que chez l'enfant, il en est de plus spéciales à cet âge et qui doivent retenir notre attention.

Ce sont : *les maladies du tube digestif, les affections cutanées et certaines maladies hémorragipares.*

Maladies de l'appareil digestif. — GASTRO-ENTÉRITES. — Dans les *gastro-entérites du nourrisson*, la néphrite n'est pas rare, mais passe facilement inaperçue. On peut pourtant lui attribuer certains symptômes : un œdème dur, souvent exagéré par les injections de sérum artificiel, du myosis, de la dyspnée sans signes stéthoscopiques, une agitation incessante alternant avec des périodes de stupeur (Koplik). Aussi l'examen des urines, malgré les difficultés qu'il présente chez le nourrisson, doit-il être pratiqué le plus souvent possible; presque normales dans les entérites de moyenne intensité, elles sont, au contraire, dans les cas graves, comme dans le choléra infantile (Epstein) et dans le choléra sec décrit par Hutinel, peu abondantes, foncées, souvent troubles; elles contiennent de l'albumine, des cylindres granuleux, quelques hématies, des leucocytes. Lesné et Merklen ont décelé par la cryoscopie et les injections de bleu de méthylène une imperméabilité rénale parfois assez marquée.

Infections de la bouche et du pharynx. — Les *infections de la bouche et du pharynx* sont extrêmement fréquentes chez l'enfant et sont peut-être une des causes les plus habituelles de néphrite à cet âge. La stomatite aphteuse ou surtout la stomatite impétigineuse sont d'un diagnostic facile, et leur importance étiologique s'impose. Il en est de même des angines pultacées, ulcéreuses ou membraneuses. Mais l'infection des végétations adénoïdes est plus difficile à déceler; elle se caractérise par de la fièvre, un engorgement ganglionnaire, un peu de ronflement, de nasonnement et l'existence de traînées de muco-pus sur la paroi postérieure du pharynx; ces signes s'accompagnent assez souvent de retentissement du côté de l'oreille moyenne, sous forme de douleur spontanée ou à la pression sur le conduit auditif. Mais ces symptômes sont parfois peu bruyants; ils demandent à être recherchés systématiquement en présence de fièvres brusques, en apparence inexpliquées. Ces infections naso-pharyngées sont, en réalité, très fréquentes depuis qu'on les connait mieux; or, comme Hutinel, Jeanselme, Gallois l'ont montré, elles peuvent se compliquer de néphrite aiguë typique, laquelle on aurait tendance à qualifier de néphrite primitive en l'absence de cette notion.

C'est d'ailleurs probablement l'infection du naso-pharynx qui explique encore la néphrite qui peut apparaître au cours de la fièvre ganglionnaire (Soca, de Montevideo).

Affections cutanées. — Une autre classe de néphrite aiguë assez spéciale à l'enfant est celle qui accompagne les *affections cutanées*. On peut la voir apparaître, au cours de l'*érythème noueux* (Comby et Isch-Wall), de l'*urticaire*. Mais, plus souvent, il s'agit d'eczéma ou de dermatoses infectées. Lo Re a vu la néphrite survenir dans 57 p. 100 des cas d'*eczéma* qu'il a observés chez l'enfant; une fois déclarée, l'albuminurie peut persister après la guérison des lésions cutanées; aussi doit-elle, comme toute albuminurie symptomatique de néphrite, être combattue par le régime, la diète lactée; par choc en retour, la dermatose s'en trouve souvent améliorée.

Sirugues, Hutinel, Marfan, Guinon et Pater, Auché ont observé, au cours de l'*impétigo* et de l'*eczéma impétigineux*, un certain nombre de cas de néphrite qui ont été rassemblés dans la thèse récente de Guiart. Le plus souvent, c'est le staphylocoque qu'il faut incriminer, car on le retrouve dans les suppurations cutanées, souvent dans le sang de la circulation générale, parfois dans les urines. On peut observer deux types cliniques : le type de néphrite bénigne passagère, caractérisée par de l'albuminurie transitoire avec cylindrurie, et le type de néphrite aiguë, dans lequel on observe, outre l'albuminurie, des œdèmes souvent considérables et un syndrome urémique avec dyspnée, épistaxis, vomissements; certains cas ont même été mortels.

Dans ce groupe, doivent encore rentrer les néphrites dues à des infections cutanées, consécutives à la présence de *poux* (Cazal), à la *gale*, quoique, dans ce dernier cas, on puisse parfois accuser avec vraisemblance l'influence du traitement par l'onguent styrax ou la pommade au naphtol.

Enfin les *pyodermites* qu'on observe chez les nourrissons cachectiques, athrepsiques ou atteints de gastro-entérite subaiguë ou chronique, et qui se présentent sous la forme de multiples petits abcès à allures froides, peuvent causer aussi des néphrites variées.

Maladies hémorragiques. — Parmi les *maladies hémorragipares* susceptibles de provoquer la néphrite, la plus importante est le *purpura rhumatoïde.* On relève de nombreuses observations de ce genre dues à Villers, Moussous, Renault, Fontanié, Guinon et Simon.

Cliniquement, on observe, en même temps que les taches purpuriques et les hémorragies intestinales, des hématuries qu'on aurait tendance à mettre simplement sur le compte de la diathèse hémorragique; il est vrai que le sang provient parfois du bassinet, de l'uretère ou de la vessie; mais, en général, il est l'indice d'une néphrite hématurique, et l'examen du dépôt permet de déceler déjà des cylindres et des leucocytes, surtout des lymphocytes (Guinon et Simon). L'hématurie disparait rapidement, mais la néphrite subsiste, avec albuminurie, cylindrurie; elle est soumise à de nombreuses oscillations, chaque poussée nouvelle s'accompagnant d'une reprise de l'hématurie. Parfois il s'y ajoute des douleurs lombaires, des œdèmes. L'évolution de cette néphrite est variable, parfois passagère, souvent tenace, entrecoupée de poussées aiguës successives et rebelles à tout traitement.

Dans la *maladie de Barlow* ou scorbut infantile, l'hématurie est fréquente (Barlow, Still); mais, tandis que Barlow croit à une hémorragie simple, Thomas considère qu'il s'agit d'une véritable néphrite qui peut même persister après la guérison du scorbut et passer à l'état chronique. Enfin il faut savoir que la néphrite hématurique peut être la première manifestation de ces maladies hémorragipares et que sa véritable nature peut rester obscure jusqu'à ce que les autres symptômes caractéristiques de ces affections apparaissent (Thomas, Thompson, Meunig).

Intoxications exogènes. — Le rôle des *intoxications* est beaucoup moins important en matière de néphrites infantiles. L'intoxication médicamenteuse est la seule qui entre en général en ligne de compte. La plus typique est l'**intoxication cantharidienne**, à la suite de l'application de vésicatoires, généralement beaucoup trop larges par rapport à la surface du corps de l'enfant. Elle détermine une néphrite hématurique souvent grave accompagnée de signes de catarrhe des voies urinaires inférieures (pollakiurie, ténesme vésical).

Le MERCURE est parfois en cause ; l'abus du *calomel* et surtout l'emploi de *bains de sublimé* à doses trop fortes chez les nouveau-nés à peau dénudée peuvent entraîner des néphrites aiguës. Peut-être même, chez le nourrisson, certaines morts au milieu de convulsions survenues quelques jours après le début du traitement doivent-elles être mises au moins autant sur le compte du mercure que sur celui de la vérole. Enfin, Fontaine rapporte deux cas d'empoisonnement accidentel par le sublimé qu'on avait fait boire aux enfants par erreur.

Cerulez a vu un cas de néphrite hématurique dû à l'usage de l'*acide phénique*. On peut encore signaler comme causes possibles de néphrite aiguë chez l'enfant l'*alcool*, le *phosphore*, les *sels de potasse*, l'*huile de cade*, le *baume du Pérou*, l'*essence de térébenthine*, les *inhalations de chloroforme* (d'après Potain, un tiers des enfants soumis aux inhalations de chloroforme présenteraient de l'albuminurie). Quant au *sérum antidiphtérique*, nous avons vu qu'il était susceptible de provoquer une albuminurie passagère, mais qui n'est jamais grave et qu'au contraire il pouvait faire disparaître, en quelques jours ou même en vingt-quatre heures, l'albuminurie antérieure due à la diphtérie.

Autres variétés. — Il existe aussi chez l'enfant une néphrite aiguë, cliniquement **a frigore**, due surtout au froid humide auquel s'exposent les enfants pendant leurs jeux. Il s'agit probablement encore, dans ces cas, d'une néphrite infectieuse, Mircoli et Tizzoni ayant trouvé le pneumocoque et des bacilles non déterminés dans l'urine de plusieurs enfants atteints de néphrite *a frigore*.

Malgré le grand nombre de facteurs étiologiques que nous venons d'énumérer, il arrive parfois qu'une enquête rigoureuse ne permet pas de révéler une cause bien nette à une néphrite aiguë pourtant caractérisée. Ce sont les cas de **néphrite aiguë primitive** décrits par Emmet Holt, Baginsky, Loos. Sans cause apparente, en pleine santé, les enfants deviennent rapidement bouffis, en même temps qu'ils émettent une très faible quantité d'urine contenant de grosses proportions d'albumine. Dans bien des cas cependant, on pourra trouver une poussée d'adénoïdite ou de rhino-pharyngite qui paraît la cause la plus fréquente de ces néphrites cryptogénétiques, évoluant probablement sur des enfants porteurs de reins particulièrement fragiles.

Évolution et pronostic des néphrites aiguës.

Bien des cas sont ici à envisager, selon qu'il s'agit d'une forme ou d'une autre, ou qu'on considère le pronostic *immédiat* ou le pronostic *éloigné*.

Pronostic immédiat. — Les formes suraiguës et les formes qui s'accompagnent rapidement de coma sont en général mortelles à bref délai.

Les formes éclamptiques, au contraire, ne déterminent la mort que dans un tiers des cas.

Enfin un grand nombre de néphrites aiguës ne provoquent à aucun moment de convulsions ni de phénomènes urémiques graves, et on peut dire d'une façon générale que, dans l'ensemble, le pronostic immédiat est meilleur chez l'enfant que chez l'adulte.

Pronostic éloigné. — En est-il de même du pronostic éloigné? Il est difficile de le dire.

Sans doute les néphrites aiguës peuvent guérir complètement en quelques semaines par une amélioration progressive de tous les symptômes, et nous entendons par là une guérison définitive, marquée par l'impossibilité de trouver de l'albumine dans les urines à de nombreux examens répétés pendant bien des mois. C'est le cas surtout pour ces malades, qui ont présenté de l'albuminurie, quelquefois massive, et même de l'oligurie et des œdèmes sans qu'on pût constater ni éléments cellulaires ni cylindres dans l'urine (Rist). C'est le cas de certaines néphrites en apparence primitives, mais que Comby rattache à une infection du pharynx et que, pour leur bénignité, il désigne sous le nom de néphrites aiguës simples. Mais il ne semble pas que ce soit là la règle.

Un nombre presque égal d'enfants *évoluent vers la néphrite chronique* et cela de deux façons : le processus morbide semble peu à peu moins aigu, les symptômes paraissent s'amender, mais il reste de l'albuminurie et parfois des œdèmes ; à maintes reprises, soit sans cause apparente, soit sous l'influence d'une tentative de réalimentation, l'hématurie apparaît de nouveau avec tous les signes d'une nouvelle poussée aiguë. Malgré tous les traitements employés et la prescription des médicaments réputés pour faire disparaître l'albuminurie, celle-ci persiste, et peu à peu le malade présente le tableau de la *néphrite hydropigène chronique*. Dans d'autres cas, qui semblent beaucoup plus rares, la guérison semble être complète, et cependant il se fait un travail lent qui aboutit, plusieurs années après, à une *néphrite atrophique lente*.

La plupart des enfants conservent seulement une *albuminurie chronique persistante* : celle-ci peut être intermittente, apparaissant sous l'influence de causes qui altèrent l'épithélium rénal, puis disparaissant à nouveau [albuminuries à éclipses des enfants (Siredey)], ou revêtant franchement le type d'*albuminurie par lordose* ou d'*albuminurie orthostatique*. Dans d'autres cas, elle est permanente, tantôt invariable, quel que soit le régime, tantôt présentant des oscillations parallèles aux fautes de régime ou d'hygiène. Quoique la majorité des auteurs classiques, avec Teissier, Cuffer, Bard, admettent que les albuminuries légères permanentes et invariables soient d'un bon pronostic (albuminuries cicatricielles ou résiduelles), nous considérons, pour notre part, qu'au point de vue de l'évolution ultérieure toutes ces albuminuries persistantes se valent. Les reins de tous ces malades sont atteints de débilité, ils sont fragiles ; ils présenteront de la néphrite aiguë à l'occasion d'une nouvelle poussée infectieuse ; ils évolueront vers la néphrite atrophique lente si les malades ne sont pas soumis à une hygiène convenable.

Il existe enfin des cas curieux où, au contraire, la scarlatine a semblé guérir définitivement des albuminuries intermittentes antérieures ; l'albumine augmente beaucoup pendant la période d'état, puis elle diminue et finit par disparaître, sans qu'on puisse la retrouver à de nombreux examens ultérieurs (Gillet). Mais s'agit-il vraiment d'une guérison ?

NÉPHRITES CHRONIQUES.

Comme chez l'adulte, nous croyons qu'il y a tout intérêt à distinguer chez l'enfant trois formes cliniques de néphrite chronique : 1° une forme de *néphrite albumineuse simple*, correspondant à une néphrite chronique superficielle, dont le seul symptôme consiste pendant longtemps en une albuminurie plus ou moins abondante ; 2° une forme de *néphrite hydropigène*, avec œdèmes, urines rares et riches en albumine ; 3° une forme de *néphrite urémigène*, dans laquelle les urines sont claires, abondantes et faiblement albumineuses, mais qui comporte toute une série de signes qui peuvent être rapportés à l'urémie.

Néphrite albumineuse simple.

Cette forme débute plus ou moins tôt dans l'enfance et se continue pendant de longues années jusqu'à l'âge adulte (Renon, Brault, Teissier, Dieulafoy, Sevestre). Ce ne paraît pas être une forme rare, et personnellement nous en avons observé plusieurs cas.

Symptômes. — Assez souvent l'attention est attirée par des signes qu'on a tendance à rapporter à l'*anémie* : pâleur, amaigrissement, palpitations, fatigue facile, céphalée. Cependant, si l'on songe à examiner les urines, on trouve de l'*albuminurie*. La quantité d'albumine peut être faible ($0^{gr},50$) : on dit alors qu'il s'agit d'albuminurie résiduale (Teissier), d'albuminurie cicatricielle (Bard), d'albuminurie minima (Talamon). Mais elle peut être abondante et osciller entre 3 et 6 grammes par litre. Elle est permanente et ne varie guère d'un jour à l'autre sous l'influence du régime, des exercices violents; mais elle peut augmenter à l'occasion d'une infection ou d'une intoxication. La chlorurie alimentaire, l'ingestion de blancs d'œufs ou de rognons de porc élèvent le taux de l'albumine. La centrifugation montre qu'il existe toujours des cylindres granuleux dont la présence indique une lésion des tubes contournés. Mais les substances dissoutes dans l'urine sont en quantité normale; l'élimination du bleu, la cryoscopie ne révèlent aucun trouble appréciable.

Les autres symptômes habituels des néphrites sont sensiblement nuls ; il n'y a ni œdème, ni hypertrophie du cœur, ni signes urémiques. Il y a seulement une certaine pâleur, un peu d'hypotension artérielle et parfois une tendance à l'amaigrissement, surtout marquée en cas de régime lacté prolongé.

Cette albuminurie persiste des années, sans que l'état général soit troublé. Le pronostic est donc bon, quoique un peu réservé : car de tels reins sont plus fragiles que d'autres, et ils sont exposés à des poussées de néphrite aiguë à l'occasion d'une infection ou d'une intoxication, et ces malades pourront plus facilement que d'autres évoluer vers une des deux autres formes de néphrite chronique.

Étiologie. — L'étiologie de cette forme est assez vague. Nous savons pourtant qu'elle peut être le reliquat d'une infection aiguë, scarlatine (Teissier), grippe ; les infections subaiguës qui agissent d'une façon continue, comme la tuberculose, la syphilis, le paludisme, peuvent aussi créer de toutes pièces cette forme de néphrite. Mais l'hérédité rénale joue certainement un grand rôle dans certains de ces faits ; Castaigne a observé plusieurs enfants atteints de néphrite chronique albumineuse simple dont les frères présentaient des symptômes de débilité rénale.

Anatomie pathologique. — Les lésions peuvent difficilement être précisées, puisqu'il s'agit d'une affection compatible avec la vie ; si elle entraîne la mort, c'est qu'il s'y est ajouté quelque complication qui vient troubler la pureté des lésions. On peut toutefois soupçonner l'existence de lésions épithéliales en raison de la cylindrurie ; d'ailleurs, dans un cas où la mort a été accidentelle, Castaigne et Rathery ont trouvé des lésions de *néphrite parcellaire presque exclusivement épithéliale* (reins à peine augmentés de volume, légèrement bigarrés ; sur des coupes histologiques, certains tubes seulement étaient altérés et présentaient des lésions de cytolyse protoplasmique plus ou moins accentuées). L'albuminurie chronique qui caractérise cette forme est donc bien symptomatique d'une néphrite.

Néphrite chronique hydropigène.

La néphrite hydropigène survient rarement avant six ans ; pourtant elle a pu être observée même chez des enfants de moins d'un an; mais elle reste plus spéciale à la seconde enfance.

Symptômes. — On l'observe en général en pleine période d'état, alors qu'elle est déjà bien caractérisée, et il est souvent difficile de préciser son début. Pourtant, depuis plusieurs mois déjà, on constatait que l'enfant se fatiguait; il était pâle et perdait l'appétit; puis un peu d'œdème apparaît aux malléoles et augmente progressivement.

Quand elle est bien confirmée, cette forme de néphrite se caractérise surtout par de l'*œdème*, qui peut être localisé et siéger à la face, aux paupières, aux malléoles, ou généralisé à tout le tégument et gagner le scrotum et les lombes. L'œdème est indolent, dépressible et d'une pâleur extrême; la peau est froide, amincie et luisante. L'hydropisie peut gagner les séreuses sous forme d'ascite, d'épanchement pleural; beaucoup plus rarement, de l'œdème pulmonaire se manifeste.

Les *urines* sont rares, mousseuses, troubles, hautes en couleur; leur densité est élevée et se maintient au-dessus de 1020. L'albuminurie dépasse toujours 2 grammes par litre; elle subit de fortes oscillations quotidiennes, souvent sans grandes raisons apparentes. Le dépôt est composé de cylindres granuleux, de quelques leucocytes surtout mononucléés et d'hématies; souvent la proportion d'hématies est très élevée, et il y a une véritable hématurie évidente au lit de l'enfant et qui apparaît par poussées irrégulières. Par l'analyse chimique de l'urine, l'épreuve du bleu et la cryoscopie, on arrive aux résultats suivants (Marfan et L. Bernard) : il y a une élimination normale ou exagérée pour toutes les substances dissoutes dans l'urine, sauf pour le chlorure de sodium, dont la proportion est nettement diminuée.

En dehors de ces symptômes, œdèmes et symptômes urinaires, on trouve peu de chose ; il existe une légère hypotension artérielle et un affaiblissement des bruits du cœur, mais pas de bruit de galop. Les symptômes urémiques sont absents, et, même en pleine poussée subaiguë, on ne relève que de la céphalée et de la somnolence.

Évolution. — L'évolution est variable. Elle peut être *rapide*; dans ce cas, les œdèmes augmentent, par insuffisance rénale et par asthénie cardiaque; des troubles digestifs apparaissent, l'appétit est nul, la langue se recouvre d'un enduit blanchâtre épais et souvent fétide; les vomissements et la diarrhée surviennent par crises. L'œdème pulmonaire augmente, donnant lieu à des bronchites d'abord mobiles, puis tenaces, gênant beaucoup la respiration des malades. Ceux-ci ressemblent alors à des asystoliques, avec cette différence que, jusqu'à la fin, les téguments restent d'une pâleur blafarde. Après quelques semaines, les enfants meurent par cachexie, sans avoir pu être soulagés à aucun moment par la thérapeutique. Leur fin peut d'ailleurs être hâtée par des infections surajoutées : érysipèle, phlegmons, parotidites, pneumonies ou plutôt broncho-pneumonies, péricardites.

Plus souvent l'évolution est lente : « Après une période d'anasarque de plusieurs mois, il y a une rémission; les œdèmes disparaissent, ainsi que tous les troubles fonctionnels ; mais l'albuminurie persiste avec un peu de pâleur. Cette rémission peut durer des mois ou même des années; puis survient une poussée nouvelle, qui atteint sans doute des portions du rein restées saines jusque-là. Cette poussée est suivie d'une nouvelle rémission, et ainsi de suite; mais, à mesure que l'évolution se poursuit, les rémissions sont moins longues et moins complètes; finalement, à l'occasion de fatigues ou de maladies infectieuses, le sujet a une dernière poussée et succombe dans le marasme ou avec des accidents urémiques » (Marfan).

Quelquefois la durée est fort longue, et les enfants arrivent ainsi à l'adolescence. Le tableau clinique tend alors à changer, l'urine augmente, l'albumine diminue, les œdèmes se résorbent, en même temps que se développent de l'hypertrophie du cœur et de l'hypertension artérielle. C'est la phase classique décrite chez l'adulte par Bartels, puis par Charcot, sous le nom « d'atrophie secondaire de la néphrite parenchymateuse ».

La guérison définitive est exceptionnelle, quoique possible. Heubner a cité un cas de néphrite chronique d'origine scarlatineuse qui a duré huit ans; puis l'albumine et tous les autres symptômes finirent par disparaître; un autre cas du même auteur finit par guérir sept ans après le début et, dans une thèse récente (1904), Maillard rapporte quatre nouveaux cas de guérison.

Anatomie pathologique. — Les lésions que l'on constate à l'autopsie de ces enfants sont des plus variables, ce qui tient à la durée de l'évolution.

Si la maladie a été rapide et a tué par cachexie avec œdèmes sans phénomènes urémiques, on trouve des reins gros, blancs ou bigarrés : la substance corticale est plus que doublée d'épaisseur; à jour frisant, on aperçoit les glomérules doublés ou triplés de volume. Les pyramides, plutôt décolorées aussi, se limitent mal, au niveau de leur base, de la substance corticale. Au microscope, on voit que la cavité du glomérule est comblée par un exsudat fibrineux et une prolifération cellulaire abondante. Les tubes contournés sont volumineux, tuméfiés; leurs cellules présentent des altérations variées, leur lumière est occupée par des cylindres granuleux, hyalins ou colloïdes. Les vaisseaux présentent des lésions d'endo et de périartérite dans leur portion attenante aux glomérules. Dans le tissu interstitiel, on trouve des lésions congestives ou hémorragiques et de l'œdème inflammatoire contenant des leucocytes en plus ou moins grand nombre.

Si, au contraire, la néphrite a évolué d'une façon lente, on trouve, à l'autopsie, de la néphrite tubéreuse ou même un petit rein blanc granuleux. Les reins sont de volume presque normal; leur surface est hérissée de granulations grosses comme des grains de chènevis ou des petits pois. A la coupe, le parenchyme paraît anormalement ferme ; la substance corticale n'est plus hypertrophiée, elle peut même avoir subi un commencement d'atrophie; elle présente des taches opaques, jaunâtres, tranchant sur un fond lilas. Les glomérules ne sont pas tous atteints, et c'est sans doute parce qu'il s'agissait d'une néphrite parcellaire qu'elle a duré plus longtemps ; parmi ceux qui sont malades, les uns sont gros comme dans la forme précédente, d'autres sont atrophiés et réduits à de petits blocs fibreux, comme dans la néphrite atrophique lente. Les tubes contournés présentent des lésions parcellaires. Les artérioles sont légèrement atteintes d'endartérite hyaline ; enfin le stroma conjonctif est très nettement scléreux en certains points. Les granulations de Bright, qui donnent à la surface du rein son aspect tomenteux, comportent la même description histologique et les mêmes interprétations pathogéniques que chez l'adulte.

Étiologie. — L'étiologie reste le plus souvent très obscure ; quelquefois on a pu reconnaître que l'affection était consécutive à une néphrite scarlatineuse, mais cela est exceptionnel; le plus souvent elle ne succède pas à une néphrite aiguë, et Marfan déclare qu'on ne lui trouve pas de cause appréciable. Ce que nous savons de la néphrite hydropigène de l'adulte doit nous faire supposer qu'elle doit reconnaître une infection ou une intoxication ayant une action prolongée et suffisamment nocive ; l'enquête étiologique devra surtout porter sur trois infections : *paludisme*, *tuberculose*, *syphilis*. Rist a récemment rapporté un cas qui a été amélioré par le traitement spécifique prescrit à titre d'essai. L'un de nous a vu, il y a deux ans, dans le service de M. Guinon, une fillette de dix ans, atteinte de tuberculose médiastine, et qui présentait un type de néphrite de ce genre; peut-être faudrait-il admettre, chez l'enfant comme chez l'adulte, ainsi que l'ont dit MM. Landouzy et L. Bernard, que toute néphrite hydropigène qui ne fait pas sa preuve est due à la tuberculose.

Enfin, il y a des cas qui semblent dus à l'administration longtemps prolongée et abusive de médicaments à base de *phosphore* ou d'*arsenic*. On trouve alors à l'examen anatomique une dégénérescence graisseuse particulièrement marquée de l'épithélium.

DÉGÉNÉRESCENCE AMYLOÏDE.

Dans certains cas, au processus de néphrite s'ajoutent des lésions de dégénérescence amyloïde qui peuvent être localisées, prédominantes au niveau des reins, ou atteindre au même degré les reins, le foie, la rate, l'intestin. Le tableau clinique peut se trouver alors plus ou moins modifié, tout en restant très voisin de celui que nous venons de décrire (1).

Étiologie. — L'amylose se produit chez des enfants qui sont depuis longtemps en état de suppuration, surtout d'origine osseuse : ce sont les coxalgiques, les petits malades atteints de mal de Pott, d'ostéite tuberculeuse, de tumeur blanche, qui ont été soignés trop tard et sont arrivés à la période d'abcédation et de fistulisation, qui en sont le plus souvent atteints ; on la rencontre encore au cours de l'ostéomyélite à répétition, de l'évolution des gommes osseuses ou cutanées, et même dans les suppurations viscérales (pleurésie purulente, dilatation bronchique, péritonite tuberculeuse).

Symptômes. — Dans les cas typiques, tels que les décrivaient les auteurs classiques et qu'on ne voit plus guère aujourd'hui, la dégénérescence amyloïde se caractérise surtout par de la *polyurie* et une *albuminurie abondante*. Les urines sont transparentes, limpides, peu denses, jaune d'or ; par la chaleur, elles peuvent se prendre en masse, et on peut doser 15, 20 grammes d'albumine par litre. Ces symptômes acquièrent toute leur valeur, quand on constate en outre une hypertrophie de la rate qui descend dans l'abdomen, une hypertrophie lisse et régulière du foie qui dépasse de plusieurs travers de doigt le rebord des fausses côtes, de la diarrhée séreuse, tous signes qui indiquent la généralisation de la dégénérescence amyloïde. Enfin les petits malades ont un teint blafard et cireux.

La perméabilité du rein est en général conservée ; aussi les manifestations urémiques sont-elles rares, tandis que les œdèmes s'observent fréquemment, surtout à la période terminale. La mort survient après quelques mois, dans le marasme et la cachexie.

Mais il faut savoir que cette description schématique est en réalité exceptionnelle ; la polyurie en particulier est un symptôme inconstant ; le plus souvent on est en présence du tableau de la néphrite hydropigène, et l'on ne pourra guère soupçonner la dégénérescence

(1) Voy. Cruchet et Leuret, Dégénérescence amyloïde infantile (*Journal de méd. de Bordeaux*, 12 mars 1905, p. 185 et 186).

amyloïde surajoutée que par les circonstances étiologiques, qui lui ont donné naissance, et la coexistence d'une hypertrophie lisse et régulière du foie et de la rate.

Le *pronostic* est d'ailleurs extrêmement grave, et le traitement, qui ne peut s'adresser qu'à la cause, n'aurait chance d'agir que tout à fait au début, lorsqu'il est encore impossible de dire si l'albuminurie que l'on constate est symptomatique d'une néphrite pure ou d'une néphrite compliquée d'amylose.

Anatomie pathologique. — Les lésions sont identiques à celles que l'on constate chez l'adulte. Dans les formes typiques, on trouve un gros rein blanc, pâteux, exsangue et miroitant à la coupe. Les tissus pathologiques virent au brun-acajou sous l'action de la teinture d'iode et deviennent d'un bleu violacé par addition d'acide sulfurique dilué. Au microscope, les zones envahies paraissent complètement dégénérées; elles se colorent en rouge par le violet de méthyle. On trouve toujours, à côté, des lésions plus ou moins importantes de néphrite.

Néphrite urémigène.

Cette forme correspond à l'ancienne néphrite interstitielle, à la néphrite atrophique lente, dont les deux types cliniques les mieux connus sont, chez l'adulte, le rein goutteux et le rein saturnin. Pour que se constituent les lésions anatomiques de la néphrite interstitielle, il faut que l'organisme ait été pendant longtemps soumis à une série de petites intoxications répétées. Aussi devient-elle de plus en plus fréquente avec l'âge, tandis qu'elle est exceptionnelle chez l'enfant.

Elle existe pourtant dans les premières années de la vie, et l'on en connaît dès maintenant un certain nombre d'observations.

Nous avons pu en relever une vingtaine de cas authentiques sans prétendre avoir épuisé toute la bibliographie. Ils sont dus à Lecorché et Talamon (2 cas), Gull et Sutton, Dickinson, Buhl, Democh, Arraga, Goodhart (3 cas), Barlow (2 cas), Guthrie, Castaigne (5 cas), Förster (2 cas). Beaucoup de ces cas comportent un examen anatomique complet, qui a permis de constater que l'aspect des reins était identique à celui de la néphrite interstitielle de l'adulte. Dans les autres observations, le syndrome clinique était tellement caractéristique qu'aucune hésitation n'est permise. La néphrite urémigène a été observée à tout âge; elle est évidemment plus fréquente à partir de dix ans, mais on peut la voir dès la plus tendre enfance : trois ans (Castaigne, Lecorché et Talamon), deux ans (Buhl), et même chez le nourrisson (Arraga, Democh). Le cas le plus curieux est certainement le suivant, relevé par Castaigne : une femme soignée depuis longtemps pour une néphrite urémigène devient enceinte et accouche à terme d'un enfant mal développé, pesant 2kg,200, et qui meurt quelques heures après sa naissance ; à son autopsie, on trouve des reins de néphrite interstitielle tellement typiques qu'ils ont été longtemps montrés comme exemple de cette affection dans des conférences d'anatomie pathologique. Des cas analogues de néphrite atrophique congénitale ont été cités par Arnold, Wesphal, Baginsky.

Symptômes. — Les symptômes rappellent trait pour trait ceux de la néphrite atrophique de l'adulte.

L'urine est abondante, claire, les mictions sont fréquentes; cette *polyurie* amène fréquemment un peu d'incontinence d'urine; la quantité d'albumine est faible; on décèle souvent, avec l'acide azotique, un disque d'uro-hématine.

L'*hypertension artérielle* est constante; le pouls est tendu et vibrant, le cœur est hypertrophié, et on entend souvent, au niveau de la pointe, un bruit de galop et, au niveau de la base, un second bruit éclatant.

Les œdèmes sont nuls; par contre, on décèle des *signes de petite urémie* : céphalée, vomissements, arthralgies, crampes, purpura.

Cependant, du fait que la maladie évolue chez l'enfant, l'affection prend souvent un masque particulier : l'enfant a l'aspect d'un petit anémique, il est faible, chétif, s'essouffle rapidement, se fatigue au moindre exercice. On peut même voir apparaître des troubles très caractérisés du développement, comme toujours à cet âge, lorsqu'un organe important est profondément atteint : la taille ne s'accroît que dans de petites proportions, les membres restent frêles et l'enfant paraît plus jeune qu'il n'est en réalité.

Évolution. — L'évolution peut être très longue, durer des années, la néphrite étant relativement bien compensée. Elle peut être entrecoupée de poussées aiguës avec œdèmes, albuminurie abondante, hématurie, à l'occasion desquels on serait tenté de porter le diagnostic de néphrite aiguë primitive, si on n'avait pas la notion des antécédents. Cependant la mort survient fréquemment, même dès l'enfance; elle est précédée de phénomènes urémiques graves qui surviennent d'une façon inattendue, sans œdème et même parfois sans oligurie prémonitoire : dyspnée paroxystique sans lésions pulmonaires, aphasie, troubles psychiques, hémiplégies intermittentes, hémorragies variées [épistaxis, hémorragies buccales, et même hémorragie cérébrale (Filatow)]; puis apparaissent des convulsions éclamptiques suivies de coma, ou le coma s'installe d'emblée sans convulsions.

Le *pronostic* est donc fatal, et parfois à assez brève échéance (trois ans et demi et quatre ans et demi, dans les cas de Förster).

Étiologie. — L'étiologie de cette néphrite est extrêmement vague; cependant, dans bien des cas, on relève chez les ascendants des *antécé-*

dents arthritiques : migraines, obésité, goutte; on peut alors presque dire qu'il s'agit de reins goutteux précoces constitués avant la période des manifestations articulaires. Mais, pour expliquer la précocité de telles lésions en l'absence de toute étiologie toxique évidente, saturnine ou alcoolique, il semble indispensable d'invoquer l'influence de l'hérédité : soit que dès la vie intra utérine le fœtus ait été imprégné dans sa totalité de produits nocifs répandus dans la circulation maternelle, soit que ses reins aient été particulièrement touchés par des néphrotoxines, lorsque la mère elle-même est atteinte de néphrite, ce qui paraît fréquent; il en résulte une débilité rénale telle que la moindre infection, la moindre intoxication, chez tout autre inoffensive, détermine une légère poussée de néphrite parcellaire, la répétition indéfinie de ces petites poussées aboutissant à la néphrite atrophique lente.

Dans certains cas pourtant, cette forme de néphrite est due à la *syphilis héréditaire*, au *paludisme* ; peut-être enfin l'inoculation systématique de fragments de rein permettra-t-elle d'en déceler parfois la *nature tuberculeuse*, comme on l'a fait récemment chez l'adulte (Jousset).

DÉBILITÉ RÉNALE.

En dehors des cas avérés de néphrite qui rentrent dans un des groupes précédents et qui se caractérisent cliniquement, non seulement par de l'albuminurie, mais par toute une série d'autres modifications urinaires et par certains symptômes qui se révèlent à l'examen général du malade, la pathologie infantile offre à étudier un grand nombre de cas qui comportent, pendant plusieurs années, comme seul et unique symptôme de souffrance rénale, une *albuminurie* presque toujours légère et souvent intermittente.

Pour bien les distinguer des albuminuries symptomatiques de néphrite avérée, on les a décrits sous les noms d'albuminuries non néphritiques, d'*albuminuries fonctionnelles* ou d'*albuminuries physiologiques*, noms plus ou moins défectueux, parce qu'ils préjugeaient d'une pathogénie qu'on n'était pas encore en mesure de donner. D'autres auteurs, plus prudents, se contentèrent de les désigner par des appellations qui rappelaient seulement leur modalité clinique ou leurs rapports étiologiques, et ainsi fut successivement exposée l'histoire des *albuminuries cycliques*, *albuminuries orthostatiques*, *albuminuries de fatigue*, *albuminurie gastro-intestinale*, *albuminurie hépatique*, *albuminuries héréditaires*, *albuminurie des nouveau-nés*, chacune comportant un tableau clinique un peu différent.

Il nous semble que le moment est venu d'unifier toutes ces formes qui sont toutes révélatrices d'une **débilité rénale**, *héréditaire* ou *acquise*. Presque toutes ces albuminuries surviennent sans cause apparente, ou sous des influences étiologiques en somme si banales qu'il faut, pour expliquer leur action, invoquer une fragilité particulière du rein ; d'autre part, si, pendant longtemps, elles restent des albuminuries légères, intermittentes, sans autre indice de lésions rénales et sont susceptibles de disparaître complètement, dans bien des cas, au contraire, elles évoluent à la longue vers le tableau des néphrites confirmées; elles semblent donc, dès l'origine, dépendre d'altérations rénales, si légères soient-elles, et ne pas être purement fonctionnelles. Pour ces raisons, toutes ces albuminuries nous semblent devoir être décrites en bloc, à la suite des néphrites avérées, comme symptomatiques de débilité rénale.

Leur fréquence est extrême; nous savons que Lecorché et Talamon, examinant systématiquement l'urine d'un certain nombre d'enfants pris au hasard, trouvèrent 11 p. 100 d'albuminurie. Sur 330 enfants de six à quinze ans bien portants, Leroux a relevé 5 fois une albuminurie constante, 14 fois une albuminurie périodique. Capitan, sur 97 sujets de un à dix-huit ans, a trouvé 38 fois une albuminurie légère. C'est l'enfance qui représente leur véritable terrain d'étude, car, en fait, la plupart de ces albuminuries débutent avant l'adolescence, et leur étude y est facilitée par l'absence des causes nocives habituelles pour le rein, qu'on rencontre ensuite de plus en plus souvent chez l'adulte et qui altèrent leur pureté.

Nous étudierons d'abord séparément chacune de ces variétés d'albuminurie, telles que la clinique a permis de les isoler; puis nous les synthétiserons dans un tableau d'ensemble de la débilité rénale.

Étude analytique des cas de débilité rénale.

Albuminuries à type nettement intermittent. — Nous distinguerons successivement l'albuminurie *orthostatique*, l'albuminurie *par lordose*, l'albuminurie *cyclique* et l'albuminurie *de fatigue*.

Albuminurie orthostatique. — Cette forme d'albuminurie est la plus nettement individualisée. Elle se caractérise exclusivement par ce fait qu'elle n'apparaît que lors de la station debout. Si le malade reste au lit, ni les excès alimentaires, ni les exercices musculaires ou la faradisation, ni les émotions vives ne sont susceptibles de la faire apparaître. Elle survient quelques instants avant le lever et disparaît quarante à cinquante minutes après la reprise de la position horizontale.

Elle a été décrite chez l'enfant pour la première fois par Stirling (1887), qui, observant un grand nombre d'enfants et d'adolescents, a trouvé plusieurs cas où l'albuminurie apparaissait seulement pendant la station debout, d'où le nom, proposé par lui, d'*albuminurie posturale*. Puis Heubner (1890) la signale à nouveau sous le nom d'albuminurie orthostatique. Ce sont les travaux de J. Teissier et de P. Marie qui la vulgarisèrent en France. Depuis, on trouve une bibliographie considérable sur la question, dans laquelle on relève, parmi les noms de médecins d'enfants, ceux de Dauchez, Gillet, Méry, Aubertin, etc.

Pour avoir le droit de faire le diagnostic de cette variété, il faut faire l'épreuve suivante :

De sept heures à onze heures du matin, le malade reste au lit sans avoir mangé et urine à onze heures.

De onze heures à quatre heures, il reste au lit, ayant pris son repas vers onze heures ; il urine à quatre heures, ce qui permettra d'être sûr que son albuminurie n'est pas digestive.

De quatre heures à sept heures, le malade reste levé et urine à sept heures.

Si les urines seules de sept heures contiennent de l'albumine, celles de onze heures et de quatre heures étant normales, on doit conclure à une albuminurie orthostatique pure.

L'albumine se manifeste souvent dix minutes après le début de la station debout. Sa quantité, sujette à de rapides variations, souvent inférieure à 1 gramme par litre, peut atteindre jusqu'à 4 grammes et davantage. Elle est constituée par de la sérine soit pure, soit associée à un peu de globuline ou de nucléo-albumine.

Les urines contiennent en outre une assez forte proportion d'urates et d'oxalates ; la déperdition des phosphates terreux et ammoniaco-magnésiens est considérable. Parfois le rythme urinaire est inversé, et l'on trouve de la polyurie nocturne et de l'oligurie diurne, avec urines sédimenteuses hyperacides (Gillet, Méry et Touchard). Enfin quelquefois l'apparition d'albumine est précédée d'urobilinurie, elle-même orthostatique (Gillet).

L'albuminurie orthostatique pure est en réalité assez rare, et bien plus souvent il s'agit d'albuminurie orthostatique associée (Teissier) : l'albuminurie apparaissant non seulement sous l'influence de la station debout, mais aussi au cours de la digestion, à la suite d'une fatigue.

Nous négligerons ces derniers cas pour n'envisager que les premiers. Ceux-ci ont été longtemps considérés comme des exemples d'albuminurie pure sans lésions néphritiques, quoique cette opinion ait été vivement combattue par Lecorché et Talamon. Puis de nombreux auteurs ont étudié, avec les techniques modernes, les cas nouveaux, particulièrement chez l'enfant, et sont arrivés à la conception suivante, défendue notamment par Teissier, Le Noir, Méry et Touchard et dans la thèse de Courcoux ; il faudrait distinguer deux variétés d'albuminurie orthostatique :

1° Les cas, les plus nombreux peut-être d'albuminurie orthostatique, sont dus à une *néphrite parcellaire*.

De cela, il existe plusieurs preuves : on a vu (Roger, Aubertin,

Dauchez, Méry, Sevestre, Achard et Lœper) des néphrites infectieuses authentiques, dues à la diphtérie, à la scarlatine, aux oreillons, à la varicelle, à la fièvre typhoïde, etc., rétrocéder peu à peu et aboutir à cette forme clinique. Quelques cas ont fini par évoluer vers la néphrite chronique confirmée (Achard, Lœper, Guillain). Enfin, si l'on applique à l'étude de ces cas les méthodes nouvelles, on trouve souvent un trouble manifeste de la perméabilité rénale décelé par la cryoscopie ou l'épreuve du bleu de méthylène.

2° Ces faits mis à part, et ils semblent d'ailleurs devenir de plus en plus nombreux, il existe d'autres observations où l'on n'a pu relever aucune néphrite, aucune maladie infectieuse dans les antécédents, et où l'*examen actuel semble indiquer une élimination rénale normale* (Merklen et Claude). Quelques-uns ont été suivis pendant de longues années et ont guéri complètement. Après plusieurs rémissions suivies de rechutes, ils ont guéri vers dix-huit ou vingt ans, au moment où le développement de l'organisme était sur le point de s'achever. Enfin une autopsie de Heubner n'a montré aucune lésion rénale évidente.

Le diagnostic clinique de cette seconde forme serait facilité par certains symptômes : l'albuminurie semble plus forte aussitôt après le lever, pour diminuer dans la suite ; l'albumine éliminée est de la sérine pure ; elle est moins abondante après une marche. Enfin et surtout, les sujets qui en sont atteints présentent un aspect spécial : ils ont le *type infantile*, leurs membres sont frêles et longs, leur teint pâle, leur thorax étroit, leur dos voûté ; les fillettes ont une tendance marquée à la scoliose (Hutinel). Ils présentent des troubles circulatoires importants : ils ont tous les signes de l'ancienne hypertrophie du cœur de croissance ; leur cœur semble gros, mais Reyher et Mayer ont au contraire constaté par la radioscopie qu'il est diminué de volume ; l'abaissement de la pointe du cœur provient de ce que le cœur est descendu, enserré dans son développement dans un thorax trop étroit. Il existe constamment de l'hypotension artérielle, et celle-ci s'exagère encore dans la station debout. Les extrémités sont froides, cyanosées, exposées aux engelures.

On tend à admettre que, dans ces cas, il n'y a pas néphrite véritable, mais simples troubles de la circulation rénale. On sait, en effet, que le ralentissement expérimental de la circulation rénale provoque le passage de l'albumine dans l'urine ; le rein mobile peut provoquer de l'albuminurie dans la station debout (Mosny) par coudure du pédicule. On peut donc se demander si, chez ces sujets en hypoplasie artérielle, avec hypotension, la station verticale n'est pas à elle seule suffisante pour augmenter l'hypotension dans l'artère rénale et par suite provoquer l'albuminurie par ralentissement de la circulation locale.

Personnellement nous estimons que, même dans ces cas, il existe une fragilité particulière du tissu rénal, fragilité que nous avons toujours pu mettre en évidence par l'épreuve de l'albuminurie provoquée. Nous pensons bien, avec Le Gendre, Le Noir, Méry, que ces albuminuries ont un pronostic relativement bénin, qu'elles ne nécessitent pas le régime lacté et réclament plutôt un régime reconstituant où doit entrer la viande ; mais ces malades demandent néanmoins à être surveillés ; ils doivent éviter toute intoxication, car ils sont, plus que d'autres, candidats à la néphrite chronique. C'est d'ailleurs à la même conclusion qu'arrive Dauchez dans un travail récent très documenté sur les albuminuries posturales : « Le plus grand nombre accusent une néphrite partielle sur un terrain prédisposé par une tare héréditaire et qu'une observation prolongée peut seule mettre en évidence. » C'était la même opinion que développait J. Renault dès 1897 : « Il est prudent de faire des réserves et de surveiller longtemps les enfants de ce genre. »

Albuminurie par lordose. — L'attention a été appelée tout récemment par Northmann et par Jekle sur l'influence de la lordose lombaire sur l'apparition de l'albuminurie chez les sujets prédisposés, et la question a été longuement discutée au dernier Congrès international de Budapest (septembre 1909). On a d'abord remarqué que l'albuminurie orthostatique de la convalescence de certaines infections s'observait surtout chez des enfants qui avaient beaucoup maigri pendant leur maladie, qui présentaient une faiblesse musculaire générale, se traduisant en particulier par l'exagération de l'ensellure lombaire, la station verticale. Pour vérifier le rôle de cette lordose, on a eu l'idée de laisser les malades au lit, situation dans laquelle ils n'ont pas d'albuminurie ; si on vient alors à glisser sous les reins un rouleau qu'on laisse en place un quart d'heure, on constate que, bien souvent, cette seule manœuvre suffit pour faire apparaître l'albuminurie. Il est vraisemblable que dans cette attitude le pédicule rénal se trouve plus ou moins étiré et que la circulation s'y fait moins active. C'est donc une pathogénie analogue à celle de la variété précédente. Peut-être même beaucoup de cas d'albuminuries orthostatiques ne sont-ils dus en réalité qu'à la lordose excessive qui se produit chez des enfants affaiblis par la convalescence ou de complexion délicate. C'est une question qui demande à être étudiée par l'*emploi systématique de l'épreuve du rouleau* toutes les fois que l'on voit apparaître de l'albumine à la suite de la station debout.

Albuminurie cyclique. — Elle a été décrite presque en même temps par Pavy au Congrès de Cardiff et par le professeur Teissier au Congrès de Grenoble. Il s'agit d'une albuminurie qui apparaît régulièrement de *deux à trois heures après le repas de midi* et qui s'accompagne d'un syndrome urinaire assez spécial. Elle est loin d'être exceptionnelle chez l'enfant : Heubner en cite 30 observations à cet âge, dont 13 personnelles ; Keller, à lui seul, en a publié 18 cas.

D'ailleurs, si on peut n'avoir l'occasion de l'examiner que tardivement, on reconnaîtra presque toujours que son début remonte aux premières années, entre huit et dix-sept ans. Elle atteint des sujets d'hérédité goutteuse ou arthritique, ou neurasthénique; elle est souvent familiale; elle prédomine dans le sexe masculin à partir de quinze ans, mais, avant cet âge, les filles sont presque aussi souvent atteintes que les garçons.

Si on étudie les urines des vingt-quatre heures, on trouve que, d'une façon générale, elles sont louches, foncées, de densité élevée, formant par le repos un dépôt assez abondant de mucus et de sels uratiques ou phosphatiques. « Un de leurs caractères les plus intéressants est de présenter à jour frisant un certain nombre de paillettes brillantes, donnant des reflets irisés ou ressemblant à des parcelles de poudre à sécher l'encre en suspension dans le liquide. Ces urines graissent le verre où elles sont recueillies, laissant comme une trace huileuse sur la paroi par laquelle elles se sont écoulées » (Teissier). Enfin elles contiennent une petite quantité d'albumine non rétractile, composée surtout de globuline.

Examen des urines. — Si l'on fait l'examen fractionné des urines, on constate les particularités suivantes :

Le matin, elles ne contiennent pas d'albumine.

Vers une heure de l'après-midi, l'épreuve de l'acide nitrique y décèle la présence de matières colorantes (pigment rouge brun), puis un petit disque d'albumine.

De deux à trois heures, le disque d'albumine est très marqué, et au-dessus on voit un nuage diffus dû à une réaction uratique très marquée.

Vers quatre ou cinq heures, l'albumine diminue et disparaît; le disque d'urates persiste, mais tend à s'effacer, et alors apparaît au fond du verre un précipité abondant de nitrate d'urée.

Ce cycle si caractéristique se reproduit parfois, mais rarement, le soir, de sept heures à onze heures.

Les enfants qui présentent ce syndrome ont un *aspect floride*; ils sont souvent gras et mangent immodérément. Malgré leur aspect vigoureux, ils présentent des malaises vagues, une diminution progressive des forces, de l'inaptitude au travail, un certain degré d'éréthisme nerveux et de la tendance à l'hypocondrie.

Le *pronostic* est bénin. Teissier note 78 p. 100 de guérisons absolues, l'albuminurie disparaissant dans un laps de temps qui varie de deux à trois ans. Dans les autres cas, on a observé soit un retour offensif de l'albuminurie, soit une apparition précoce des accidents diathésiques nouveaux, auxquels l'uricémie donne lieu souvent d'une façon tardive, auquel cas cette forme mérite le nom d'albuminurie prégoutteuse.

Origine. — Pour Teissier, ce syndrome indiquerait une hyperactivité du foie, sous l'influence de laquelle se produirait une trop grande destruction globulaire intrahépatique ; cette destruction serait capable, à elle seule, d'expliquer le passage dans l'urine de matières colorantes, de globuline et d'urates.

Pour nous, il n'est pas douteux que le foie est en cause ; mais nous interprétons les phénomènes d'une façon un peu différente. D'abord, dans plusieurs cas, on a trouvé des cylindres urinaires par centrifugation (Kraus, Oswald, Landi) ; d'autres cas se sont acheminés nettement vers la néphrite atrophique lente. Il semble donc non douteux que l'albuminurie n'est pas purement fonctionnelle, mais traduit une lésion légère du rein. D'autre part, nous pensons que ce n'est là qu'une forme de l'albuminurie d'origine hépatique. MM. Gilbert et Lereboullet ont montré que le passage maximum des pigments biliaires s'effectue après les repas. Le rein, s'il est débile, laissera filtrer de l'albumine en même temps que des pigments ; la décharge biliaire cessant, l'albuminurie disparaîtra aussi.

Albuminurie de fatigue. — Décrite encore par Teissier, cette albuminurie survient chez certains jeunes gens, *à la suite d'exercices soutenus* : course à bicyclette ou à cheval, marche prolongée, séance de gymnastique ; de même elle peut apparaître après un bain froid. On la trouve peu de temps après l'effort ; elle est constituée tantôt par de la sérine, tantôt par de la globuline, à laquelle peuvent venir s'ajouter des peptones ou des nucléo-albumines. En même temps, on constate une plus grande rareté de l'urine émise, dont la densité est généralement augmentée, la couleur plus foncée et les sels en excès. Par centrifugation, on peut trouver des cylindres hyalins.

En dehors de cette albuminurie, essentiellement intermittente, on ne trouve aucun autre phénomène morbide, d'où le nom qu'on lui a donné d'*albuminurie des sujets en apparence bien portants*, et on peut se demander si cette albuminurie n'est pas encore d'origine purement fonctionnelle, due à l'hypotension artérielle générale et au ralentissement de la circulation rénale, par suite de l'afflux du sang dans les muscles qui travaillent.

Cependant ces sujets ont une hérédité arthritique manifeste, et M. Teissier lui-même se demande si, de ce fait, ils ne sont pas prédisposés aux affections rénales à venir, « surtout quand les influences héréditaires directes ou collatérales viennent s'y associer ». Cette conception correspond donc tout à fait à la débilité rénale, telle que nous l'exposerons tout à l'heure, puisque, en examinant et en suivant ces malades, on trouve toute un série de phénomènes pathologiques : dans leur passé (hérédité rénale), dans leur présent (cylindrurie), dans leur avenir (néphrites ultérieures).

Albuminuries tendant à devenir permanentes. — Les albuminuries que nous venons d'étudier rentrent, par définition même, dans le groupe des albuminuries intermittentes. Celles dont il nous reste à parler sont souvent au début intermittentes, mais elles tendent à devenir permanentes, sans pour cela être symptomatiques de néphrite évidente.

Albuminurie digestive. — Elle apparaît chez des enfants manifestement *atteints de troubles digestifs* : ectasie gastrique, entérite chronique, entérite muco-membraneuse, coprostase. Elle est d'abord intermittente, se montrant surtout de une à deux heures après le repas de midi, et disparaît quatre ou cinq heures après pour se manifester de nouveau parfois après le repas du soir. Elle peut, dans la suite, devenir permanente.

Origine. — La pathogénie de cette forme a été très discutée : Bouchard et ses élèves, puis Cassaët et Sabrazès ont invoqué la formation dans le tube digestif de produits de fermentation toxiques, allant agir sur le rein. Il nous semble que des albuminuries relevant d'un tel mécanisme seraient plutôt l'expression d'une lésion rénale et devraient être persistantes, au lieu de disparaître sous l'influence d'un simple changement de régime. Nous croyons que la cause essentielle de cette albuminurie est une faute d'alimentation et particulièrement l'abus du régime lacté.

Depuis longtemps, Talamon a signalé l'influence de ce régime trop prolongé dans la néphrite avec troubles dyspeptiques, et Linossier et Lemoine ont rapporté tout récemment une observation de ce genre des plus intéressantes. L'abus du lait, chez ces sujets dont l'intestin fonctionne déjà mal, aboutit à une digestion insuffisante de cet aliment, et l'introduction dans l'organisme de ces albumines hétérogènes augmente l'albuminurie qu'ils présentaient antérieurement. Cette explication repose sur des recherches expérimentales que l'un de nous a faites avec Chiray : nous avons pu, de même que Linossier et Lemoine, dans les urines de tels malades, mettre en évidence les réactions précipitantes des albumines du lait ; dans un cas même, chez un rénal atteint d'accidents dyspeptiques, Chiray a démontré le passage de la caséine dans l'urine.

C'est par le passage de ces albumines hétérogènes dans l'organisme qu'il faut encore, croyons-nous, expliquer l'albuminurie simple des dyspeptiques ; mais nous croyons qu'il faut en outre faire intervenir une prédisposition du rein, la débilité rénale, qui nous explique que certains sujets dyspeptiques ont de l'albuminurie, sous l'influence du régime lacté, alors que d'autres, dans les mêmes conditions, n'en présentent pas. Enfin l'élimination par le rein de ces albumines hétérogènes n'est pas inoffensive pour cet organe ; elle peut à la longue finir par léser le rein. Dès lors, cette albuminurie dyspeptique simple devient une albuminurie définitive, et de tels malades peuvent arriver à la néphrite chronique, ainsi que l'ont déjà montré Robin et Teissier.

Albuminuries d'origine hépatique. — Elles peuvent s'observer chez des enfants, fils de cholémiques, cholémiques eux-mêmes, qui ont tout le syndrome de cette diathèse et *un foie constamment gros*. Elles sont d'abord intermittentes, apparaissant quelques heures après le repas de midi, au moment du passage maximum dans l'urine des pigments biliaires, et elles s'accompagnent souvent alors de tout le syndrome urinaire de l'albuminurie cyclique. Plus tard, elles peuvent devenir permanentes, et Gilbert et Lereboullet pensent qu'elles sont à l'origine d'un certain nombre de néphrites chroniques. Mais tous les cholémiques ne font pas de l'albuminurie, et il faut admettre en plus une prédisposition très nettement notée par les auteurs et qui rentre dans la débilité rénale.

Albuminurie héréditaire. — Tous les auteurs qui ont étudié les albuminuries ont observé les faits suivants : dans certaines familles où la mère est atteinte d'une néphrite chronique avérée, plusieurs enfants présentent des troubles rénaux, indiquant une tare héréditaire évidente. On peut observer les faits suivants : parfois l'enfant a de l'albuminurie dès la naissance (Voy. *Albuminurie des nouveau-nés*) ; d'autres présentent plus ou moins tôt tous les signes d'une néphrite chronique qui s'est installée peu à peu; mais d'autres encore paraissent avoir de l'albuminurie simple. C'est par hasard qu'on découvre ce symptôme, vers l'âge de huit, dix ou douze ans, à l'occasion de troubles vagues de dyspepsie, d'anémie de langueur. C'est une albuminurie légère, qui ne s'accompagne pas d'autres symptômes urinaires; elle peut diminuer sous l'influence du régime, mais n'a pas de tendance à disparaître complètement. Il n'est pas douteux qu'elle relève de lésions très légères, d'origine héréditaire, qu'elle indique une certaine débilité rénale. De fait, elle continue à évoluer lentement, mais d'une façon progressive; dix, quinze ans après, les malades sont devenus des brightiques à petit rein contracté et succombent dans l'urémie.

Albuminurie des nouveau-nés. — Cette classe contient des faits très disparates. Tout d'abord, il semble que l'albumine se trouve souvent dans l'urine du fœtus (Ribbert), sa présence paraissant due au développement imparfait de l'épithélium rénal.

L'albuminurie n'est pas rare dans les dix premiers jours de la vie (Martin et Ruge), mais elle ne reconnaît pas alors la même pathogénie, et il faut distinguer à ce sujet au moins trois cas. — Quelquefois il s'agit d'*enfants de femmes éclamptiques*, qui rapidement présentent des convulsions et meurent, fait clinique qui avait déjà été mis en évidence par Trousseau ; dans ce cas, on trouve de grosses lésions rénales : des hémorragies dans les tubes collecteurs (Moussous, Cassaët et Chambrelent), de la congestion des reins (Bar), de la néphrite parenchymateuse aiguë (Grulee), ou une néphrite interstitielle typique (Castaigne). L'origine héréditaire de cette néphrite aiguë ou chronique est évidente. — Chez d'autres enfants, *l'albuminurie* ne s'accompagne pas de troubles graves; elle est *transitoire* et paraît due aux troubles circulatoires qui se sont produits *pendant un accouchement long et difficile* : dans 12 cas de ce genre, Gundobine a trouvé que l'expulsion avait constamment duré plus de douze heures. — Mais parfois l'accouchement s'est passé dans des conditions tout à fait normales, et si l'on peut alors invoquer la présence dans les reins d'infarctus *uriques*, la mue épithéliale, il nous semble qu'en plus de ces conditions physiologiques il faut encore une *fragilité particulière du rein*, et de fait on peut souvent trouver de l'albuminurie chez les mères de tels enfants.

En résumé, à quelque variété d'albuminurie dite fonctionnelle qu'on ait affaire, on peut trouver un certain nombre de causes déterminantes qui conditionnent l'apparition de ce symptôme, d'abord intermittent, puis souvent permanent; mais, pour expliquer que ces causes, si banales et fréquentes, ne déterminent de l'albuminurie que chez certains sujets à l'exclusion des autres, il faut admettre que ces sujets avaient une fragilité particulière du rein, d'origine le plus souvent héréditaire, une certaine débilité rénale, qui domine toute l'histoire pathologique de ces enfants.

Aussi nous semble-t-il indispensable, après avoir fait l'étude analytique des albuminuries, d'en présenter un tableau d'ensemble et de faire, en somme, maintenant l'exposé clinique et anatomique complet de ce que nous entendons par débilité rénale.

Étude synthétique de la débilité rénale.

Étiologie. — La débilité rénale est le plus souvent *héréditaire*; on retrouve chez les ascendants directs, surtout chez la mère, mais aussi chez les collatéraux ou les ascendants plus ou moins éloignés, des troubles rénaux plus ou moins avérés, albuminurie, néphrite chronique, ou des maladies rénales telles que la pyélonéphrite, la dégénérescence polykystique, des lésions tuberculeuses ou syphilitiques du rein. La tare rénale se transmet à plusieurs enfants; c'est donc une maladie *familiale*; certains auront, dès leur jeune âge, une néphrite évidente, survenue sans cause nette ou à la suite d'influences banales; d'autres présenteront de l'albuminurie simple, qui peut apparaître aux diverses *périodes* de l'enfance, mais surtout vers dix ou douze ans, au moment de la forte poussée de croissance.

Il est possible aussi, mais beaucoup plus rare, que la débilité rénale soit *acquise*, à la suite d'une scarlatine, d'une fièvre typhoïde; ces maladies peuvent en effet déterminer une néphrite dont l'enfant semble guérir complètement, mais qui laisse cependant une fragilité de l'épithélium rénal qu'on peut mettre en évidence par les procédés que nous indiquerons plus loin.

Symptômes. — Parfois aucun indice n'attire l'attention de l'entourage ou du médecin, et la débilité rénale passerait inaperçue si, guidé par la notion de l'albuminurie des parents, on n'en recherchait systématiquement les signes révélateurs.

Mais très souvent la tare rénale se manifeste par une série de *troubles vagues :*

Les enfants se plaignent de fatigue, de malaises, d'insomnie, de vertiges. Leur travail est pénible, peu fructueux; ils sont indolents et apathiques. Par moment, éclatent des céphalées, provoquées surtout par le travail intellectuel; ces troubles peuvent même être assez accentués, s'accompagner de vertiges et aboutir à une véritable dépression psychique.

A ces symptômes, portant surtout sur le système nerveux, peuvent s'ajouter une série de manifestations provenant de ce que ces enfants n'ont pas seulement hérité de la tare rénale des ascendants, mais aussi d'autres tares viscérales et de certains troubles de la nutrition générale.

A ce point de vue, on peut distinguer deux types cliniques : le type hypoplasique et le type floride.

Le TYPE FLORIDE *est le plus rare*; il est réalisé chez les enfants de goutteux et d'arthritiques : ce sont des enfants forts ou tout au moins gros, bien constitués, qui mangent beaucoup, souvent trop et qui se nourrissent abusivement de viande ; ce sont parfois de véritables *obèses* précoces. On trouve déjà dans leurs urines un excès d'urates et d'oxalates. Leur foie est gros, et ils ont une tendance à la cholémie. Les troubles intestinaux sont fréquents : entérite muco-membraneuse, constipation, petites poussées d'appendicite. Enfin leur peau est très susceptible et peut se recouvrir de diverses dermatoses, eczéma, urticaire, prurigo.

Le TYPE HYPOPLASIQUE *est bien plus caractéristique* : les enfants sont mal développés, les membres sont grêles et longs, le thorax étroit. Ils sont maigres et anémiques : les téguments sont pâles, se couvrant par moments de rougeurs subites; ils s'essoufflent et se fatiguent au moindre effort. Leur sang présente des altérations variées : diminution du nombre des hématies et surtout diminution de la valeur globulaire. Lorsque cette dernière anomalie est très marquée, on peut voir, au bout de quelque temps, se réaliser le tableau du *chloro-brightisme*, si bien tracé par le professeur Dieulafoy. L'examen du système cardio-vasculaire n'est pas moins intéressant : le cœur paraît hypertrophié, il n'est que descendu, parce qu'il bat dans une cage thoracique trop étroite, et en réalité une percussion minutieuse et surtout la radioscopie le montrent plutôt petit; on trouve des souffles anorganiques variés dans la région précordiale, et parfois des souffles vasculaires dans la jugulaire. Les artères périphériques, notamment la radiale, paraissent petites; enfin la tension artérielle est souvent abaissée, surtout dans la station verticale.

Examen des urines. — Devant un tel ensemble de symptômes, l'examen des urines s'impose, mais il donne des résultats qui ont besoin d'être interprétés.

I. Bien souvent, on ne trouve, à plusieurs examens, ni albuminurie, ni cylindres, ni cellules anormales dans le dépôt. Et néanmoins on peut mettre déjà en évidence la fragilité de l'épithélium rénal par certains signes révélateurs, dont le meilleur est l'ÉPREUVE DE L'ALBUMINURIE PROVOQUÉE.

Guidé par les anciens travaux de Cl. Bernard sur l'albuminurie expérimentale provoquée par l'ingestion de blancs d'œufs, l'un de nous a eu l'idée d'utiliser cette substance pour dépister la fragilité du rein : de divers travaux entrepris avec Rathery et Chiray, il résulte que, lorsque l'on injecte sous la peau 2 centimètres cubes de blanc d'œuf, si l'individu est sain, toute l'albumine injectée passe dans les tissus, où elle est détruite; mais, si le rein est lésé, même superficiellement, cet organe ne constitue pas une barrière suffisante pour le blanc d'œuf qui passe alors dans l'urine. Voilà le principe de la méthode.

Voici comment on peut l'appliquer :

1° On peut avoir recours à l'*injection sous-cutanée*; pour cela, on prend un œuf frais (les œufs pondus depuis moins de trois mois sont toujours stériles), qu'on saisit entre deux doigts aux deux extrémités de son diamètre; puis on présente au bec Bunsen son petit et son gros bout, afin de stériliser la coquille; on aura soin de ne stériliser qu'un petit territoire, afin de ne pas coaguler l'albumine, et pour éviter l'éclatement de la chambre à air; on perce alors avec une pointe aseptique un petit orifice à l'une des extrémités de l'œuf, on enfonce une aiguille de platine stérilisée à l'autre extrémité, et on aspire avec une seringue stérile la quantité d'albumine qu'il faut pour l'injection. La quantité dont nous nous sommes servis habituellement est de 2 centimètres cubes, et jamais nous n'avons eu d'ennuis d'aucune sorte en faisant l'injection en pleins muscles de la fesse.

2° La méthode de l'*ingestion* doit être rejetée, car elle donne des résultats inconstants; pour que le blanc d'œuf détermine de l'albuminurie chez les individus dont le rein est débile, il faut qu'il pénètre dans la circulation sous la forme d'albumine hétérogène, d'ovalbumine; or, s'il en est souvent ainsi, il peut arriver que, pendant la traversée digestive, elle soit transformée et qu'elle pénètre dans la veine porte sous la forme d'albumine homogénisée; elle ne saurait alors déterminer d'albuminurie, même chez les personnes à rein fragile. C'est pour cela que nous déconseillons l'emploi de cette méthode, d'autant plus que la grande quantité de blancs d'œufs qu'il faudrait faire prendre aux malades est souvent acceptée avec répugnance et peut même déterminer des accidents gastro-intestinaux.

3° Au contraire, si l'ovalbumine est donnée par *lavement*, elle est très incomplètement transformée, comme nous l'avons montré avec Chiray, et elle détermine presque sûrement l'albumine chez les sujets suspects. C'est donc la méthode de choix. On procédera ainsi : le malade reçoit la veille un grand lavement évacuant ou même purgatif; puis, le lendemain matin à jeun, nous donnons un lavement composé de six blancs d'œufs qui ont été agités pendant un certain temps avec des perles de verre et qu'on a additionnés de quelques gouttes de laudanum et d'un peu d'eau. On introduit ce lavement par une sonde rectale, enfoncée aussi haut que possible et en se servant du bock à injection. En faisant pénétrer le liquide sous faible pression et en laissant le malade au repos, au moins pendant deux heures, ce lavement est sûrement gardé. Ensuite on devra recueillir séparément chaque miction pendant au moins trente-six heures; tandis que l'albumine apparaît vers la deuxième heure si on a fait une injection sous-cutanée, il faut souvent attendre vingt ou vingt-quatre heures en cas de lavement (1).

II. Si, d'une façon générale, il faut recourir à cette épreuve pour provoquer l'albuminurie, assez souvent elle est inutile, car la débilité rénale se manifeste d'elle-même par de l'ALBUMINURIE SPONTANÉE sous l'influence de la moindre infection ou de la moindre intoxication. C'est ainsi que, si nous nous rapportons aux statistiques du professeur Roger, nous constatons que 11,7 p. 100 des rougeoleux, 12,7 p. 100 des sujets atteints d'amygdalites cryptiques, 10,1 p. 100 des malades présentant une angine érythémateuse ont de l'albuminurie. Pour notre part, nous avons observé, dans une petite épidémie nosocomiale de rougeole et de varicelle, que 3 enfants sur 15 d'une part, 2 enfants sur 12 d'autre part, furent atteints d'albuminurie. Dans aucun de ces cas, on ne pouvait invoquer une gravité plus grande de la maladie chez eux, mais seulement une prédisposition du rein à localiser les processus morbides. Ce sont encore ces mêmes sujets qui présentent de l'albuminurie postchloroformique. Sur 400 cas que l'un de nous a étudiés et qui sont résumés dans la thèse de Dalimier, il y a eu 13 p. 100 d'albuminurie passagère à la suite d'opérations ayant nécessité le chloroforme; l'observation complète des malades, ainsi

(1) Peut-être, chez ces enfants à rein fragile, l'examen du dépôt urinaire obtenu par centrifugation montrerait-il parfois des cellules normales. A ce point de vue, dans un travail tout récent, Herbst raconte que, sur 282 enfants pris au hasard, il en a trouvé 13 dont l'urine contenait en assez grand nombre des hématies, des leucocytes et quelques cylindres. Ces enfants étaient pâles et se fatiguaient vite, mais ne présentaient aucun signe évident de néphrite, notamment pas d'albuminurie. Ils avaient le plus souvent une hérédité chargée, et Herbst pense que les reins de ces enfants étaient des reins fragiles, à surveiller, et probablement plus susceptibles que d'autres à localiser des processus infectieux.

que les détails de leur chloroformisation, montrent que l'on ne peut pas incriminer la quantité de chloroforme inhalé, pas plus que la région sur laquelle avait porté l'opération, mais que ces malades avaient des signes de débilité rénale. Retournant alors la question, nous avons, chez 50 malades qui devaient être chloroformisés, pratiqué l'épreuve de l'albuminurie provoquée au moyen du blanc d'œuf, et nous avons pu annoncer à l'avance, sans nous tromper, quels seraient ceux qui présenteraient de l'albuminurie après la chloroformisation. Enfin c'est encore chez ces enfants à rein fragile qu'on observera de l'albuminurie post-convulsive après les crises d'hystérie ou d'épilepsie.

Chez de tels malades, l'albuminurie peut encore apparaître d'une façon spontanée et sans aucune cause infectieuse ou toxique apparente : elle peut alors revêtir toutes les formes d'ALBUMINURIES DITES FONCTIONNELLES que nous avons analysées plus haut, chacun de ces types morbides étant conditionné par deux sortes de facteurs : la débilité rénale qui crée le symptôme albuminurie d'une part, et, d'autre part, les autres tares héréditaires qui ont frappé les divers appareils, l'organisme entier de l'enfant et qui impriment de ce fait un cachet spécial au syndrome morbide. C'est ainsi que, chez les enfants de goutteux et d'arthritiques, on observera l'albuminurie cyclique de Pavy-Teissier; chez les enfants de cholémiques, on observera l'albuminurie hépatique; chez les enfants de tuberculeux, on verra se réaliser le tableau clinique si bien isolé par le professeur Dieulafoy sous le nom de chloro-brightisme ; chez ceux qui ont de l'hypoplasie cardio-artérielle congénitale ou une prédisposition nerveuse qui provoque facilement des troubles vaso-moteurs, l'albuminurie sera le plus souvent orthostatique, etc.

Pronostic. — L'avenir de ces enfants varie : les uns restent au stade de débilité rénale pure et simple; les autres deviennent des albuminuriques permanents, sans qu'on puisse encore déceler chez eux le moindre trouble de la perméabilité rénale ou le moindre signe de néphrite. Certains de ces malades, atteints d'albuminurie permanente, reviennent d'ailleurs parfois au stade de débilité simple, sans qu'on puisse en savoir la cause. Mais d'autres finissent par présenter le tableau complet de la néphrite chronique à type hydropigène ou urémigène. Est-ce là le sort réservé à tous ces malades? Nos observations cliniques ne nous permettent pas de le dire à l'heure actuelle, mais nous avons néanmoins tout lieu d'espérer qu'avec un bon régime, une bonne hygiène et en évitant autant que possible les causes d'intoxications, de tels sujets pourront éviter la néphrite chronique qui les menace.

En tout cas, cette notion de la débilité rénale nous permet de comprendre pourquoi des sujets jeunes peuvent être atteints de néphrite chronique même urémigène, sans que rien dans les antécédents personnels ne puisse permettre d'expliquer le développement d'une telle lésion. Cette même notion nous permet de comprendre comment une maladie infectieuse peut aboutir à la néphrite chronique après avoir laissé au sujet une longue période de bonne santé apparente : nous avions constaté la maladie antérieure, nous constations la néphrite chronique; il nous restait à connaître le chaînon intermédiaire, qui est la débilité rénale acquise à la suite de cette maladie infectieuse.

Anatomie pathologique. — Existe-t-il une lésion macroscopique ou microscopique qui soit l'expression anatomique, objective, de la débilité rénale? C'est là une question encore peu connue, car on conçoit combien doivent être rares les autopsies d'enfants restés au stade de débilité rénale pure. On a d'abord décrit des cas où la débilité rénale est évidemment associée à des lésions complexes de néphrite chronique : telle est la *néphrite par aplasie artérielle*, décrite par Lancereaux et Besançon; l'histoire clinique prouve déjà cette complexité : si les sujets qui en sont atteints présentent l'aspect chlorotique, les maux de tête, la lassitude générale, que nous avons décrits dans le présent chapitre, ils présentent en outre des signes non douteux de néphrite urémigène : pollakiurie, polyurie, bruit de galop; les malades meurent d'urémie, et à l'autopsie on trouve des lésions typiques de néphrite atrophique lente. Mais il existe en outre une étroitesse manifeste de l'aorte et des artères rénales; cette disposition et la débilité du rein étaient congénitales; elles expliquent en partie les lésions de néphrite chronique qui sont venues se surajouter à elles.

Les cas de *néphrite hypogénétique* dont vient de parler Babes sont des faits du même ordre, mais dans lesquels il est plus facile de saisir anatomiquement la débilité rénale : la description de Babes vise des jeunes sujets, anémiques et faibles, ayant souffert périodiquement de troubles d'origine rénale, mais fort légers, et qui, à un moment donné, sont brusquement atteints, à l'occasion d'une affection de peu d'importance — bronchite, grippe, pneumonie limitée — de symptômes d'urémie suraiguë grave, et tombent dans le coma pour succomber très rapidement : à l'autopsie, on trouve des lésions très spéciales; les reins sont très diminués de volume; ils rappellent un peu à l'œil nu les reins de la néphrite atrophique lente, mais en diffèrent cependant par plusieurs caractères : ils sont beaucoup plus flasques et plus petits; de plus, on constate toujours une hypogenèse marquée, rappelant celle de la période fœtale : ils sont dystociques, lobulés, la lèvre antérieure du hile manque, les artères et les uretères sont extrêmement étroits. A la coupe, la substance corticale est amincie, mais d'une manière irrégulière; on n'y reconnaît plus les glomérules, les pyramides sont très petites. Au microscope, on voit des artères sclérosées ; le nombre des glomérules est constamment réduit, et encore ceux qui existent sont-ils mal développés. Le tissu interstitiel offre un épaississement excessif, ayant le caractère homogène du tissu interstitiel du rein fœtal. Dans les îlots parenchymateux bien conservés, on voit des tubes remplis de masses compactes de cellules d'origine épithéliale, mais petites, polygonales, jeunes, souvent en division indirecte ; par points, les cellules forment des cordons ramifiés, bourgeonnants. En outre, on trouve quelques lésions de dégénérescence parenchymateuse aiguë, qui sont sans doute dues à l'affection aiguë qui a entraîné la mort. En somme, si l'on met de côté les lésions artérielles, interstitielles et épithéliales, qui sont d'origine inflammatoire, il reste encore que les reins sont imparfaitement développés, hypogénétiques, selon l'expression de Babes, et ce fait peut bien être considéré comme représentant au point de vue anatomique la débilité rénale.

Mais c'est à l'*expérimentation* qu'il faut s'adresser pour voir, dans toute leur pureté, les lésions du rein débile. Or l'un de nous, avec Dujarrier, a pu provoquer une série d'altérations rénales à une chienne qui put néanmoins devenir enceinte, et on a constaté que ses petits présentaient des reins hypogénétiques avec anomalies vasculaires et glomérulaires rappelant les descriptions que nous venons de donner. D'autre part, avec Rathery, l'un de nous a pu expérimentalement provoquer des lésions rénales héréditaires, depuis les formes diffuses incompatibles avec l'existence, jusqu'à une forme très peu accentuée, caractérisée surtout par des lésions épithéliales légères disséminées en îlots irréguliers, et qui constitue évidemment la tare initiale de la débilité rénale.

DIAGNOSTIC DES NÉPHRITES DE L'ENFANCE ET DE LA DÉBILITÉ RÉNALE.

Les néphrites se traduisent donc chez l'enfant, comme chez l'adulte, par un certain nombre de symptômes : *modifications urinaires*, *signes cardio-artériels*, *œdèmes*, *phénomènes urémiques*. Les signes cardio-artériels sont beaucoup trop inconstants chez l'enfant pour avoir une réelle valeur sémiologique ; aussi discuterons-nous seulement l'importance clinique des autres symptômes et les problèmes de diagnostic que peut poser leur constatation.

Diagnostic des modifications urinaires. — Parmi les modifications urinaires, on doit accorder surtout de la valeur aux modifications de quantité et à l'albuminurie. L'*oligurie* et l'*anurie* sont l'apanage des néphrites aiguës et des périodes graves des néphrites chroniques. L'anurie chez l'enfant est presque toujours symptomatique de néphrite, l'anurie calculeuse et l'anurie par compression néoplasique de l'uretère étant tout à fait exceptionnelles. Cependant l'anurie survenant, par exemple, au cours de la scarlatine n'est pas toujours l'indice d'une néphrite aiguë; le professeur Roger a signalé des anuries précoces, durant deux ou trois jours ou même davantage, pendant lesquelles les quelques gouttes d'urine retirées par sondage de la vessie ne contiennent pas d'albumine, et qui se terminent brusquement par une véritable débâcle. L'anurie paraît due alors surtout à de l'inhibition d'origine nerveuse.

La *pollakiurie, avec ou sans polyurie vraie*, s'observe fréquemment au cours des néphrites chroniques bien compensées. Elle peut déterminer de l'*incontinence d'urine*, nocturne ou même diurne. Ce dernier symptôme peut donc être un signe révélateur de néphrite, et on devra rechercher l'albumine chez tout enfant qui le présente.

Diagnostic de l'albuminurie. — L'albuminurie est le meilleur et souvent le seul signe de la néphrite. Aussi doit-elle être recherchée très fréquemment. Le Gendre recommande de pratiquer l'analyse des urines au moins deux fois à l'occasion de toute maladie chez un enfant, c'est-à-dire au début et après la guérison apparente. « En outre, on doit rappeler aux familles dont on a la surveillance habituelle que *les urines des sujets les mieux portants doivent être examinées deux fois par an.* »

Cependant *l'albuminurie peut ne pas être constatée*, alors qu'il existe une néphrite manifeste, et cela surtout dans deux conditions : certaines néphrites aiguës, principalement d'origine scarlatineuse, peuvent à un moment donné comporter des urines sans albumine, comme l'ont signalé Roberts, Litter, Cadet de Gassicourt. Le cas suivant de Henoch peut être pris comme exemple : un garçon de douze ans, dans la troisième semaine d'une scarlatine, fut pris d'un œdème de la face et du scrotum; les urines pourtant ne contenaient pas trace d'albumine; trois jours après, apparaissent des attaques épileptiformes généralisées, suivies de coma persistant; l'urine retirée à la sonde contenait alors des flots d'albumine. On peut encore citer le cas classique de Juhel-Rénoy : en pleine période éruptive survient une anurie qui dure cinq jours, s'accompagne de quelques convulsions et se termine par la mort; or, jusqu'à leur suppression, les urines avaient constamment été dépourvues d'albumine. De tels faits sont rares, il est vrai; mais on doit en tenir compte, et, quand on a des raisons de soupçonner cliniquement une néphrite aiguë, il faut examiner le sédiment urinaire, dans lequel on trouvera des leucocytes et des cylindres granuleux, qui affirmeront le diagnostic. — D'autre part, certaines néphrites chroniques peuvent comporter une albuminurie si légère que celle-ci passerait inaperçue si l'examen portait sur un échantillon de l'urine totale : c'est le cas des albuminuries résiduales, cicatricielles, intermittentes, qui succèdent aux néphrites aiguës, et qui, malgré leur peu d'intensité, sont symptomatiques d'une lésion rénale. Pour les révéler, *il faut faire porter l'examen sur les urines de chaque miction*, surtout après les repas ou une marche prolongée. — Nous avons enfin déjà insisté sur ce fait que la débilité rénale ne comporte pas, dans les conditions ordinaires, d'albuminurie, et que, pour faire apparaître celle-ci, il faut avoir recours à l'épreuve de l'albuminurie ou de la chlorurie alimentaire.

Diagnostic des œdèmes. — Les œdèmes, qu'ils soient isolés ou généralisés, ont une grosse valeur diagnostique. Cependant beaucoup d'autres affections peuvent donner lieu à des œdèmes chez l'enfant : nous ne pouvons que signaler l'œdème des cardiopathies, des cachexies (tuberculose viscérale chronique, leucémies, néoplasmes), l'œdème élastique de la chlorose. Quelques diagnostics sont plus spéciaux à l'enfant : au cours de l'eczéma ou de l'impétigo facial, on peut voir apparaître de l'œdème pâle ou rosé de la figure, surtout de la bouffissure des paupières due à l'infection locale ; il faut cependant d'autant moins négliger ces œdèmes qu'on sait la fréquence des néphrites dans les affections cutanées de l'enfance, et il faut toujours en pareil cas examiner les urines.

D'autre part, il peut exister chez l'enfant des anasarques généralisées qui sont d'origine néphrétique, mais dont l'importance paraît tout à fait disproportionnée pendant toute son évolution, ou au moins au début, avec la lésion rénale. Nous avons déjà signalé les cas d'*anasarque* scarlatineuse *sans albuminurie* ; en réalité, si on examine chaque jour l'urine émise avec des réactifs assez sensibles, on finit par découvrir un peu d'albumine ; celle-ci peut d'ailleurs augmenter les jours suivants et les phénomènes urémiques apparaître. Plus curieuse encore est l'observation récente de Moussous : en pleine santé apparente, une fillette de trois ans et demi est prise brusquement d'anasarque généralisée, avec de l'oligurie, qui certains jours s'accentuait jusqu'à l'anurie complète. Ce ne fut que huit jours après le début qu'on put doser 38 centigrammes d'albumine, l'albuminurie ayant d'ailleurs complètement disparu quatre jours après. Pendant toute l'évolution de la maladie, qui dura un mois, on ne constata aucun phénomène urémique ; il n'y eut jamais de cylindre urinaire, mais le bleu de méthylène s'éliminait sous forme de chromogène. L'enfant guérit complètement par l'emploi de médicaments diurétiques. La néphrite avait certainement été très légère et pourtant s'était accompagnée d'une anasarque énorme.

Le diagnostic de l'œdème est *surtout délicat chez le nouveau-né et le nourrisson*, où l'examen de l'urine est particulièrement difficile. C'est un symptôme fréquent à cet âge : le plus souvent il apparaît chez des enfants débiles nés avant terme, qui ont une tendance au refroidissement général ; souvent cet œdème disparaît en même temps que la température du corps se relève et que la nutrition générale s'améliore. D'autres fois, l'œdème se montre chez des nourrissons atteints d'entérite chronique ou de troubles digestifs graves, surtout quand il y a en même temps des lésions du foie (Lereboullet) ; sa pathogénie est mal connue, mais souvent il apparaît ou augmente après une injection de sérum artificiel ou simplement après l'ingestion de la solution chlorurée sodique ; c'est probablement là l'indice d'un trouble grave de la nutrition des tissus qui retiennent le sel, d'où appel d'eau. Quelle que soit la probabilité des diagnostics précédents, il faudra toujours penser à la néphrite et rechercher l'albumine dans l'urine recueillie avec les procédés spéciaux que nous avons indiqués, car les œdèmes néphritiques peuvent simuler ces œdèmes simples du nourrisson ou se superposer à eux pour constituer des œdèmes complexes. — Enfin nous ne faisons que signaler les difficultés de diagnostic d'un œdème localisé à la glotte (Dieulafoy, Trousseau).

Diagnostic des phénomènes urémiques. — Les phénomènes urémiques peuvent prêter à beaucoup de confusion. On doit envisager séparément la *petite* et la *grande urémie*.

a. Les néphrites chroniques relativement bien compensées s'accompagnent de céphalées permanentes, ou sous forme de migraines ; les enfants se fatiguent facilement, le travail intellectuel leur est pénible, ils sont tristes et apathiques. A ces symptômes nerveux s'ajoutent constamment des signes anémiques : pâleur de la peau, décoloration des muqueuses, essoufflement facile, souffles vasculaires, souffles extracardiaques. On conçoit que devant un tel tableau on pense à une *anémie simple* et qu'on prescrive du fer et une nourriture reconstituante riche en viande, qui est souvent nuisible aux malades. Ici encore, il faut examiner systématiquement les urines, et bien souvent on trouvera de l'albumine. Mais ce tableau n'appartient pas seulement aux néphrites chroniques confirmées ; il s'observe très souvent aux cours des albuminuries fonctionnelles et de la débilité rénale. D'où la nécessité de pratiquer l'examen fractionné des urines, et si on est en droit, par l'interrogatoire, de soupçonner une tare rénale héréditaire, d'avoir recours à l'épreuve de l'albuminurie provoquée.

b. La grande urémie s'observe dans les néphrites aiguës et dans les périodes de non-compensation des néphrites chroniques. Le diagnostic en est aisé si on a pu suivre toute l'évolution de la maladie, si on a pu observer déjà de l'oligurie, l'albuminurie, l'anasarque. Mais il n'en est pas toujours ainsi : il n'est pas rare, notamment dans les scarlatines méconnues ou qui ont été mal suivies, que le premier symptôme de néphrite qui s'impose à l'observation soit une crise d'éclampsie. Pratiquement en effet ce sont les convulsions qui comportent les plus grandes difficultés de diagnostic; c'est le phénomène urémique le plus fréquent, et il précède presque constamment le coma chez l'enfant. Or l'éclampsie urémique infantile est presque *toujours fébrile*, et cela pour deux raisons : l'intensité des convulsions peut suffire à elle seule pour élever la température ; d'autre part, elle survient souvent dans le cours d'une maladie infectieuse, ou à l'occasion d'un épisode aigu. Aussi le diagnostic qui se présente le premier à l'esprit est-il celui d'une *méningite aiguë*, *tuberculeuse* ou *non*. On peut y penser d'autant plus qu'aux convulsions peuvent s'associer des vomissements, de l'inégalité pupillaire, du myosis ou de la mydriase, des paralysies localisées, de la bradycardie. L'examen général de l'enfant doit être fait avec minutie ; il est certain, par exemple, que, si on constate une desquamation localisée aux mains ou aux pieds, l'urémie scarlatineuse devient très probable. La ponction lombaire est d'un très grand secours et doit toujours être faite, d'autant plus qu'en soustrayant un liquide hypertoxique, souvent hypertendu, on ne peut que soulager le malade ; tandis que le liquide céphalo-rachidien est chargé d'éléments cellulaires en cas de méningite, il est, en règle générale, dépourvu de leucocytes dans l'urémie ; un dosage d'urée peut, en outre, permettre d'en déceler une quantité tout à fait anormale, comme nous l'avons vu dans un fait récent.

Mais les convulsions infantiles peuvent être symptomatiques d'une lésion localisée du cerveau : abcès, tumeur ; elles peuvent être d'origine réflexe ; et le plus souvent, dans ce cas, le liquide céphalo-rachidien est normal. Aussi le diagnostic de l'éclampsie urémique doit-il se baser avant tout sur la recherche de l'albuminurie et l'examen macroscopique et microscopique de l'urine, qu'on ira, au besoin, chercher par la sonde dans la vessie.

TRAITEMENT DES NÉPHRITES

Nous aurons successivement à envisager le traitement des *néphrites aiguës*, le traitement des *néphrites chroniques*, enfin le traitement de la *débilité rénale* et des albuminuries dites fonctionnelles.

Traitement des néphrites aiguës.

Traitement prophylactique. — Celui-ci a été surtout étudié pour les néphrites scarlatineuses. La majorité des auteurs admettent que le meilleur moyen d'éviter l'apparition d'une néphrite au cours de la scarlatine est de mettre les malades au *régime lacté intégral*. Depuis qu'à l'instigation de Jaccoud, de Ziégler, cette pratique s'est généralisée, on a vu en effet diminuer considérablement le nombre et la gravité des complications rénales. Mais des divergences se sont récemment élevées sur le mode d'application du régime lacté ; tandis que la majorité des médecins d'enfants, avec Comby, Nobécourt, Merklen, donnent le lait comme seule alimentation pendant les quinze ou vingt premiers jours de la scarlatine, puis, du vingtième au quarantième jour, le régime lacto-végétarien (bouillies, purées, pâtes alimentaires, fruits cuits, et à la rigueur des œufs), quelques autres sont beaucoup moins rigoureux et préconisent, aussitôt après le chute de la fièvre, le *régime mixte déchloruré* (féculents et viande). Pater, notamment, fait remarquer, après Garnier et Sabareanu que, si on pèse les scarlatineux qui restent au régime lacté exclusif, on constate, au moment de la défervescence, une chute brusque du poids qui se maintient ensuite stationnaire, à un taux relativement bas, tant que le régime lacté est continué, et ne se relève que lorsqu'on donne vers le quarantième jour le régime mixte. Il en conclut que le lait seul est un aliment insuffisant pour assurer le retour complet à la santé et une convalescence légitime ; il explique par son emploi la pâleur, l'alanguissement, la maigreur de beaucoup de scarlatineux et peut-être même la prolongation de certaines complications infectieuses qui apparaissent secondairement au cours de la convalescence. Que si, au contraire, on institue le régime mixte déchloruré dès la chute de la fièvre, le poids se relève aussitôt, les malade prennent un teint florissant, et la convalescence s'effectue dans de meilleures conditions. Or ce régime mixte achloruré ne paraît pas, d'autre part, prédisposer à la néphrite, car dans tous les cas où Pater l'a institué, même chez des enfants ayant eu de l'albuminurie précoce pendant la période fébrile, il n'a constaté aucun cas de néphrite tardive. Dans une autre statistique, Dopter a observé 4 cas de néphrite chez des scarlatineux soumis au régime lacté prolongé, tandis qu'il n'en a pas vu chez des malades qui, dès la seconde semaine, avaient eu une alimentation mixte achlorurée. Ces constatations sont intéressantes, et il nous semble que si, chez les enfants suspects de débilité rénale, il sera prudent de conserver la coutume classique du lait intégral, chez les autres on pourra d'une façon précoce donner des féculents et même de la viande sans sel, si les enfants ne reprennent pas assez vite leurs forces.

D'ailleurs, la question du régime alimentaire, pour si importante qu'elle soit, n'est pas la seule à envisager en matière de prophylaxie de néphrite scarlatineuse.

Les malades doivent éviter avec soin tout refroidissement et *garder la chambre jusqu'au quarantième jour*. En outre, comme la néphrite est souvent due à une nouvelle poussée infectieuse d'origine naso-pharyngée, *il sera bon de continuer les soins antiseptiques du nez et de la bouche* jusqu'au moment de la sortie.

Enfin certains médicaments ont été proposés, notamment l'*urotropine*, qui, donnée tous les jours jusqu'à la fin de la convalescence, aurait eu une action prophylactique évidente pour Kiroff ; dans des statistiques plus récentes publiées en Allemagne, ces heureux résultats ne semblent pas avoir été confirmés.

Traitement de la néphrite aiguë confirmée. — Dans la majorité des cas, un **traitement simple** suffit pour éviter les accidents graves et guérir la néphrite.

Il faut mettre les enfants au repos complet au lit et prescrire le régime lacté exclusif, qui agit comme diurétique et en diminuant les fermentations intestinales : l'enfant prendra toutes les heures de petites tasses de lait, froid ou chaud, de façon à absorber en vingt-quatre heures de $1^l,5$ à 3 litres, suivant l'âge.

Il sera bon d'activer les fonctions de la peau en faisant des frictions sèches au gant de crin, de pratiquer une légère antisepsie intestinale par des prises de benzoate de naphtol tous les deux ou trois jours, et de donner, une ou plusieurs fois par jour, un grand lavement d'eau bouillie refroidie, qui, en déterminant la constriction des capillaires intestinaux, provoque l'hypertension vasculaire et favorise la diurèse.

Les bains chauds à 37° prolongés pendant un quart d'heure, qui décapent la peau et provoquent une légère sudation, sont également à conseiller, quand il n'y a aucune menace d'accident grave.

Enfin on pourra faire de temps en temps de la révulsion sur la région lombaire à l'aide de larges cataplasmes sinapisés, de ventouses sèches. Les ventouses scarifiées, les sangsues seront plutôt réservées aux cas d'oligurie très accentuée.

Traitement dans les formes graves et les complications. — *a*. Si l'oligurie et les œdèmes persistent, il faudra recourir aux diurétiques, ou chercher à activer les éliminations vicariantes par les purgatifs ou les sudorifiques. Cependant l'emploi de ces médicaments doit être prudent et progressif, car une disparition rapide des œdèmes peut provoquer l'éclosion d'accidents cérébraux graves.

Parmi les diurétiques, on se trouvera bien d'employer les tisanes de chiendent, de queues de cerises, d'*uva ursi*, ou la lactose (50 à 100 grammes par jour, dans 1 litre d'eau additionnée d'eau de menthe). La *théobromine* est un médicament plus rapidement actif, et qui peut cependant être employé sans inconvénient chez l'enfant, à la dose de $0^{gr},15$ par jour et par année. Dans ces conditions, la théobromine est certainement le meilleur des diurétiques pour les néphrites infantiles. Lorsque le pouls est mou et qu'il y a de la distension cardiaque, la digitale est indiquée, plutôt que la caféine, qui agite l'enfant. — C'est en dernier lieu et lorsqu'on aura employé sans succès les médicaments précédents qu'on pourra recourir à la scille (teinture de scille : II à V gouttes par année), qui peut avoir une action irritante sur le rein, ou à l'acétate de potasse ($0^{gr},25$ par année d'âge).

Les meilleurs purgatifs sont les purgatifs salins : sulfate de soude, sulfate de magnésie, qui déterminent un flux intestinal abondant.

Pour favoriser la transpiration, on peut entourer d'une façon permanente le petit malade avec des couvertures très chaudes ; on a conseillé également de faire prendre une macération de 1 à 2 grammes de feuilles de jaborandi dans 125 grammes d'eau. Enfin Demme emploie les sels de pilocarpine à la dose de 5 milligrammes au-dessous de deux ans, de 5 à 10 milligrammes chez les enfants de deux à six ans ; c'est un médicament qui n'est pas inoffensif, car il peut provoquer des vomissements et même des collapsus ; et Le Gendre a vu des malades mourir avant la crise attendue avec une augmentation considérable des râles pulmonaires.

En résumé, contre l'oligurie et les œdèmes persistants, on fera bien de ne pas s'adresser à des médications brutales : les tisanes diurétiques, la lactose, la théobromine à faible dose, des purgatifs légers et répétés sont les meilleurs agents thérapeutiques. Les moyens plus énergiques doivent être réservés en cas d'accidents urémiques.

b. Contre l'urémie convulsive ou comateuse, il faut pratiquer une *saignée* générale assez abondante (de 50 à 300 grammes, suivant l'âge), qui constitue le remède héroïque en présence de cas même en apparence désespérés. On peut, concurremment, employer les purgatifs drastiques : jalap, scammonée, ou surtout *eau-de-vie allemande* (1 gramme par année, donné dans du sirop d'orgeat). Outre cette médication, qui est dirigée contre l'intoxication urémique en général, on pourra employer une thérapeutique symptomatique. Contre les convulsions, on prescrira des lavements de chloral (0,10 à 0,20 par année avec un jaune d'œuf), ou du bromure de potassium. Carrière a plusieurs fois tenté la ponction lombaire avec d'heureux résultats. Si, au contraire, l'enfant est dans le coma, outre la saignée, il faudra faire des injections d'éther, d'huile camphrée, et donner de grands bains sinapisés.

Traitement de la néphrite aiguë en voie d'amélioration. — Quand les œdèmes et l'hématurie ont disparu, on peut tenter un essai de réalimentation, en donnant d'abord des potages au lait avec des pâtes ou du pain. Puis on ajoutera des purées de légumes secs, de pommes de terre, des pâtes alimentaires, des compotes de fruits. Ce régime lacto-végétarien sera continué pendant quinze jours ou un mois, mais il ne peut être prolongé très longtemps sans inconvénient chez des enfants en pleine croissance; on y associera bientôt de la viande, et on arrivera au régime ordinaire, mais qu'on fera pendant longtemps achloruré (1). Toute nouvelle tentative alimentaire doit être d'ailleurs soigneusement contrôlée par des analyses d'urine. Le régime achlo-

(1) On s'abstiendra de donner des épinards et des choux-fleurs, qui sont assez riches en sel ; il faut se rappeler aussi que les légumes qui ont poussé sur le bord de la mer sont trop fortement chlorurés pour être bien supportés par les enfants.

ruré lui-même ne peut pas être continué indéfiniment; le malade s'en dégoûte et perd l'appétit. Aussi, après plusieurs semaines, on autorisera le régime normal, en donnant un peu de sel, mais à la condition de surveiller les moindres indices d'infiltration sous-cutanée et de peser, si possible, les malades. Si le poids n'augmente pas, si les œdèmes ne reparaissent point, on peut ajouter progressivement du sel jusqu'à un régime normal.

Mais il y a des néphrites qui, tout en étant améliorées, se prolongent : de grosses quantités d'albumine persistent dans les urines; de temps en temps reparaît de l'hématurie. Il serait imprudent alors de se départir du régime lacté ou tout au moins du régime lacto-végétarien. Mais, pour ne pas prolonger ce régime trop longtemps, on est tenté de s'adresser à des médicaments qui sont réputés agir directement sur la lésion rénale. On pourra les essayer, alors que toute menace d'accident grave a disparu; mais leurs heureux effets sont bien souvent difficiles à constater; le lactate de strontiane a été proposé par Sée, Dujardin-Beaumetz et Constantin Paul (0gr,10, à 0gr,20 par jour); il tend à diminuer l'albuminurie, mais celle-ci augmente à nouveau dès que l'on cesse le médicament. La teinture de cantharides paraît un médicament dangereux. L'opothérapie rénale, proposée par Renaut (de Lyon), est également très difficile à manier; pour notre part, nous avons plusieurs fois observé une recrudescence des symptômes et notamment une apparition de l'hématurie, même lorsque nous donnions aux enfants de très petites doses de pulpe rénale. Le chlorure de calcium échappe à ces critiques, et son emploi paraît sans danger (0gr,20 par année); mais nous ne croyons pas qu'il ait une efficacité très réelle.

Traitement des néphrites chroniques.

Régime et hygiène. — La question du régime est la plus importante et la plus délicate à élucider. Dans les *néphrites urémigènes*, le régime lacté doit être prescrit quatre à cinq jours par mois et toutes les fois qu'il y a menace d'urémie; dans tous les autres cas, le régime lacté exclusif présenterait trois sortes d'inconvénients: 1° il entraîne souvent une dénutrition rapide; 2° il provoque souvent des troubles digestifs et, par leur intermédiaire, une augmentation notable de l'albuminurie ; 3° il surcharge le système circulatoire et, par suite, il est susceptible, en cas de dilatation cardiaque, d'augmenter l'œdème déjà existant. Le lait pur devra donc être remplacé par un régime mixte composé de lait, laitages, purées de légumes, pâtes, fruits cuits, fromages frais, crèmes, gâteaux secs. On pourra même prudemment essayer du poisson, des viandes rôties ou grillées.

Dans les *néphrites chroniques hydropigènes* avec rétention chlorurée, mais sans imperméabilité rénale et avec élimination normale des autres substances, notamment azotées, on prescrira le régime mixte indiqué plus haut avec de la viande, *mais strictement déchloruré*. Mais, lorsqu'il n'y a pas de rétention chlorurée, il devient inutile et parfois même nuisible de défendre le sel : on s'en assurera par le dosage comparé des chlorures urinaires et des chlorures ingérés, par des pesées régulières des enfants.

Enfin, dans la *néphrite chronique albumineuse* simple, dans la *dégénérescence amyloïde*, une alimentation normale, suffisante, doit seule être prescrite.

Il faut en outre surveiller l'hygiène générale et éviter tout refroidissement, toute infection nouvelle.

Traitement chirurgical. — Il est difficile d'agir autrement sur les néphrites chroniques. Nous avons vu ce qu'il fallait penser des médicaments donnés pour agir sur la lésion rénale. On a pourtant recommandé en outre certains traitements chirurgicaux. La *décapsulation* a été essayée dans onze cas chez l'enfant (Ed. Graham); il semble que les résultats en soient meilleurs que chez l'adulte; il y a eu des guérisons définitives ou des améliorations prolongées dans six cas; mais la méthode demanderait à être jugée sur un plus grand nombre de faits. Enfin la *néphrotomie* a été conseillée, en particulier par Pousson, qui pense ainsi décongestionner le rein et faire un drainage prolongé du bassinet pour permettre l'écoulement des liquides altérés sécrétés par le malade et pratiquer des lavages antiseptiques.

Dans quels cas doit-on pratiquer ces interventions? Il nous semble qu'elles doivent être réservées à certains cas spéciaux : quand il existe des hématuries rebelles à tout traitement et qui, par leur répétition, épuisent le malade, on tentera — après avoir reconnu cliniquement le rein qui saigne — une néphrotomie, qui le plus souvent arrêtera l'hémorragie. Au cours des néphrites chroniques, lorsqu'on voit survenir des accidents urémiques qui paraissent dus à des poussées d'œdème ou de congestion rénale, la néphrotomie ou la décapsulation paraissent susceptibles de faire disparaître ces accidents. Quant aux malades qui présentent de l'anasarque et de l'hydropisie des séreuses, nous croyons que, pour eux, il faut s'abstenir de toute intervention.

Traitement de la débilité et des albuminuries dites fonctionnelles.

Le régime lacté exclusif est, dans ce cas, à déconseiller formellement. Par sa prolongation, il finit par déterminer des troubles digestifs; la caséine du lait passe alors en nature dans la circulation et augmente l'albuminurie; de plus, il constitue, aux doses où on peut l'employer longtemps sans intolérance, une nourriture insuffisante pour l'organisme en croissance de l'enfant, qui s'affaiblit et s'anémie de plus en plus.

Aussi tous les auteurs recommandent-ils une alimentation variée, tonique et réparatrice ; il faut donner des œufs (Teissier), des féculents, des purées, des légumes verts et même des poissons frais et des viandes grillées ou rôties.

Il ne faut pas cependant considérer ces enfants comme normaux : il faut éviter toute intoxication, toute infection, tout refroidissement. Ils doivent prendre un exercice modéré au grand air, faire de l'hydrothérapie tiède, réduire le travail intellectuel. Le séjour à la campagne dans un climat doux est un adjuvant précieux.

Ce traitement général, qui est surtout prophylactique et qui s'applique indistinctement à tout enfant qui accuse de la débilité rénale, comporte des indications plus précises, quand la tare rénale se montre d'une façon plus manifeste par une albuminurie spontanée. C'est ainsi qu'il faut, chez les orthostatiques, prescrire au début le repos absolu au lit, puis, après quelque temps, le décubitus horizontal pendant quelques heures seulement par jour, de préférence après les repas. Chez ceux qui accusent une hérédité tuberculeuse, on prescrira les injections sous-cutanées de cacodylate de soude. Chez les arthritiques et les prégoutteux, il faut prescrire l'eau de Vittel ou de Contrexéville. Chez tous, on pourra se trouver bien d'une saison à Saint-Nectaire.

INFLAMMATIONS ET SUPPURATIONS, AFFECTIONS D'ORIGINE MÉCANIQUE ET TUMEURS DU REIN

ABCÈS DU REIN ET PYÉLONÉPHRITES

Il peut exister des altérations du parenchyme en même temps qu'une inflammation catarrhale ou fibrineuse des voies d'excrétion, principalement du bassinet : c'est la *pyélonéphrite* non suppurée.

D'autre part, il peut se développer, au niveau du rein comme dans les autres viscères, des suppurations d'origine microbienne ; tantôt les abcès sont localisés dans le parenchyme rénal : il y a *néphrite suppurée*, c'est surtout le cas lorsque l'infection est descendante, hématogène; tantôt le bassinet lui-même est intéressé; il y a *pyélonéphrite suppurée*, l'infection est alors le plus souvent ascendante et vient des voies urinaires inférieures.

Pyélonéphrite non suppurée.

Symptômes et traitement. — C'est une affection rare dans l'enfance. C'est la cantharide qui, presque seule chez l'enfant, est susceptible de déterminer une pyélonéphrite catarrhale ou fibrineuse.

On voit assez souvent, en effet, après l'application d'un vésicatoire qui est presque toujours trop grand, eu égard à la surface totale du corps de l'enfant, apparaître des symptômes de *néphrite hématurique* : le petit malade se plaint de douleurs vives au niveau de la région lombaire, il émet des urines rares, hautes en couleur, souvent hématiques et contenant toujours une assez forte proportion d'albumine. C'est là une symptomatologie de néphrite aiguë banale, qui peut se compliquer d'ailleurs d'accidents pseudo-méningés d'origine urémique (Comby); mais souvent il s'y ajoute des signes qui indiquent la participation du bassinet et même des voies urinaires inférieures : les douleurs irradient le long de l'uretère jusque dans le bas-ventre, au niveau de la vessie; elles sont réveillées ou exagérées par la palpation des reins et de la région hypogastrique; l'enfant a des besoins répétés, parfois incessants, d'uriner, la miction ne fournit que quelques gouttes d'urine et s'accompagne de ténesme, d'épreintes terriblement douloureuses, au niveau du col vésical, et qui arrachent des cris à l'enfant. L'urine émise contient beaucoup de mucus et de fibrine, qui parfois se coagule spontanément dans le bocal sous forme d'une gelée rose. Enfin, dans le culot urinaire de centrifugation, on trouve, outre des cylindres fibrineux, épithéliaux, hyalins, et des hématies, des cellules, en raquettes ou effilées à leurs deux extrémités, isolées ou imbriquées, qui indiquent la participation du bassinet.

Malgré ces allures bruyantes, sous l'influence du lait et des alcalins, les accidents aigus rétrocèdent bientôt ; mais les lésions rénales peuvent persister encore quelque temps et même devenir le point de départ d'une néphrite chronique.

Abcès du rein.

Symptômes. — Les symptômes sont différents, selon qu'il s'agit d'*abcès métastatiques* d'origine pyohémique, ou d'*abcès traumatiques.*

Abcès métastatiques. — Les abcès métastatiques s'observent au cours de toutes les septicémies médicales ou chirurgicales : la cause la plus fréquente chez l'enfant est peut-être l'*ostéomyélite grave*, qui comporte plusieurs foyers osseux et des localisations viscérales multiples. Mais on les trouvera encore dans d'autres infections générales, à la suite d'otite suppurée, d'adénoïdite aiguë, d'infections cutanées consécutives à la gale, à l'eczéma, dans la fièvre typhoïde grave avec escarres ou abcès cutanés multiples, dans les endocardites malignes.

Les symptômes en sont des plus vagues, les signes généraux de la maladie causale attirant toute l'attention : état fébrile rémittent, ou procédant par paroxysmes irréguliers, suivis de sueurs profuses ; facies altéré et terreux, sécheresse de la langue, anorexie absolue, amaigrissement, état cachectique, subdélire. Le seul symptôme local que l'on observe est une sensibilité profonde et vague, spontanée ou provoquée par la pression, au niveau des reins ; les urines sont rares, rougeâtres, plus ou moins albumineuses ; la centrifugation y décèle de nombreux leucocytes.

De telles infections ne permettent guère de survie : à l'autopsie, on trouve les deux reins intéressés, gros, congestionnés ; à la surface et sur les coupes, on voit de nombreux *abcès miliaires*, gros comme un grain de mil ou un pois, avec un centre purulent entouré d'une auréole rouge ; parfois ils ont nettement la forme triangulaire, leur base regardant la périphérie ; ce sont alors de vrais infarctus septiques.

Abcès traumatiques. — Les abcès traumatiques sont beaucoup plus rares. A la suite d'une chute ou d'un choc direct sur la région lombaire, après les symptômes douloureux et hématuriques du début, apparaissent de la fièvre, une sensation de pesanteur profonde, puis une tuméfaction localisée qui s'accompagne de quelques phénomènes réactionnels du côté du péritoine, puis d'un peu d'empâtement et d'œdème de la paroi lombaire. Une intervention chirurgicale s'impose alors et permet bien souvent de constater, outre un gros abcès du rein, la suppuration d'un hématome périrénal ; nous retrouverons d'ailleurs ces faits en traitant du phlegmon périnéphrétique.

Pyélonéphrite suppurée.

Les pyélonéphrites suppurées ont un aspect assez différent, car elles s'accompagnent d'un signe pathognomonique : l'*émission d'urines uniformément troubles et purulentes*. Elles ne sont pas, il est vrai, très fréquentes chez l'enfant, mais elles doivent être signalées avec quelques détails, d'abord à cause de leur étiologie assez spéciale et aussi parce qu'il semble qu'on ait longtemps méconnu leur véritable nature, bien des cas publiés sous le titre de cystite de l'enfance n'étant, en réalité. que des pyélonéphrites suppurées authentiques.

Étiologie. — Nous ne parlons pas ici de la pyélonéphrite tuberculeuse, qui est une des plus fréquentes et que nous retrouverons au chapitre de la tuberculose rénale. En dehors de ce facteur, on peut observer la pyélonéphrite au cours de presque toutes les infections graves de l'enfance : variole, rougeole, diphtérie ; Bouloumié et Monsseaux en ont observé un cas à la suite de la scarlatine ; d'Espine et Picot en ont vu dans la fièvre typhoïde, et l'examen des urines leur a montré alors la présence du bacille d'Eberth. On peut même les voir au cours des angines (Fisher), après des opérations portant sur des végétations adénoïdes infectées. Enfin la pyélonéphrite peut se montrer chez des enfants sains en apparence ; on incrimine alors l'étiologie *a frigore* ; d'autres fois on ne relève même pas cette cause : tels sont les trois cas de pyélonéphrite *primitive* rapportés par Emmet Holt, les 8 cas dus à John Thomson. Il est probable que, même alors, il faut incriminer une infection sanguine générale, qui s'est portée secondairement sur les reins et que, comme dans les cas précédents, il s'agit de pyélonéphrite *descendante.*

Chez d'autres enfants, au contraire, l'infection est nettement *ascendante* et provient des voies urinaires inférieures : Comby, Haushalter ont vu ainsi des lithiases urinaires avec infection de la vessie puis du rein ; la cystite blennorragique, chez la petite fille, peut secondairement se compliquer de pyélonéphrite ; c'est d'ailleurs une éventualité rare, car le professeur Hutinel a montré combien la vulvite des petites filles se propageait peu à la vessie. Enfin on peut encore citer le cas curieux rapporté par Ducros d'une balanoposthite consécutive à de l'ecthyma de la verge et compliquée d'infection ascendante des voies urinaires. Tous ces faits sont d'ailleurs rares.

Fréquentes au contraire sont les pyélonéphrites qui apparaissent *au cours des gastro-entérites du nourrisson.* Elles ont été signalées par Monti, Baginsky, et, depuis, beaucoup d'auteurs en ont rapporté de nouveaux cas. Elles sont dues au colibacille, qu'on retrouve souvent en culture pure dans l'urine, et on ne saurait émettre de doute sur leur origine intestinale. Dans certains cas, on n'observe que de la pyélonéphrite, et on doit admettre qu'elle est due à une septicémie colibacillaire, qu'elle est d'origine descendante ; ces cas nous semblent moins rares qu'on ne l'admet en général et, pour notre part, nous en avons observé plusieurs. Mais, souvent aussi, il existe en même temps des signes de cystite ; il est alors difficile de dire si celle-ci est secondaire à la pyélonéphrite, ou si, au contraire, elle est primitive, le rein étant intéressé dans la suite par voie ascendante ; dans ce cas, ce ne serait qu'une complication de la cystite colibacillaire, si connue au cours des gastro-entérites et que Escherich, Haushalter, Trumpp, Hutinel, ont particulièrement étudiée ; l'infection de la vessie elle-même se ferait alors soit directement à travers la paroi rectale par voie lymphatique, soit, chez les petites filles, par l'urètre, dont l'origine externe est si souvent souillée par les matières fécales ; il faudra donc examiner systématiquement, de temps en temps, l'urine chez ces petits malades, sinon on risquerait de laisser complètement inaperçue une complication qui explique pourtant la persistance de certains symptômes et l'échec du traitement dirigé contre les seuls signes digestifs.

Nous devons signaler enfin que la pyélonéphrite paraît plus fréquente chez les petites filles (ce qui constitue un argument pour les partisans de l'origine ascendante) et que, chez les petits garçons, cette complication paraît favorisée par l'existence d'un phimosis.

Anatomie pathologique. — Les lésions en sont mal connues, car c'est une affection qui guérit en général, et sans intervention chirurgicale. Dans les rares cas autopsiés, les lésions étaient considérables, bilatérales et souvent généralisées à tout le système urinaire. Le bassinet est alors rempli de pus et parfois forme un abcès complètement fermé (pyonéphrite) ; dans le rein, on trouve des abcès isolés ou ouverts dans le bassinet, et, dans leur intervalle, des lésions de néphrite diffuse, surtout diapédétique.

Symptômes. — Quand l'affection est primitive, elle débute par des *frissons violents*, perceptibles même chez le très jeune enfant et suivis d'une ascension rapide de température.

Quand elle apparaît au cours d'une gastro-entérite ou de toute autre affection, il est rare que l'attention ne soit pas également attirée par un ou plusieurs frissons et un changement du type fébrile, qui tend à revêtir le caractère intermittent.

Mais le diagnostic reste en suspens tant qu'on n'aura pas constaté le symptôme caractéristique, l'*émission d'urines troubles*. Ce signe apparaît le troisième jour, parfois dès le lendemain du premier frisson.

Si on recueille alors toutes les urines, on constate que la quantité des vingt-quatre heures est souvent diminuée, parfois normale ; dans certains cas, on a constaté une véritable polyurie (Comby); le liquide est trouble à la miction et, examiné dans un verre aussitôt après, paraît uniformément trouble, le mélange de pus et d'urine étant en général parfait. Par le repos, il se forme un dépôt plus ou moins épais; mais le liquide qui surnage n'est jamais complètement clair.

Examiné au microscope, ce dépôt paraît constitué par un grand nombre de leucocytes (forte majorité de polynucléaires), quelques cellules épithéliales du bassinet et de la vessie, et des microbes qui sont le plus souvent des colibacilles, mais peuvent être aussi des streptocoques (Fisher, Ducros) ou des bacilles d'Eberth.

L'urine est acide au tournesol, à l'émission, mais fermente ensuite rapidement. Enfin, par la chaleur, on obtient un léger précipité albumineux; dans certains cas cependant, où la néphrite concomitante est très accentuée, la proportion d'albumine augmente en même temps qu'on observe des cylindres.

Parfois l'urine redevient claire à une ou plusieurs mictions pour reprendre ensuite le caractère purulent; quand ce signe est très net, il indique l'unilatéralité des lésions (Comby); cependant il peut exister ébauché dans des pyélonéphrites manifestement d'origine circulatoire et bilatérales.

En dehors des modifications urinaires et de la fièvre qui a tendance à prendre le caractère pseudo-intermittent, les autres symptômes sont inconstants.

Parfois les reins sont un peu gros; on peut alors les palper, et leur exploration est douloureuse.

Quelquefois apparaissent quelques signes d'urémie légère : agitation ou stupeur, refroidissement des extrémités, parfois même hypothermie quand l'affection se prolonge. On peut noter un peu d'œdème à la face, aux mains ou aux pieds; enfin les vomissements peuvent être aussi souvent mis sur le compte d'une urémie gastrique que sur celui de la gastro-entérite initiale.

Évolution. — La maladie est le plus souvent curable, même lorsque le début a été marqué par une violente fièvre et de la stupeur; en quinze jours ou trois semaines, les urines redeviennent claires et la guérison est définitive. Il n'en est pourtant pas toujours ainsi : certains cas se prolongent pendant des mois ou même des années : on voit alors des intervalles de santé apparente avec urines claires, entrecoupés de périodes d'urines troubles, sous l'influence d'une fatigue, d'un écart alimentaire; l'enfant, pendant ces périodes, devient grognon; un peu d'œdème apparaît à la face, ses mains se refroidissent; nous avons aussi observé alors une tendance à la tétanie; même dans ces conditions, l'enfant peut encore guérir complètement. Le pronostic devient grave quand la pyélonéphrite s'accompagne de lésions importantes de la vessie, si elle est due à une lithiase infectée, et surtout si elle est d'origine tuberculeuse.

Diagnostic. — Le diagnostic est très facile quand on a constaté le trouble de l'urine; sinon, on ne peut qu'envisager la possibilité de cette complication, lorsqu'on voit brusquement apparaître des frissons et une fièvre à type de suppuration que n'explique pas l'examen du malade. D'où la nécessité de l'examen des urines et, chez les nourrissons, de les habituer de très bonne heure à uriner à heure fixe, dans un vase propre; il est certain néanmoins que la pyélonéphrite doit quelquefois échapper au diagnostic chez l'enfant en bas âge. En présence d'urines troubles, on doit penser à une localisation rénale ou vésicale; on pourra éliminer celle-ci, s'il n'existe pas de pollakiurie, de ténesme vésical, de douleur à la pression de la région hypogastrique; en cas de cystite enfin, il n'est pas rare de constater à la fin de la miction une urine plus purulente et même teintée d'un peu de sang. Si la cystite existe, il sera parfois difficile d'éliminer complètement la participation des reins, car on ne les trouve pas toujours gros ou douloureux; on peut cependant arriver à ce diagnostic en constatant une quantité anormale d'albumine et des cylindres.

Le diagnostic de la cause est souvent évident, mais, en présence d'une pyélonéphrite qui se prolonge, on fera bien de se méfier de la tuberculose et de rechercher le bacille de Koch dans les urines.

Traitement. — Le traitement doit s'adresser d'abord à la cause; la *diète hydrique* prolongée pendant un ou deux jours, ou même plus, sera par exemple indispensable dans les gastro-entérites compliquées de pyélonéphrite. Contre la complication elle-même, il faut prescrire le *repos absolu au lit*, des *bains tièdes prolongés à 36°*, le *régime lacté* associé à une *eau minérale alcaline* (Vichy, Vals, Contrexéville, Pougues). Comme médicaments, on pourra s'adresser au citrate de potasse (0gr,10 toutes les deux heures), au salol (0gr,10, à 0gr,30 par jour chez le nourrisson), surtout à l'*urotropine*, qui donne naissance dans l'organisme à du formol qui s'élimine par les reins (donner trois fois par jour une cuillerée à entremets d'une solution de 1 à 3 grammes d'urotropine dans 100 grammes d'eau). Dans les cas prolongés, la thérapeutique devient plus difficile : pourtant Bouloumié et Monsseaux ont guéri complètement à Vittel un enfant qui présentait du pus dans ses urines depuis trois ans.

Phlegmon périnéphrétique.

Étiologie. — Les suppurations périrénales sont rares chez l'enfant; ce fait tient en partie à la rareté de l'infection des voies urinaires à cet âge. Pour Hallé (1863), on ne les observerait pas avant l'âge de dix ans; cependant on a signalé des cas à cinq semaines, vingt mois, six ans (Gibney, Lœb, Buscarlet). En 1880, Gibney en réunissait 28 observations chez des enfants de dix-huit mois à quinze ans.

Quelquefois, il s'agit d'un abcès froid, d'une collection tuberculeuse consécutive à une tuberculose rénale ou à la propagation d'un abcès par congestion d'origine vertébrale.

Mais, le plus souvent, ce sont des abcès chauds. Ceux-ci peuvent d'ailleurs reconnaître plusieurs origines. Plus souvent encore que chez l'adulte, c'est le *traumatisme* qu'on relève dans beaucoup d'observations (8 fois sur 28 cas) : chute d'un lieu élevé, choc direct de la région lombaire, effort; dans bien des cas, le rein est atteint lui-même, et les lésions sont complexes. C'est l'épanchement sanguin produit au moment du choc qui s'infecte ultérieurement. Immédiatement après, il faut incriminer surtout les *septicémies chirurgicales* ou *médicales*: Lannelongue et Achard ont publié un cas de suppuration périrénale dans le décours de la rougeole et Tuffier chez un enfant de sept ans atteint de fièvre typhoïde. D'autres fois, ce sont des *abcès des organes voisins* qui se sont propagés à l'atmosphère périrénale : abcès du foie ou de la vésicule biliaire, phlegmons périappendiculaires, abcès consécutifs à une ostéomyélite aiguë des côtes ou de la colonne vertébrale; certaines pleurésies purulentes peuvent s'ouvrir à travers le diaphragme dans l'atmosphère périrénale.

Il est beaucoup plus rare de voir l'abcès se former à la suite de suppurations primitivement rénales : pourtant le fait a pu s'observer dans certaines lithiases infectées (Rawedave), à la suite d'abcès dus au strongle géant.

Enfin, dans certains cas, on ne peut relever aucune cause évidente; tout au plus peut-on incriminer l'action du froid humide, ou d'une infection intestinale hypothétique.

Comme chez l'adulte, la *bactériologie* de ces abcès est très variable : on a trouvé le pneumocoque (Tuffier), le streptocoque, le staphylocoque (Hallé), une association du colibacille et du staphylocoque (Lannelongue et Achard).

Symptômes. — Pendant une première période qui peut durer jusqu'à trois, quatre ou même six semaines, les signes sont peu nets, et le diagnostic est délicat.

On observe avant tout de la fièvre, qui est élevée, atteint 39 à 40° et peut revêtir l'aspect de la fièvre intermittente, avec grandes oscillations, chaque accès étant précédé de frissons et suivi de sueurs. L'enfant est agité, il a la langue sèche, son appétit est nul; parfois même, il y a des vomissements. Dès ce moment pourtant, on observe des douleurs qu'il est parfois difficile de localiser chez le tout jeune enfant, mais qui, chez les enfants un peu grands, siègent nettement à la région lombaire d'un côté; elles sont exagérées par la pression et par la marche, que l'enfant redoute particulièrement; la colonne lombaire reste rigide, et les tentatives de flexion du tronc sont douloureuses.

Au bout d'un certain temps, les symptômes locaux se précisent : les douleurs augmentent beaucoup, et la pression locale arrache des cris aigus au malade. On commence à percevoir un empâtement profond, puis une tuméfaction diffuse de la région; la peau devient chaude, parfois un peu rouge. Enfin la cuisse du même côté peut se fléchir, et son extension forcée provoque alors de violentes souffrances.

Évolution. — Il semble que, malgré tout, l'*évolution* de ce phlegmon soit plus bénigne chez l'enfant que chez l'adulte : dans la statistique de Gibney, on relève 12 résolutions spontanées sur 28 cas. Néanmoins, le plus souvent, si l'on n'opère pas, le pus tend à se faire jour au dehors : l'ouverture à la peau est la plus fréquente ; elle est précédée de la formation d'une vaste collection sous-cutanée, nettement fluctuante, parfois étendue du bassin à l'omoplate et qui communique avec l'abcès profond par une ouverture étroite en bouton de chemise. — L'abcès peut aussi s'ouvrir dans la plèvre, les bronches, l'intestin, la vessie, etc. ; la guérison peut néanmoins encore se produire ; mais le plus souvent l'enfant finit par succomber avec tous les signes d'une infection généralisée, sur laquelle peut venir se greffer une parotidite suppurée (Comby).

Diagnostic. — Le diagnostic est difficile et le plus souvent tardif. En effet, au début, on ne peut guère y penser que lorsqu'on relève dans les antécédents un traumatisme évident de la région; dans ce cas, d'ailleurs, il existe fréquemment, dès le début, de l'hématurie, qui montre que la contusion a été grave, a lésé le rein et a déterminé un *hématome périrénal*. Dans tous les autres cas, étant donné que les urines sont le plus souvent normales, que le phlegmon périnéphrétique est une affection rare, on pensera plutôt à un *mal de Pott*, à une *coxalgie*, au *lumbago*. Cependant les caractères de la fièvre doivent, dès ce moment, faire penser à l'imminence d'une suppuration.

Lorsque l'abcès est constitué et qu'on constate de l'empâtement lombaire, on peut encore hésiter avec un *abcès de la face postérieure du foie*, avec un *abcès appendiculaire rétro-cæcal*. C'est parfois au cours de l'opération seulement qu'on reconnaîtra l'origine de la suppuration.

Traitement. — Au début, il faut appliquer des compresses humides, chaudes et fréquemment renouvelées. Mais, sitôt qu'on pense que le pus est collecté, il faut inciser la paroi postérieure, évacuer le pus et explorer les organes voisins.

INFLAMMATIONS SPÉCIFIQUES DES REINS.

Tuberculose du rein.

On doit décrire aujourd'hui, chez l'enfant comme chez l'adulte, trois formes de tuberculose rénale : la *tuberculose chirurgicale ulcéro-caséeuse*, la *tuberculose miliaire aiguë*, la *néphrite d'origine tuberculeuse*. Aucune de ces trois formes ne comporte de particularités bien spéciales à l'enfance, et on peut seulement dire — avec Jean Hallé qui a fait sur ce sujet un article des plus documentés et que nous suivrons pas à pas — que, d'une manière générale, la tuberculose rénale de l'enfance ne diffère de celle de l'adulte que par la fréquence relative de ces trois formes.

En effet, la néphrite d'origine tuberculeuse parait rare dans le jeune âge ; sans doute, elle n'a pas fait l'objet d'études systématiques comme chez l'adulte, et on peut supposer que l'étude bactériologique complète de tous les cas de néphrite d'étiologie obscure pourrait révéler la nature tuberculeuse de quelques-uns de ces cas; il n'en est pas moins vrai que, depuis que l'attention a été attirée sur ces faits chez l'adulte par Jousset, L. Bernard et Salomon, pas un seul cas de ce genre n'a été publié chez l'enfant.

La tuberculose chirurgicale est plus fréquente et beaucoup mieux connue ; néanmoins, en 1904, Hallé n'avaitpu en réunir que 40 observations, d'après les statistiques d'Aldibert, de Hamill et *la sienne propre*, et depuis il n'a été publié que quelques cas isolés ; pour notre part, nous n'en avons observé qu'un seul exemple.

Par contre, les granulations miliaires, les petits tubercules caséeux se rencontrent très fréquemment à l'autopsie d'enfants tuberculeux, beaucoup plus souvent que chez l'adulte : Rilliet et Barthez avaient déjà insisté sur ce fait, tout en remarquant que les lésions de la rate, du foie et des méninges étaient encore plus *fréquentes* ; dans des statistiques récentes, Müller trouve dans 23 p. 100 de ces cas, Schwer dans 67 p. 100, des granulations ou des tubercules nettement visibles. Sur 300 autopsies d'adultes tuberculeux, Dickinson trouve seulement 17 fois des tubercules du rein, et sur 300 autopsies d'enfants, 49 fois des lésions rénales de même nature. Nous pourrions même dire que, si les examens étaient très minutieux et s'ils étaient corroborés par l'analyse histologique, on décèlerait des lésions histologiquement spécifiques dans la quasi-totalité des autopsies d'enfants tuberculeux.

TUBERCULOSE CHIRURGICALE.

Anatomie pathologique. — La tuberculose chirurgicale ou ulcéro-caséeuse peut se présenter sous plusieurs formes anatomiques :

1° Dans les formes peu avancées, on peut voir de gros *tubercules non ramollis*, de la dimension d'une noisette ou d'une noix, siégeant surtout dans le voisinage de la voûte artérielle.

2° Dans un stade ultérieur, ces tubercules se ramollissent, s'ouvrent dans le bassinet et forment des *cavernes tuberculeuses* à parois tomenteuses.

3° Le bassinet peut être envahi à son tour par le processus; alors cavernes et bassinet forment une seule poche volumineuse et puru-

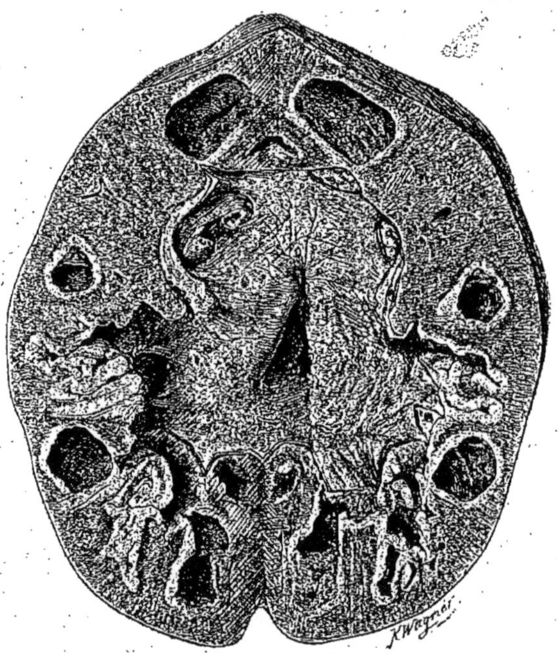

Fig. 60. — Tuberculose ulcéro-caséeuse du rein (Chauffard et Læderich).

lente, qui peut acquérir les dimensions d'une tête de fœtus ou davantage; c'est une *pyélonéphrite tuberculeuse*. Il n'est pas rare que l'uretère lui-même soit alors envahi; il forme un cordon volumineux, ayant le diamètre du petit doigt, noueux, moniliforme; sa paroi est très épaissie et sa muqueuse ulcérée; c'est surtout dans ces cas qu'on verra la propagation à la vessie et au rein du côté opposé et qu'il peut être malaisé de dire si la tuberculose rénale est d'origine descendante ou ascendante.

Les autres éventualités sont plus rares; pourtant, on peut encore observer :

4° La transformation totale du rein en un bloc caséeux : c'est la *tuberculose massive*, dans laquelle la masse tuberculeuse est seulement enveloppée par une capsule épaisse, tout le parenchyme rénal ayant disparu. Cette forme, décrite chez l'adulte par Noël Hallé, a été vue chez l'enfant par Monti, Bureau. Elle peut être due à l'oblitération de l'uretère et représenter une sorte d'enkystement cicatriciel de la lésion initiale ; mais elle peut se voir aussi avec un uretère perméable et semble due alors à une variété spéciale de tuberculose secondaire à une lésion osseuse surtout vertébrale, et ne s'accompagnant guère de localisations secondaires dans d'autres organes.

5o Enfin, Coenen a opéré avec succès chez un enfant de trois ans un *rein polykystique*, dont le liquide clair et la paroi contenaient de nombreux bacilles de Koch.

La tuberculose rénale chirurgicale manifeste parfois une tendance vers la guérison spontanée, notamment à la suite de l'oblitération de l'uretère: le rein contient alors une série de petites poches à parois fibreuses et épaisses, à l'intérieur desquelles on trouve des débris caséeux ou des masses crétacées (Rilliet et Barthez). — Mais, le plus souvent, elle tend à progresser, elle envahit les voies urinaires inférieures, uretère, vessie et même urètre, prostate, testicules; l'autre rein se prend à son tour, et une généralisation granulique se fait dans divers organes.

Un dernier point anatomique est d'une importance capitale à signaler : on pouvait croire, il y a quelques années, alors qu'on n'était renseigné que par les autopsies, que la tuberculose rénale était souvent d'origine ascendante et vésicale, qu'elle était souvent bilatérale et s'accompagnait fréquemment de localisations dans d'autres organes. Aujourd'hui, grâce à l'étude clinique des faits au début, grâce aux opérations précoces, on peut dire que le plus souvent, comme chez l'adulte, la tuberculose rénale s'institue alors que la vessie est encore saine, et qu'elle est donc d'origine descendante; un seul rein se trouve d'abord intéressé, et cela alors qu'il n'existe ailleurs — dans le poumon, les ganglions, les os — que des lésions extrêmement discrètes; on peut donc dire, grossièrement et au seul point de vue clinique, que cette forme de tuberculose rénale représente une localisation primitive de l'infection.

Symptômes. — L'affection peut rester complètement latente et n'être qu'une découverte d'autopsie : c'est ce qui se produit dans certains cas de tubercules non ulcérés; mais le plus souvent elle se révèle par des signes urinaires très importants, et on peut dire, avec Hallé, que, si l'on pratiquait toujours l'examen des urines, trop souvent négligé chez l'enfant, on éviterait presque toujours l'erreur de diagnostic.

Début. — Les signes du début sont des signes urinaires :

C'est presque toujours une *hématurie*, celle-ci pouvant précéder de plusieurs mois l'apparition des autres symptômes. Elle est insidieuse, apparaît sans cause, quoique parfois sous l'influence d'un refroidissement ou d'un traumatisme ; elle colore uniformément l'urine; en général peu abondante, elle cède d'elle-même, mais surtout après le repos au lit, et peut se montrer à nouveau quelques jours après. Dans l'intervalle des hématuries, les urines sont pâles, abondantes ; elles contiennent peu ou pas d'albumine; mais l'examen chimique révèle une phosphaturie anormale et l'examen microscopique un certain nombre de globules rouges, qui sont presque constants et dont la présence a une grande valeur diagnostique.

Pourtant le premier symptôme peut être aussi une *polyurie*, qui provoque chez l'enfant de l'*incontinence d'urine* (Harrisson, Boursier, Hamill), souvent accompagnée de *cystalgie*.

Tout peut se réduire à ces signes ; le rein est encore peu volumineux; l'état général relativement intact ; la fièvre peut manquer ou est peu élevée.

Période d'état. — A la période d'état, apparaissent les signes capitaux : des urines purulentes, une tumeur rénale et des signes d'infection générale tuberculeuse.

Les urines sont uniformément louches ; c'est la *polyurie trouble*, caractéristique des lésions purulentes du rein. Par le repos, elles laissent déposer une couche pulvérulente, dans laquelle on reconnaît des petits amas caséeux, composés de cristaux d'acide gras, de gouttelettes graisseuses, de leucocytes dégénérés; si on examine des urines fraîchement émises, on peut, dans le culot de centrifugation, trouver des bacilles de Koch qu'il faudra toujours différencier avec soin des bacilles acido-résistants du smegma ; sinon on est frappé par l'absence de tout germe microbien ; enfin il est bien rare que l'inoculation au cobaye ne donne pas de résultats positifs.

On constate dans le flanc une *tumeur* qui a tous les caractères d'une tumeur *rénale* (Voy. *Cancer du rein*) et dont la palpation est légèrement douloureuse.

Enfin il existe une fièvre peu élevée, mais très irrégulière; le pouls est rapide, et le sphygmomanomètre montre une hypotension artérielle qui manque en général dans les autres affections du rein (Reitter). L'enfant est faible, se plaint de lassitudes insolites ; il présente des sueurs abondantes et maigrit dans de fortes proportions.

Évolution. — L'évolution est en général progressive. — Elle peut être traversée par des épisodes aigus, tels que le syndrome de la colique néphrétique, lorsqu'un gros grumeau caséeux ou un caillot sanguin oblitère passagèrement l'uretère ; — ou bien il peut se produire des accès de rétention caractérisés par une douleur lombaire très violente, une ascension de la température à 40°, en même temps que les urines s'éclaircissent; puis brusquement une débâcle d'urines troubles apparaît, et tous les symptômes s'amendent.

Peu à peu, l'état général s'altère de plus en plus, l'enfant devient cachectique : la propagation à la vessie s'accuse par des mictions très fréquentes et horriblement douloureuses ; des abcès périrénaux peuvent se former, abcès froids qui ont la marche lente et progressive des abcès par congestion, ou abcès chauds dus à des infections secondaires et souvent à contenu fétide.

La mort survient après un ou deux ans, soit dans la cachexie profonde, soit par urémie somnolente ; la mort subite n'est pas exceptionnelle (Cathelin, Comby), mais d'un mécanisme encore obscur. En général, l'épisode ultime est une granulie soit méningée, soit pulmonaire.

Pourtant l'affection est susceptible de s'arrêter dans sa marche, parfois pendant de longs mois, pour évoluer de nouveau ; il peut même, comme nous l'avons signalé, se produire des guérisons spontanées. Mais c'est une éventualité trop rare pour qu'on ne cherche pas à enrayer le mal aussitôt que possible par une opération radicale.

Diagnostic. — Il est relativement facile de faire le diagnostic de cette affection chez l'enfant, pour peu qu'on prête attention aux modifications des urines.

L'*incontinence d'urine*, que l'on considère trop souvent comme un symptôme banal chez l'enfant, peut être le signe révélateur d'affections graves (tuberculose rénale, néphrite chronique, diabète). Sa constatation nécessite donc toujours un examen chimique complet de l'urine et une exploration du rein.

L'*hématurie* spontanée, à répétition, doit toujours faire penser à la tuberculose. Nous renvoyons au chapitre hématurie pour le diagnostic détaillé de ce symptôme ; disons cependant ici que les hématuries rénales chez l'enfant sont exceptionnelles en cas de néoplasme, celui-ci s'observant d'ailleurs dans les deux premières années de la vie où la tuberculose chirurgicale des reins est rare ; il ne faut pas non plus compter avec des hématuries d'origine lithiasique, dont on compte les observations. Par contre, les néphrites chroniques hématuriques sont fréquentes à cet âge et constituent le diagnostic le plus difficile à éliminer ; cependant elles s'accompagnent plus volontiers de bouffissures, d'œdèmes, de symptômes urémiques variés ; dans les urines, on trouve des cylindres, qui sont plus rares en cas de tuberculose ; ce sont en général les deux reins qui saignent ; on ne trouve donc pas un gros rein d'un côté, les deux reins ne se laissant en général pas percevoir ; si l'on fait la séparation des urines, on constate que les deux urines, droite et gauche, ont une composition sensiblement identique, comme nous avons pu nous en assurer dans un cas que l'un de nous a étudié récemment avec le Dr Villemin. Mais il sera toujours bon de contrôler ces signes locaux par l'examen de l'état général, la recherche d'autres foyers de tuberculose, l'examen bactériologique des urines et surtout leur inoculation au cobaye.

La *polyurie trouble* est un signe de suppuration rénale. Mais, en cas de pyélonéphrite due aux microbes ordinaires de la suppuration, l'urine même fraîche exhale souvent une odeur ammoniacale marquée; elle est très riche en microbes (colibacilles, streptocoques, etc.); le dépôt est composé presque exclusivement de polynucléaires. — Au contraire, l'urine fraîche de la tuberculose rénale n'a pas d'odeur : elle est amicrobienne ou contient quelques bacilles de Koch; sa formule leucocytaire est variable, mais comporte une proportion assez élevée de mononucléaires. Le plus souvent, les pyélonéphrites non tuberculeuses ont eu un début brutal et s'accompagnent de fièvre élevée, à grandes oscillations; ce n'est que dans les cas traînants, qui sont d'ailleurs rares, que le diagnostic peut être délicat et sera tranché par l'examen des urines.

L'*augmentation de volume du rein* n'est jamais un symptôme isolé : elle s'accompagne toujours d'hématurie ou de pyurie; dans ces conditions, on ne saurait la confondre avec un néoplasme, qui saigne rarement et ne s'observe que chez des enfants jeunes, avec les tumeurs liquides du rein (hydronéphroses, kystes séreux, kystes hydatiques), qui ne saignent jamais et n'altèrent pas, pendant de longs mois, l'état général.

La partie la plus difficile du diagnostic consiste à savoir quelle est l'étendue exacte des lésions; il faut s'assurer qu'il n'y a pas de tuberculose marquée dans aucun viscère, que la vessie est intacte; pourtant Albarran admet que les lésions vésicales ne sont pas une contre-indication absolue à la néphrectomie, l'opération les influençant en général favorablement.

Il faut surtout apprécier l'état de l'autre rein, et pour cela les signes cliniques (palpation, recherche de la douleur) sont insuffisants : il faut recourir à la division des urines, pour voir si la lésion n'est pas bilatérale, l'opération étant alors inutile, et si le rein supposé sain ne fonctionne pas suffisamment, l'opération risquant alors d'être nuisible.

Traitement. — Aujourd'hui qu'on peut avoir en main tous ces éléments d'une diagnostic précis, l'hésitation n'est plus permise. Si la lésion est unilatérale et que l'autre rein fonctionne bien, la *néphrectomie* s'impose, même si l'uretère et la vessie sont déjà intéressés, et elle doit être faite le plus tôt possible; il semble bien que, lorsqu'on a opéré dans ces conditions, les résultats ont été presque constamment bons (Aldibert, Albarran, Pousson, Rafin, Hamill, Villemin).

Si ces conditions ne se trouvent pas réunies, il faut s'abstenir et se borner au traitement hygiénique et médicamenteux de la tuberculose en général, qui permettra de prolonger les malades et parfois même d'obtenir une quasi-guérison assez inattendue, et qui paraît d'ailleurs moins fréquente que chez l'adulte. — Pourtant même alors, on pourra être amené à intervenir et à pratiquer, par exemple, une néphrotomie, quand il existe une rétention rénale prolongée, avec fièvre, douleurs et diminution des urines, ou une large incision postérieure de la paroi, en cas de phlegmon périnéphrétique suppuré.

TUBERCULOSE MILIAIRE AIGUË.

Anatomie pathologique. — Nous avons dit qu'elle se rencontre à l'autopsie de presque tous les enfants morts de granulie : les reins sont de volume presque normal ; on voit de nombreuses granulations irrégulièrement réparties à la surface, sur les coupes, et surtout dans la substance corticale. Au microscope, les lésions paraissent encore beaucoup plus accentuées ; Hallé, dans ses examens, les a vues surtout autour des veines de la capsule, au voisinage des artérioles de la corticale, autour des vaisseaux de la voûte artérielle. « Les cellules géantes sont abondantes et faciles à trouver. On observe en outre des altérations secondaires très nettes des tubes excréteurs et des tubes contournés.... Les glomérules présentent peu de lésions jeunes d'infiltration cellulaire ; il semble donc que la tuberculose miliaire du rein débute rarement par les glomérules... Les bacilles de Koch n'y sont pas très abondants. »

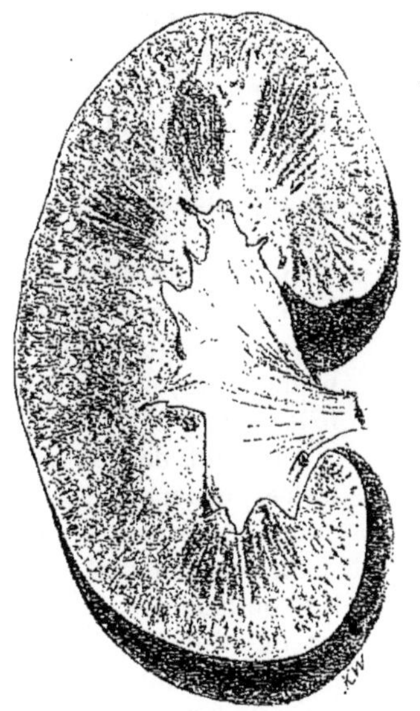

Fig. 61. — Granulie rénale chez un enfant mort de méningite tuberculeuse (demi-schématique).

Symptômes. — Ces lésions se manifestent en général par un minimum de signes, qui sont noyés au milieu des signes de méningite, de granulie pulmonaire. Si l'on fait l'examen systématique des urines, on trouve seulement de l'oligurie, un peu d'albumine, de l'hématurie microscopique.

Pourtant il existe des cas exceptionnels de granulie rénale isolée, qui se manifeste alors par des signes bruyants : tel le cas de Beaver, cité par Hallé. Un enfant de trois ans fut pris de phénomènes douloureux dans l'abdomen et de rétention d'urine ; on crut à un calcul ; une exploration vésicale fut pratiquée sans qu'on ne trouvât rien d'anormal. Deux jours après, l'enfant mourut dans le coma avec persistance des phénomènes d'anurie. L'autopsie ne permit de déceler d'autre lésion qu'une tuberculose miliaire localisée au tiers supérieur du rein droit, intéressant à la fois la substance corticale et la substance médullaire.

NÉPHRITE TUBERCULEUSE.

Symptômes. — On sait aujourd'hui, à la suite de nombreuses recherches expérimentales, et aussi d'examens anatomiques faits chez l'homme adulte, que le bacille tuberculeux est susceptible de déterminer d'autres lésions que celles que nous venons de décrire, des lésions qui n'ont aucun caractère spécifique et qui ont à première vue les caractères d'une néphrite banale. Ces néphrites tuberculeuses se traduisent en clinique par des symptômes qui n'ont rien de spécial : albuminurie, syndrome de néphrite albumineuse simple, de néphrite hydropigène ou urémigène ; on peut arriver cependant à les dépister au lit du malade, si on a l'attention éveillée de ce côté.

En est-il de même chez l'enfant ? Cela est très vraisemblable, quoique nous manquions presque de tout document sur cette question.

Au point de vue anatomique, en dehors de la dégénérescence amyloïde, nous n'avons guère comme documents que les examens d'Hallé, qui a trouvé, chez des enfants morts de tuberculose, des reins pâles blanchâtres; au microscope, il s'agissait de néphrite parenchymateuse subaiguë, avec participation des glomérules.

Au point de vue clinique, on ne trouve que des observations isolées, concernant des enfants déjà grands, presque des adolescents, et qui confirment ce que nous savons chez l'adulte.

On peut, en effet, observer chez des enfants atteints de tuberculose pulmonaire, osseuse, ou surtout ganglionnaire, plusieurs variétés de néphrite, auxquelles on ne peut trouver d'autre cause que l'infection tuberculeuse.

C'est tantôt une *néphrite aiguë*, avec hématurie et polyurie : forme grave qui aboutit à la mort par tuberculose ou par cachexie.

C'est tantôt une *néphrite chronique hydropigène*, dont nous avons observé un cas tout à fait net; le plus souvent, d'ailleurs, cette néphrite chronique s'accompagne d'augmentation de volume du foie, de la rate et de diarrhée séreuse ; on peut alors diagnostiquer une dégénérescence amyloïde, qui est venue se surajouter aux lésions de néphrite.

C'est tantôt enfin de la *néphrite albumineuse simple* (ancienne albuminurie solitaire des tuberculeux).

Par contre, nous ne connaissons pas chez l'enfant de cas de néphrite lente, urémigène, qui ait pu être rapportée à la tuberculose.

On peut encore observer, à cet âge, le syndrome de l'albuminurie intermittente prétuberculeuse, décrite par le professeur Teissier : c'est une albuminurie à type matinal, s'accompagnant d'urines abondantes hypertoxiques et denses. En même temps, les malades pâlissent, s'affaiblissent, maigrissent, quoiqu'ils n'aient encore aucun signe formel de tuberculose ; à un moment donné, l'albuminurie cesse, et alors se déclarent des signes de tuberculose pulmonaire.

Diagnostic et traitement. — Le *diagnostic étiologique* de ces formes est très difficile et ne peut guère se faire que par élimination. Il est pourtant très important à faire, car ces formes réclament un autre traitement que les néphrites ordinaires; sans doute, dans les phases aiguës, le régime lacté s'impose; mais rapidement il faudra arriver à une alimentation normale déchlorurée et à la cure d'air.

Syphilis rénale.

La syphilis rénale revêt deux formes essentiellement différentes, selon qu'il s'agit d'*hérédo-syphilis précoce* ou d'*hérédo-syphilis tardive.*

HÉRÉDO-SYPHILIS PRÉCOCE.

Les manifestations rénales de l'hérédo-syphilis chez le nourrisson sont considérées comme peu fréquentes, beaucoup moins notamment que celles du foie, probablement parce qu'elles comportent des symptômes moins bruyants et qui demandent à être recherchés ; l'albuminurie est souvent le seul en effet, et on sait combien elle passe facilement inaperçue à cet âge. Néanmoins, par des explorations systématiques, Cassel a trouvé, chez 31 nourrissons hérédo-spécifiques, 6 fois de l'albuminurie, et sur 12 autopsies, 10 fois des lésions rénales. Hecker considère même la lésion rénale comme constante.

Anatomie pathologique. — On trouve toujours des lésions variées dans divers organes, principalement dans le foie. Quant au rein lui-même, il peut présenter divers aspects, suivant l'ancienneté et l'intensité du processus. Le rein peut être *gros* et *congestionné*, ou ressembler au *gros rein blanc ;* cependant, dans ce cas, il est plutôt jaunâtre et déjà un peu ferme, par l'existence d'un début de sclérose ; sur ce fond peuvent se détacher des noyaux blancs (Klebs et Parrot), qui représentent des gommes, de la dimension d'un grain de chènevis à celle d'un pois et siégeant surtout dans la substance corticale. Plus tard, on pourra observer des *reins sclérogommeux*, tout à fait comparables à ceux de l'adulte, des reins de *néphrite atrophique lente*, en apparence banale (Vallas, de Sinéty, Barthélemy, Massalongo, Lecorché et Talamon), enfin, mais plus rarement, des reins atteints de *dégénérescence amyloïde*.

Au microscope, on constate toujours une infiltration embryonnaire abondante, à prédominance périartérielle, formant en certains points de petits amas, véritables gommes miliaires microscopiques évoluant vers la sclérose et des lésions très accusées d'endo et de périartérite, aboutissant au rétrécissement du calibre du vaisseau et parfois à son oblitération. En outre, dans les formes rapides, on trouve de petits foyers hémorragiques dans les glomérules (Haushalter, Richon), de la nécrose de l'épithélium des tubes contournés et de nombreux cylindres granuleux et hématiques dans les tubes droits. Dans les formes plus lentes, on pourra voir, outre la sclérose interstitielle, de l'épaississement de la capsule de Bowmann et de la prolifération des noyaux périglomérulaires, de l'atrophie ou de la dégénérescence granulo-graisseuse des épithéliums.

Symptômes. — Les symptômes restent très souvent obscurs. Dans certains cas, on peut voir apparaître de l'albuminurie avec de l'anasarque ou des œdèmes localisés (Bradley, Hock, Moussous); dans d'autres, l'attention est attirée par un œdème souvent énorme, sans qu'il soit possible de trouver de l'albumine dans les urines (d'Astros, Lereboullet et Marcorelles). Potain a signalé de l'anurie. Mais le plus souvent, aucun signe grossier ne fait soupçonner la localisation rénale, et il faudrait examiner systématiquement l'urine pour trouver une albuminurie, qui est souvent légère, particulièrement en cas de néphrite atrophique lente.

Diagnostic. — Le diagnostic de la nature syphilitique de cette néphrite s'impose quand elle coïncide avec des stigmates cutanéomuqueux, l'existence d'un gros foie, d'une grosse rate. Dans tous les autres cas, il ne peut être que soupçonné : il faut d'abord éliminer toutes les causes d'œdème du nourrisson (troubles gastro-intestinaux ou hépatiques, injection ou ingestion de solutions chlorurées), et le diagnostic de néphrite étant admis par la coexistence d'albuminurie, de cylindrurie, la présence de leucocytes et souvent d'hématies dans le culot de centrifugation, on soupçonnera la syphilis quand on ne trouvera aucune autre étiologie appréciable de néphrite.

Traitement. — Le traitement spécifique est de rigueur dans tous ces cas, sous forme de préparations mercurielles, principalement de frictions ; il est en général efficace et susceptible de déterminer rapidement la rétrocession des symptômes graves ; il peut donc être considéré comme un traitement d'épreuve dans les cas délicats.

HÉRÉDO-SYPHILIS TARDIVE.

Symptômes. — Les manifestations rénales tardives sont encore moins bien connues et paraissent beaucoup plus rares.

On en connaît cependant quelques observations indiscutables, dues à Lecorché et Talamon, Hutchinson, Bartels, Brault, et qui se présentent sous l'aspect suivant :

Ce sont des malades de dix à quinze ans, ou plus, qui présentent des déformations du tibia, de la cloison du nez, souvent de l'ascite et un gros foie ; à l'examen des urines, on trouve de l'albuminurie, parfois des poussées hématuriques ; on institue alors le traitement ioduré, seul ou associé au mercure, et l'on constate une diminution et parfois une guérison des manifestations viscérales. Cette guérison peut être définitive, comme dans l'observation de Bartels ; mais, le plus souvent, on assiste à des recrudescences sur lesquelles le traitement a de moins en moins de prise, et les malades finissent par mourir après un temps plus ou moins long, cachectiques ou urémiques. Le pronostic est donc en somme plus grave que pour les manifestations précoces.

Il semble enfin qu'on puisse observer des néphrites hydropigènes typiques qui sont améliorées par le traitement spécifique (Rist), et enfin des néphrites urémigènes pures pour lesquelles on ne peut trouver d'autre étiologie que la syphilis parentale (Talamon). Mais ces cas sont jusqu'à présent exceptionnels.

ECTOPIE RÉNALE.

On peut distinguer deux variétés d'ectopie rénale selon que cette ectopie est *congénitale* ou qu'elle est *acquise*.

Ectopie congénitale.

Un des reins peut avoir, dès la naissance, un siège tout à fait anormal et siéger du côté opposé, au-dessus ou au-dessous de l'autre rein, dans la fosse iliaque ou sur le détroit supérieur ; il est alors relativement peu mobile, étant fixé parfois par des adhérences, le plus souvent par la pression des viscères abdominaux, le péritoine pariétal, et étant appendu à des vaisseaux qui ont eux-mêmes une origine anormale ; cette ectopie congénitale coïncide fréquemment avec d'autres anomalies portant sur le système urinaire, principalement sur les reins ; c'est ainsi qu'il n'est pas rare de trouver un rein unique, le plus souvent en fer à cheval, situé sur la ligne médiane, la concavité tournée en haut.

Les ectopies congénitales sont souvent compatibles avec une santé parfaite.

Cependant, dans les cas de rein unique, toute lésion des voies urinaires comportera un pronostic plus grave.

Ectopie acquise.

Étiologie. — Le rein flottant n'est pas très rare chez l'enfant. Comby a pu en observer 30 cas, et son élève Dupaux en rapporte 38 dans sa thèse.

Il se rencontre surtout dans la seconde enfance, entre dix et quatorze ans; mais on peut l'observer aussi avant cet âge : Schutze l'a vu à six mois, et Comby rapporte 2 cas de rein mobile constatés l'un à l'âge de trois mois, l'autre chez un enfant de trente-trois jours. Les filles sont beaucoup plus prédisposées que les garçons (31 cas sur 38).

La pathogénie de l'affection est encore assez obscure : on doit faire jouer cependant un rôle au corset qui repousse en bas les viscères abdominaux, à l'hypertrophie du foie qui refoule le rein droit (et de fait les enfants présentant un gros foie dyspeptique ont souvent un rein mobile), enfin au refoulement de la paroi abdominale par la distension de l'estomac et de l'intestin : Comby croit en effet qu'il faut remonter aux premières années de la vie pour expliquer la plupart des cas de rein mobile : chez les enfants mal nourris, chez les nourrissons à gros ventre, on voit la sangle abdominale se relâcher, une éventration apparaître, des hernies de faiblesse se produire par dilatation des orifices naturels; la pression intra-abdominale diminue et le rein, moins fortement appliqué contre la paroi postérieure, peut alors se mobiliser.

Enfin il semble bien qu'il y ait une prédisposition familiale à la mobilité du rein : Comby et Albarran ont cité l'histoire de plusieurs frères et sœurs, atteints successivement, surtout lorsque les parents eux-mêmes présentaient cette affection. Il y aurait donc une tendance congénitale à la néphroptose, qui serait alors une sorte de *stigmate de dégénérescence*, et Comby se demande à propos de 2 cas si l'hérédo-syphilis ne serait pas parfois en cause.

Symptômes. — « La symptomatologie est vague et pauvre chez l'enfant, tandis que chez l'adulte le rein mobile donne lieu à un véritable luxe de symptômes dont la plupart sont d'ordre nerveux et pourraient bien tenir à l'auto-suggestion des malades. » Tout se réduit ici aux signes physiques, qui passeraient complètement inaperçus si on n'explorait pas de parti pris la région rénale.

Quelquefois cependant, on note des douleurs, tantôt sourdes et continues, tantôt vives et intermittentes, paroxystiques. Ces douleurs augmentent aux périodes menstruelles chez les fillettes déjà réglées. Chez les enfants nerveux, irritables, elles peuvent s'accompagner de crises convulsives plus ou moins violentes.

En général, les enfants arrivent à l'âge adulte sans avoir présenté aucun phénomène grave : on a pourtant signalé à titre d'exception certaines complications, comme la pyélonéphrite, des hématuries, une hydronéphrose intermittente par coudure du rein, celle-ci pouvant s'accompagner de tympanisme et d'hyperesthésie de la paroi au point de faire croire à une péritonite ou à une appendicite.

Traitement. — « Quand l'enfant ne souffre pas, il n'y a rien à faire ; on soignera seulement la dyspepsie, si elle existe ; on combattra la constipation et on recommandera des vêtements amples et aisés, ne serrant pas la taille. On interdira l'usage des ceintures et des corsets trop serrés. Ces mesures hygiéniques sont également commandées par la prophylaxie.

« Si la néphroptose devient gênante, douloureuse, on fera porter des ceintures destinées à limiter la mobilité du rein ou à fixer l'organe dans sa loge. Ce but est très difficile à atteindre. Enfin, si les douleurs sont intolérables, si la fonction urinaire est compromise, s'il y a de l'hydronéphrose permanente ou intermittente, on conseillera le traitement chirurgical (néphrorraphie), qui consiste à aller à la recherche du rein et à le fixer à la paroi abdominale postérieure. Dans un cas que nous avons observé, cette opération avait été pratiquée avec succès par le Dr Jalaguier chez une fillette de cinq ans » (Comby).

LITHIASE RÉNALE.

La lithiase urinaire se présente chez les enfants sous des formes et dans des conditions très différentes. On sait la fréquence relative des *pierres vésicales*, surtout en certains pays ; leur histoire sera faite à l'occasion des maladies de la vessie. D'autre part, nous avons déjà signalé l'*infarctus urique des nouveau-nés*, qu'on voit à l'autopsie infiltrant plusieurs points du parenchyme rénal, et qui s'élimine pendant les jours qui suivent la naissance sous forme de sable qui colore les langes ; ce sont là des faits extrêmement fréquents, qui rentrent presque dans l'ordre physiologique, quoique, pour certains auteurs, notamment pour Bokay, on doive voir dans cette infiltration uratique précoce un mode de début de lithiase avérée, quelques débris uratiques restés enchâssés dans un calice devenant le centre de sédimentations ultérieures. Il existe encore une *gravelle des nourrissons*, dont Comby a montré la fréquence, et qui s'observe chez des enfants atteints de diarrhée chronique, déshydratés, athrepsiés; elle est essentiellement passagère et ne correspond pas à un vice initial, héréditaire de la nutrition; elle se caractérise simplement par l'émission d'urines sédimenteuses pendant la durée de la maladie déshydratante.

Nous envisagerons seulement ici la *lithiase rénale proprement dite*, en insistant sur les particularités qui la distinguent de celle de l'adulte.

Cette affection a jusqu'à présent assez peu attiré l'attention. Dabout en a cependant rapporté 13 cas en 1876; Rilliet et Barthez mentionnent qu'elle « n'est pas très rare chez l'enfant »; les 8 malades qu'ils ont vus à l'hôpital étaient âgés de un à six ans. Bokay l'a beaucoup étudiée en Hongrie, mais il l'envisage surtout comme point de départ de la lithiase vésicale, et il confond les deux descriptions. Son histoire prend surtout de l'importance avec un excellent mémoire de Monsseaux basé sur l'étude de 77 cas observés à Vittel par le Dr Bouloumié, et auquel nous ferons de fréquents emprunts.

Étiologie. — La maladie peut débuter à tout âge, même à un ou deux ans; il semble pourtant qu'elle devienne plus fréquente à mesure que l'enfant avance en âge. La prédominance chez les garçons est incontestable (66 p. 100); on peut invoquer pour l'expliquer l'alimentation en général plus abondante et plus carnée chez les garçons et l'habitude d'un travail intellectuel plus intense qui les condamne à une vie sédentaire relative.

Elle paraît le plus souvent résulter d'un *vice héréditaire de la nutrition*; dans 84 p. 100 des cas, on relève que les parents étaient arthritiques, goutteux, obèses ou diabétiques; et 38 fois, ils présentaient eux-mêmes de la gravelle caractérisée. D'ailleurs, il n'est pas rare de trouver dans la même famille deux et jusqu'à trois enfants atteints successivement dans le jeune âge de coliques néphrétiques. Il semble donc qu'on ait affaire le plus souvent à une maladie identique à la lithiase rénale de l'adulte, remarquable seulement par son début précoce. Toutes les considérations étiologiques et pathogéniques qu'on trouve dans les traités classiques lui sont donc applicables.

Cependant, dans 16 p. 100 des cas environ, on ne trouve aucune tare héréditaire, et la maladie paraît s'être constituée de toutes pièces chez l'enfant; elle s'explique alors, en général, par des *fautes d'hygiène alimentaire* : témoin le cas rapporté par le professeur Robin d'un enfant de dix-sept mois, atteint de colique néphrétique avec rejet d'une notable quantité de sable urique à la suite d'une alimentation trop substantielle : les accidents persistèrent jusqu'au jour où on s'aperçut que le lait de chèvre dont on le nourrissait était trop riche en caséine; l'acide urique disparut définitivement de l'urine, quand on changea l'alimentation presque exclusivement azotée de l'animal pour la remplacer par une nourriture herbacée.

L'étiologie n'est pas toujours aussi nette ; mais on relève souvent néanmoins une nourriture trop riche en viande, trop abondante, trop épicée. Souvent aussi, il s'y ajoute une restriction spontanée ou imposée des boissons. Enfin souvent l'exercice musculaire est insuffisant.

Il est intéressant de noter en dernier lieu que la maladie apparait souvent *après une maladie infectieuse* : appendicite (Comby), infections broncho-pulmonaires et surtout scarlatine (Dickinson, et 13 observations de Monsseaux). L'action de ces infections est évidemment complexe : on peut l'expliquer par la fièvre, l'immobilisation au lit, peut-être par la restriction des boissons, et, dans certains cas, par la soustraction de liquide par vomissements ou une diarrhée abondante; c'est ainsi qu'Eichhorst raconte que son propre fils, âgé de dix ans, fut, à la suite d'un écart de régime, atteint d'une gastro-entérite à allure chôlériforme qui guérit en quatre jours; quarante-huit heures après, au début de la convalescence, il rendait, à la suite de douleurs lombaires et abdominales brusques et violentes, une urine trouble et sanguinolente contenant une forte quantité de graviers et de concrétions.

Anatomie pathologique. — Quelquefois les calculs sont composés de carbonate de chaux, de cystine ou de xanthine ; mais presque toujours il s'agit de gravelle urique, oxalique ou phosphatique.

Les *calculs uriques* sont les plus fréquents, comme chez l'adulte; leur surface est lisse quand ils sont petits ; plus gros, elle peut devenir granuleuse.

Les *calculs oxaliques* sont moins gros, mais plus durs encore que les précédents; ils ont l'aspect framboisé et sont hérissés de saillies qui rendent leur passage dans l'uretère particulièrement douloureux.

Les *calculs phosphatiques* (1/8 des cas) sont plus gros et friables; leur présence est parfois liée à une infection banale ou même à la tuberculose des voies urinaires; mais en général la gravelle phosphatique est primitive: elle peut d'ailleurs alterner chez l'enfant avec la gravelle urique, et Monsseaux a vu plusieurs fois des enfants avoir successivement des urines acides contenant du sable urique, puis des urines alcalines avec du sable blanc de phosphate ammoniaco-magnésien, sans qu'il y ait aucune infection des voies urinaires ; un de ses malades rendit même un jour un gros calcul complexe, formé d'urates, d'oxalates et de phosphates.

Ces calculs sont en général très bien tolérés pendant toute l'enfance, et les complications sont extrêmement rares; pourtant on a vu des cas d'hydronéphrose, de pyélonéphrite, d'abcès du rein, de phlegmon périnéphritique, en tout point analogues à ceux de l'adulte.

Symptômes. — Le début de la gravelle rénale passe souvent inaperçu, et ce n'est que l'apparition d'une colique néphrétique typique qui en fait poser le diagnostic.

Pourtant, avant cet accident brutal, il existe souvent des signes légers, frustes, qu'on peut mettre en évidence par un examen soigneux. On peut, en somme, décrire à la lithiase rénale de l'enfant des symptômes permanents, plus ou moins larvés, dus à l'élimination de sable urique ou à la présence d'un calcul dans le bassinet, et des accidents qui attirent brusquement l'attention sur une affection jusque-là fruste ou méconnue.

Symptômes proprement dits. — Ce sont des *douleurs lombaires*, parfois continues, plus souvent intermittentes et passagères, s'irradiant plus ou moins sur le trajet de l'uretère, qui apparaissent sans cause et sont provoquées par la marche, la fatigue, les exercices violents, le saut, les promenades en voiture. Quelquefois ces douleurs sont assez intenses et assez persistantes pour amener une mauvaise attitude de la part de l'enfant et même, dans les cas très accentués, il se produit une scoliose vertébrale pouvant faire craindre un mal de Pott en évolution (Parclet, Bouloumié).

Les *urines* présentent un dépôt uratique rougeâtre, adhérent au vase; puis, la maladie évoluant, on voit apparaître du sable, sous forme de poussière jaunâtre ou rougeâtre, quelquefois grise.

A ces symptômes quasi constants : douleur lombaire, émission de sable urinaire, viennent parfois s'ajouter des troubles de la miction, qui ont une grosse valeur sémiologique, car ce sont souvent les premiers symptômes qui attirent l'attention sur l'appareil urinaire, mais, mal interprétés, ils pourraient conduire à des erreurs de diagnostic. C'est surtout de la *pollakiurie*; les besoins se répètent plusieurs fois par heure, surtout le jour, mais parfois aussi la nuit; quand ils sont particulièrement impérieux, l'enfant mouille ses linges, et on peut penser alors à une vulgaire incontinence essentielle d'urine. D'autres fois, les mictions sont douloureuses, provoquant des plaintes, des gémissements ou des larmes chez le jeune enfant; il y a du ténesme vésical, de la *dysurie*. L'urine émise à chaque miction est en quantité minime, tantôt très claire, tantôt au contraire épaisse, chargée et sableuse ; mais cette urine ne contient pas de pus, ce qui différencie nettement ces phénomènes cystalgiques de ceux qu'on rencontre au cours des cystites. Ces symptômes durent quelques heures ou une journée, deux journées, puis disparaissent; mais ils reviennent souvent par crises au bout d'un certain temps et peuvent se renouveler ainsi pendant parfois de longues périodes. On peut les expliquer par des phénomènes réflexes (réflexe réno-vésical de Guyon), causés par un calcul du bassinet; mais Comby, Monsseaux pensent que ces symptômes sont le plus souvent liés à une concentration et à une acidité exagérées des urines, qui irritent la vessie;

une hygiène alimentaire mieux réglée, des boissons abondantes font rapidement disparaître ces phénomènes et même souvent l'incontinence d'urine.

Enfin un grand nombre d'enfants présentent des *associations morbides* dues à la même diathèse : ils sont sujets aux céphalées, aux migraines, à l'eczéma, aux épistaxis; quelques-uns souffrent d'accès d'asthme, de poussées d'urticaire, de douleurs articulaires fugaces.

Souvent encore, on note des troubles digestifs : dyspepsie, constipation habituelle, entérite muco-membraneuse et sableuse, crises de vomissements cycliques ou périodiques (Marfan).

Accidents de la lithiase. — Les calculs rénaux peuvent donner lieu à des *accidents mécaniques* : colique néphrétique, hématurie, anurie, ou provoquer l'éclosion d'accidents *infectieux*.

Accidents mécaniques. — *a*. La *colique néphrétique* n'est pas une rareté chez l'enfant. Gibbons en rapporte 6 cas chez des enfants de neuf à vingt-deux mois; Rilliet et Barthez en ont observé trois atteintes à quelques mois d'intervalle chez une petite fille de huit ans. Personnellement nous en avons observé un cas très net chez un garçon de sept ans. Monsseaux en publie dans sa statistique 25 observations, qui se répartissent ainsi au point de vue de l'âge de la première colique :

1 fois à 1 an.	2 fois à 8 ans.	3 fois à 12 ans.
1 — à 4 ans.	1 — à 7 —	1 — à 13 —
1 — à 5 —	4 — à 9 —	1 — à 14 —
1 — à 6 —	2 — à 10 —	2 — à 15 —
	5 — à 11 —	

Elle apparaît presque exclusivement dans la lithiase acide et semble surtout fréquente, violente et répétée dans la lithiase oxalique Elle se produit le plus souvent du côté droit. « Souvent elle survient sans cause apparente; d'autres fois, elle est provoquée par la fatigue ou par un exercice violent; elle éclate aussi à la suite d'un séjour prolongé au lit, nécessité par une maladie; chez la fillette déjà réglée, elle coïncide fréquemment avec la période menstruelle. »

Le début est brusque. La *douleur*, partant du rein, s'irradie rapidement à tout l'abdomen et provoque chez le petit malade des gémissements, des cris, de l'agitation; à certains moments, elle semble s'atténuer, le calme renaît; mais bientôt elle éclate de nouveau, donnant lieu à une nouvelle explosion de cris. « Les jeunes enfants sont incapables d'indiquer le siège et les caractères de cette douleur; ils pleurent et crient continuellement, tenant leurs cuisses fléchies contre le ventre : plus grands, ils accusent généralement au début une gêne dans le côté, au niveau d'un des reins, se transformant peu à peu en une douleur intense, généralisée à tout l'abdomen; la palpation permet alors parfois de préciser le siège maximum sur le trajet de l'uretère. Les nausées et les *vomissements*, d'abord alimentaires, puis bilieux, sont fréquents, mais il n'y a pas de diarrhée. Les besoins d'uriner sont incessants, mais n'aboutissent qu'à l'émission d'*une très minime quantité d'urine très foncée*. La face est pâle, les yeux cernés, la sueur perle sur le front; l'aspect du visage reflète la douleur vive dont souffre l'enfant. Au bout de quelques heures, parfois d'une journée, la douleur, les cris et l'agitation cessent, et on peut parfois retrouver dans les urines du sable en plus ou moins grande quantité ou de petits graviers. Quatre de nos malades seulement rendirent de véritables calculs de la dimension d'une graine de chènevis à celle d'un petit pois.

« Quelquefois la colique néphrétique est tout à fait fruste, caractérisée simplement par de la lassitude, de l'inappétence avec état nauséeux, quelques douleurs lombaires, une minime altération des traits, et seule l'émission des sables peut la faire reconnaître.

« Plus rarement elle se prolonge pendant plusieurs jours, pouvant constituer un véritable état de mal; les accès sont subintrants, se répétant plusieurs fois par jour pendant une semaine et davantage » (Monsseaux).

b. L'*hématurie*, quoique moins fréquente, n'est pas exceptionnelle; elle accompagne le plus souvent la colique néphrétique et en particulier quand il s'agit de gravelle oxalique; mais quelquefois aussi elle apparaît en dehors des crises. Elle peut alors survenir sans cause apparente, ou à la suite d'une chute, d'un saut, d'une promenade en voiture; on l'a vue consécutive à un refroidissement intense, à une série de bains froids, dans la convalescence d'une rougeole.

c. L'*anurie* peut également s'observer (3 cas de Merklen), et Monsseaux l'a vue s'installer presque absolue dans un cas, au troisième jour d'une colique, s'accompagner d'œdème et ne céder qu'au bout de cinq jours; elle était due à l'enclavement d'un gros calcul qui fut éliminé quarante-huit heures après. Malgré tout, c'est un accident exceptionnel chez l'enfant, et cela se comprend, puisqu'une des principales causes qui déterminent ce symptôme chez l'adulte, c'est-à-dire la néphrite chronique, fait à peu près défaut à cet âge; l'anurie ne peut alors être causée que par des phénomènes réflexes forcément passagers.

Après avoir déterminé ces divers incidents, le calcul rénal ne s'élimine pas toujours au dehors par les voies naturelles; bien souvent, au contraire, il reste dans la vessie, où il devient le centre de nouvelles précipitations cristallines; le calcul s'accroît progressivement et finit par donner lieu à un ensemble de symptômes tout à fait caractéristiques des *calculs vésicaux*. Leur histoire sera étudiée avec les maladies de la vessie; néanmoins on doit signaler dès maintenant leur fréquence relative chez l'enfant et dire, après Bokay et la plupart des spécialistes, qu'ils se forment secondairement dans la vessie autour d'un noyau uratique venu des reins; la lithiase vésicale est donc secondaire à une lithiase rénale avérée ou latente.

Complications infectieuses. — Au cours de la lithiase rénale peuvent apparaître des *complications infectieuses;* mais celles-ci sont beaucoup plus rares que chez l'adulte : l'urètre et la vessie de l'enfant sont en général aseptiques; la blennorragie est exceptionnelle, tout au moins chez les garçons, et on n'a guère l'occasion de le sonder et par conséquent d'infecter ses voies urinaires. Néanmoins, au cours d'une infection générale, l'enfant pourra localiser le processus au niveau de son rein constamment traumatisé par les graviers : on peut alors voir apparaître de la pyélite, surtout catarrhale; Civiale a pourtant rapporté des cas de pyélonéphrite suppurée, et Haushalter, Comby ont vu survenir des phlegmons périnéphrétiques avec ouverture dans l'intestin ou le péritoine.

Pronostic et évolution. — En somme, les complications graves ne s'observent guère dans la lithiase rénale de l'enfant, et, si l'on n'envisage que cette période de l'existence, on peut dire que, *quoad vitam*, l'affection comporte un pronostic bénin. Mais, si l'on envisage l'avenir éloigné de ces petits malades, la face de la question change, car, au fur et à mesure qu'ils avancent vers l'âge adulte, ils deviennent plus exposés aux complications infectieuses, à la néphrite chronique atrophique, etc. Abandonnée à elle-même, en effet, la maladie persiste; pendant des années, l'enfant rend du sable plus ou moins fin, d'une façon habituelle, ou plus souvent discontinue, à l'occasion d'une fatigue, d'un écart de régime, d'un excès de travail, d'une affection intercurrente. Souvent il existe des rémissions spontanées de plusieurs années, mais elles ne sont que temporaires; les coliques reparaissent à la puberté ou un peu plus tard. Le pronostic tardif serait donc sérieux, si l'influence du traitement ne permettait pas de modifier légèrement ces conclusions; mais, à ce point de vue, une distinction s'impose.

Si la lithiase est accidentelle, si l'enfant est indemne d'antécédents héréditaires et que sa maladie provienne surtout d'une hygiène alimentaire et physique défectueuse, le pronostic n'en est pas trop sévère; dès que la cause sera supprimée, l'alimentation mieux réglée et l'hygiène physique mieux appliquée, la gravelle aura les plus grandes chances de disparaître complètement.

Si, au contraire, l'enfant est un arthritique invétéré, à hérédité très chargée, s'il présente en même temps les manifestations habituelles de la diathèse, s'il est en somme un arthritique et un uricémique non pas d'occasion, mais de tempérament; son affection sera beaucoup plus rebelle et beaucoup plus sujette aux retours offensifs.

Diagnostic. — Le diagnostic serait très facile à faire, si on y pensait plus souvent et si on examinait toujours les urines ; car on constaterait souvent des urines chargées de graviers ou de sables on tout au moins foncées et abandonnant par le repos un dépôt briqueté tout à fait caractéristique.

Mais, en fait, l'attention n'est attirée qu'en cas de manifestations spéciales et surtout pour une colique, une hématurie ou de l'incontinence d'urine.

La colique néphrétique est très souvent méconnue, parce que l'enfant, à moins qu'il ne soit très grand, est incapable d'indiquer d'une façon précise les symptômes qu'il éprouve : les douleurs abdominales accompagnées de vomissements sont alors presque toujours rapportées à des *accidents gastro-intestinaux*; l'absence de diarrhée, la douleur maxima provoquée par la pression au niveau du rein et sur le trajet de l'uretère, la dysurie, la guérison rapide et complète sans persistance des troubles digestifs sont les éléments du diagnostic que confirme l'existence du sable.

Nous avons étudié le diagnostic de l'hématurie lithiasique en traitant de l'hématurie en général.

Quant à l'incontinence d'urine, elle pourrait être prise pour une *incontinence essentielle*; pourtant, en présence de ce symptôme, il faut toujours chercher s'il n'est pas provoqué par une composition anormale des urines; leur aspect, leur acidité exagérée, leur richesse en urates montreront à quoi est due l'incontinence.

Traitement. — Le traitement est à la fois hygiénique et médicamenteux.

Il faut que l'enfant se livre à des exercices physiques modérés : marche, gymnastique, jeux divers. Le régime alimentaire doit être très surveillé ; on évitera tout excès de nourriture, les aliments azotés en trop grande quantité, les épices, les vins généreux, les jus et extraits de viande. L'alimentation sera autant que possible végétarienne ; les boissons aqueuses seront toujours prises en assez grande quantité. Au moyen de l'hydrothérapie, on assurera et stimulera les fonctions de la peau.

Comme médicaments, on peut employer la pipérazine (0^{gr},10 par année), le lycétol ou tartrate de pipérazine (0^{gr},15 à 0^{gr},20 par année), le carbonate de lithine (0^{gr},02 par année) ; mais il faut s'en servir avec prudence, et on ne saurait les continuer plus d'une quinzaine de jours. Il vaut mieux recourir au traitement hydrominéral par les eaux de Vittel, de Contrexéville ou d'Évian ; on voit souvent au début de la cure une élimination abondante de sable urinaire, qui provoque quelques douleurs lombaires, rarement de véritables coliques néphrétiques. Vers le douzième ou quinzième jour, le taux de l'acide urique baisse; mais, pour que cette chute soit définitive, il faut en général deux à trois cures consécutives.

Contre la *colique néphrétique* elle-même, on fera prendre à l'enfant un ou plusieurs bains chauds, dans les intervalles desquels on appliquera sur le ventre, le flanc et l'hypocondre, des cataplasmes très chauds. En outre, on administrera de la morphine (1 milligramme par année) et de la belladone (II gouttes de teinture par année), par la bouche, ou, s'il y a des vomissements, par le rectum. Si l'enfant est âgé de plus de cinq ans, on pourra pratiquer une injection hypodermique de morphine, après s'être assuré qu'il n'y a pas d'albuminurie. L'enfant prendra des boissons abondantes (eau d'Évian, tisane de queues de cerises, de chiendent, de stigmates de maïs). On pourra donner encore, pour activer la sécrétion urinaire, des lavements froids réitérés.

TUMEURS DU REIN.

Cancer du rein.

Étiologie. — De toutes les tumeurs observées chez l'enfant, les tumeurs du rein sont de beaucoup les plus fréquentes ; à elles seules, elles représentent de 40 à 50 p. 100 des cancers de toutes les régions, et le professeur Hutinel a pu en présenter 3 cas en même temps au cours d'une de ses leçons. Ce n'est donc pas une rareté clinique; malgré tout, il s'observe encore moins souvent chez l'enfant que chez l'adulte (173 cas contre 416 de cancers du rein chez l'adulte, dans la statistique d'Albarran et Imbert).

Il se manifeste surtout dans le tout jeune âge, avant quatre ans; son maximum de fréquence est vers deux ans; mais il en existe d'assez nombreux cas dans les douze premiers mois; parfois même il a été trouvé dès la naissance ou pendant la vie intra-utérine : Jacobi et Rocher ont rapporté deux cas de sarcome rénal trouvés chez des fœtus à terme; Decreb, un cas chez un mort-né; Weigert, un autre bilatéral chez un nouveau-né. Menetrier a trouvé dans les mêmes conditions un épithélioma bilatéral du rein. Paul enfin a observé un cas de sarcome chez un fœtus de sept mois. Cette précocité des tumeurs du rein est déjà en faveur de leur origine embryonnaire.

Il semble que les garçons soient un peu plus prédisposés que les filles (80 cas contre 55). Toutes les autres conditions étiologiques restent obscures; le traumatisme, si souvent incriminé par les parents, paraît bien souvent avoir seulement attiré l'attention sur une tumeur déjà existante; il est cependant possible que l'accroissement de la masse en soit activé.

Anatomie pathologique. — Un seul rein est en général atteint; pourtant il existe des cas authentiques où, indépendamment de toute métastase, le néoplasme était bilatéral (Gairdner, Cohnheim, Weigert, Menetrier). La tumeur se développe indifféremment dans l'un ou l'autre rein, mais de préférence au niveau de son pôle inférieur. Elle acquiert rapidement des dimensions énormes ; il n'est pas rare de trouver des masses de 5 à 6 kilogrammes, et, dans des cas exceptionnels, la tumeur a pu peser jusqu'à 16 kilogrammes ; elle représente donc fréquemment le *tiers* du poids total de l'enfant, quelquefois la moitié ou même davantage. Aussi une telle masse remplit-elle tout l'abdomen, refoulant et atrophiant les autres viscères,

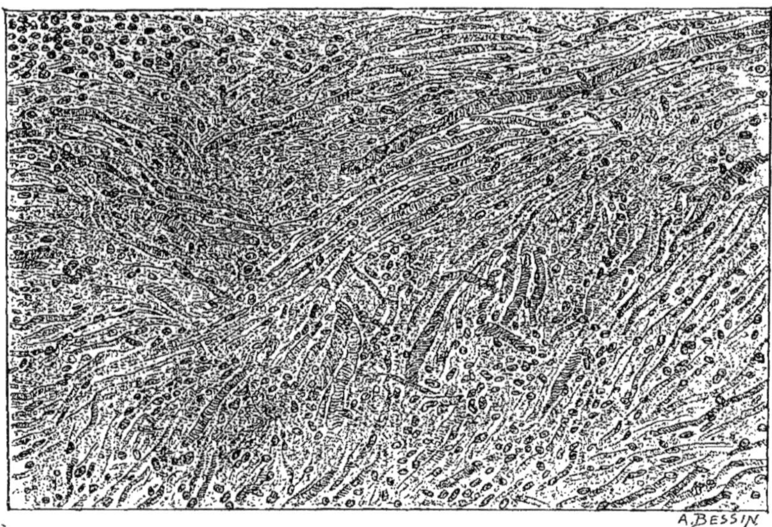

Fig. 62. — Tumeur mixte de l'enfance. Rhabdomyosarcome (d'après Lecène).

comprimant les poumons et le cœur. Il est souvent difficile de l'extraire, car elle tient par des adhérences aux capsules surrénales, au foie, au diaphragme, aux gros vaisseaux de l'abdomen, particulièrement à la veine cave.

Le néoplasme est d'abord assez bien encapsulé, limité de tous côtés par une capsule fibreuse qui l'isole de ce qui reste du rein, parfois difficilement reconnaissable. C'est une grosse masse molle, à surface lisse régulière, ou plus souvent parsemée de bosselures et recouverte d'un lacis abondant de veines volumineuses. A la coupe, la substance néoplasique paraît très hétérogène : en certains points, elle est rougeâtre et a l'aspect de la chair musculaire ; mais, en d'autres, on voit des parties dégénérées qui sont jaunâtres ; le plus souvent, la masse est creusée de kystes de contenu variable, remplis de liquide chocolat, hémorragique, ou de liquide séreux, ou parfois d'une substance tremblotante, qui est du mucus ou de la fibrine.

Histologie. — Au point de vue histologique, il était classique, il y a encore peu d'années, d'opposer les tumeurs de l'enfant, qui étaient toujours des sarcomes, aux tumeurs de l'adulte représentées par des épithéliomes. La réalité est moins schématique ; on peut en effet observer chez l'enfant :

1° Des *épithéliomes purs*, dont Albarran réunissait 8 cas dans son premier article daté de 1898, et auxquels on peut ajouter encore le cas récent de Menetrier. Ces épithéliomes peuvent d'ailleurs reconnaître plusieurs origines, comme chez l'adulte, et dériver soit des tubes contournés, soit des germes surrénaux aberrants du rein (hypernéphromes de Grawitz), soit des canalicules embryonnaires pararénaux (suivant la théorie d'Albarran). Ces tumeurs sont relativement peu volumineuses, et pourtant Reczey eut l'occasion d'extirper, chez un enfant de cinq ans, un épithéliome pesant 8 livres.

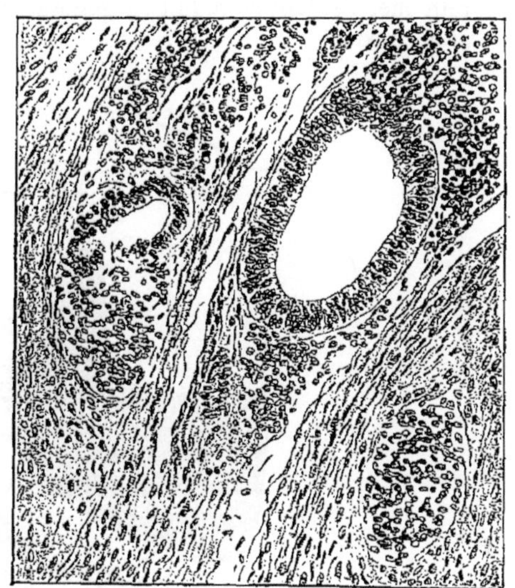

Fig. 63. — Tumeur mixte de l'enfance. Adénosarcome (d'après Lecène).

2° Des *sarcomes purs*, qui paraissent très rares, si tant est même qu'ils existent chez l'enfant.

3° La presque totalité des tumeurs infantiles sont des *tumeurs mixtes*. La plus grande partie en est formée par un stroma sarcomateux, ce qui les avait fait décrire autrefois comme des sarcomes purs. Mais il s'y ajoute constamment d'autres éléments : des éléments mésodermiques, comme du cartilage (Ribbert, Wilms, Brock), du tissu musculaire strié (Eberth), du tissu musculaire lisse, de la graisse, du tissu muqueux, et des éléments épithéliaux, qui apparaissent sous la forme de canaux ou de cavités kystiques, revêtues d'une rangée d'épithélium le plus souvent cylindrique, beaucoup plus rarement cubique et disposé alors sur plusieurs rangs. Presque toutes ces tumeurs sont donc des *adénosarcomes* ; suivant l'élément mésodermique qui s'y surajoute, elles méritent le nom d'adénochondro sarcome, adénorhabdomyosarcome, adénoléiomyosarcome, etc. — Quelle est l'origine de ces tumeurs? Il semble difficile, étant donnée leur complexité, d'admettre qu'elles dérivent des éléments normaux du rein définitivement constitué. Eberth et Birch-Hirschfeld pensent qu'elles se développent aux dépens de noyaux aberrants du corps de Wolff, accidentellement inclus dans le rein pendant la vie intra-utérine. —

Wilms, se basant sur la présence de cartilage, de fibres musculaires striées, pense que leur origine est encore plus précoce et qu'elles dérivent d'inclusions rénales de germes émanés des feuillets primitifs : myotome et blastème Wolffien. Ce sont donc des néoplasmes développés aux dépens de tissus embryonnaires, enclavés dans le rein, à la suite d'une anomalie de développement. Cette théorie a été vérifiée en partie par les expériences de Lecène et Legros, qui ont été assez heureux pour reproduire des néoplasmes rappelant les tumeurs mixtes, en faisant, chez des cobayes adultes, des inclusions de fragments embryonnaires.

Symptômes. — Toute l'histoire clinique des tumeurs malignes du rein chez l'enfant se réduit en général à deux symptômes : tumeur et cachexie.

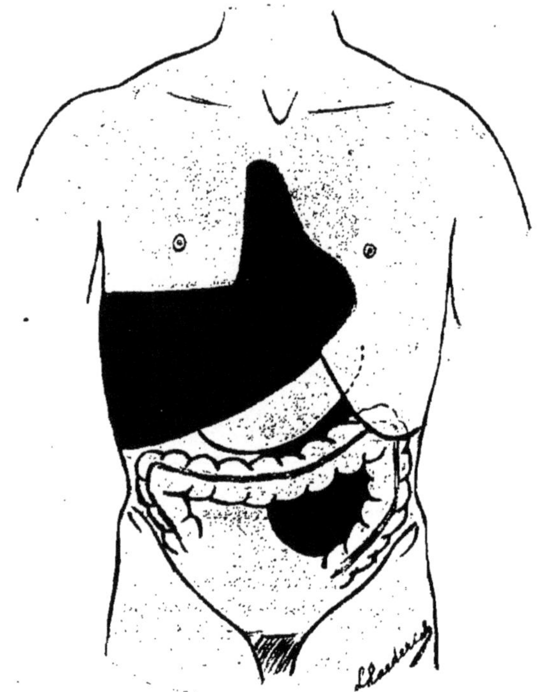

Fig. 64. — Rapports des tumeurs du rein gauche avec l'intestin (Chauffard et Læderich).

La *tumeur* est toujours le premier signe perçu ; on ne la remarque le plus souvent que lorsqu'elle est déjà volumineuse, et on constate alors les signes suivants : l'abdomen est distendu, la région lombaire légèrement bombée et les dernières côtes plus ou moins refoulées en dehors ; si on palpe, on sent, dans la moitié droite ou gauche de l'abdomen, une masse arrondie, parfois lisse, le plus souvent irrégulière et bosselée ; sa consistance est variable, ici dure, là molle, en certains points pseudo-fluctuante ou même nettement fluctuante. Elle se meut légèrement avec la respiration et s'abaisse pendant la contraction du diaphragme. Si on pratique la palpation bimanuelle, on constate que la tumeur a un contact lombaire et qu'elle donne à la main antérieure la sensation du ballottement rénal. La percussion

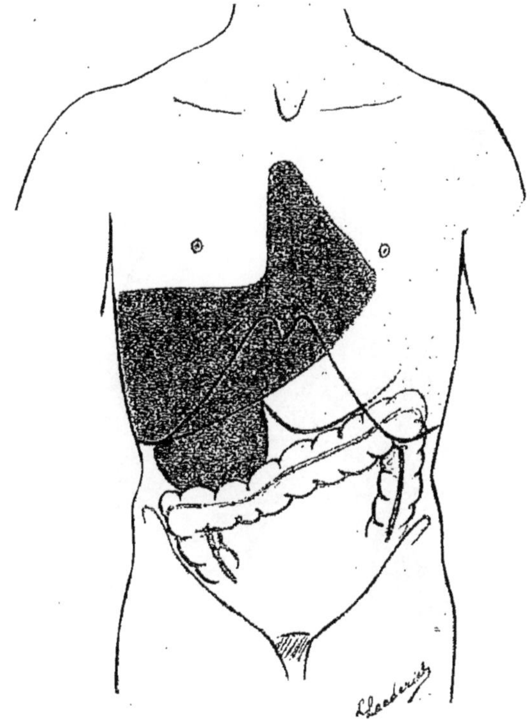

Fig. 65. — Rapports des tumeurs du rein droit avec l'intestin (Chauffard et Læderich).

donne des résultats variables à droite et à gauche : à *droite,* la face antérieure de la tumeur est mate ; sa matité se confond en haut avec celle du foie ; en bas, elle est limitée par la sonorité du côlon, qui est dévié en bas et en dedans ; à *gauche,* on perçoit sur la face antérieure de la tumeur la sonorité colique qui remonte parfois jusqu'à son pôle supérieur ; si ces particularités ne sont pas nettes, on les rendra évidentes par l'insufflation du côlon à l'aide d'une sonde rectale.

Le néoplasme augmente rapidement de volume et tend progressivement à prendre les caractères d'une tumeur abdominale et non plus rénale ; le ventre devient proéminent et se couvre d'une circulation veineuse collatérale très riche; la tumeur déborde franchement la ligne médiane; elle perd le contact lombaire; la sensation du ballottement rénal devient moins nette, et on ne perçoit plus, par

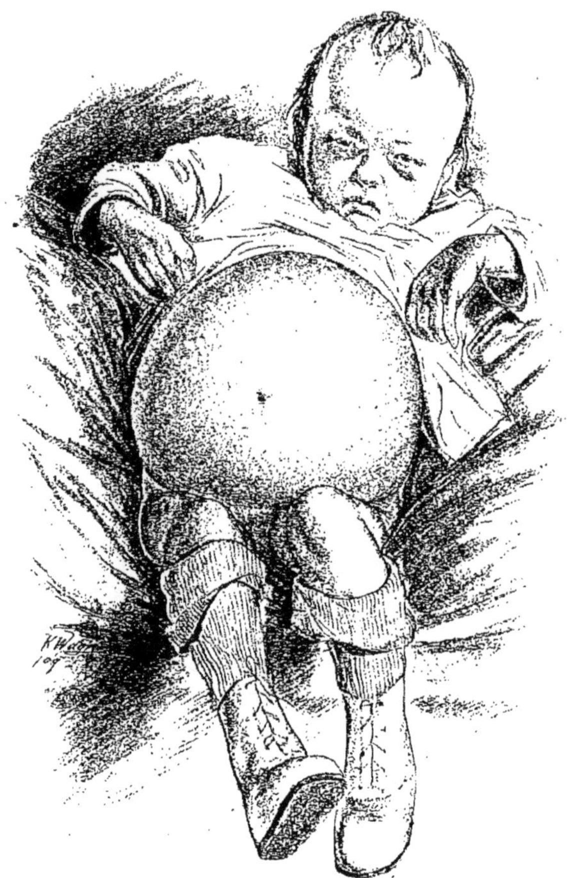

Fig. 66. — Enfant de vingt et un mois atteint d'un volumineux sarcome du rein gauche (d'après Chipault).

la palpation bimanuelle, que de la transmission en masse (Albarran). Malgré tout, le néoplasme est toujours plus développé d'un côté que de l'autre, et il remplit rarement tout l'abdomen.

Les autres signes locaux, qu'on rencontre fréquemment chez l'adulte, sont exceptionnels chez l'enfant.

L'*hématurie* ne se rencontre que dans 25 p. 100 des cas, et elle fut le premier symptôme constaté dans une seule observation. C'est une hématurie *totale*, en ce sens que le liquide est uniformément coloré au début et à la fin de la miction ; *spontanée*, apparaissant sans cause, disparaissant de même ; *capricieuse*, c'est-à-dire qu'une miction est sanglante et la suivante absolument normale ; il y a enfin alternance d'urines sanglantes et d'urines claires ; c'est là un des meilleurs signes de l'hématurie rénale (Mouchet).

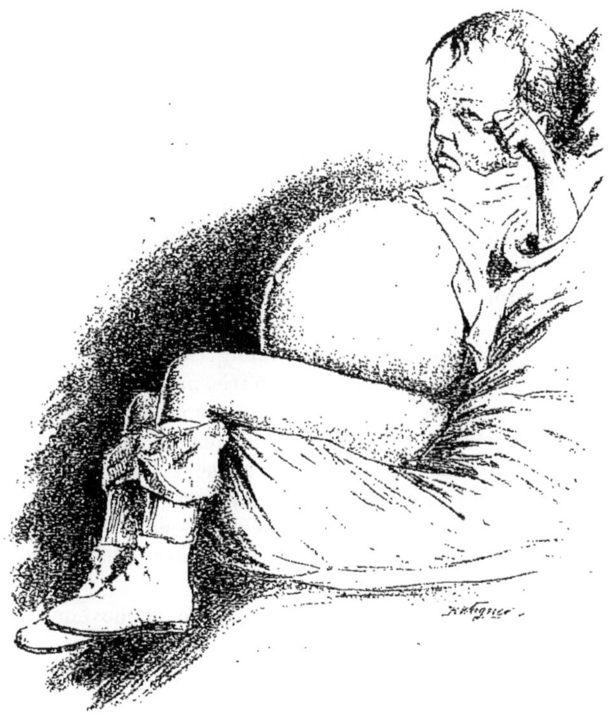

Fig. 67. — Le même que le précédent, vu de profil.

En général les *douleurs* sont absentes ; cependant on pourra observer des douleurs sourdes dans la région lombaire, des douleurs d'aspect névralgique irradiées vers la hanche, la cuisse, la jambe et dues à la compression des nerfs voisins, ou encore des douleurs lancinantes de péritonite sèche. On a signalé enfin, à titre exceptionnel, de véritables coliques néphrétiques dues à l'émission par l'uretère de caillots sanguins, en cas d'hématurie.

Le plus souvent les *urines* sont normales ; parfois cependant elles contiennent un peu d'albumine, due à des hématuries microscopiques ou à une néphrite interstitielle développée au voisinage de la tumeur; les composants normaux de l'urine sont seulement en quantité moindre, particulièrement l'urée. Quelquefois l'examen du culot de centrifugation permet de trouver des éléments néoplasiques effrités de la tumeur; c'est là un signe précieux, mais très rare.

Évolution. — L'évolution du cancer du rein est rapide, progressive, sans rémission. L'accroissement de la tumeur finit par provoquer des *troubles de compression* : il y a de la gêne respiratoire, une constipation tenace. Parfois on assiste à un ictère par rétention dû à la compression du cholédoque. De l'ascite séreuse ou sanglante peut apparaître, et on voit se produire, à la fin, de l'œdème des membres inférieurs dû à la compression de la veine cave inférieure. Il faut, par contre, noter l'absence habituelle du varicocèle, qui a une si grande valeur sémiologique chez l'adulte; Mouchet ne l'a trouvé signalé que deux fois chez l'enfant (un cas de Czerny chez un enfant de trois ans et demi, un de Bastianelli chez un enfant de quatorze ans).

Les fonctions digestives sont souvent peu altérées au début, l'appétit est conservé et l'amaigrissement est souvent peu marqué, alors que la tumeur est déjà très nettement perceptible. Mais, peu à peu, survient le dégoût de toute nourriture, l'émaciation apparaît et s'aggrave d'une façon continue jusqu'à la fin, où l'enfant tombe dans une *cachexie* profonde : son aspect est alors caractéristique avec ses membres squelettiques et son ventre énorme (fig. 66 et 67). Les *phénomènes fébriles* sont fréquents dans les derniers mois, et il se produit une fièvre continue avec exacerbation vespérale dépassant rarement 38°,5 ou 39°.

La *mort* survient dans la cachexie, en moyenne de sept à huit mois après le début apparent; parfois l'évolution est plus rapide (deux à trois mois), rarement elle est plus longue (deux ans). On a pourtant vu des cas exceptionnels où la maladie est restée stationnaire pendant quatre ou cinq ans.

Diagnostic. — Le cancer du rein est la plus fréquente de toutes les tumeurs abdominales de l'enfant; c'est donc à lui qu'il faut toujours penser, en présence d'une grosse masse sensible par la palpation du ventre.

Quand le néoplasme est encore franchement unilatéral, il ne peut y avoir d'erreur qu'avec les tumeurs du foie et celles de la rate. Les *tumeurs du foie* sont rares; elles hypertrophient l'hypocondre au moins autant que l'abdomen; elles obéissent plus aux mouvements du diaphragme que les tumeurs du rein; elles sont limitées en bas par un bord transversal caractéristique. Elles peuvent quelquefois donner la sensation du ballottement, quand elles sont volumineuses, mais celle-ci s'obtient quand la main postérieure refoule l'espace costo-iliaque, et non l'angle costo-vertébral. Enfin, en cas de tumeur du rein, on peut insinuer l'extrémité des doigts posés à plat entre la tumeur et le bord inférieur du foie. Cependant la confusion est possible quand il s'agit d'un kyste hydatique de la face inférieure.

Les *tumeurs de la rate* sont en contact direct avec la paroi abdominale, sans interposition d'intestin ; elles sont séparées de la colonne vertébrale par une zone de sonorité relative ; mais on les reconnaît surtout aux incisures caractéristiques de leur bord antérieur. Enfin, à cet âge, les grosses rates sont le plus souvent symptomatiques d'une anémie pseudo-leucémique qui comporte une formule sanguine très caractéristique.

Quand le néoplasme rénal devient franchement abdominal, on peut le confondre avec d'autres tumeurs.

Mais le *kyste du mésentère* est surtout médian ; il fait nettement saillie à l'ombilic ; il est très mobile dans le sens transversal et même dans le sens vertical, et la percussion révèle en avant une zone sonore d'intestin.

Les *tumeurs de l'épiploon* dont nous avons observé récemment un cas dans le service de M. Guinon, qui a fait le sujet de la thèse de Barbier, sont superficielles et mates ; elles pourraient plutôt être confondues avec des tumeurs de la paroi, qui sont rarissimes chez l'enfant.

La *tuberculose des ganglions mésentériques* se présente sous la forme de tumeurs multiples, bosselées, accompagnées souvent d'ascite, de réaction péritonéale. Il y a des troubles digestifs, une fièvre très irrégulière, des signes pulmonaires ou médiastinaux ; les diverses réactions à la tuberculine sont positives.

La *péritonite tuberculeuse enkystée* s'accompagne également des signes généraux que nous venons d'indiquer, et la masse qu'elle forme est complètement immobilisée.

Les *tumeurs du pancréas* sont exceptionnelles dans l'enfance ; elles sont médianes, entourées complètement par une zone de sonorité ; elles ne donnent ni contact lombaire, ni ballottement.

Les *kystes de l'ovaire*, par contre, ne sont pas rares à cet âge et se prêtent à de nombreuses erreurs de diagnostic ; ils peuvent remonter vers la fosse lombaire et donner alors l'illusion d'une tumeur rénale.

Enfin les *tumeurs des capsules surrénales* sont d'un diagnostic impossible ; elles revêtent tous les signes physiques des tumeurs rénales, et, dans les rares cas publiés (Lecène, Lapointe), le diagnostic n'a été fait que sur la table d'opération, quand on a trouvé le rein caché derrière la tumeur.

Cette dernière affection mise à part, le diagnostic de tumeur du rein est donc relativement facile. — Mais de quelle sorte de tumeur s'agit-il? — Le *gros rein tuberculeux* s'élimine facilement; il est beaucoup moins volumineux que le rein néoplasique; il donne lieu dès le début à des hématuries fréquentes; plus tard, quand il acquiert des dimensions suffisantes pour être confondu avec un néoplasme, il s'accompagne de pyurie, et, dans les débris caséeux que contiennent les urines, on peut trouver le bacille de Koch. — Les *tumeurs liquides* du rein sont d'un diagnostic plus délicat, car elles peuvent être assez tendues pour donner l'illusion d'une tumeur solide; d'autre part, les cancers du rein peuvent parfois donner la sensation de fluctuation; enfin, comme les néoplasmes, les tumeurs liquides peuvent acquérir des dimensions énormes. Cependant on peut souvent éviter l'erreur : le *kyste hydatique* du rein est absolument exceptionnel chez l'enfant; Nicaise n'a pu en réunir que 23 cas, et encore presque tous ces cas concernent-ils des enfants déjà grands, de neuf à quinze ans, âge auquel le néoplasme rénal devient au contraire une rareté. Les *kystes congénitaux* et surtout l'*hydronéphrose* sont plus fréquents; on y pensera de préférence quand la tumeur se développe lentement et progressivement sans altération de l'état général.

Le diagnostic doit être complété par la recherche de l'état fonctionnel du rein opposé, dont on doit toujours tenir compte quand on veut faire l'ablation d'un rein. L'examen des urines totales (examen chimique, cryoscopie, épreuve du bleu de méthylène) peut donner des renseignements intéressants; il a de la valeur quand il montre une dépuration urinaire vraiment insuffisante; mais, lorsqu'il donne des résultats voisins de la normale, il peut alors prêter à erreur, la partie conservée du rein malade pouvant être suffisante pour assurer une filtration physiologique. Aussi faut-il, toutes les fois qu'on le peut, pratiquer la division des urines (Voy. p. 172).

Traitement. — Les résultats de la néphrectomie pour lésions du rein chez l'enfant sont en général déplorables. La mortalité opératoire oscille entre, 12,44 p. 100 (Lecène) et 25,30 p. 100 (Albarran et Imbert). De plus, les récidives sont très fréquentes : elles surviennent presque toujours rapidement, dans les six ou dix mois qui suivent l'opération.

Malgré tout, les récidives peuvent parfois, se faire attendre plus longtemps : trois ans et demi, quatre ans, cinq ans. Lecène a même pu recueillir cinq cas qu'on peut considérer provisoirement comme des guérisons durant encore après quatre ans, six ans ou même davantage.

Aussi, quoique certains chirurgiens estiment qu'il faille s'abstenir, le plus grand nombre, se basant sur les rares observations de guérison, croient qu'il vaut mieux tenter la chance d'une ablation plutôt que d'abandonner à elle-même une affection rapidement et sûrement mortelle. Ils opèrent donc, à moins de contre-indications évidentes, telles que généralisation ganglionnaire périphérique, métastase viscérale, ou cachexie par trop marquée.

L'opération est souvent difficile, étant donné le volume de la tumeur : si on veut employer la voie postérieure sous-péritonéale, il faut faire des incisions spéciales : soit une incision courbe à concavité postérieure avec résection de la douzième côte (Lecène), soit une incision latérale courbe à concavité antérieure (Grégoire); mais souvent on sera obligé de prendre la voie abdominale antérieure et d'aborder la tumeur à travers le péritoine. Il faut enlever, autant que possible, avec la tumeur, toute la capsule adipeuse du rein et les ganglions pararénaux; mais cette extirpation complète est souvent rendue difficile et dangereuse par les multiples adhérences qui unissent les tissus néoplasiques aux organes voisins.

Tumeurs liquides du rein.

Nous étudierons successivement, sous ce titre, le rein *polykystique*, les *grands kystes du rein*, le *kyste hydatique* et l'*hydronéphrose*.

REIN POLYKYSTIQUE.

La dégénérescence polykystique des reins est une affection congénitale, qu'on n'observe guère que chez le nouveau-né, car elle est en général incompatible avec une survie prolongée.

Anatomie pathologique. — Les lésions sont le plus souvent *bilatérales*; pourtant on connaît une dizaine de cas où un seul rein était atteint (Carbonel, Brindeau, Macé, etc.), le rein du côté opposé présentant alors de l'hypertrophie compensatrice. La tumeur acquiert un volume considérable et pèse en moyenne 400 grammes ; on a même observé des poids de 1 000 et 1 200 grammes. La forme générale de l'organe est conservée, mais sa surface est irrégulière, bosselée, hérissée de grains inégaux, du volume d'un pois ou d'une noix, à parois lisses et miroitantes, de teinte variée (jaune, rose, violacée, brunâtre). L'ensemble a été comparé à une grappe de raisins. Sur une coupe, on voit que la transformation kystique envahit à peu près la totalité de l'organe, mais prédomine toujours dans la substance corticale : le parenchyme est remplacé par une multitude d'alvéoles qui se compriment réciproquement et dont quelques-unes communiquent entre elles. Elles sont remplies d'un liquide qui est le plus souvent limpide et clair, mais qui peut être légèrement filant, visqueux et contenir alors du mucus, ou être coloré en rouge ou en brun par le sang ; on y trouve toujours une certaine quantité d'urée, d'acide urique et d'acide hippurique.

Au microscope, la paroi des kystes est constituée par un tissu fibreux épais, revêtu sur sa face interne d'un épithélium parfois cubique ou cylindrique surbaissé, le plus souvent formé de cellules

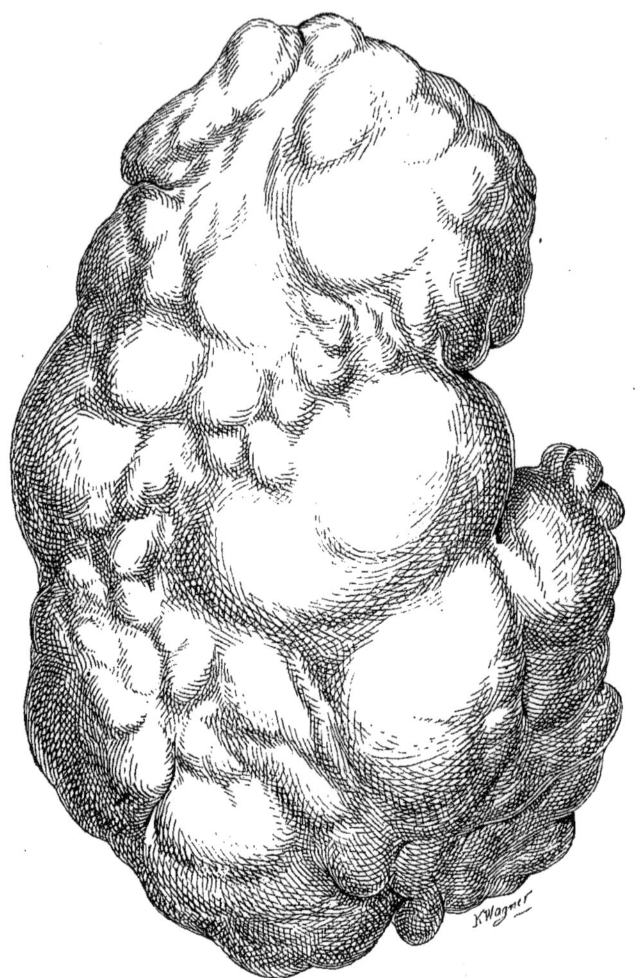

Fig. 68. — Rein polykystique (d'après une pièce du musée Guyon).

plates; en certains points, on peut trouver des saillies papillaires recouvertes par l'épithélium.

Parfois, la dégénérescence polykystique des reins est la seule lésion que l'on trouve à l'autopsie; mais bien souvent elle coïncide avec des formations kystiques analogues qu'on trouve dans le foie surtout, plus rarement dans le pancréas (Couvelaire), à la base du cerveau (Hausmann), dans les plexus choroïdes (Lever).

Enfin il peut exister un certain nombre de vices de développe-

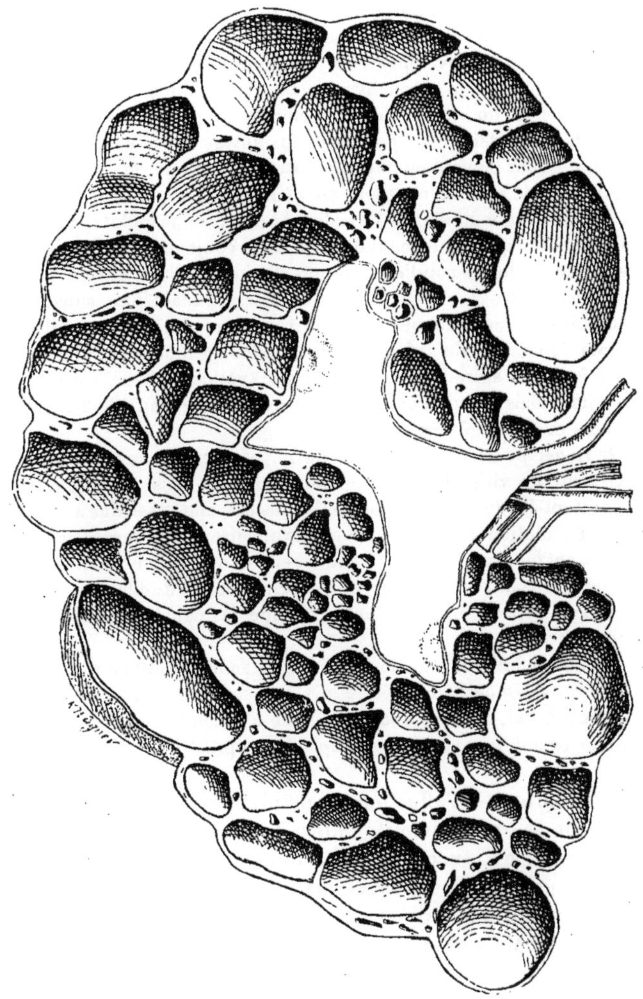

Fig. 69. — Rein polykystique (coupe longitudinale) (d'après l'Atlas d'anatomie pathologique de Cruveilhier).

ment portant sur le système urinaire (absence, oblitération ou rétrécissement de l'uretère, rein en fer à cheval), ou sur d'autres régions (hydrocéphalie, encéphalocèle, bec-de-lièvre, doigts surnuméraires).

Pathogénie. — La pathogénie du rein polykystique est encore obscure. Tous les auteurs admettent que les kystes se développent aux dépens des tubes contournés ; mais par quel processus? Il faut abandonner la théorie de *Virchow*, qui croyait à une néphrite fœtale primitive, et à la rétrodilatation consécutive des tubuli, à la suite du rétrécissement des tubes droits par le tissu fibreux ; *Gombault* et *Homney* ont en effet montré que la sclérose était inconstante et se développait surtout autour des grands kystes par compression excentrique du parenchyme rénal. Restent deux théories, celle de l'adénome et celle du vice de développement.

1° *Malassez* assimile ce processus aux autres maladies kystiques qu'on peut observer chez l'enfant ou chez l'adulte, dans le foie, la mamelle, le testicule. Cette théorie a été admise par *Gombault*, *Lejars*, *Brault*, *Sabourin*, *Couvelaire*. Elle a été basée sur l'existence, en certains points, de cordons cellulaires pleins qui s'enfoncent dans le tissu conjonctif environnant, sur la présence de quelques papilles revêtues d'un épithélium uni ou pluricellulaire; certains kystes contiennent non de l'urine, mais une substance colloïde sécrétée par l'épithélium ; enfin on rencontre des kystes analogues en des points dépourvus de *tubuli contorti*, dans la muqueuse du bassinet et de l'uretère. Il s'agirait donc d'adénome kystique, d'une sorte d'épithélioma mucoïde, mais d'évolution bénigne et qui serait incapable d'envahir les tissus voisins ou de se généraliser.

2° Il est pourtant impossible de ne pas tenir compte de la coexistence fréquente de vices de développement variés : aussi *Koster*, *Ebstein*, *Hanau* admettent-ils que la formation des kystes est, elle aussi, due à une perturbation dans l'évolution de la période embryonnaire : on pourrait les expliquer en supposant qu'il y a eu défaut d'abouchement des deux ébauches canaliculaires, ébauche venant de l'uretère et ébauche venant du blastème rénal ; théorie d'ailleurs hypothétique, la double origine des canalicules rénaux n'étant pas encore prouvée.

En ne tenant compte que des faits, il semble rationnel d'admettre, avec *Albarran* et *Imbert*, une théorie mixte : il se serait produit un vice de développement initial, quoique encore difficile à préciser, sur lequel serait venu se greffer ensuite un processus néoplasique épithélial.

Étiologie. — L'affection se manifeste souvent chez plusieurs enfants de la même famille : ainsi Virchow rapporte l'histoire d'une femme qui eut successivement quatre enfants atteints de cette maladie. Aussi a-t-on tendance maintenant à invoquer une tare parentale, surtout l'hérédo-syphilis, peut-être la tuberculose (Boinet et Raybaud). Mais c'est là un point encore mal établi.

Symptômes. — L'histoire clinique du rein polykystique se réduit à très peu de chose : la grossesse peut être anormale et la durée de la gestation diminuée ; au moment de l'accouchement, les reins polykystiques constituent une cause de dystocie, et les enfants peuvent mourir pendant le travail.

Si l'enfant vient au monde vivant, le plus souvent il ne peut respirer à cause de la compression qu'exercent les tumeurs sur le diaphragme;

il se cyanose et meurt asphyxique quelques instants après. Le diagnostic rétrospectif se fait alors, en constatant que l'abdomen est énorme et soulevé par deux reliefs arrondis et verticaux qui se dessinent sous la paroi.

Quelquefois pourtant, la mort n'est pas aussi rapide et ne survient que dans les quinze premiers jours, par asphyxie ou par urémie.

Enfin dans des cas exceptionnels, l'enfant a pu vivre jusqu'à cinq ans et demi (Talamon), dix ans (Steiner), onze ans (Heimann), quatorze ans (Orth). Dans ces cas, la tumeur était beaucoup moins grosse et presque toujours *unilatérale*. Les symptômes en avaient été très obscurs : parfois on avait senti une tumeur rénale; dans d'autres cas, on avait assisté au tableau de la néphrite atrophique lente. De toutes façons la mort survient alors par urémie, parfois à l'occasion d'une maladie infectieuse intercurrente.

Évolution. — Le rein polykystique de l'enfant peut-il rester latent beaucoup plus longtemps et ne se révéler qu'à l'âge adulte? Cette question a été vivement discutée. Virchow avait d'abord répondu par la négative, se basant sur ce fait que le rein polykystique de l'adulte ne s'accompagne jamais de malformations congénitales et parce qu'on ne connaissait pas encore de cas intermédiaires, entre cinq et quinze ans. Or on a publié depuis des cas observés à dix, onze, quatorze ans; d'autre part, rien ne sépare anatomiquement le rein polykystique de l'adulte de celui de l'enfant; enfin, dans les deux cas, il est fréquent de rencontrer des lésions analogues, plus ou moins atténuées, au niveau du foie. On peut donc admettre, avec Albarran et Imbert, que les deux formes reconnaissent la même pathogénie : prolifération épithéliale développée sur un organe atteint d'un vice de développement, le processus pouvant rester latent pendant un certain nombre d'années.

GRANDS KYSTES DU REIN.

On peut observer chez l'enfant, mais moins souvent que chez l'adulte, des tumeurs liquides du rein constituées par un seul kyste très volumineux, ou un petit nombre seulement de kystes; l'aspect anatomique est alors tout différent : la lésion est unilatérale; la poche est arrondie, lisse et régulière, souvent énorme. Elle contient un liquide séreux, analogue à de l'urine, parfois teintée de sang par l'hémorragie secondaire. Mais la structure de la poche est identique à celle des grains du rein polykystique. Il est donc probable que la lésion reconnaît la même pathogénie; d'ailleurs, on trouve fréquemment à la face interne de la paroi des cloisons incomplètes, montrant la pluralité originelle des kystes, et il est possible de trouver dans l'autre rein une dégénérescence polykystique typique.

Signes. — Cliniquement, on constate une tumeur rénale qui peut être fluctuante. Plus tard, elle peut occuper tout l'abdomen et donner lieu alors à de nombreuses erreurs de diagnostic. Les symptômes fonctionnels consistent uniquement en une sensation de gêne, de pesanteur et, quand la tumeur a acquis un grand volume, en des signes de compression variés. L'évolution en est très lente; l'état général reste longtemps intact; le pronostic est bénin, à condition qu'une intervention chirurgicale prévienne les accidents de compression.

KYSTE HYDATIQUE.

Il est très rare dans le jeune âge; dans sa thèse si minutieusement documentée, Nicaise n'en relate que 23 cas, observés chez des enfants de neuf à quinze ans.

Un seul rein est intéressé, plus souvent le gauche; le kyste peut se développer dans la capsule adipeuse (observation de Rathery concernant un enfant de huit ans et demi); mais en général il se développe dans la substance corticale; il peut proéminer rapidement à un pôle et former une tumeur bilobée, ou se développer au centre de l'organe, et refouler régulièrement la substance rénale; il constitue alors une tumeur arrondie. Son volume n'est jamais très considérable; il varie de celui d'un œuf à celui d'une tête d'enfant. Sa structure n'a rien de spécial.

Symptômes. — Au début, le kyste hydatique passe facilement inaperçu, ne donnant lieu à aucun signe fonctionnel; plus tard, il se caractérise par tous les signes d'une tumeur rénale peu volumineuse. Deux circonstances seules peuvent faire penser à la nature de cette tumeur : c'est lorsqu'il existe des kystes dans d'autres viscères, ou lorsque, le kyste s'ouvrant dans le bassinet, on observe un syndrome de colique néphrétique, suivi de l'émission dans l'urine de membranes hydatides.

HYDRONÉPHROSE.

Lorsqu'il y a un obstacle quelconque à l'écoulement de l'urine, celle-ci tend à s'accumuler en amont. Le bassinet et les calices très dilatés forment alors une tumeur plus ou moins volumineuse empiétant même sur le parenchyme rénal, et qui constitue l'hydronéphrose.

Anatomie pathologique. — L'hydronéphrose est le plus souvent unilatérale.

Ses dimensions sont variables : tantôt grosse comme un œuf, et alors portant seulement sur le bassinet et les calices, tantôt très volumineuse, grosse comme un tête d'enfant ou même plus, puisque dans certains cas on a pu retirer de la tumeur 2 litres, 3 litres ou même $3^l,5$ de liquide : dans ce cas, la substance rénale se trouve progressivement refoulée et atrophiée par le développe-

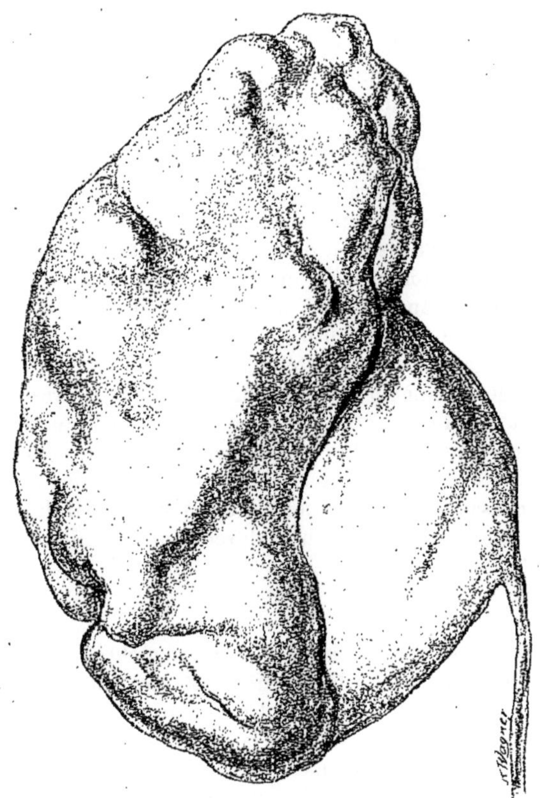

Fig. 70. — Hydronéphrose du rein gauche chez une fillette de trois ans. Ablation. Guérison (Villemin). — La tumeur contenait plus de 1 litre de liquide.

ment excentrique de la poche ; s'il persiste encore une certaine épaisseur du tissu rénal, la tumeur est encore bilobée, la plus grande partie étant constituée par l'hydronéphrose à surface lisse et régulière surmontée de la calotte rénale, dure, scléreuse, souvent irrégulière et bosselée. Mais, dans les cas extrêmes, le rein lui-même est réduit à une coque lisse fibro-conjonctive ; la tumeur est alors assez régulièrement arrondie, et le microscope est indispensable pour retrouver en certains points de la paroi les éléments atrophiés des tubes urinifères. Pourtant il est toujours facile de reconnaître l'origine rénale de la poche, en trouvant implanté en un point variable de sa surface l'extrémité supérieure de l'uretère ; celui-ci, d'ailleurs, peut être lui-même dilaté si l'obstacle siège bas et acquérir les dimensions d'une anse d'intestin grêle ; la vessie elle-même peut participer à cette dilatation, et l'hydronéphrose est bilatérale, si l'obstacle siège sur l'urètre.

A l'ouverture de la poche, on voit que toute la partie qui correspond au bassinet forme une paroi lisse et polie, la partie rénale étant subdivisée en logettes par des cloisons plus ou moins complètes qui représentent les colonnes de Bertin atrophiées et comprimées ; dans les grosses hydronéphroses, toute trace de cloisonnement peut d'ailleurs avoir disparu.

La constitution du liquide d'hydronéphrose est en relation directe avec le degré de conservation du parenchyme rénal : lorsque la tumeur est de constitution récente et le rein encore peu touché, on trouve un liquide très analogue à l'urine, mais cependant d'une densité un peu inférieure (1007 à 1010), moins riche en urée et en phosphates, la proportion des chlorures étant normale et l'albumine absente.

Lorsque la tumeur est ancienne et le rein très atrophié, elle contient un liquide clair presque comme de l'eau, de densité très faible, ne contenant plus que de petites quantités d'urée et de sels. Parfois le liquide est altéré par des hémorragies secondaires, ou des processus d'inflammation surajoutée ; alors il devient brunâtre, épais, visqueux ; il peut aussi devenir louche, albumineux et, dans le dépôt, on trouve des leucocytes et des hématies plus ou moins altérées.

Étiologie et pathogénie. — L'hydronéphrose peut être acquise ou congénitale ; autant la première est rare chez l'enfant, autant la seconde variété est relativement fréquente.

Acquise, elle peut être due à la compression de l'uretère par une tumeur maligne de l'abdomen, des brides de péritonite tuberculeuse, un kyste hydatique de la face inférieure du foie, etc. La lumière de l'uretère peut être oblitérée par des parasites, par un calcul, mais c'est là un fait exceptionnel. — Plus souvent, on peut incriminer les petites concrétions ou le sable uratique, qui sont si fréquents dans l'urine du nouveau-né, et qui s'accumulent à l'orifice supérieur ou à l'orifice inférieur de l'uretère, soit que le dépôt uratique constitue par lui-même un obstacle, soit qu'en irritant la muqueuse il détermine une urétérite suivie de sténose cicatricielle (Léon Bernard). Dans ce cas, l'hydronéphrose est souvent bilatérale ; elle est peu volumineuse, en général partielle et imcomplète ; on peut même voir des dilatations isolées de l'uretère, qui devient fusiforme, ampullaire, monoliforme, sans que le bassinet participe forcément au processus (Comby). — Enfin, le rein mobile peut, comme chez l'adulte, comprimer, couder l'uretère et déterminer une hydronéphrose intermittente ou, si des adhérences se forment, permanente.

Mais presque toujours la cause réside dans une *malformation congénitale*; celle-ci peut siéger sur l'*urètre* (absence, oblitération,

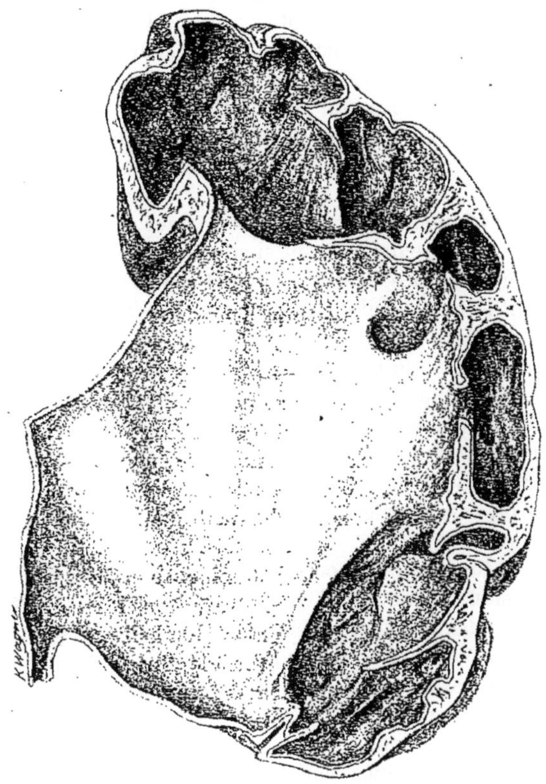

Fig. 71. — La même pièce que figure 70, vue sur une section longitudinale. L'atrophie de la substance rénale est extrême.

sténose, phimosis très serré) ; il se produit alors une hydronéphrose double, souvent volumineuse, incompatible avec une survie prolongée et étant, au moment de la naissance, une cause de dystocie très grave.

En général l'anomalie intéresse l'*uretère* : il peut être comprimé par des lésions fibreuses, vestiges d'organe embryonnaire (Reliquet et Launay), ou par des vaisseaux ayant un trajet anormal ; il peut être oblitéré dans sa totalité, ou avoir un abouchement anormal dans la trompe, l'utérus, la prostate. Mais l'anomalie la plus fréquente consiste dans une sténose d'origine interne ; quand on explore avec un fin stylet l'uretère, on se trouve alors arrêté par un rétrécissement concentrique ou semi-lunaire siégeant en un point quelconque du trajet, ou bien on trouve une valvule qui ferme incomplètement l'orifice supérieur de l'uretère.

Dans tous ces cas, on peut trouver d'autres malformations à distance : bec-de-lièvre, pied bot, imperforation anale, qui sont la signature de l'origine congénitale de l'affection.

Cependant, quelquefois, la pathogénie de l'hydronéphrose paraît tout à fait obscure; on ne trouve aucune cause de compression; l'exploration de l'uretère le montre libre dans toute son étendue, et on reste très embarrassé pour expliquer sa formation.

Symptômes. — L'hydronéphrose peut se manifester déjà pendant la vie intra-utérine, surtout si elle est double : on pense alors à tort à de l'hydramnios. L'accouchement se fait souvent avant terme, il est très difficile, et l'enfant peut mourir pendant le travail.

En général pourtant, l'hydronéphrose ne s'est pas encore révélée au moment de la naissance. Il est possible qu'elle reste latente pendant de longues années et ne se manifeste qu'à l'âge adulte ; cela est démontré par certaines autopsies d'enfants morts à différents âges chez lesquels on découvre par hasard une hydronéphrose jusque-là insoupçonnée. Mais bien souvent elle se révèle dans les premiers mois ou les premières années, donnant lieu surtout à des signes physiques.

Si la tumeur est encore peu volumineuse et ne dépasse pas les dimensions d'une tête d'enfant, elle revêt tous les caractères d'une *tumeur rénale* : siège latéral, contact lombaire, ballottement rénal, etc. (Voy. *Cancer du rein*); elle est le plus souvent lisse, parfois pourtant bosselée ; sa consistance est plutôt ferme et élastique, la fluctuation ne devenant perceptible que lorsqu'elle a acquis de très grandes dimensions.

Malgré la présence de cette tumeur, on est frappé de l'*intégrité parfaite de l'état général*; il n'y a pas de fièvre, l'enfant ne se plaint d'aucune sensation douloureuse spontanée ni à la pression ; tout au plus accuse-t-il une sensation de gêne et de tension abdominale. Enfin l'examen chimique et cytologique des urines montre qu'elles sont normales, le second rein assurant un fonctionnement suffisant.

Cependant, en ayant recours à des procédés spéciaux, on arrive à recueillir des renseignements précieux : avec le cystoscope, on constate que, d'un côté, le méat urétéral ne laisse pas écouler d'urine, si l'hydronéphrose est fermée, ou, si celle-ci est ouverte, que l'urine s'écoule en bavant et à intervalles plus espacés que du côté sain.

Si on pratique la division des urines, on reconnaît qu'il existe une grosse différence dans la composition chimique de l'urine des deux côtés, l'urine de l'hydronéphrose étant remarquablement pauvre en substances dissoutes ; si l'on a injecté au préalable du bleu de méthylène, on constate qu'il passe tardivement et parfois même pas du tout du côté malade. Enfin, si on a affaire à un enfant grand et qu'on puisse pratiquer chez lui le cathétérisme de l'uretère, la sonde se trouve arrêtée plus ou moins haut, si la poche est fermée ; sinon, au moment où elle arrive dans le bassinet, il se produit un écoulement brusque pendant que la tumeur s'affaisse.

L'évolution de l'hydronéphrose peut être fort longue. La poche augmente progressivement et peut arriver à remplir tout l'abdomen ; elle perd alors ses caractères de tumeur rénale et devient d'un diagnostic difficile, en même temps qu'apparaissent des accidents de compression : dyspnée, essoufflement, constipation, œdème des jambes.

Formes cliniques. — Le tableau que nous venons de tracer est celui qu'on observe le plus souvent chez l'enfant. Pourtant, on a cité des cas d'*hydronéphrose intermittente*, caractérisés par des crises de douleurs violentes avec gonflement de la tumeur, suivies d'une débâcle urinaire qui annonce la fin des douleurs et amène l'affaissement de la poche : ce syndrome n'est pas toujours caractéristique de l'existence d'un rein mobile avec coudure intermittente de l'uretère ; il peut s'observer dans des hydronéphroses banales et paraît dû alors à des poussées congestives. — Quand l'*hydronéphrose est double* et peu volumineuse, elle peut enfin se manifester par des signes urémiques isolés, qui évoluent progressivement ou éclatent brusquement à l'occasion d'une infection et emportent alors rapidement l'enfant.

Pronostic. — Les hydronéphroses bilatérales sont inopérables et mortelles à plus ou moins bref délai ; au contraire, les hydronéphroses unilatérales sont d'un pronostic relativement bénin, à condition qu'on les opère d'une façon précoce : on évitera ainsi les accidents de compression, et le retentissement sur l'autre rein qui, impressionné par les néphrotoxines mises en liberté dans le rein malade, constitue à la longue des lésions de néphrite interstitielle ; enfin on préviendra certaines complications, telles qu'ouverture, suppuration de la poche. Il ne faut pas d'ailleurs compter sur la guérison spontanée de l'affection, quoique dans un cas curieux, d'origine lithiasique, John et Burton aient vu, chez un enfant de six ans, une hydronéphrose disparaître définitivement après plusieurs crises polyuriques, sous l'influence de l'opium et de la belladone.

DIAGNOSTIC ET TRAITEMENT DES TUMEURS LIQUIDES DU REIN.

Les tumeurs liquides du rein prêtent aux mêmes erreurs de diagnostic que le cancer de cet organe, et nous renvoyons à ce que nous avons déjà dit à ce sujet pour le diagnostic différentiel.

Diagnostic général. — Si la tumeur est de volume moyen, si elle a conservé le contact lombaire, et si elle donne la sensation de ballottement, l'erreur est difficile; mais lorsque la tumeur devient énorme et remplit tout l'abdomen, le diagnostic de localisation devient presque impossible, et toutes les erreurs sont permises jusqu'au diagnostic d'ascite, qu'on pourra néanmoins reconnaître lorsque l'augmentation du ventre est symétrique, quand le liquide est limité en haut par une ligne de matité à concavité supérieure, quand il se déplace facilement suivant les mouvements du malade.

On pensera au cancer du rein quand on verra l'amaigrissement s'accentuer rapidement, des hématuries apparaître.

Diagnostic de la variété. — Le rein polykystique ne s'observe guère que chez le nouveau-né, c'est une tumeur *bilatérale*, irrégulièrement bosselée. — Le kyste hydatique est une rareté et ne se voit guère que chez des enfants déjà âgés. — Les grands kystes séreux ressemblent beaucoup aux hydronéphroses : même aspect de la tumeur, même intégrité de l'état général; même lenteur d'évolution. La division des urines, la cystoscopie pourraient alors être utiles. De toutes façons, ces épreuves complémentaires s'imposent pour savoir si la lésion est bilatérale, et quelle est la valeur fonctionnelle du rein supposé sain.

Traitement des tumeurs liquides du rein. — Il y a dans ce traitement deux points à considérer, selon qu'il faut opérer ou non.

Il ne faut pas opérer. — En cas de *rein polykystique*, il faut s'abstenir de toute intervention chirurgicale, la lésion étant presque toujours bilatérale : il est vrai qu'elle peut être unilatérale et causer des accidents de compression qui rendent l'opération utile; mais alors précisément on ne pose pas le diagnostic de dégénérescence polykystique, puisque la bilatéralité, qui est son principal caractère, est absente. Et encore ne sera-t-on autorisé à tenter l'opération que lorsqu'on aura pu s'assurer que l'autre rein est réellement sain. Dans les autres cas, on est complètement désarmé : la mort survient en général trop tôt pour qu'on ait eu le temps d'agir. Sinon l'affection prend le masque de la néphrite atrophique lente et nécessite la même hygiène et le même traitement que celle-ci.

Il faut opérer. — Au contraire, toutes les autres tumeurs liquides appellent l'intervention, qui sera aussi précoce que possible, avec la réserve que l'autre rein aura été reconnu sain. On pratiquera la néphrectomie pour les *grands kystes séreux*.

En cas de *kyste hydatique*, on tentera la néphrectomie partielle par voie lombaire, avec ablation de la poche et suture sans drainage; s'il y avait des adhérences difficiles à rompre, on se contenterait de marsupialiser.

On ne saurait préconiser un traitement unique de l'*hydronéphrose* : si c'est un accident de la néphroptose, on se bornera à fixer le rein. Si le rein a encore une valeur sécrétante suffisante, on pourra pratiquer une série d'opérations plastiques; suivant les cas, on sectionnera l'éperon pyélorénal, on fera l'urétéro-pyélostomie. Si au contraire on a la conviction que le rein n'a plus aucune valeur fonctionnelle, on fera la néphrectomie, soit par voie lombaire (Schattauer, Shirlaw, Mauclaire), soit par la voie abdominale antérieure (Villemin), celle-ci s'imposant d'ailleurs dans tous les cas où on n'est pas sûr de son diagnostic. Ces diverses opérations ont complètement modifié le pronostic de l'hydronéphrose ; lorsqu'elles sont pratiquées en dehors de toute complication et que le rein opposé est sain, on obtient des guérisons rapides et définitives.

MALADIES DES CAPSULES SURRÉNALES

Sémiologie. — Les capsules surrénales sont relativement volumineuses chez l'enfant; le rapport de leur poids à celui des reins est de 1/28 chez l'adulte; il est de 1/13 chez le nouveau-né. Ces chiffres soulignent l'activité fonctionnelle de ces glandes dans le jeune âge, et expliquent qu'elles soient plus exposées à localiser les processus infectieux (1). De fait, tous les auteurs sont d'accord pour insister sur la grande fréquence des lésions de surrénalite aiguë chez le nouveau-né et le nourrisson.

Malgré cela, on n'a que rarement l'occasion de faire, du vivant de l'enfant, le diagnostic de ces lésions. Ce fait tient à ce que la sémiologie surrénale est connue depuis peu et reste souvent assez vague. Il y a donc un gros intérêt à mettre en vedette tous les symptômes qui peuvent chez l'enfant attirer l'attention sur les surrénales; nous les groupons dans le tableau suivant, que nous empruntons en partie à Lœper et Oppenheim.

I. Symptômes physiques	Traduisant l'augmentation considérable du volume des capsules : tumeur de l'hypocondre et du flanc.	
II. Symptômes fonctionnels traduisant l'insuffisance capsulaire	*A.* Par insuffisance de la fonction vasculaire	*Troubles circulatoires :* hypotension artérielle, petitesse du pouls, tachycardie, collapsus, ligne blanche surrénale, décrite par Sergent et qui s'obtient en traçant une ligne avec l'ongle sur la peau.
	B. Par insuffisance de la fonction antitoxique	*Troubles gastro-intestinaux :* anorexie, vomissements, diarrhée profuse, symptômes pseudo-péritonéaux. *Troubles nerveux toxiques :* dépression physique et morale, abattement, prostration, asthénie musculaire, coma et (dans les cas aigus) délire, convulsions.
		Troubles généraux : Anémie, hypoglobulie, hypothermie, cachexie.
III. Symptômes indirects ou péricapsulaires liés à la propagation des lésions glandulaires aux plexus nerveux voisins.	1° Douleurs abdominales et lombaires. 2° Mélanodermie.	

La sémiologie capsulaire chez l'enfant est donc, à peu de chose près, la même que chez l'adulte ; on remarquera pourtant que nous n'avons pas mentionné l'hypertension artérielle liée à l'hyperfonctionnement des glandes, car nous n'en connaissons pas encore

(1) Voy. Husnot, *Thèse de Bordeaux*, décembre 1907.

d'observations chez l'enfant. D'autre part, nous devons signaler la très grande fréquence relative à cet âge des troubles gastro-intestinaux et des convulsions.

Si l'on met à part la mélanodermie, qui ne se voit que dans les maladies d'Addison avérées et est en somme rare, on voit donc que les signes capsulaires sont peu caractéristiques et on conçoit qu'ils aient longtemps passé inaperçus. Deux ordres de symptômes sont cependant susceptibles de mettre sur la voie du diagnostic : l'hypotension artérielle, — celle-ci est d'ailleurs difficile à mesurer chez le très jeune enfant, et l'on ne pourra alors apprécier que la petitesse et la fréquence du pouls, signes peu pathognomoniques — et surtout l'asthénie, la prostration profonde. On fera bien alors de corroborer l'examen par la recherche de la ligne blanche de Sergent.

Affections non spécifiques des surrénales.

Anatomie pathologique. — A l'autopsie d'enfants morts d'infections variées, on trouve assez souvent des lésions des surrénales : elles paraissent d'autant plus fréquentes que l'enfant est plus jeune. C'est ainsi que, sur 90 cas d'hémorragies réunis par Hamill, 28 concernaient des nouveau-nés, 27 des nourrissons morts entre la naissance et la chute du cordon, et 11 des nourrissons morts après la chute du cordon. Mattéi indique même une proportion de 83 surrénalites aiguës sur 100 autopsies d'enfants morts dans les premiers mois.

Ces lésions sont variables :

Souvent on trouve de la *surrénalite aiguë* : les glandes sont volumineuses et plus ou moins congestionnées ; au microscope, on observe, suivant les cas, soit surtout de la nécrose cellulaire, prédominante en général dans l'écorce, soit surtout des lésions de diapédèse pouvant arriver à constituer de petits abcès microscopiques, soit de la congestion plus ou moins intense et jusqu'à des hémorragies.

Les *hémorragies* constituent en effet une lésion fréquente du jeune âge; déjà signalées par Parrot, Hutinel, chez les athrepsiques, elles ont été bien décrites chez le nourrisson par Mattéi, Rolleston, Leconte. Elles sont parfois unilatérales, mais plus souvent bilatérales (deux tiers des cas) ; elles peuvent consister en quelques points ecchymotiques isolés, ou former de véritables hématomes qui peuvent atteindre le volume d'un œuf de pigeon ou d'un œuf de poule, et qui, dans certains cas, se rompent et font irruption dans le péritoine. Le maximum des lésions hémorragiques siège toujours dans la zone réticulée de la corticale, qui, à l'état normal, est la région la plus vascularisée. Ces lésions sont très souvent d'origine infectieuse; mais elles peuvent reconnaître une cause purement mécanique et être dues à l'hypertension dans le système cave, survenue surtout pendant un accouchement laborieux (un tiers des cas).

Par contre, les *surrénalites chroniques*, en dehors de la syphilis, de la tuberculose, que nous étudierons plus loin, sont absolument exceptionnelles chez l'enfant. Cependant Pettit a trouvé des surrénales scléreuses chez des nouveau-nés issus de mères typhiques et succombant de vingt à quarante jours après leur naissance; Lœper et Esmonet ont fait des constatations analogues sur des enfants nés de mères varioliques.

Étiologie. — Chez le nouveau-né, les hémorragies des surrénales sont presque toujours dues à un *accouchement laborieux* : lenteur du travail, application du forceps, compression du cordon.

Plus tard, hémorragies et surrénalites aiguës sont la conséquence *de l'infection*. Les infections d'origine ombilicale sont souvent à incriminer dans les premiers jours qui suivent la naissance, particulièrement les infections à streptocoques. Plus tard, ce sont toutes les maladies infectieuses, quelles qu'elles soient; mais, au premier rang, il faut citer la *diphtérie*, ce qui ne saurait étonner, l'expérimentation ayant depuis longtemps montré la constance des lésions hémorragiques des surrénales chez le cobaye, après injection de toxine ou de bacilles diphtériques; ensuite, viennent la *pneumonie*, la *broncho-pneumonie* (Babonneix et Paisseau), particulièrement lorsque le pneumobacille est en jeu (Dudgeon), puis la *scarlatine*, la *rougeole*.

Symptômes et diagnostic. — Bien souvent les symptômes propres aux lésions surrénales se perdent au milieu d'un tableau clinique complexe; elles passent inaperçues et constituent une trouvaille d'autopsie.

Quelquefois pourtant, on peut soupçonner du vivant de l'enfant que les surrénales sont gravement atteintes; deux circonstances sont susceptibles de se rencontrer: ou bien le syndrome surrénal apparaît brusquement, au cours d'un état de santé jusque-là satisfaisant et prend l'aspect d'une maladie primitive, c'est le cas le plus rare; ou bien on le voit apparaître plus ou moins fruste au cours d'une maladie déjà caractérisée, diphtérie, scarlatine, rougeole, etc.

Syndrome surrénal primitif. — Ce syndrome s'est rencontré dans les observations de Talbot, de Blaker et Bailey, d'Andrews. Il s'agissait de nourrissons âgés de quelques mois qui furent pris brusquement, en pleine santé, de fièvre, avec ou sans *purpura cutané*. Au bout de quelques heures apparaissent de la diarrhée, des douleurs abdominales, des vomissements, puis des convulsions, de la petitesse du pouls avec cyanose et refroidissement des extrémités; enfin la mort survient dans le collapsus cardiaque ou au milieu d'une convulsion, de six à vingt-quatre heures après le début des accidents. A l'autopsie, on trouve, comme seules lésions, des hémorragies des surrénales ; plusieurs fois l'examen bactériologique avait permis de constater qu'il y avait eu septicémie à streptocoques.

D'autres fois, mais plus rarement, au lieu de déterminer un syndrome de purpura infectieux, les lésions surrénales aiguës peuvent provoquer des *symptômes péritonéaux* (vomissements, douleurs et ballonnement du ventre), ou bien des enfants paraissant en pleine santé tombent tout d'un coup dans le *coma*, qui les conduit en quelques heures à la mort (Langstein).

Malgré leur gravité, les hémorragies des surrénales ne sont cependant pas fatalement mortelles : Wainwright a trouvé, chez un enfant mort de broncho-pneumonie à deux mois, des traces d'hémorragie ancienne dans la substance médullaire d'une surrénale.

Le *diagnostic* est évidemment des plus difficile ; suivant la forme clinique, on pensera plutôt à un purpura infectieux, à une péritonite ou à un étranglement interne, à une méningite ou à une tumeur cérébrale, et les lésions véritables ne seront le plus souvent reconnues qu'à l'autopsie.

Syndrome surrénal secondaire. — Beaucoup plus intéressant est le *syndrome surrénal secondaire* parce qu'il est plus fréquent, plus facile à diagnostiquer, *moins grave* d'emblée et qu'on peut parfois, par un traitement approprié, en faire disparaître rapidement les manifestations.

Depuis les travaux initiaux de Sergent et Bernard, d'Oppenheim, de Bossuet, l'attention des médecins d'enfants a été particulièrement attirée sur ces faits, et ils ont publié, cette année notamment, une série d'observations des plus intéressantes.

Diphtérie. — C'est la *diphtérie* qui se prête le mieux à cette étude. Sergent, et plus récemment Bossuet, Martin et Darré ont cité des exemples typiques de syndrome surrénal au cours de cette maladie : il survient en général tardivement, vers le septième, le dixième jour, alors que l'enfant paraissait s'améliorer et que sa gorge se détergeait ; assez brusquement, le petit malade tombe dans l'adynamie la plus profonde, il reste affalé dans son lit, incapable de faire un mouvement ; il est pris de nausées, de vomissements, de douleurs abdominales vagues, profondes, dans les flancs, la partie supérieure de l'abdomen. Les troubles circulatoires sont très marqués, le pouls devient très rapide, monte à 140 et au delà, en même temps qu'il est irrégulier, petit ; l'enfant est pâle, blême, a des tendances à la syncope ; s'il est assez grand pour qu'on puisse lui prendre sa tension artérielle, on constate qu'elle est tombée à 10, 8 ou 7 centimètres cubes de mercure. Ici le syndrome est complet : *asthénie*, *hypotension artérielle*, *signes gastro-intestinaux*, et le diagnostic n'est pas difficile à faire; si l'on donne alors de l'adrénaline ou de la poudre de surrénales, on a grande chance de voir disparaître, au moins momentanément, un ou plusieurs de ces symptômes, et le diagnostic est de ce fait confirmé.

Mais le tableau clinique n'est pas toujours aussi net; on tend à admettre aujourd'hui que le *syndrome toxique secondaire* décrit par Marfan (pâleur, vomissements, tachycardie, oligurie et albuminurie), et qu'on rattachait constamment, il y a quelques années encore, à une lésion du bulbe ou du myocarde, est dans bien des cas causé par une surrénalite aiguë tardive. On y retrouve en effet certains symptômes qui sentent l'insuffisance surrénale : hypotension artérielle, vomissements, pâleur, asthénie. Ce qui corrobore cette opinion, c'est que, si on traite ces enfants systématiquement par l'adrénaline en même temps que par des injections répétées de sérum antidiphtérique, on obtient des guérisons dans des cas qui paraissaient désespérés. On peut aller plus loin encore et se demander si l'abattement et la tachycardie précoce des angines malignes, si certaines morts subites ou rapides, en tout cas inattendues, au cours de la diphtérie, ne reconnaissent pas la même pathogénie; mais ce ne sont plus là que des hypothèses.

Autres infections. — Tout ce que nous venons de dire pour la diphtérie pourrait être répété pour la plupart des autres infections infantiles, à la fréquence près. Au cours de la *rougeole*, Ribadeau-Dumas et Bing ont observé deux fois le syndrome d'insuffisance capsulaire aiguë. Au cours de la *scarlatine*, le professeur Hutinel a signalé tout récemment le cas d'un enfant de onze ans et demi qui présenta brusquement ce syndrome au complet, en même temps qu'apparaissait une légère pigmentation brunâtre de la peau, et il se demande s'il ne faut pas voir la même influence surrénale dans les cas de mort subite inexpliquée mentionnés déjà par Trousseau au cours de la scarlatine. Bossuet a observé des exemples analogues au cours de la *grippe*.

Traitement. — Le traitement opothérapique s'impose quand le syndrome est nettement caractérisé; mais on peut l'employer avec efficacité toutes les fois qu'on soupçonne seulement une atteinte des surrénales, lorsqu'au cours d'une infection aiguë on constate une asthénie insolite et de l'affaiblissement du pouls. C'est la conduite préconisée par Rolleston, Bates, Netter et qui leur a donné de nombreux succès. On prescrira donc, en plus du traitement habituel des infections, de X à XX gouttes de la solution au millième d'adrénaline dans les vingt-quatre heures (à donner dans un peu d'eau en cinq ou six fois). On peut encore faire prendre de la poudre de surrénale desséchée Carrion (un à deux cachets par jour).

Affections spécifiques des surrénales.

SYPHILIS DES SURRÉNALES.

Les surrénales sont fréquemment touchées dans l'hérédo-syphilis, malgré l'opinion de Virchow, qui croyait cette localisation exceptionnelle. Hecker la trouve seulement dans 6 à 7 p. 100 des cas, chiffre très inférieur à ceux qui s'appliquent à la rate, au foie et aux os. Mais, si l'on examine des enfants jeunes, de quelques jours à quelques mois, on voit qu'elle est en réalité beaucoup plus fréquente. Sur vingt nourrissons hérédo-spécifiques, Ribadeau-Dumas et Pater ont trouvé dix fois des lésions d'aspect varié : les unes non spécifiques, hyperémie, congestion avec nodules infectieux, nécrose simple, altérations atrophiques ou hyperplasiques, sclérose; les autres histologiquement spécifiques : gommes miliaires, gommes plus ou moins volumineuses, dégénérescence scléro-gommeuse (Girode, Hecker, Winogradov).

Les zones centrales sont en général les plus atteintes ; les lésions paraissent en effet rayonner autour de la veine centrale dont la paroi est épaissie. On trouve souvent des tréponèmes, quoique moins que dans le foie ; ils peuvent cependant y abonder et en certains points former de très riches amas (Sabrazès et Dupérié).

Symptômes. — En clinique, ces lésions ne se manifestent par aucun signe pathognomonique : elles contribuent seulement à la cachexie et à la déchéance qui frappent les hérédo-spécifiques. Probablement aussi, elles jouent un rôle dans la mort subite ou rapide qu'on observe chez certains hérédo-syphilitiques (Triboulet, Ribadeau-Dumas, Harvier).

Enfin il semble que la syphilis des surrénales soit susceptible de déterminer le syndrome d'Addison : tels les cas de Monti, de Barlow, de Boinet.

TUBERCULOSE DES SURRÉNALES.
(*Maladie d'Addison.*)

Le syndrome d'Addison, plus souvent encore chez l'enfant que chez l'adulte, est déterminé par une dégénérescence tuberculeuse des capsules. Cependant les deux termes ne sont pas synonymes; on voit fréquemment des capsules criblées de granulations au cours de la tuberculose aiguë, sans que rien pendant la vie n'ait pu faire soupçonner ces lésions; et d'autre part, on a signalé, quoique le fait soit beaucoup plus rare, des cas authentiques de maladie d'Addison, à l'autopsie desquels on n'a pas trouvé de tubercules des surrénales. Ces restrictions faites, la tuberculose des capsules n'a d'intérêt clinique que parce qu'elle provoque le syndrome addisonien. Mais celui-ci comporte quelques particularités chez l'enfant.

Étiologie. — C'est une affection qui paraît plus rare que chez l'adulte ; cependant Comby a pu, dans son article de 1904, réunir une soixantaine de ces cas parfaitement authentiques et bien étudiés, dus, entre autres, à Hutchindson, Addison, Henoch, Barker, Greenhow, Monti, Pye Smith, Baginsky, Descroizilles, Moizard, Nattan-Larrier, Comby, Variot, etc.

Elle paraît d'autant plus fréquente que l'enfant se rapproche de l'adolescence ; elle est rare dans la première enfance ; pourtant on connaît un cas qui s'est manifesté dès l'âge de deux ans (Pitman), deux cas qui ont évolué chez le nourrisson (Nobécourt et Maisch) et un cas chez le nouveau-né (Dezirot). Les garçons sont un peu plus souvent atteints (60 p. 100) que les filles.

Symptômes. — **Début.** — La maladie peut débuter de deux façons différentes :

1° En général, elle commence insidieusement, par de l'affaiblissement progressif ; l'enfant est fatigué, devient triste, apathique ; il n'a plus d'entrain, ne peut plus suivre les classes, doit quitter l'apprentissage. C'est après cette phase seulement, et assez tardivement, qu'apparaît la mélanodermie, quoique, dans certaines observations, ce soit le premier symptôme apparu.

2° Le début *brutal* est moins fréquent, mais *spécial à l'enfant* ; brusquement il est pris de fièvre, de vomissements et de diarrhée, avec céphalée, somnolence et déjà de l'asthénie. La mélanodermie elle-même ne se manifeste qu'après.

Période d'état. — A la période d'état, on retrouve les mêmes symptômes que chez l'adulte, mais un peu modifiés.

L'*asthénie* n'a rien de spécial : les petits malades restent blottis dans leur lit, ne se mouvant pas, ne mangeant pas, répondant à peine aux questions.

Les *troubles gastro-intestinaux* sont toujours très importants : l'enfant a une inappétence absolue et présente des alternatives de diarrhée et de constipation ; les vomissements sont particulièrement fréquents. Tous ces troubles peuvent être continuels ou au contraire intermittents, survenant par crises accompagnées de fièvre et présentant le tableau d'une intoxication digestive, ou faisant penser parfois à une péritonite (Netter et Nattan-Larrier).

Les *douleurs lombo-abdominales* sont, par contre, moins fréquentes et assez mal caractérisées ; elles siègent dans l'épigastre, le dos, les hanches, l'hypocondre ; elles s'irradient dans les membres inférieurs.

La *mélanodermie* est identique à celle de l'adulte ; la peau est d'abord tachetée, puis uniformément brune; la coloration est plus marquée au niveau des cicatrices de vésicatoires ou de pointes de feu, aux parties exposées à l'air et aux régions déjà normalement pigmentées. Les cheveux peuvent foncer, de bruns devenir noirs, de blonds devenir châtains; dans quelques cas même, on a vu les ongles se colorer. La pigmentation gagne enfin fréquemment les muqueuses (lèvres, gencives, joues, voile du palais, langue, pharynx).

L'*hypotension artérielle* est constante; le pouls est petit, mou, dépressible, et bat de 100 à 130, même quand il n'y a pas de fièvre. Mlle Finkelstein a observé au sphygmomanomètre des chiffres de 8 ou même 6. Il faut rattacher à cette hypotension la tendance aux vertiges et à la syncope.

A côté de ces signes capitaux, on note un accroissement rapide de l'anémie (dans les cas où l'étude hématologique a été faite, on a trouvé une diminution de l'hémoglobine et une légère leucocytose). La fièvre existe à certains moments; quelquefois, au contraire, il y a de l'hypothermie, même dès le début de la maladie.

Évolution. — L'évolution est extrêmement variable; d'une façon générale, *elle est plus rapide que chez l'adulte;* elle dure moins d'un an dans les deux tiers des cas, et quelquefois la maladie se termine en trois mois, deux mois, sept semaines. Le plus souvent la marche est progressive; quelquefois, pourtant, on peut observer des rémissions; l'enfant reprend des forces, sa pigmentation disparaît, ou peut même disparaître.

Mais la guérison est exceptionnelle; elle a été vue dans un seul cas, par Variot, chez un enfant soigné par l'extrait de capsules surrénales, et qui, plus tard, présenta tous les caractères de l'infantilisme.

La *mort* est donc la terminaison habituelle; elle survient par cachexie progressive; à la fin les enfants présentent de l'hypothermie; ils sont pris de *convulsions*, puis tombent dans le coma. Parfois ils sont emportés par une *tuberculose aiguë*. Enfin la *mort subite* est assez fréquente chez l'enfant, soit sans cause occasionnelle apparente, soit au cours d'une infection surajoutée qui paraît bien supportée jusqu'au moment où brusquement, sans pousser un cri, ou après quelques courtes convulsions, l'enfant rend le dernier soupir.

Formes cliniques. — Elles sont encore assez mal connues. On sait cependant qu'il peut y avoir des *formes frustes* (Dezirot) caractérisées par le syndrome habituel, mais sans mélanodermie, et des *formes latentes*, où brusquement, sans cause ou à l'occasion d'une infection secondaire, l'enfant présente des douleurs abdominales, des vomissements, des convulsions et meurt. L'exemple cité par Broca est tout à fait typique. Une fillette est opérée un matin pour une tumeur blanche du genou; la résection se fait normalement, et le réveil s'effectue dans de bonnes conditions. A cinq heures et demie du soir, l'enfant demande à manger à la surveillante; celle-ci fait le tour des lits, puis, arrivant à l'enfant, la trouve morte; elle n'avait pas fait un mouvement, pas poussé un cri. A l'autopsie, les capsules étaient tuberculeuses. Le choc opératoire, peut-être aussi l'intoxication chloroformique, avaient brusquement révélé une insuffisance surrénale jusque-là bien tolérée.

Diagnostic. — Le diagnostic se basant avant tout sur la mélanodermie, c'est ce symptôme dont on aura surtout à discuter la valeur. Or il existe certaines mélanodermies plus spéciales à l'enfant : c'est la *pigmentation arsenicale* notamment, qui s'observe, surtout dans la chorée, après administration de la liqueur de Boudin, mais peut aussi être causée par la liqueur de Fowler, ou même par les cacodylates; cette pigmentation n'est pas uniforme, mais finement mouchetée ou ocellée; elle est surtout accusée au tronc, à l'abdomen, à la racine des membres, et au contraire peu marquée au niveau des mains et des organes génitaux. Les muqueuses sont presque toujours normales. On constate souvent enfin un peu de sécheresse de la gorge et un léger degré de conjonctivite.

La *mélanodermie tuberculeuse* est beaucoup plus rare que chez l'adulte; elle siège surtout aux parties latérales du cou, aux parties antérieures de la région maxillaire, au niveau de l'abdomen en cas de péritonite tuberculeuse (Marfan, Brun). C'est donc une pigmentation beaucoup plus localisée : d'ailleurs elle est de nuance café au lait et rarement aussi foncée que dans l'addisonisme.

Dans certains cas de *phtiriase*, on observe de la pigmentation jointe à de la cachexie : mais c'est surtout l'abdomen, la partie supérieure des cuisses et le tronc qui sont atteints : la peau est sèche, rugueuse et présente de nombreuses lésions de grattage.

Récemment enfin, Nobécourt et Rivet ont observé de la mélanodermie au cours des *gastro-entérites* graves et prolongées des nourrissons; chez l'un de leurs malades, il y avait une pigmentation légère de la muqueuse buccale, une asthénie profonde et des signes de tuberculose. Pourtant, après amélioration de l'intestin, ils constatèrent une amélioration parallèle de tous les symptômes et une disparition rapide de la mélanodermie.

Anatomie pathologique. — Presque toujours on a trouvé à l'autopsie des lésions tuberculeuses des surrénales, en foyers limités, ou généralisées à toute l'épaisseur des glandes, et presque toujours bilatérales : tantôt on voit des lésions nettement spécifiques : granulations, tubercules, foyers caséeux, abcès froids plus ou moins volumineux, crétification ; tantôt, mais ce sont des cas rares, on trouve une atrophie scléreuse, qui, au premier abord, ne paraît pas due au bacille de Koch (Anglade et Jacquin), et cependant, au microscope, on peut trouver des cellules géantes, des bacilles, et l'inoculation est positive.

Cependant, comme nous l'avons dit, tuberculose des surrénales n'est pas synonyme de maladie d'Addison, pas plus chez l'enfant que chez l'adulte : d'une part, la granulie des capsules peut exister sans qu'il y ait eu pendant la vie de syndrome addisonien (Comby) ; d'autre part, il existe des cas exceptionnels où, à l'autopsie de maladie d'Addison avérée, on n'a pas trouvé de surrénalite tuberculeuse : il s'agissait d'un cancer chez une fillette de trois ans observée par Pitmann, de syphilis chez des enfants vus par Monti, Barlow ; dans un autre cas de Monti, il y avait absence de la capsule droite et atrophie de la gauche. Enfin, on connaît trois cas, chez l'enfant, où on n'a pu trouver à l'autopsie aucune altération macroscopique ni microscopique des glandes ; dans l'un, il existait des lésions des ganglions semi-lunaires englobés par des masses caséeuses (Maiset) ; mais, dans le cas de Richou, le plexus solaire lui-même était intact. La pathogénie de ces cas est encore impossible à établir.

Traitement. — Pratiquement, on a presque toujours affaire à une tuberculose ; aussi faudra-t-il appliquer à ces cas le traitement classique de toute localisation tuberculeuse (cure d'air, suralimentation), qui n'a rien de spécial ici.

Mais, en outre, il faudra essayer l'*opothérapie surrénale*. Les résultats n'en sont pas, il est vrai, très encourageants : on ne connaît guère qu'un seul cas de guérison véritable chez l'enfant, celui de Variot. Un autre, de Schilling, a été très amélioré : il s'agissait d'un garçon de quinze ans, dont les premiers symptômes s'étaient manifestés à quatorze ans, l'affection ayant été traitée sans succès par les toniques et l'arsenic pendant dix-huit mois. L'opothérapie fut alors commencée. Au bout de trois mois, le malade se trouva très amélioré ; la pigmentation disparut presque complètement ; le poids monta de 69 à 99 livres. Le malade paraissait à peu près guéri, quand il fut pris brusquement d'un syndrome toxique et mourut en l'espace de six heures. A l'autopsie, on trouva une pneumonie de la base droite qui avait entraîné les accidents terminaux malgré l'opothérapie, celle-ci ayant suppléé jusque-là les surrénales, mais ayant été insuffisante devant l'infection.

Malgré tout, c'est le seul traitement qui permette d'espérer une amélioration dans une maladie spontanément toujours mortelle : on voit souvent diminuer l'hypotension artérielle, l'asthénie, puis les troubles digestifs, la pigmentation étant le signe le plus rebelle.

On essaiera d'abord l'ingestion de glandes fraîches, qui est le procédé le plus inoffensif ; on fera prendre une demi-capsule, puis une capsule fraîche de mouton, finement hachée et délayée dans du bouillon froid.

C'est en cas d'échec seulement de cette méthode qu'on pourra recourir à l'injection d'extraits hydroglycérinés de capsules de mouton

(1 à 3 centimètres cubes, qu'on fera bien, d'après Lœper et Oppenheim, de délayer dans 16 à 20 centimètres cubes de sérum artificiel pour 1 d'extrait; l'injection est alors moins douloureuse, et l'action nécrosante de l'extrait sur les tissus sera réduite au minimum).

Mais il faut savoir qu'on peut observer, au cours de ce traitement, des troubles qui en nécessiteront la cessation momentanée : nausées, vertiges, bouffées de chaleur, tremblements.

Tumeurs des capsules surrénales.

TUMEURS BÉNIGNES.

Elles sont exceptionnelles en dehors des *adénomes*. Ceux-ci peuvent être petits, multiples, et se greffer sur un processus général d'hypertrophie de la glande, comme dans les deux cas récents de Lévy-Frankel, où ils coexistaient avec une symphyse cardiaque d'origine rhumatismale; il est probable que l'hypertrophie du cœur avait conditionné l'hypertrophie des surrénales, qui ne se manifestait d'ailleurs par aucun symptôme particulier. Pourtant, dans un de ces cas, il y avait une plaque d'athérome aortique, dont le développement était dû probablement à l'hyperfonctionnement des surrénales. En se basant sur ce cas et sur ce que nous connaissons de l'action expérimentale de l'adrénaline, on peut se demander si les cas exceptionnels d'athérome aortique constatés chez l'enfant et qui se traduisent par des signes nets ne reconnaissent pas une pathogénie analogue ; mais aucun fait n'est encore venu confirmer cette hypothèse.

Parfois l'adénome forme une tumeur volumineuse, comme dans les cas de Scott-Warthin, dont le suivant peut être pris comme exemple. Un nourrisson semble très bien portant pendant les trois premiers jours après la naissance ; le quatrième jour, il présente de l'anurie ; le cinquième, des mouvements convulsifs, de l'opisthotonos, et il meurt. A l'autopsie, on trouve la surrénale gauche transformée en une tumeur du volume d'un œuf de poule, ronde, élastique, kystique au centre. Au microscope, la partie centrale paraît nécrosée, la partie périphérique étant constituée par la corticale hypertrophiée.

TUMEURS MALIGNES.

Les tumeurs malignes sont plus fréquentes et mieux connues. Les surrénales peuvent présenter des noyaux secondaires à des néoplasies de diverses origines : elles peuvent être aussi le siège de tumeurs primitives.

Le *cancer primitif* des surrénales s'observe surtout à deux périodes de la vie : chez l'enfant avant huit ans et chez l'adulte de trente-deux à trente-cinq ans. Sur 51 cas, Otto Ramsay en compte 13 de six mois à vingt ans. Il peut s'observer même chez des enfants très jeunes, de dix jours (Ruyter), de neuf mois (Cohn), de deux ans (Fox), etc.

Ce sont des tumeurs très volumineuses, arrondies ou bosselées, qui peuvent atteindre le volume d'une tête de fœtus. Leur coloration est blanc rosé ou grisâtre, mais elles sont parfois semées de points ecchymotiques ou hémorragiques ; à la coupe, elles sont molles.

Histologiquement, il s'agit presque toujours de sarcome, fuso ou globo-cellulaire ; Pilliet insiste sur la difficulté de reconnaître la nature de ces tumeurs souvent hémorragiques ; il suppose qu'on a désigné, sous le nom de carcinome, des tumeurs qui appartiennent au groupe des sarcomes hématodes. Pourtant on peut observer à titre exceptionnel l'épithéliome (Ramsay) ; Lapointe et Lecène ont trouvé chez une fillette de dix-neuf mois un gliome primitif de la surrénale.

Le sarcome a tendance à envahir ou à comprimer la veine cave. La généralisation au péritoine, aux ganglions, est très fréquente.

Symptômes. — Le plus souvent, le premier symptôme consiste dans l'apparition dans un des flancs d'une *tumeur* qui croît rapidement : c'est une masse qu'on perçoit d'abord à la palpation, arrondie, bosselée, irrégulière, qui donne la sensation du ballottement rénal, mais ne subit aucun déplacement dans les mouvements respiratoires. La consistance est dure au début; bientôt la tumeur se ramollit et devient élastique, parfois même pseudo-fluctuante.

Son accroissement est rapide et, dans certains cas, la tumeur arrive à remplir la moitié de l'abdomen, qu'elle gonfle, et on sent alors la tumeur qui va du rebord costal à l'aine. On constate un peu d'œdème de la paroi, une circulation collatérale exagérée; l'œdème des membres inférieurs est relativement fréquent, par compression de la veine cave inférieure. La *cachexie* est précoce et rapide.

Les autres symptômes sont beaucoup moins caractéristiques : douleurs de l'hypocondre, vomissements, dyspnée, troubles intestinaux. Une fois seulement (Pittmann), on a constaté le syndrome d'Addison.

Diagnostic et traitement. — Tumeur du flanc et cachexie sont donc les deux principaux symptômes; ils doivent d'ailleurs faire porter le diagnostic de sarcome du rein. C'est à ce diagnostic, en effet, qu'on s'est arrêté le plus souvent, l'origine réelle n'ayant été trouvée qu'à l'opération ou sur la table d'autopsie. L'ablation comporte les mêmes risques qu'en cas de tumeur du rein ; la mort post-opératoire est fréquente, sinon la récidive ne se fait guère attendre plus de quelques mois.

MALADIES DU SANG, DES GANGLIONS, DE LA RATE

PAR

F. LEENHARDT

Professeur agrégé à la Faculté de médecine de Montpellier.

Les maladies du sang, des ganglions et de la rate ont, entre elles, de telles connexions qu'il nous a paru plus juste et plus simple, dans l'intérêt du praticien, de les réunir dans un même chapitre.

MALADIES DU SANG

Dans l'enfance, plus qu'à toute autre période de la vie, le sang est fréquemment altéré ; l'enfant, dont l'organisme est encore dépourvu d'immunités, sans résistance aux agents morbides, subit facilement l'atteinte des infections aiguës ou chroniques et des intoxications. Le sang participe, dans une large mesure, aux altérations qu'elles provoquent dans l'organisme. Les réactions sanguines sont donc faciles au cours des maladies de l'enfance, et il est important de les bien connaître au triple point de vue clinique, diagnostique et pronostique.

D'autre part, le sang de l'enfant présente sur celui de l'adulte des différences très remarquables et des caractères à part : l'activité bien plus grande, à cet âge, des organes hématopoiétiques, moelle osseuse, rate, ganglions, provoque, sous l'influence du moindre trouble des réactions sanguines plus vives que chez l'adulte.

Les progrès de l'hématologie moderne ont permis de fixer d'une façon à peu près définitive les caractères essentiels du sang de l'enfant normal : ils ont permis de fixer également l'étude hématologique de la plupart des maladies de l'enfant.

Les caractères du sang de l'enfant sont assez particuliers pour qu'il soit nécessaire de les rappeler avant d'aborder l'étude des maladies du sang. Le cadre de cet article ne nous permet pas d'insister sur les caractères généraux anatomiques et physiologiques du tissu sanguin : le lecteur voudra bien se reporter pour cette étude aux traités spéciaux. Nous insisterons seulement sur les caractères propres au sang de l'enfant et les différences qu'il présente avec celui de l'adulte.

Nous étudierons tout d abord les éléments constitutifs du sang normal de l'enfant ; nous étudierons ensuite la sémiologie du sang et les variations de la formule hémoleucocytaire.

EXAMEN ET SÉMIOLOGIE

Le sang de l'enfant normal. — Le sang, on le sait, est constitué par deux éléments : 1° les éléments figurés ; 2° l'élément liquide, le plasma.

Éléments figurés. — Les éléments figurés sont représentés par les globules rouges, les globules blancs, les hématoblastes.

Globules rouges. — L'étude des globules rouges chez l'enfant a été faite par une série d'auteurs : leurs caractères morphologiques, leur nombre, les variations qu'ils peuvent subir au cours de l'évolution de l'enfant sont nettement déterminés.

Le nombre des globules rouges varie suivant l'âge de la façon suivante.

A la naissance, le chiffre des globules rouges est supérieur à la normale ; il varie de 5 à 6 000 000 en moyenne ; dans certains cas, il peut être beaucoup plus élevé (8 500 000, Schiff). La ligature du cordon ombilical au moment de la naissance, faite d'une façon hâtive, paraît jouer un rôle important ; la ligature après la cessation des battements du cordon peut faire monter de plus d'un million le nombre des globules rouges : plus la ligature a été faite tardivement, plus leur nombre est considérable. Dans les quatre premiers jours, le chiffre des hématies augmente encore par concentration du sang et par suite de la perte de poids du corps. Après avoir ainsi passé par un maximum, le chiffre des globules rouges diminue progressivement jusqu'à trois ou quatre mois, où il atteint alors 4 500 000 environ. Pendant toute l'enfance, ce chiffre reste sensiblement stationnaire, et ce n'est qu'au moment de la puberté qu'il revient aux environs de 5 000 000, chiffre normal chez l'adulte.

Les globules rouges de l'enfant présentent quelques caractères morphologiques particuliers ; leurs dimensions sont variables ; le diamètre moyen des hématies, plus considérable chez le fœtus que chez l'adulte, reste encore plus élevé chez le nouveau-né (Malassez) ; mais il existe également des hématies de petit volume (microcytes). Ces différences dans les dimensions des globules rouges s'exagèrent dans les états pathologiques avec une grande facilité : l'irrégularité de diamètre des globules rouges (anisocytose) est beaucoup plus fréquente chez l'enfant que chez l'adulte. Il en est de même pour les modifications de forme des hématies ; il n'est pas rare d'observer, au lieu de la forme discoïde habituelle, des globules ovalaires, piriformes, en raquettes, déformation que l'on désigne sous le nom de poikylocytose. Enfin les globules rouges chez l'enfant fixent souvent d'une façon incomplète et très variable l'hémoglobine : c'est l'anisochromie (Bard).

Hémoglobine. — La teneur en hémoglobine du sang de l'enfant présente des variations utiles à connaître aux différents âges. Chez l'adulte normal et en dehors des états pathologiques, la quantité d'hémoglobine du sang est remarquablement constante et atteint le chiffre de 14 grammes pour 100 grammes de sang. Chez l'enfant, au contraire, le taux de l'hémoglobine varie avec l'âge. Tous les auteurs ont noté que le sang des nouveau-nés renferme une plus grande proportion d'hémoglobine que chez l'adulte : elle dépasse 15 et 16 grammes p. 100 ; mais rapidement ce chiffre décroît pour atteindre 14 p. 100 au huitième jour et 11 à 12 p. 100 à la fin de la première année (Perlin) (1) : à partir de ce moment, ce chiffre reste sensiblement stationnaire et se relève à 14 p. 100 entre dix et quinze ans. Tels sont les chiffres moyens : mais des variations assez étendues sont très fréquentes. La teneur en hémoglobine du sang dans les deux premières années peut être souvent troublée sous l'influence de causes même légères. Pour n'en citer qu'un exemple, presque tous les enfants nourris à l'allaitement artificiel possèdent une quantité d'hémoglobine inférieure à la moyenne. Ce fait explique peut-être les chiffres très bas que certains auteurs donnent comme teneur moyenne du sang en hémoglobine. Chez l'enfant élevé dans de bonnes conditions d'hygiène et d'alimentation au sein, n'ayant présenté aucun état pathologique, le chiffre de l'hémoglobine ne descend pas au-dessous de 13 p. 100. Mais il faut reconnaître qu'il n'est pas rare de noter des chiffres relativement bas chez des enfants habituellement bien portants (10, 8, 7 grammes p. 100). Nous aurons d'ailleurs l'occasion de revenir sur ce sujet, en étudiant un type d'anémie infantile dans laquelle cette diminution de l'hémoglobine constitue le seul symptôme de la maladie ; il n'était pas inutile de le signaler ici pour montrer que l'abaissement du taux de l'hémoglobine est un phénomène si fréquent chez l'enfant que certains auteurs le considèrent comme normal.

Globules blancs. — Pas plus que pour les autres éléments du sang, nous n'insisterons sur les caractères généraux des leucocytes, ni sur les fonctions importantes qu'ils remplissent dans l'organisme. Nous indiquerons seulement les principales modifications de leur nombre et de leurs variétés chez l'enfant.

(1) Anna Perlin, Le taux de l'hémoglobine et des globules rouges chez l'enfant (*Jahrb. für Kinderheilk.*, 1903).

Le nombre des globules blancs est toujours élevé au moment de la naissance : 18 000 (Hayem), 14 000 à 18 000 (Gundobin, Meunier), 15 000 à 19 000 (Perlin), jusqu'à 36 000 (Japha) (1) : ce chiffre baisse progressivement jusqu'à la fin de la première année, où il est de 8 000 à 10 000 en moyenne ; il ne se modifie guère pendant le reste de la période infantile ; à la puberté, il oscille entre 6 000 et 8 000 (2).

L'étude du nombre des globules blancs est inséparable de leur étude cytologique. Tandis que le globule rouge paraît constitué sur un même type, les globules blancs se présentent sous des aspects divers : en se basant sur les différences de volume du leucocyte, de forme du noyau, des réactions colorantes du protoplasma, on distingue, depuis les recherches d'Ehrlich : 1° les lymphocytes : 2° les grands mononucléaires ; 3° les moyens mononucléaires ; 4° les polynucléaires neutrophiles ; 5° les polynucléaires acidophiles ou éosinophiles ; 6° les polynucléaires basophiles ou mastzellen (3).

Chez l'enfant, la proportion dans le sang de ces diverses variétés de leucocytes, ou formule leucocytaire, est très différente de celle de l'adulte. Elle varie suivant l'âge de l'enfant. Voici les chiffres moyens qui résultent des nombreuses recherches faites à ce sujet :

1° Les *mononucléaires*, peu nombreux àl a naissance, 16,5 p. 100 pendant le premier jour [Carstanjen (4)], augmentent rapidement et atteignent, à partir du dixième ou douzième jour, le chiffre de 60 p. 100 (Meunier, Carstanjen, Gundobin). Pendant les deux premières années, ce chiffre reste sensiblement stationnaire, puis il diminue progressivement pour atteindre, entre huit et dix ans, le chiffre normal de l'adulte. Les lymphocytes et les mononucléaires moyens constituent la presque totalité de ce groupe, les grands mononucléaires étant au contraire relativement rares.

2° Les *polynucléaires neutrophiles* suivent une proportion inverse. Très abondants le premier jour (73 p. 100, Carstanjen), 60 à 70 p. 100 (Gundobin), ils diminuent progressivement et, au douzième jour, ne représentent plus que 40 p. 100 du chiffre total des leucocytes ; plus tard, ils oscillent entre 40 et 50 p. 100.

3° Les *polynucléaires éosinophiles* présentent des variations assez importantes : leur proportion est en général la même chez l'enfant que chez l'adulte (Carstanjen). Leur nombre oscille de 0,7 (Vernet) (5) à 2 à 3 p. 100 (Jolly), 5 p. 100 (Fischl), 5 à 7 p. 100 (Courmont).

4° Les *polynucléaires basophiles* ou mastzellen sont aussi rares chez

(1) JAPHA, *Maladies du sang*, in Handbuch der Kinderheilk. de PFAUNDLER et SCHLOSSMANN, 1906.

(2) Voy. les traités d'hématologie pour les caractères généraux de ces diverses variétés.

(3) Chez l'adulte, on admet les proportions suivantes : mononucléaires, 30 à 35 p. 100; polynucléaires, 60 à 70 p. 100 ; éosinophiles, 1 à 3 p. 100 ; mastzellen, 0,25 à 0,50 p. 100.

(4) MAX CARSTANJEN, *Jahrb. für Kinderheilk.*, 1900.

(5) VERNET, Étude du sang dans l'athrepsie, Thèse de Lille, 1907.

l'enfant que chez l'adulte : ils n'entrent en compte que dans des cas exceptionnels, et le plus souvent on ne les signale qu'à titre de curiosité.

Les *formes de transition* sont plus nombreuses chez l'enfant que chez l'adulte ; elles atteignent 8 à 10 p. 100, au lieu de 2 à 4 p. 100 (adulte).

Hématoblastes. — Chez l'enfant, le chiffre des hématoblastes paraît subir les mêmes variations individuelles que chez l'adulte. Tandis qu'Osler admet un plus grand nombre chez l'enfant (500 000), pour Cadet, il serait au contraire diminué. Les difficultés de numération des hématoblastes par suite de leur viscosité et de leur destruction

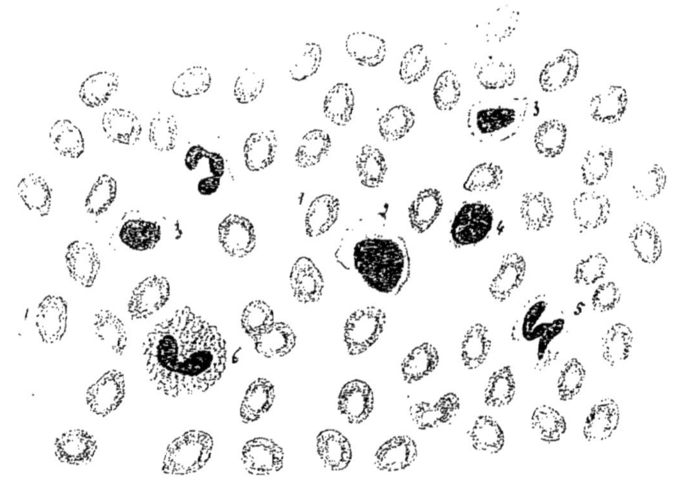

Fig. 72. — Sang normal (bleu polychrome de Unna).

1, Globules rouges ; 2, grands mononucléaires ; 3, mononucléaires moyens ; 4, lymphocytes ; 5, polynucléaires ; 6, polynucléaires acidophiles (éosinophiles).

rapide dans les milieux habituels de dilution, leur grande variabilité chez un même sujet à l'état normal ou pathologique expliquent vraisemblablement les divergences d'opinion des auteurs.

Tels sont les chiffres moyens que fournissent les observations pour chaque variété d'éléments figurés du sang. Malgré les quelques divergences dans les résultats obtenus, on voit que les modifications de la formule hémo-leucocytaire chez l'enfant, par rapport à celle de l'adulte, portent particulièrement sur les leucocytes ; chez l'enfant, en dehors des premiers jours de l'existence pendant lesquels l'équilibre leucocytaire n'est pas encore établi, la formule leucocytaire est caractérisée par une véritable inversion de la formule de l'adulte, la proportion des mononucléaires étant plus forte que celle des polynucléaires.

Élément liquide. — Le sang de l'enfant présente encore quelques autres particularités, dont l'étude ne paraît pas posséder actuellement d'intérêt pratique; il n'y a donc pas lieu d'y insister ici, nous les résumerons brièvement.

Le *poids spécifique* du sang de l'enfant suit les mêmes variations que les globules rouges (Schiff); à la naissance, il oscille entre 1 060 et 1 080 (Jones, Schiff); d'après Schiff, cette densité est plus élevée chez les enfants dont le cordon a été lié tardivement et chez les enfants vigoureux. Pendant les premiers jours de la vie, le poids spécifique baisse rapidement (1 048, deuxième semaine). Stationnaire pendant la première année, il remonte progressivement jusqu'à la puberté, où il atteint le chiffre de 1 055 à 1 060.

La *résistance globulaire* ne présente pas chez l'enfant de modification importante. Paris et Salomon admettent que la résistance maxima est de 0,32 à 0,36 p. 100, la résistance minima de 0,44 à 0,48 p. 100, chiffres semblables à ceux observés chez l'adulte; elle augmenterait dans les états pathologiques.

Le *pouvoir hémolytique* du sérum est moins élevé chez l'enfant que chez l'adulte (Gaudeau) (1).

Quant à la quantité de *fibrine* du sang, son étude n'a d'intérêt au point de vue pratique que dans la recherche du *fibrin diagnostic*. Si l'on examine au microscope une goutte de sang entre lame et amelle, on constate normalement, au bout de dix à quinze minutes, entre les îlots formés par les globules rouges, l'apparition d'un réticulum, composé de fins filaments de fibrine. Dans certaines affections, comme la pneumonie, le rhumatisme articulaire aigu, qui s'accompagnent d'une hyperleucocytose, ce réticulum, outre qu'il est retardé dans sa formation, est beaucoup plus apparent; les filaments qui le constituent sont beaucoup plus abondants et épais. Cette réaction n'existe pas dans la fièvre typhoïde; on conçoit donc la valeur pratique que peut présenter la recherche du réseau fibrineux, dans certains cas, lorsque le diagnostic clinique reste en suspens.

Examen du sang. — La technique de l'examen du sang ne présente pas chez l'enfant de particularité importante à signaler. Chez l'enfant au-dessous de deux ans, il est nécessaire cependant de se mettre à l'abri de quelques difficultés, qui tiennent d'ailleurs seulement au jeune âge. L'appréhension des parents, l'indocilité du petit malade, les mouvements brusques qu'il fait en se débattant, parfois la faible quantité de sang que donne la piqûre, sont autant de petits détails, insignifiants en apparence, mais qui, en réalité, viennent souvent gêner l'opérateur, compliquer et allonger ce temps de l'examen qui doit cependant être toujours rapide, si l'on veut obtenir des résultats précis.

(1) Gaudeau, Thèse de Paris, 1906-1907.

En général, il est préférable de faire la piqûre sur la face dorsale de la dernière phalange, tout près du sillon unguéal. A la face dorsale, la piqûre est moins douloureuse ; d'autre part, une simple pression de la pulpe du gros orteil fait sourdre une grande quantité de sang, car il faut éviter de malaxer les tissus ; enfin la piqûre faite sur le gros orteil a cet avantage qu'il est plus facile de maintenir le membre inférieur du petit enfant que les doigts de la main, ce qui facilite le prélèvement des quantités de sang nécessaires.

Pour la numération des globules rouges et des globules blancs, on se sert des compte-globules de Hayem, de Malassez, de Thoma ; pour déterminer le taux de l'hémoglobine, de l'hémochromomètre de Malassez, de l'hémoglobinomètre de Gowers, de l'hématoscope de Hénocque, etc. Ces différentes déterminations ne présentent aucune particularité à signaler. Pour être complet, l'examen du sang doit toujours comporter la détermination de la formule leucocytaire et celle de la valeur globulaire. Trop souvent négligée dans les observations, l'étude de la valeur globulaire présente cependant une importance considérable, puisqu'elle est un des éléments essentiels du diagnostic hématologique des maladies du sang. Si l'on désigne par R le taux de l'hémoglobine, par N le nombre des globules rouges, le quotient $\frac{R}{N}$ permet d'apprécier la teneur en hémoglobine de chaque globule rouge ou valeur globulaire (1).

(1) Il est regrettable que la méthode suivie pour la détermination de la valeur globulaire par les hématologistes ne soit pas toujours la même; nous ne croyons pas inutile de rappeler le principe des différentes méthodes employées, afin de permettre au lecteur de comparer des résultats qui, au premier abord, paraissent très différents, bien qu'ils aient la même signification.

1° La *méthode de Malassez*, qui consiste à diviser le chiffre obtenu pour le taux de l'hémoglobine par le nombre de globules rouges rapporté aux 100 centimètres cubes de sang qu'indique le taux de l'hémoglobine. On obtient ainsi le poids exact d'hémoglobine qui est fixé sur chaque globule rouge. A l'état normal, ce chiffre est de 28 à 30 millionnièmes de millionigramme : on dit alors que la valeur globulaire est de 28 à 30.

2° Dans la *méthode adoptée par Hayem*, la valeur globulaire est fournie par le rapport, pour une même quantité de sang, du taux de l'hémoglobine et du nombre des globules rouges. Le taux de l'hémoglobine est exprimé ici par le nombre des globules rouges renfermant une proportion normale d'hémoglobine. Dans un sang normal qui renferme 5 000 000 de globules rouges, le chiffre de l'hémoglobine est exprimé par le chiffre 5 000 000. Un sang dont le taux d'hémoglobine est de 2 500 000 est un sang qui renferme moitié moins d'hémoglobine que normalement. Dans cette méthode, la valeur globulaire est exprimée par le rapport $\frac{R}{N}$: à l'état normal, cette valeur est égale à 1.

3° La méthode la plus généralement employée évalue le taux de l'hémoglobine en pour 100, un sang normal renfermant 100 d'hémoglobine; dans un sang anémique, on trouvera 80, 60, 50 d'hémoglobine. Dans ces conditions, la valeur globulaire est encore ici fixée par le rapport $\frac{R}{N}$; mais il est nécessaire, pour l'établir, de se baser sur des chiffres comparables. On est donc amené tout d'abord à établir le rapport qu'il y a entre le taux de l'hémoglobine du sang examiné et la quantité normale, d'une part, et, d'autre part, le rapport du nombre des globules rouges

Variations de la formule hémoleucocytaire ; sa valeur sémiologique. — Au cours de certains états pathologiques, les diverses parties constituantes du sang peuvent subir des modifications importantes : on peut de plus voir apparaître dans le sang circulant des éléments qui normalement en sont absents.

Globules rouges. — Les variations légères que l'on observe dans le nombre des globules rouges dépendant de l'heure du jour, de la digestion, ont été signalées; elles prennent une importance particulière lorsque le sang est altéré ; on peut les observer dans toutes les anémies bénignes ou graves : suivant que le nombre des globules rouges est augmenté ou diminué, on les classe en polyglobulie ou hypoglobulie.

Polyglobulie. — Dans les polyglobulies, il convient de distinguer les cas où l'augmentation du chiffre des globules rouges est apparente de ceux où elle est réelle.

Dans le groupe des polyglobulies apparentes ou relatives, on range les faits d'augmentation du nombre des globules rouges se produisant soit au cours d'états physiologiques (polyglobulies du nouveau-né), soit au cours d'états pathologiques, s'accompagnant de soustractions massives de liquide de l'organisme, diurèse abondante, diarrhées profuses, athrepsie (Minet) ; elles reconnaissent la concentration de la masse sanguine comme mécanisme.

La polyglobulie vraie, au contraire, apparaît au cours d'états susceptibles d'apporter un trouble au milieu respiratoire, d'où il

dans le cas donné, et le nombre normal de globules rouges. Si l'examen du sang donne N globules rouges, N' étant le chiffre normal de globules rouges, et R hémoglobine, R' étant le chiffre d'hémoglobine d'un sang normal, la valeur globulaire G sera obtenue de la façon suivante :

$$G = \frac{\frac{R}{R'}}{\frac{N}{N'}}.$$

Pour le sang normal, ce rapport est :

$$G = \frac{\frac{100}{100}}{\frac{5\,000\,000}{5\,000\,000}} = \frac{1}{1} = 1.$$

Pour un sang où le chiffre de l'hémoglobine est représenté par 55 et le chiffre des globules rouges par 3 500 000, la valeur globulaire sera :

$$G = \frac{\frac{55}{100}}{\frac{3\,500\,000}{5\,000\,000}} = \frac{0{,}55}{0{,}70} = 0{,}78.$$

Dans l'exposé des maladies du sang qui va suivre, nous avons employé cette dernière notation, qui est le plus couramment employée. Mais il va sans dire qu'un simple calcul permet de transformer les chiffres obtenus par ces différentes méthodes et de les comparer entre eux.

résulte une réaction fonctionnelle de l'organisme contre l'insuffisance de l'hématose : telle est la polyglobulie de la cyanose congénitale ou de la cyanose intermittente.

Les auteurs ne s'accordent pas encore au sujet de la polyglobulie que l'on observe dans les altitudes élevées. S'agit-il d'une polyglobulie vraie avec néoformation globulaire par suite de l'insuffisance respiratoire ou d'une polyglobulie relative par surabondance des globules rouges dans les vaisseaux périphériques, à la suite de l'abaissement de la pression atmosphérique ? L'apparition très rapide de cette polyglobulie avec le changement d'altitude, sa disparition également très brusque au moment du retour à une pression normale rendent la seconde hypothèse la plus vraisemblable.

Hypoglobulie. — L'hypoglobulie ou *oligocythémie* est, au contraire de la polyglobulie, extrêmement fréquente : elle est un des signes hématologiques essentiels des anémies : c'est dire qu'on la rencontre dans une foule de maladies aiguës ou chroniques. De la normale à l'hypoglobulie extrême (200000 à 300000 globules rouges), on peut observer tous les intermédiaires : hypoglobulie légère, moyenne, forte ou extrême. Mais ce n'est pas seulement la diminution plus on moins grande du nombre des globules rouges qu'il est utile et important de déterminer, lorsqu'on veut apprécier le degré d'une anémie, il est essentiel de connaître aussi la valeur fonctionnelle de chaque globule rouge, c'est-à-dire la quantité d'hémoglobine qu'il est capable de fixer.

Variations de la valeur globulaire. — La quantité d'hémoglobine du sang peut varier dans des proportions considérables chez l'enfant. Dans la très grande majorité des cas d'anémie, l'abaissement du taux de l'hémoglobine est parallèle à celui des globules rouges : il est à remarquer cependant que l'hémoglobine est proportionnellement plus diminuée que les globules rouges, de telle sorte que la valeur globulaire est au-dessous de la normale. Mais il s'en faut que, dans tous les cas, on observe ce parallélisme dans l'abaissement du taux de l'hémoglobine et des globules rouges. L'hémoglobine peut être fortement abaissée, indépendamment de toute variation globulaire ; la valeur globulaire peut descendre alors au quart, au cinquième de sa valeur normale (anémie à type chlorotique). Enfin, dans d'autres cas, au contraire, l'hémoglobine diminue proportionnellement moins que le nombre des globules rouges ; la valeur globulaire se trouve alors augmentée. Certains auteurs font de cette augmentation de la valeur globulaire au-dessus de l'unité un signe caractéristique de l'anémie pernicieuse. On conçoit donc l'importance de la détermination de la valeur globulaire dans le diagnostic des maladies du sang.

Globules rouges nucléés. — Il n'est pas rare, dans les anémies infantiles, de voir apparaître dans le sang des globules rouges nucléés.

La présence de ces éléments dans le sang circulant s'observe beaucoup plus fréquemment chez l'enfant que chez l'adulte, et d'autant plus facilement que l'enfant est plus jeune ; l'existence normale de globules rouges nucléés chez le fœtus et chez l'enfant à terme [de Vicariis (1)] permet de comprendre le réveil des organes hématopoiétiques et leur retour à l'état fœtal, sous l'influence d'une cause même légère. Les globules rouges nucléés se présentent avec des formes et des dimensions variées, qui les ont fait désigner sous le nom de microblastes, normoblastes, mégaloblastes. Dans certains cas d'anémie splénique, outre l'abondance des hématies nucléées, on constate des phénomènes de mitose du noyau ; on peut alors observer, à des stades divers, les principales figures de karyokinèse ; nous aurons d'ailleurs l'occasion de revenir sur ce sujet ; pour le moment, il suffit d'établir : 1° que l'apparition des globules rouges nucléés est fréquente dans l'enfance ; 2° qu'elle est d'autant plus fréquente que l'enfant est plus jeune ; 3° que l'importance pronostique de cet élément dans le sang est différente chez l'enfant et chez l'adulte.

Globules blancs. — Les globules blancs présentent aussi des variations très fréquentes portant sur les éléments normaux ou anormaux.

Éléments normaux. — Le nombre des leucocytes peut tout d'abord être modifié ; lorsqu'il est augmenté, il y a *leucocytose* ; s'il est diminué, il y a *hypoleucocytose* ou *leucopénie*. Mais les modifications les plus importantes portent sur la proportion des diverses variétés de leucocytes : la formule leucocytaire normale peut être complètement bouleversée par la prédominance de certains éléments ; il y a alors *lymphocytose*, *polynucléose*, *éosinophilie*, etc., suivant que ce sont les lymphocytes, les polynucléaires, les éosinophiles, qui sont plus nombreux. Au cours de la plupart des maladies infectieuses en particulier, on peut constater ces modifications de la formule leucocytaire, de telle sorte que l'examen du sang pourra souvent être utilisé pour le diagnostic et le pronostic. Le cadre de cet article ne nous permet pas de passer en revue les particularités de la formule hémoleucocytaire à propos de chaque maladie ; on les trouvera à l'étude spéciale de ces affections.

Éléments anormaux. — Mais, en dehors de ces modifications dans le nombre des leucocytes normaux du sang, on peut voir apparaître, dans la circulation, des éléments leucocytaires, anormaux qui, au même titre que l'apparition des globules rouges nucléés, traduisent la réaction des organes hématopoiétiques. Ces éléments anormaux sont nombreux ; au point de vue pratique, que nous envisageons seulement ici, ces éléments se réduisent aux *myélocytes* : ce sont des

(1) De Vicariis, *Revue mens. des mal. de l'enfance*, avril-mai 1906.

mononucléaires, de dimensions variables, à protoplasma granuleux, ce qui permet de les différencier des mononucléaires normaux et que leur caractère de coloration permet de distinguer en : 1° myélocytes neutrophiles ; 2° myélocytes acidophiles ; 3° myélocytes basophiles. Leur présence dans le sang, ou *réaction myéloïde* du sang, en dehors des premières semaines de la vie [Zelenski, Cybulski (1)], est toujours un phénomène pathologique d'autant plus important et plus grave que l'enfant est plus âgé.

On peut enfin trouver dans le sang des *parasites* et des *microbes* : on les y rencontre dans deux cas bien différents, soit que le parasite se trouve habituellement dans le sang, qui constitue son habitat et dans lequel il se développe, soit qu'au contraire on l'y trouve d'une façon passagère ou accidentelle, le sang ne servant alors que de véhicule, en transportant cet élément étranger en tous les points de l'organisme. Dans le premier groupe, il convient de ranger les filaires, l'hématozoaire du paludisme, le spirille d'Obermeier ; dans le second groupe, on comprend tous les microbes capables de provoquer une infection générale de l'organisme, le terme d'infection impliquant d'ailleurs l'idée de passage dans le sang. On a pu ainsi déceler dans le sang le bacille de Koch dans les cas de tuberculose aiguë, le bacille d'Eberth, le colibacille, le staphylocoque, le streptocoque, le pneumocoque, etc.

Telles sont les quelques considérations qu'il était indispensable de rappeler avant l'étude des maladies du sang de l'enfant. Le sang de l'enfant présente donc des caractères qui lui sont bien particuliers et qui permettent de mieux comprendre les modifications pathologiques qu'il faut maintenant étudier.

Nous passerons successivement en revue :

1° Les anémies ;

2° Les leucémies ;

3° L'hémophilie.

(1) Zelenski et Cybulski, *Jahrb. für Kinderh.*, 1904, t. X.

LES ANÉMIES

La plupart des états pathologiques peuvent provoquer l'anémie à un moment donné de leur évolution. Cette anémie, caractérisée par quelques symptômes cliniques et surtout par les modifications de la composition du sang, n'est donc pas une maladie à proprement parler : il n'existe pas de maladie anémie, mais il existe des réactions sanguies spéciales, des états anémiques secondaires ou symptomatiques.

Les progrès de nos connaissances ont fait de plus en plus reculer les limites de la conception ancienne de l'anémie essentielle, protopathique : l'anémie pernicieuse, elle-même considérée le plus longtemps comme une entité morbide, n'est plus envisagée aujourd'hui que comme une syndrome, pouvant relever de causes multiples, et il est permis de penser que le jour viendra où, avec les progrès de la science, les quelques cas qu'il faut encore aujourd'hui considérer comme primitifs disparaîtront du cadre nosologique.

Mais, si la conception de l'anémie primitive perd de jour en jour du terrain, il en reste cependant une notion importante, celle de la prédisposition particulière, quoique mal définie encore, de certains sujets à être atteints d'anémie : cette fragilité spéciale du système hématopoiétique qui réagirait dans certains cas, plus facilement, sous l'influence des agents morbides, et entraînerait des altérations sanguines, ne peut cependant être admise pour le moment que comme une hypothèse séduisante.

Les anémies se présentent chez l'enfant, comme chez l'adulte, sous des aspects multiples. En dehors des symptômes cliniques qui les caractérisent, c'est surtout par les modifications de la formule hémoleucocytaire normale qu'on peut en apprécier l'intensité et l'importance. Ces modifications peuvent être légères et consister uniquement en une altération plus ou moins accentuée, quantitative, de la formule hémoleucocytaire (anémies pures de Pétrone) ; mais ces altérations peuvent être également qualitatives et s'accompagner de symptômes concomitants, en particulier des signes traduisant l'altération ou la réaction des organes hématopoiétiques (anémies compliquées de Pétrone).

A ce point de vue, le volume de la rate joue un rôle capital dans l'appréciation clinique des états anémiques de l'enfance.

Il est donc nécessaire de distinguer quelques types, cette distinction n'ayant pas d'ailleurs de valeur absolue ; elle est destinée seulement à faciliter la description.

Nous étudierons donc successivement :

L'anémie simple de l'enfance ;

L'anémie à type chlorotique (1);
L'anémie pernicieuse;
L'anémie avec splénomégalie.

Anémies simples de l'enfance.

Rares sont les maladies chroniques de l'enfance qui n'entraînent pas, au bout d'un certain temps, un degré plus ou moins accentué d'anémie. C'est dire que l'anémie est fréquente et qu'elle est provoquée par des causes très variées.

Étiologie. — On doit tout d'abord faire jouer un rôle important à l'hérédité : les enfants nés de parents affaiblis, âgés, atteints d'une maladie organique ou d'une intoxication chronique ; les troubles de la santé de la mère pendant la grossesse, en particulier, ont une influence indéniable et créent une prédisposition à l'anémie chez le jeune enfant.

Après la naissance, les causes qui peuvent provoquer l'anémie sont nombreuses.

Il faut citer tout d'abord certaines causes générales, la mauvaise hygiène, la privation d'air, de lumière, dont tant d'habitations sont encore dépourvues ; il faut y ajouter aussi la malpropreté, la misère, dans certains milieux ; toutes ces conditions que l'on retrouve si fréquemment, dans les grandes villes en particulier, jouent un rôle important dans l'éclosion de l'anémie de l'enfance.

Parmi les maladies qui produisent l'anémie, il faut faire une place prépondérante aux troubles liés à un mauvais fonctionnement du tube digestif. Les enfants soumis à l'allaitement artificiel, même bien dirigé, présentent souvent un léger degré d'anémie ; mais ce sont surtout les troubles digestifs dus à l'allaitement artificiel, mal dirigé, la suralimentation, la constipation, la gastro-entérite chronique, qui sont les facteurs les plus fréquemment observés à l'origine de l'anémie.

Dans le rachitisme, on observe constamment l'anémie, mais il est souvent difficile d'établir son rôle pathogénique, à cause des troubles digestifs qui l'accompagnent si fréquemment ; certains auteurs admettent une relation directe entre les manifestations osseuses du rachitisme, l'inflammation de la moelle osseuse et la production de l'anémie.

La syphilis héréditaire, la tuberculose, le paludisme sont aussi des facteurs importants d'anémie dans l'enfance. La tuberculose viscérale ou osseuse, la tuberculose à l'état latent, s'accompagnent souvent d'anémie, qui peut devenir dès lors un signe précoce de cette maladie.

(1) Il paraît inutile d'étudier dans un chapitre à part la chlorose. Cette affection doit être considérée pour le moment comme spéciale à la jeune fille et ne rentre donc pas dans le cadre de cet ouvrage ; l'anémie à type chlorotique représente d'ailleurs, en quelque sorte, l'équivalent chez l'enfant de la chlorose de la jeune fille

Lorsque, chez un enfant, on constatera un état anémique sans cause appréciable et rebelle au traitement, il faudra toujours soupçonner la tuberculose.

Toutes les maladies infectieuses, et en particulier la diphtérie, la fièvre typhoïde, la coqueluche, les fièvres éruptives, rougeole, scarlatine, variole, laissent à leur suite, chez les enfants prédisposés, une anémie parfois importante et de longue durée.

Enfin, comme causes secondaires, on a signalé des infections localisées, des suppurations, les otites chroniques, les végétations adénoïdes, les pyodermites, les vers intestinaux.

Dans la seconde enfance, outre les causes précédentes, peuvent survenir encore d'autres facteurs d'anémie. C'est le surmenage physique (abus des sports) ou intellectuel (surmenage scolaire), la sédentarité dans un air confiné, la croissance rapide, l'onanisme, etc. C'est en général à l'action de l'une ou de plusieurs de ces causes réunies qu'il faut attribuer l'anémie dite de croissance.

Symptômes. — La *pâleur* constitue le symptôme essentiel de l'anémie : elle permet de la reconnaître au premier abord. Les téguments et le visage sont d'une teinte uniformément blanc jaunâtre ; les muqueuses surtout sont décolorées, parfois légèrement cyanosées ; les conjonctives paraissent exsangues, le pavillon de l'oreille presque transparent. Cette pâleur, qui, suivant qu'elle est plus ou moins accentuée, est le symptôme prépondérant, s'accompagne d'une série d'autres manifestations qui doivent être rattachées à la cause qui a provoqué l'anémie. Chez l'enfant tout jeune, on constate un degré plus ou moins marqué d'amaigrissement; il peut être extrême comme chez les nourrissons atrophiques; la peau est flasque et sillonnée de rides, amincie par la disparition du tissu cellulo-graisseux sous-cutané ; elle se laisse mobiliser largement sur les plans sous-jacents ; le poids de l'enfant et sa taille sont au-dessous de la normale.

Les symptômes qui, en dehors de la pâleur, peuvent être rattachés directement à l'anémie sont peu nombreux. L'auscultation du cœur permet rarement d'entendre des souffles inorganiques, à l'inverse de ce qui se produit dans l'anémie à type chlorotique.

Fait important, ni le foie ni la rate ne sont augmentés de volume : cette absence d'hypertrophie de la rate est l'élément capital pour apprécier l'importance de l'anémie. Chez l'enfant plus âgé, on observe parfois quelques symptômes analogues à ceux observés dans les anémies de l'adulte : céphalalgie, tendance aux lipothymies, fatigue rapide, essoufflement et dyspnée au moindre effort, anorexie, constipation et, chez les petites filles, leucorrhée. Chez l'enfant tout jeune, ces manifestations sont absentes ou se réduisent à de l'insomnie, une apathie plus ou moins marquée pour le jeu.

Mais, à côté de ces manifestations, qui paraissent en rapport direct avec l'anémie, l'examen des divers appareils révèle d'autres signes en rapport avec la cause provocatrice : ce sont des signes de *gastro-entérite chronique*, le *gros ventre*, des *nodosités* ou *déformations rachitiques*, le masque de la *syphilis héréditaire*, ou encore de la *micro-polyadénopathie*. Sans qu'il soit nécessaire d'insister sur ce point, on comprend l'importance qu'il faut y attacher pour arriver à un diagnostic précis de la cause de l'anémie et à une thérapeutique rationnelle.

Examen du sang. — L'examen du sang permet de préciser l'importance de l'anémie. Le nombre des globules rouges est toujours diminué. De 5 000 000, chiffre normal, il peut descendre à 3 000 000 à 2 000 000. Le taux de l'hémoglobine est également abaissé d'une façon proportionellement toujours plus marquée que le nombre des globules rouges. La valeur globulaire descend donc au-dessous de la normale et peut atteindre, au lieu de 1 chiffre normal, 0,60, 0,40. Les globules rouges sont déformés (poikilocytose), en raquettes, ovoïdes, piriformes ; ils sont inégaux de volume (anisocytose) ; chez les très jeunes enfants, on peut trouver quelques globules rouges nucléés, toujours peu nombreux ; on sait que, au début de l'existence, les globules rouges nucléés apparaissent dans le sang avec une très grande facilité.

Le nombre des globules blancs est en général peu modifié ; mais il n'y a point de règle absolue. Parfois normal, il peut monter à 10 000 et même 20 000 ; jamais il n'y a de leucocytose importante. Quant aux diverses variétés des globules blancs, leur proportion n'est pas davantage modifiée. Tout au plus, dans les infections aiguës, constate-t-on une prédominance des polynucléaires, tandis que, dans les infections chroniques ou les intoxications, c'est plutôt le chiffre des mononucléaires qui est exagéré, et, dans l'helminthiase, les éosinophiles. Jamais, sauf chez le très jeune enfant, il n'apparaît dans le sang de globules blancs anormaux.

En résumé, anémie caractérisée au point de vue clinique par la pâleur, l'amaigrissement, l'absence d'hypertrophie du foie et de la rate ; au point de vue hématologique, par une diminution du nombre des globules rouges et du taux de l'hémoglobine avec abaissement de la valeur globulaire, tels sont les principaux éléments sur lesquels se basera le diagnostic.

Pronostic. — Le pronostic de l'anémie simple de la première enfance dépend essentiellement de la cause qui la produit. En faisant disparaître la maladie causale par un traitement efficace, l'anémie guérit rapidement : c'est dire que le plus souvent cette anémie est bénigne et que la guérison est la plus habituelle des terminaisons. Mais, dans certains cas, il faut savoir qu'elle peut devenir grave si la maladie causale persiste ; elle peut, en effet, augmenter d'intensité, se transformer en anémie grave, avec splénomégalie, et menacer directement la vie de l'enfant. Mais, même lorsque l'anémie ne s'aggrave pas, sa seule prolongation est d'un fâcheux augure : contribuant à entretenir un mauvais état général de l'enfant, un état de moindre résistance, toute affection intercurrente pourra dès lors devenir dangereuse. Dans les cas heureux, de beaucoup les plus fréquents, lorsque la suppression de la maladie causale, par un traitement approprié, a pu être obtenue, la réparation du sang au point de vue hématologique se fait suivant le type habituel. Dans une première phase, le chiffre des globules rouges augmente, le taux de l'hémoglobine restant stationnaire, d'où il résulte un abaissement plus marqué de la valeur globulaire. Dans une deuxième phase, globules rouges et hémoglobine augmentent parallèlement, la valeur globulaire restant stationnaire ; enfin, dans une troisième phase, le chiffre des globules rouges étant normal, le taux de l'hémoglobine augmente progressivement jusqu'à la normale, la valeur globulaire augmentant rapidement jusqu'à un chiffre voisin de l'unité.

Diagnostic. — Le seul aspect de l'enfant suffit en général pour porter le diagnostic clinique d'anémie : mais une anémie de quelle variété et de quelle importance? C'est ce que la clinique seule est incapable de préciser ; sans doute l'examen de la rate peut fournir des renseignements intéressants au point de vue de la gravité de l'anémie, et, lorsqu'il n'existe pas d'augmentation de volume de cette organe, il est bien permis de penser à l'anémie simple. Sans doute, lorsque l'enfant, en dehors de la pâleur, est dans un état d'embonpoint satisfaisant au lieu d'être amaigri, il est bien permis de penser à l'anémie à type chlorotique ; mais il n'y a là rien d'absolu toutefois, et c'est pourquoi seul l'examen du sang permet d'établir un diagnostic complet.

Le résultat acquis, on peut éliminer les divers autres types d'anémie : *anémie pseudo-leucémique*, *anémie à type chlorotique*, *anémie pernicieuse*, dont la formule hématologique est nettement différente ; mais, dans certains cas, on peut rester hésitant : les cas intermédiaires sont fréquents, et la transition entre ces diverses formes insensible ; l'anémie pernicieuse au début peut être confondue avec l'anémie simple. L'évolution de la maladie, des examens de sang répétés, l'analyse détaillée des symtômes cliniques propres à l'anémie pernicieuse, et qui manquent dans l'anémie simple, ne permettront pas une hésitation prolongée.

Mais, si le diagnostic d'anémie est en général facile, il n'en est pas toujours de même du diagnostic de la cause de cette anémie ; il est essentiel de le déterminer cependant pour instituer une thérapeutique rationnelle. Pendant la première enfance, les *troubles digestifs*, le *rachitisme*, la *syphilis* sont en général faciles à dépister ;

mais il y a des cas douteux, plus fréquents encore peut-être dans la seconde enfance; il faut toujours penser à la tuberculose latente, à la tuberculose ganglionnaire, à la malaria, à l'helminthiase, aux infections.

Traitement. — Ce n'est donc pas tant contre l'anémie elle-même qu'il faut lutter, mais contre les maladies diverses qui l'ont engendrée. A chaque malade conviendra tout d'abord un *traitement particulier*; on réglera l'alimentation de l'enfant, s'il s'agit de troubles digestifs; on instituera le traitement mercuriel s'il y a soupçon de syphilis héréditaire ; on luttera aussi contre l'helminthiase, le rachitisme, la tuberculose toutes les fois qu'on pourra les incriminer.

Le plus souvent la guérison de la maladie causale suffit à guérir également l'anémie. Cependant, pour aider à sa disparition, une *hygiène sévère* doit toujours être conseillée. La cure d'air et de lumière, au bord de la mer ou à la montagne, combattent avec une grande efficacité l'anémie simple des petits enfants des villes vivant trop souvent dans un air confiné et malsain. Les œuvres d'enfants à la campagne ou d'enfants à la montagne rendent à ce point de vue des services aussi précieux qu'indiscutables.

Une minutieuse propreté, des bains simples ou salés suivis de frictions alcoolisées sont aussi parmi les moyens les plus utiles.

Il ne suffira pas seulement de régler minutieusement l'alimentation. Dans les cas où l'état du tube digestif le permet, il est bon, dès l'âge de huit à neuf mois, d'introduire dans l'alimentation des aliments plus riches en fer que le lait (farines d'orge, d'avoine, de riz; jaunes d'œufs, purées légères) : on s'assurera que ces modifications un peu hâtives dans l'alimentation habituelle sont bien supportées (1).

Le *traitement médicamenteux* est le plus souvent inutile. Au-dessous de huit à dix mois, il ne faut y recourir qu'avec une extrême prudence et après avoir soigneusement traité la maladie causale ; on peut cependant essayer le fer, l'arsenic : on donnera du sirop d'iodure de fer (deux à trois cuillerées à café par jour), la liqueur de Fowler (I goutte par année d'âge) : si ces médicaments donnent souvent d'excellents résultats, il ne faudra jamais oublier que ce n'est qu'en dernier ressort qu'on doit y avoir recours et que presque toujours un traitement hygiénique et diététique bien dirigé suffit à faire disparaître l'anémie.

Anémie à type chlorotique.

A côté de l'anémie simple de la première enfance, il faut distinguer une autre variété d'anémie, dont les caractères cliniques et hématolo-

(1) Voy. plus loin, p. 333, le détail de ces modifications.

giques sont assez particuliers pour justifier une description à part. Bien connue, au point de vue clinique, depuis longtemps, mais confondue avec l'anémie simple de la première enfance, l'anémie à type chlorotique n'a été individualisée par ses caractères hématologiques que dans ces dernières années. Désignée sous le nom de chlorose du jeune âge [Hallé et Jolly (1)], d'anémie à type chlorotique [Marfan (2), Pétrone (3), Méry, Leenhardt (4)], d'oligosidérémie [Rist et Guillemot (5)], cette variété d'anémie emprunte à la chlorose vraie de la jeune fille la plupart de ses caractères cliniques et hématologiques.

Symptômes. — C'est dans le cours des deux premières années de la vie que survient l'anémie à type chlorotique ; parfois elle apparaît dès la naissance, le plus souvent dans le cours de la deuxième année : sont début est lent et insidieux, et ce n'est qu'après plusieurs mois qu'elle atteint progressivement toute son intensité, si un traitement approprié ne l'a pas arrêtée dans son développement.

La *pâleur* est le symptôme qui frappe immédiatement; c'est une pâleur extrême ; les téguments et les muqueuses sont complètement décolorés et prennent une teinte jaune cireux uniforme. Mais ce qui contraste avec l'intensité de cette décoloration, ce sont les autres caractères de l'aspect extérieur de l'enfant. On remarque en effet que son développement général s'est bien effectué : le poids est normal pour son âge ; *il n'y a pas d'amaigrissement* ; les chairs sont molles, mais le tissu graisseux sous-cutané est abondant. Cet état d'embonpoint satisfaisant, associé à une pâleur extrême, est un des éléments les plus importants pour le diagnostic clinique ; tandis que, dans les autres formes d'anémie, il y a toujours un certain degré d'amaigrissement, d'atrophie ou d'hypotrophie, dans l'anémie à type chlorotique, l'état général et l'embonpoint restent normaux.

On peut observer quelques symptômes secondaires. L'enfant est triste, apathique, ne cherchant pas à jouer.

L'auscultation du cœur révèle fréquemment des souffles inorganiques, souffles doux, continus, se propageant dans les vaisseaux du cou. L'existence de ces souffles anémiques a été niée pendant longtemps. Henri Roger avait même émis une loi d'après laquelle il n'existe pas de souffle anorganique chez les enfants au-dessous de quatre ans. Cette opinion est à l'heure actuelle complètement abandonnée. Archambault, Comby, Marfan, Looft, Weil et d'autres auteurs en ont rapporté des cas très nets. Dans l'anémie à type chlorotique, ces souffles existent dans les quatre cinquièmes des cas.

(1) Hallé et Jolly, *Arch. de méd. des enfants*, 1903.
(2) Marfan, *Soc. méd. des hôp.*, 1906.
(3) Pétrone, Congrès italien de pédiatrie, Rome, 1905 (*Pediatria*, 1905).
(4) Leenhardt, Thèse de Paris, 1906.
(5) Rist et Guillemot, *Soc. méd. des hôp.*, 1906.

Si l'on recherche dans l'examen physique de l'enfant la cause de la pâleur qu'il présente, on ne trouve rien qui permette de l'expliquer; la rate, le foie ne sont pas augmentés de volume, pas de traces de rachitisme, pas de gastro-entérite, pas de tuberculose ou de syphilis héréditaire.

En résumé, la pâleur est le symptôme unique : aucune autre manifestation ne l'accompagne ; en dehors de ce symptôme, tout paraît normal.

La FORMULE HÉMATOLOGIQUE de l'anémie à type chlorotique est caractérisée essentiellement par une diminution considérable du taux de l'hémoglobine, qui peut descendre au tiers, au quart, au

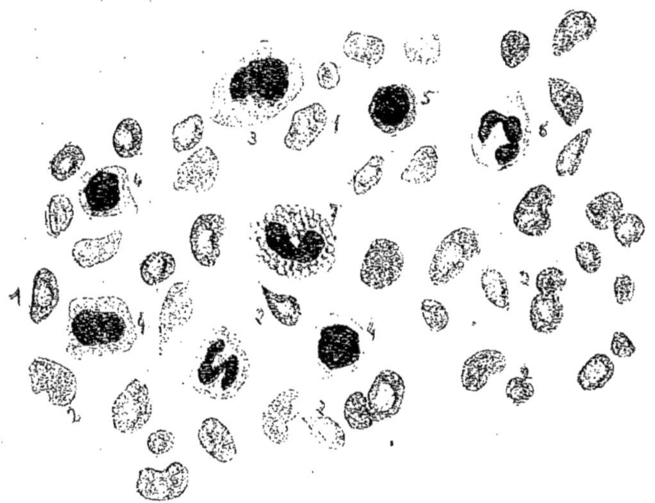

Fig. 74. — Anémie à type chlorotique (bleu de Unna).

1, Globules rouges; 2, globules rouges (anisocytose, poikylocytose); 3, grands mononucléaires; 4, moyens mononucléaires; 5, lymphocytes; 6, polynucléaires; 7, éosinophiles.

cinquième de sa valeur normale. Tous les autres éléments du sang sont normaux. Le nombre des globules rouges est normal; il en résulte un abaissement très marqué de la valeur globulaire. Les phénomènes de poikilocytose et d'anisocytose sont toujours accentués, mais il n'y a pas de globules rouges nucléés. Le chiffre des hématoblastes est normal. Le chiffre des globules blancs et la formule leucocytaire ne présentent aucune modification sur la formule habituelle au même âge.

Évolution. — L'anémie à type chlorotique est bénigne et guérit très rapidement sous l'influence d'un traitement approprié. On peut suivre en quelque sorte sur le visage de l'enfant, comme par des examens de sang répétés, les progrès de la réparation sanguine. En quelques jours, le caractère de l'enfant se modifie ; au lieu d'être apathique, il devient vif et turbulent, les couleurs reviennent et, au bout de quinze à vingt jours, la guérison est complète.

Formes cliniques. — Forme pure. — C'est elle que nous venons de décrire : mais ces cas purs ne sont pas les plus fréquents.

Forme mixte. — Il n'est pas rare, en effet, de constater l'existence, à l'examen des enfants qui présentent cette pâleur extrême avec conservation de l'embonpoint et de l'état général, de troubles digestifs peu accentués, d'un léger degré de rachitisme, facteurs habituels de l'anémie simple de la première enfance. Au point de vue hématologique, on peut aussi constater quelques modifications à la formule type qui a été décrite : c'est en particulier une légère diminution de nombre des globules rouges, ne descendant pas au-dessous de 4 000 000, ou encore une leucocytose supérieure à la normale ; il n'en reste pas moins vrai cependant que le taux de l'hémoglobine est considérablement diminué et que l'abaissement très important de la valeur globulaire reste la caractéristique de cette variété d'anémie. La guérison très rapide par un traitement approprié montre que ces cas, que l'on peut considérer comme cas de transition, appartiennent bien à la variété de l'anémie à type chlorotique.

Forme atténuée. — Si l'anémie à type chlorotique à l'état de pureté est relativement rare, dans sa forme atténuée, elle est extrêmement fréquente : très nombreux sont les enfants qui, au cours de leurs deux premières années, n'ayant jamais été malades, bien développés, de taille et de poids normal pour leur âge, sont néanmoins pâles : en particulier, la plupart des enfants élevés à l'allaitement artificiel, même sans troubles digestifs, présentent ce type : leur formule hématologique, qui révèle pour toute modification un abaissement plus ou moins accentué du taux de l'hémoglobine, les fait rentrer à des degrés divers dans cette forme atténuée. La diminution du taux de l'hémoglobine est si fréquente dans la première enfance que certains auteurs ont considéré ce fait comme normal ; nous avons déjà indiqué ce qu'il faillait penser de cette opinion en étudiant les caractères particuliers du sang de l'enfant. En réalité, il s'agit là, à un degré plus ou moins accentué, d'un phénomène pathologique.

En résumé, si l'anémie à type chlorotique dans sa forme pure est relativement rare, elle est fréquente au contraire dans sa forme mixte et surtout dans sa forme atténuée ; sous cette forme, on peut dire avec le Dr Comby (1) que « l'anémie à type chlorotique court les rues ». — Le rôle que joue le fer dans l'organisme infantile permet de comprendre le mécanisme pathogénique de ce fait.

Étiologie. — Pathogénie. — Dans les antécédents des enfants

(1) Comby, *Arch. de méd. des enfants*, mai 1907.

atteints d'anémie à type chlorotique, on trouve parfois des causes banales d'anémie, troubles digestifs légers, faible degré de rachitisme; mais ces manifestations sont toujours peu importantes et hors de proportion avec l'anémie constatée : leur rôle ne peut être que secondaire. On trouve en effet une autre série de causes qui, ayant provoqué l'appauvrissement en fer de l'organisme, ont entraîné par la suite une diminution du taux de l'hémoglobine du sang. Les hémorragies, au moment de la naissance, ombilicales, gastro-intestinales, tiennent la première place; la prolongation de l'alimentation exclusivement lactée au delà des limites normales est aussi une des causes très fréquemment observées ; il n'est pas rare enfin de noter la grossesse gémellaire, la naissance avant terme, une maladie anémiante de la mère.

On peut expliquer le mode d'action de ces diverses causes en apparence très disparates : elles contribuent toutes à abaisser la teneur en fer de l'organisme. On sait, depuis les recherches de Bunge et d'Hugounenq, que la quantité de fer que possède le fœtus normal à terme est supérieure à celle que renferme l'organisme à l'état adulte. L'enfant vient au monde avec une réserve de fer que lui fournit l'organisme maternel. Pendant toute la période de l'alimentation lactée exclusive, cette quantité de fer diminue progressivement, le lait n'en fournissant que des quantités absolument insuffisantes, jusqu'à ce que le jeune enfant puisse trouver dans les aliments la quantité de fer qui est nécessaire à son développement.

Toutes les causes que nous avons énumérées agissent en produisant une insuffisance ferrique de l'organisme; on peut les grouper en trois catégories, suivant qu'elles agissent :

1° En empêchant l'organisme maternel de fournir au fœtus la réserve de fer qui lui est nécessaire (maladie maternelle, accouchement prématuré, grossesse gémellaire);

2° En amenant un épuisement plus rapide que normalement des réserves de fer (hémorragies) ;

3° En empêchant le nourrisson de réparer ces pertes en fer lorsqu'elles sont normalement épuisées (alimentation lactée trop prolongée).

Expérimentalement Kunkel (1), Clœtta (2) et d'autres auteurs ont réalisé ce type d'anémie chez le jeune chien, en le nourrissant exclusivement de lait pendant deux mois.

Diagnostic. — Les caractères cliniques et hématologiques de l'anémie à type chlorotique sont assez particuliers pour que le diagnostic de cette forme d'anémie soit aisé : la pâleur extrême avec conservation de l'embonpoint et d'un bon état général : l'abaissement

(1) Kunkel, Blutbildung aus anorganichem Eisen (*Arch. für d. ges. Physiol.*, 1895, LXI).

(2) Clœtta, *Arch. für exp. Path. u. Pharmak.*, 1897.

considérable de la valeur globulaire résultant d'un taux d'hémoglobine très diminué, correspondant à un chiffre de globules rouges normal ou voisin de la normale sont des signes qu'on n'observe pas dans les autres variétés d'anémie.

Dans l'anémie simple, l'amaigrissement, parfois même l'état atrophique de l'enfant, la diminution du nombre des globules rouges représentent un type d'anémie bien différent.

L'anémie pernicieuse présente des signes cliniques qui lui sont propres et des caractères hématologiques opposés à ceux de l'anémie à type chlorotique, en particulier l'élévation au-dessus de la normale de la valeur globulaire.

La leucémie, l'anémie pseudo-leucémique s'accompagnent de splénomégalie; d'autre part, l'examen du sang révèle la présence de globules rouges nucléés, d'une leucocytose très élevée, de globules blancs anormaux ou myélocytes.

Traitement. — La guérison de l'anémie à type chlorotique est toujours très rapide sous l'influence d'un traitement approprié.

Ce traitement comprend deux indications principales : la première est de mettre le jeune enfant dans les meilleures conditions d'hygiène générale et d'hygiène alimentaire, capables d'aider l'organisme à combler son déficit en fer ; la deuxième est de donner du fer.

Hygiène et alimentation. — En ce qui concerne l'alimentation, il faut se hâter, autant que cela est compatible avec de bonnes digestions, d'introduire dans l'alimentation d'autres aliments que le lait et le plus possible des aliments riches en fer. D'après Bunge(1), voici quelle serait la richesse en fer des pricipaux aliments :

100 grammes de matières sèches renferment en milligrammes de fer :

Sérum sanguin	0,0	Haricots blancs	8,3
Blanc d'œuf de poule	traces.	Fraises	8,9
Riz	1,8	Lentilles	9,6
Lait de vache	2,3	Pommes	13,2
Lait de femme	2,7	Viande de bœuf	16,6
Lait de chienne	3,2	Jaune d'œuf	10,4 à 23,9
Seigle	4,9	Épinards	35,9
Blé	5,3	Sang de porc	22,6
Pommes de terre	6,4	Hématogène	29,0
Pois	6,5	Hémoglobine	34,0

On voit dans ce tableau que certains aliments, tels que la *farine de lentilles*, ou les *purées de pois*, de *haricots*, le *jaune d'œuf*, qu'il est possible de donner d'assez bonne heure aux enfants, renferment des proportions beaucoup plus considérables de fer que le lait.

On sera donc autorisé à donner à ces enfants, dès sept ou huit

(1) Bunge, *Cours de chimie biologique*, 1891, traduction française, par Jaquet.

mois, de petites soupes au lait additionnées de farine de lentilles (Revalescière), d'avoine, de froment : à la condition de procéder prudemment et progressivement, on pourra commencer de bonne heure l'usage de ces farines ; l'enfant les prend d'ailleurs le plus souvent très volontiers et les digère bien. Un peu plus tard, vers le douzième mois, on pourra encore donner des purées légères, de pois, de haricots, de lentilles ; il y a enfin le jaune d'œuf qui, lorsqu'il sera bien toléré par l'enfant, sera un excellent aliment.

Nous voyons dans le tableau qui précède que les *épinards* renferment une proportion de fer considérable. Cette considération a conduit Heubner à donner des épinards dès six ou sept mois ; bien qu'exagérée, car les enfants à cet âge ne digèrent pas les légumes verts, il faut cependant conserver la notion que leur usage devra être tenté le plus tôt possible.

Enfin, à *quel âge* pourra-t-on, chez les enfants atteints d'anémie à type chlorotique, commencer l'*usage de la viande* ? On admet d'une façon générale qu'un enfant ne doit pas prendre de viande avant l'âge de trois ans. On peut cependant en commencer l'usage beaucoup plus tôt, en particulier chez les enfants anémiques. Déjà Bretonneau, dans l'alimentation des nourrissons débiles, administrait le lait coupé à parties égales avec du bouillon. Lasègue, Germain Sée Mayer, Monti, Steffen, employaient également cette méthode. Archambault, dès l'âge de douze mois, prescrivait du jus de viande. Marfan, chez les enfants anémiques, donne de la viande dès quinze mois en procédant de la façon suivante. Dans 250 grammes d'eau, mettre du pain (40 à 50 grammes) rassis ou en tranches grillées. Ajouter de 25 à 50 grammes de viande de bœuf râpée ou hachée, puis un peu de sel. Faire cuire le tout pendant une heure. Passer peu de temps après, donner sans filtrer.

En résumé, en ce qui concerne l'alimentation de l'enfant anémique, une seule chose importante est à retenir, c'est qu'il faut se hâter, autant que cela est compatible avec de bonnes digestions, d'introduire dans l'alimentation autre chose que le lait et le plus possible des aliments riches en fer. Il va de soi qu'on ne peut émettre de règle absolue à cet égard et que, pour chaque cas particulier, la marche à suivre sera variable : on procédera par essais et tâtonnements successifs pour trouver les aliments que l'enfant digère le mieux en s'inspirant des règles générales précédentes.

Une difficulté qui se présente fréquemment et qui rend difficile sinon impossible l'emploi de ce régime, c'est l'existence de troubles digestifs. Ils ne constituent pas cependant de contre-indication absolue ; s'ils ne présentent pas de caractères sérieux, ce qui est le plus souvent le cas dans l'anémie à type chlorotique, on n'hésitera pas à instituer ce régime malgré leur persistance ; en général, d'ailleurs, on les verra disparaître sous l'influence du traitement.

En modifiant ainsi l'alimentation, en y ajoutant la vie au grand air, à la campagne, à la montagne ou au bord de la mer, l'anémie peut guérir assez rapidement.

Traitement médicamenteux. — Mais, pour activer la guérison, il faut surtout user du *fer*. Le fer paraît être en effet le médicament spécifique de ce type d'anémie. De très bonne heure on peut en commencer l'administration : la constipation, à la suite de l'usage de ce médicament, paraît même beaucoup plus rare chez l'enfant que chez l'adulte ; on peut d'ailleurs la combattre aisément à l'aide de lavements ou d'un peu de poudre de rhubarbe associée au fer. Le protoxalate de fer est toujours bien supporté et ne provoque pas de phénomènes d'intolérance. Au-dessous de quinze mois, on donnera deux fois par jour, avant un repas, dans une cuillerée à café de lait ou d'eau sucrée, un petit paquet de 10 à 15 centigrammes de protoxalate de fer. Au-dessus de quinze mois, la dose totale par vingt-quatre heures sera portée à 30 et même 40 centigrammes. Le traitement sera continué pendant dix jours consécutifs, suspendu dix jours, puis repris de la même façon. Ces doses paraissent fortes pour des enfants aussi jeunes : elles n'ont cependant pas d'inconvénients et sont toujours bien supportées. Parmi les autres préparations de fer, on peut encore employer le tartrate ferrico-potassique (Marfan) suivant la formule suivante :

Tartrate ferrico-potassique........................	5	grammes.
Sirop d'écorces d'oranges amères.................	50	—
Eau distillée...	100	—

Deux à trois cuillerées à café par jour.

Les différentes préparations spéciales où le fer se trouve à l'état organique, les différentes préparations d'hémoglobine peuvent être aussi utilisées.

Sous l'influence de ce traitement, l'anémie disparaît rapidement en quinze à vingt jours. Les couleurs reviennent avec une rapidité surprenante ; l'enfant, de renfermé et apathique qu'il était, devient exubérant et plein d'entrain. Parfois cependant on peut être amené à prolonger l'usage du médicament ou à en recommencer l'usage de temps en temps, si l'anémie tend à reparaître après la suppression du médicament.

Anémie pernicieuse progressive.

C'est à Biermer (1868) que l'on doit d'avoir décrit pour la première fois sous le nom d'*anémie pernicieuse progressive* un état caractérisé par une anémie profonde, primitive, évoluant progressivement vers la mort. Pendant longtemps, l'entité morbide décrite ainsi par Biermer fut considérée comme une maladie idiopathique du sang ; mais, depuis que les observations de cette affection se sont multipliées, depuis surtout que les progrès de l'hématologie ont permis de mieux connaître les modifications sanguines qui en sont le résultat, la conception ancienne a été l'objet de multiples controverses; tandis que certains auteurs continuaient à soutenir l'opinion de Biermer, de l'anémie pernicieuse primitive, maladie essentielle, d'autres admettaient que cette affection peut être due à des causes diverses. La plupart considèrent actuellement l'anémie pernicieuse comme un syndrome, le syndrome pernicieux, caractérisé par des signes cliniques et hématologiques bien particuliers et relevant soit de causes connues, soit de causes encore obscures. Il y a donc des cas où l'anémie pernicieuse apparaît sous l'influence de causes bien définies ; mais il en est d'autres où l'enquête étiologique reste muette : c'est dans ces cas que l'anémie est dite protopathique ou cryptogénétique : l'histoire de l'anémie pernicieuse bothriocéphalique permet de penser que ce groupe de l'anémie pernicieuse cryptogénétique ira se rétrécissant de plus en plus et qu'avec les progrès de la science les conditions étiologiques du syndrome pernicieux seront entièrement précisées.

Étiologie. — Pendant longtemps, l'existence de l'anémie pernicieuse, chez l'enfant, a été discutée et considérée comme tout à fait exceptionnelle. Lazarus (1), dans une statistique portant sur 240 cas, n'en trouve qu'un seul chez un enfant au-dessous de dix ans (cas de Müller, huit ans) et 22 de dix à vingt ans. D'après Audéoud (2), elle serait plus fréquente : 6 p. 100 des cas appartiennent à l'enfance. Sur 24 cas d'anémie pernicieuse, on en trouve, d'après cet auteur, 4 de trois mois à deux ans, 4 de trois à cinq ans, 7 de six à dix, 9 de dix à quinze : elle serait donc plus fréquente dans la seconde enfance ; Ehrlich admet qu'elle est d'autant plus rare que l'enfant est plus jeune. D'autres auteurs pensent enfin que le syndrome pernicieux est plus fréquent chez l'enfant qu'on ne l'admet en général (Pétrone).

Quoi qu'il en soit de sa fréquence chez l'enfant, l'anémie pernicieuse peut se développer soit à la suite de certains états morbides qui peuvent être considérés comme les causes de l'anémie, soit au contraire comme une maladie primitive en apparence et dont la cause ne peut être retrouvée. Dans le premier groupe, il convient de ranger les facteurs habituels d'anémie de l'enfance : affections gastro-intestinales, syphilis, rachitisme, tuberculose, paludisme. On a vu également l'anémie pernicieuse à la suite d'hémorragies fréquentes et répétées, au cours de tumeurs malignes, de sarcome du rein.

Mais la cause la plus importante, et qui paraît devenir d'autant plus fréquente qu'elle est de plus en plus recherchée systématique-

(1) EHRLICH et LAZARUS, Specielle Pathologie von NOTHNAGEL, Bd. VIII, 1898.

(2) AUDÉOUD, *Anémie pernicieuse*, in Traité des maladies des enfants de GRANCHER et COMBY.

ment, est liée aux *parasites de l'intestin.* L'anémie pernicieuse due au *bothriocéphale*, à l'*ankylostome*, est bien connue chez l'adulte : elle existe aussi chez l'enfant. Arslan (1) rapporte une épidémie de 21 cas d'anémie pernicieuse due à l'ankylostome. Cozzolino (2) en rapporte 2 observations. L'ascaris (Demme), les oxyures pourraient aussi être à l'origine de la maladie ; à ce point de vue, bien des cas d'anémie pernicieuse dite primitive sont sujets à revision ; Runeberg (3), sur 19 cas d'anémie pernicieuse soi-disant primitive, a trouvé 13 fois dans les selles le bothriocéphale.

En dehors de cette origine parasitaire, qu'il faudra toujours rechercher minutieusement, quelques cas d'anémie pernicieuse ont été observés à la suite de : vaccine généralisée (Pétrone) (4), intoxication par l'oxyde de carbone (Koren) (5), stomatite (Grawitz) (6), otite (Ribadeau-Dumas) (7). Bien qu'observés chez l'adulte, les cas d'anémie pernicieuse due à une infection par le bacille d'Eberth par Mouisset, Mouriquand et Thévenot, ou à une septicémie à tétragène (Brugnola, Arulani) doivent être cités.

Mais, en dehors des cas les plus nombreux où l'origine de l'anémie se trouve liée, sinon expliquée, par une des causes que nous venons de citer, il en est où l'anémie paraît sans cause apparente ; comme nous l'avons vu, il s'agit en réalité de cas dont l'origine est encore obscure, d'où le nom qui lui a été donné d'anémie pernicieuse cryptogénétique. Quoi qu'il en soit, que l'anémie pernicieuse soit de cause connue ou cryptogénétique, la symptomatologie et l'hématologie de la maladie n'en restent pas moins les mêmes, constituant le syndrome pernicieux.

Symptômes. — Chez l'enfant comme chez l'adulte, l'anémie pernicieuse se manifeste par une série de symptômes dont les uns sont communs à toutes les anémies, dont d'autres, au contraire, lui sont particuliers.

Début. — Le début de la maladie est en général lent et insidieux. Pendant plusieurs semaines, on observe des phénomènes qu'on est loin de rattacher au vrai diagnostic. La pâleur, la diminution des forces, la perte de la gaîté habituelle de l'enfant, la lassitude générale, l'anorexie, tels sont les symptômes qui, associés ou isolés, s'observent tout d'abord : des vomissements, de la diarrhée, une légère dyspnée augmentant pendant les jeux ou la marche viennent s'ajouter parfois dès le début au tableau précédent : les enfants un peu grands se

(1) Arslan, *Rev. mens. des mal. de l'enfance*, 1892.

(2) Cozzolino, *Pediatria*, février 1907.

(3) Runeberg, Le botriocéphale comme cause d'anémie pernicieuse (Assemblée des médecins allemands, Berlin, septembre 1886).

(4) Petrone, Les anémies de l'enfance (*Pediatria*, 1905); Rapport au Congrès de Rome, 1905.

(5) Koren, *Arch. für Kinderheilk.*, Bd. XV.

(6) Grawitz, *Klin. pathol. des Blutes*, Berlin, 1902.

(7) Ribadeau-Dumas, *Soc. de pédiatrie*, décembre 1907.

plaignent parfois également de maux de têtes, de vertiges, de bourdonnements d'oreille. On pense à une anémie banale, mais progressivement tous ces symptômes s'accusent, et la maladie est constituée.

Période d'état. — L'enfant est alors d'une *pâleur* extrême ; les téguments, la peau, les muqueuses ont perdu leur coloration et deviennent d'un blanc cireux uniforme ; le visage paraît bouffi ; les malléoles sont légèrement œdématiées. La peau est sèche, rugueuse, parfois le siège d'une desquamation furfuracée; les cheveux secs, cassants. Les autres signes d'anémie sont très accentués.

La *dyspnée* devient de plus en plus importante. Au moindre effort, elle s'exagère et le petit malade reste couché, immobile dans son lit, évitant instinctivement tout mouvement. Cette dyspnée ne s'explique par aucun phénomène pulmonaire : l'auscultation ne révèle aucune modification respiratoire : c'est une dyspnée *sine materia* : elle s'accompagne le plus souvent de palpitations, de vertiges, d'une asthénie extrême. A l'auscultation du cœur, on trouve fréquemment des souffles inorganiques, variables de siège et d'intensité, se propageant dans les vaisseaux du cou, avec frémissement, bruit de diable. Les contractions du cœur sont rapides et fortes ; le pouls n'en est pas moins petit et dépressible.

Des *troubles gastro-intestinaux* existent presque toujours; l'anorexie est en général très marquée ; l'état de la bouche, dont la muqueuse est souvent ulcérée (stomatite, gingivite), par les douleurs qu'elle entraîne, exagère encore la répugnance des enfants pour l'alimentation. Les vomissements sont fréquents ; il y a aussi des poussées de diarrhée profuse. Le foie, la rate, les ganglions ne sont pas augmentés de volume : leur hypertrophie est exceptionnelle et ne s'observe guère qu'à la période terminale.

Il y a encore des *phénomènes nerveux* ; céphalalgie, vertiges, bourdonnements d'oreille ; le plus caractéristique est l'asthénie extrême se traduisant par un profond abattement, par une immobilité presque complète du sujet : cette asthénie peut même, dans certains cas, devenir une véritable impotence musculaire.

Un des symptômes importants de la maladie sont les *hémorragies* : elles peuvent apparaître de bonne heure dans l'évolution de la maladie ; le plus souvent elles sont tardives. Tantôt peu importantes mais répétées, tantôt plus fortes, elles contribuent à exagérer l'anémie ; elles se présentent sous les aspects les plus divers ; le plus souvent, ce sont des taches de purpura sur les membres inférieurs qui se renouvellent constamment, à mesure que les anciennes disparaissent. Sous l'influence d'un coup, d'une chute, peuvent apparaître de larges ecchymoses ou de vrais hématomes sous-cutanés. Toutes les muqueuses peuvent également être le siège d'hémorragies ; en général, il s'agit de gingivorragies ou d'épistaxis; j'ai assisté dans un cas à des hématémèses formidables ; chez l'enfant comme chez l'adulte, des hémorragies de la rétine ont été observées : elles entraînent des troubles de la vue qui peuvent aller jusqu'à la cécité complète. On constate en outre parfois de la stase papillaire.

Période terminale. — Les hémorragies deviennent de plus en plus fréquentes avec les progrès de la maladie : c'est la période terminale. A ce moment, la dénutrition augmente rapidement; l'absence d'alimentation, les troubles digestifs, les hémorragies amènent une

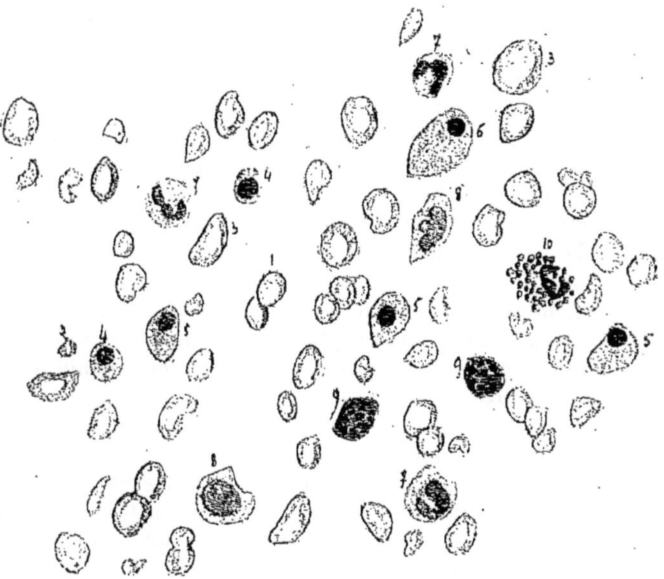

Fig. 75. — Anémie pernicieuse (hématéine-éosine).

1, Globules rouges (normocytes) ; 2, petits globules rouges (microcytes) ; 3, grands globules (macrocytes) ; 4, globules rouges nucléés (normoblastes) ; 5, grands globules rouges nucléés (mégaloblastes) ; 6, gigantoblastes ; 7, polynucléaires neutrophiles ; 8, mononucléaires ; 9, lymphocytes ; 10, polynucléaires acidophiles (éosinophiles).

cachexie rapide. Les *urines*, dans le cours de l'anémie pernicieuse, ne renferment généralement pas de sucre ou d'albumine ; elles sont pauvres en urée, riches en urobiline et en indican.

La *fièvre* apparaît presque toujours plus ou moins tôt dans l'évolution de la maladie ; elle peut être très élevée ; certaines courbes de température ressemblent à la courbe d'une maladie infectieuse aiguë.

Examen hématologique. — L'examen du sang révèle des altérations nombreuses et importantes : seul il permet de caractériser la maladie d'une façon précise. A la piqûre, le sang s'écoule facilement : il est pâle, fluide : sa densité est faible et peut descendre à 1024 (Hamel).

L'*irrétractilité du caillot* serait pour Hayem un caractère important de l'anémie pernicieuse ; nous aurons à y revenir.

Le *nombre des globules rouges* est toujours fortement *diminué*; il peut descendre au-dessous de 1 672 000 (Pétrone), 143 000 (Quincke).

La *quantité de l'hémoglobine* est toujours *au-dessous de la normale*; elle peut être très abaissée : cette diminution ne correspond pas cependant à celle des globules rouges; elle est relativement moins considérable.

La *valeur globulaire* est donc *augmentée* : c'est là un des caractères essentiels de la maladie; la valeur globulaire peut osciller entre 1 et 2 et même 2,50 (Jousset). Cette augmentation de la valeur globulaire est liée aux modifications des globules rouges. En outre de l'anisocytose, de la poikilocytose, de la polichromatophilie toujours très manifeste, on constate en effet dans le sang, en abondance, des globules rouges plus volumineux qu'à l'état normal, de diamètre de 9 à 10 μ : ce sont des mégalocytes. Mais on constate aussi la présence d'hématies nucléées, volumineuses, mégaloblastes, parfois même des gigantoblastes (15-20 μ), cellules nucléées qui n'existent que dans la moelle osseuse fœtale, où elles participent à l'hématopoïèse. On trouve en outre des globules rouges nucléées moyens ou normoblastes; mais leur nombre est en général peu élevé. Cette augmentation de la dimension des globules rouges explique l'élévation de la valeur globulaire au-dessus de la normale, chaque globule renfermant une quantité plus forte d'hémoglobine.

Les *leucocytes* sont en *nombre normal* ou *diminués* : il peut exister une leucopénie manifeste; 3 000-2 000 globules blancs; quant à la formule leucocytaire, on peut observer une légère exagération du chiffre des polynucléaires, d'autres fois, des lymphocytes : il est presque de règle de trouver quelques myélocytes neutrophiles ou basophiles.

L'apparition dans le sang circulant de ces myélocytes et des hématies nucléées indique la réaction de la moelle osseuse, la tendance à la réparation sanguine, d'où le nom de *forme métaplastique* (Ehrlich), *forme plastique* (Vaquez et Aubertin) donnée à ces cas, dans lesquels on observe en outre un nombre normal d'hématoblastes et la rétraction normale du caillot.

Pour Pétrone (1), cette forme métaplastique serait caractérisée par une valeur globulaire supérieure à la normale, par une grande abondance de mégalocytes, de normo et mégaloblastes. La présence de ces éléments indique la réaction régénératrice métaplastique de la moelle.

Au contraire, dans la *forme aplastique* (Ehrlich, Vaquez), cette réaction myéloïde fait complètement défaut; il n'y a ni myélocytes ni hématies nucléées, il y a leucopénie avec lymphocytose; le chiffre des hématoblastes est très diminué; le caillot est irrétractile. Pétrone admet que dans cette forme la valeur globulaire est, au con-

(1) Pétrone, *Arch. gén. de méd.*, juin 1907.

traire de la forme précédente, normale ou inférieure à la normale.

Chez l'enfant comme chez l'adulte, la forme plastique est de beaucoup plus fréquente; la forme aplastique, malgré sa rareté, a cependant été observée par Muir (1), Acuna (2), Pétrone (3).

Évolution; pronostic. — La marche de l'anémie pernicieuse est en général rapide et progressive chez l'enfant; la maladie une fois déclarée, après la période latente du début, qui peut durer un temps assez long, évolue vers la mort en trois ou quatre mois, six mois au plus : son évolution est donc plus rapide chez l'enfant que chez l'adulte. La mort est la règle dans l'anémie cryptogénétique; au contraire, dans les cas d'anémie pernicieuse symptomatique de vers intestinaux, lorsqu'on a pu instituer un traitement de bonne heure, la guérison peut survenir; mais, si le traitement est appliqué tardivement, l'anémie persiste et évolue vers la mort. On peut observer, dans la forme plastique en particulier, des rémissions trompeuses, avec amélioration de l'état général et de la formule hématologique; ces rémissions ne sont jamais de longue durée, et la maladie reprend sa marche en avant, progressivement fatale. Dans la forme aplastique, ces rémissions sont exceptionnelles et l'évolution de la maladie en général très rapide.

Anatomie pathologique; pathogénie. — Les tissus et les organes d'un sujet mort d'anémie pernicieuse présentent les caractères essentiels suivants:

On constate une décoloration complète, et, par places, de petites hémorragies sous forme de piqueté ou de suffusions sanguines; on peut les rencontrer partout, en particulier à la surface des organes et des séreuses. On constate en outre une dégénérescence graisseuse généralisée. Le cœur est mou, friable; le myocarde présente cette dégénérescence graisseuse qu'on retrouve également dans le foie, la rate, le rein, le système nerveux, la moelle épinière, la rétine. Les parois de l'estomac et de l'intestin sont amincies, par atrophie des glandes et de la muqueuse; on y trouve encore des hémorragies, des foyers de dégénérescence graisseuse, de la sclérose.

Les organes hématopoiétiques présentent des lésions plus intéressantes. La moelle osseuse peut se présenter sous différents aspects : dans la forme aplastique, elle est jaunâtre, graisseuse, gélatiniforme; dans la forme plastique, au contraire, elle est rouge et en prolifération marquée; microscopiquement, on constate un nombre considérable de mégaloblastes et de normoblastes en voie de division et des myélocytes; ces deux aspects de la moelle correspondent bien aux modifications de la formule hématologique constatées pendant la vie. Dans la rate, outre la dégénérescence graisseuse déjà signalée, on peut trouver des foyers de réaction myéloïde. On y trouve encore une infil-

(1) Muir, *Brit. med. Journ.*, 29 septembre 1900.
(2) Acuna, *Argentina medica*, 10 septembre 1904.
(3) Pétrone, *Arch. gén. de méd.*, juin 1907.

tration plus ou moins accentuée de pigment sanguin; cette infiltration est toutefois bien plus considérable dans le foie, qui en est comme bourré; elle est la conséquence de la destruction abondante et rapide des globules rouges.

Pathogénie. — La nature de la maladie et son mécanisme intime nous sont complètement inconnus, et on ne peut faire que des hypothèses.

Dans l'anémie d'origine parasitaire, quelques faits ont été mis en lumière qui méritent d'être rapportés. Au point de vue expérimental, Schaumann (1) a pu la reproduire chez l'animal, en injectant des macérations de vers intestinaux. Arslan est arrivé au même résultat en inoculant une toxine retirée de l'urine de malades atteints d'anémie pernicieuse.

Si l'on ajoute à ces faits la guérison rapide de l'anémie après un traitement anthelminthique observé dans les cas peu avancés, la relation étroite entre l'anémie et la présence du parasite dans l'intestin est indéniable. Et cependant le parasite n'explique pas tout, puisque nombreux sont les cas de bothriocéphalie sans anémie pernicieuse. Certains auteurs admettent que l'anémie ne peut survenir que lorsque le parasite est mort ; sa décomposition dans l'intestin entraînerait une véritable intoxication, le sérum de ce parasite possédant une action globulicide ; quant à l'ankylostome, il peut agir en outre par les hémorragies intestinales incessantes et répétées qu'il provoque.

L'intoxication serait encore, pour Hunter, Jones, à l'origine de l'anémie pernicieuse, l'atrophie de la muqueuse du tube digestif amenant le passage facile dans le sang de substances hémolytiques.

D'autres auteurs ont émis l'hypothèse d'une infection, mais sans en apporter de preuves suffisantes.

Enfin, dans l'anémie cryptogénétique, il est permis de penser, suivant Hayem, Agasse-Lafont (2), qu'il ne s'agit pas de destruction exagérée, mais plutôt de production insuffisante par ralentissement, arrêt ou viciation, de la réparation physiologique du sang. Il s'agit donc d'une anémie pernicieuse par anhématopoïèse, maladie primitive du sang.

Quoi qu'il en soit et bien que la substance toxique n'ait pu encore être mise en évidence dans tous les cas, c'est bien à une intoxication d'origine endogène, ou exogène, que paraît être due l'anémie pernicieuse. Cette substance toxique par son pouvoir hémolytique provoque la destruction des globules rouges [Tixier (3)], d'où résulte l'infiltration pigmentaire du foie. Pour Erhlich, cette substance devrait encore posséder une action excitante sur la moelle osseuse capable de provoquer sa réaction normo et mégaloblastique.

D'autres auteurs, au contraire, Vaquez, Aubertin, admettent que cette réaction mégaloblastique n'est que la traduction de l'effort réparateur de la moelle osseuse, les lésions de la moelle osseuse, de la rate, étant secondaires à l'anémie. Cette réaction manifesterait donc l'énergie fonctionnelle de la moelle qui, suivant les cas, donne une réaction orthoplastique, métaplastique ou aplastique. Il faut donc revenir à cette conception depuis longtemps admise de la prédisposition de l'organisme ou des organes hématopoïétiques à réagir d'une façon vigoureuse ou au contraire insuffisante contre la maladie.

(1) Schaumann, *Samml. klin. Vortrage von Volkmann*, 1901.
(2) Agasse-Lafont, L'anémie pernicieuse protopathique. Thèse de Paris, 1906
(3) Tixier, Thèse de Paris, 1907.

Diagnostic. — L'anémie pernicieuse au début de son évolution n'est le plus souvent pas diagnostiquée. Comme, à ce stade, elle se présente avec les caractères d'une *anémie banale*, on ne pense en général pas à une maladie du sang.

Plus tard le diagnostic peut encore être difficile jusqu'à ce qu'un symptôme tel qu'une hémorragie, par exemple, ou du purpura vienne attirer l'attention sur la nature véritable de la maladie. Le diagnostic est donc très délicat, et ce n'est souvent que tardivement, dans le cours de la maladie, qu'il est établi. La constatation d'une anémie progressive, se développant sans cause appréciable, doit être toujours une manifestation suffisante pour faire pratiquer un examen de sang : cet examen révèle un abaissement accentué, parfois considérable, des globules rouges, une valeur globulaire augmentée, et surtout l'augmentation de volume des hématies avec réaction normo ou mégaloblastique. Tels sont les éléments sur lesquels s'appuie le diagnostic.

L'absence de splénomégalie et la formule hématologique différente dans l'*anémie avec splénomégalie* et la *leucémie* permettent de ne pas confondre ces maladies avec l'anémie pernicieuse. Comme nous le verrons, certains cas de leucémie lymphatique peuvent cependant prêter à confusion. Vaquez et Ribierre ont décrit une leucémie avec leucopénie au lieu de la leucocytose habituelle. L'examen du sang sur lame révèle une lymphocytose abondante, qui tranche le diagnostic.

L'anémie simple ne présente jamais, sauf la pâleur, des caractères aussi accusés et pas d'hémorragies ; l'examen du sang lève les doutes.

Les hémorragies sous-cutanées de l'anémie pernicieuse peuvent être prises pour du purpura; mais, dans le purpura, c'est la répétition des hémorragies qui entraîne l'anémie, tandis que, dans l'anémie pernicieuse, les hémorragies sont toujours secondaires et tardives, la pâleur étant le premier symptôme. En outre l'examen de sang montre une formule toute différente.

Mais là ne doit pas se borner l'étude du diagnostic. Une fois ce diagnostic de syndrome pernicieux reconnu, il faut de toute nécessité chercher à établir l'*origine de l'anémie*. On recherchera dans les antécédents et dans l'examen du malade quelle est sa cause. Systématiquement les selles doivent être examinées pour y rechercher des parasites ou leurs œufs. Ce n'est qu'après un résultat négatif et lorsque la cause reste mystérieuse que l'on est autorisé à porter le diagnostic d'anémie pernicieuse cryptogénétique.

Traitement. — La précision du diagnostic étiologique joue ici un rôle capital. Suivant que la cause de l'anémie est connue ou reste obscure, le traitement comprend des indications toutes spéciales.

Supprimer la cause de l'anémie amène le plus souvent sa guérison : lutter contre la maladie elle-même ne donne que des résultats décevants.

Traitement causal. — Lorsque l'anémie pernicieuse est d'origine *parasitaire*, l'administration d'un vermifuge est nécessaire ; l'extrait éthéré de fougère mâle, la santonine, suivi d'un purgatif selon la méthode classique donne des résultats excellents. Il est cependant nécessaire, parfois, de répéter l'administration du vermifuge et de vérifier au microscope l'expulsion définitive des parasites. Il suffira alors d'instituer le traitement général des états anémiques, hygiène générale, grand air, alimentation fortifiante et stimulante, douches, frictions, médicaments toniques, quinquina, fer, arsenic, pour voir, dans les cas relativement peu avancés, l'anémie disparaître rapidement. En dehors des cas d'anémie parasitaire, si l'on peut incriminer la syphilis, le paludisme, les troubles gastro-intestinaux, on combattra chacune de ces causes par le traitement approprié, traitement hydrargyrique, quinine, régime, antisepsie gastro-intestinale.

Traitement symptomatique. — Dans les cas d'anémie dite *cryptogénétique*, il ne faudra pas se laisser décourager par les résultats peu satisfaisants obtenus jusqu'ici. Les cas en apparence désespérés peuvent s'améliorer, quelques-uns guérir ; malgré leur rareté, ils doivent suffire à bannir tout scepticisme de l'observateur qui entraînerait une médication timide incertaine, inefficace. Plusieurs procédés thérapeutiques peuvent être mis en action : médication chimique, médication radiothérapique, médication opothérapique, médication sérothérapique.

Les deux médicaments les plus employés sont le *fer* et l'*arsenic* : le fer qui, dans les anémies caractérisées surtout par la diminution de l'hémoglobine, donne des résultats si remarquables, ne paraît pas exercer dans l'anémie pernicieuse une action aussi manifeste ; le taux des globules rouges n'en est pas influencé ; pour stimuler la fonction hématopoiétique, l'arsenic doit être préféré. On le donnera sous des formes diverses : la liqueur de Fowler, l'arséniate de soude sont les plus employés (1). Si l'enfant peut les supporter, les injections de cacodylate de soude seront un moyen précieux : la possibilité d'hémorragies sous-cutanées au point injecté en rend l'emploi parfois difficile. L'arsenic peut d'ailleurs être associé aux autres moyens thérapeutiques.

Parmi les agents susceptibles de provoquer une réaction régénérative des organes hématopoiétiques, il faut signaler la *radiothérapie* : chez l'adulte, on a cité des cas favorables (Vaquez, Renon et Tixier) ; comme elle n'a pas été encore employée chez l'enfant, il est difficile de formuler une appréciation sur cette méthode. Il faudra l'employer en tout cas avec prudence, quelques auteurs lui ayant attribué des accidents.

(1) Voy. le chapitre précédent pour les détails d'administration de ces médicaments.

On a employé également l'*opothérapie médullaire*. Les résultats favorables obtenus chez l'adulte par Vaquez, Aubertin, Menetrier, Chauffard et Lœderich, doivent encourager l'application de cette méthode chez l'enfant. On emploie la moelle osseuse sous forme d'extrait ou de préférence la moelle rouge fraîche de veau à la dose de 30 à 50 grammes dans du bouillon.

Les *injections sérothérapiques* ont été enfin également employées dans le but de stimuler la fonction hématopoiétique ; le sérum antidiphtérique, dont l'action excitante sur la moelle osseuse a été mise en évidence par Roger et Josué (1), Rénon et Tixier (2), Simon (3) ; le sérum hématopoiétique de Carnot et Mlle Deflandre qui ont démontré l'activité hématopoiétique d'un sérum prélevé au cours de la régénération du sang. Ces auteurs ont montré, en effet, que le sérum d'animaux préalablement saignés, prélevé en pleine crise de régénération sanguine, injecté à d'autres animaux, provoque une augmentation globulaire rapide et considérable. Le sérum antidiphtérique, prélevé chez des animaux qui sont soumis à des saignées successives et répétées, devrait ses propriétés hématopoiétiques à ce même fait. Quoi qu'il en soit, cette méthode mérite d'entrer largement dans la pratique du traitement des anémies, et cela d'autant plus que, comme l'a montré Mlle Deflandre (4), son application est facile. Au lieu de sérum hématopoiétique, on peut se servir de sérum antidiphtérique ; les injections peuvent elles-mêmes être remplacées par l'ingestion : la méthode devient donc facilement applicable ; il suffit de faire absorber au malade le contenu d'un flacon de sérum antidiphtérique, en répétant cette dose plusieurs jours de suite ; les résultats très satisfaisants obtenus en particulier dans les anémies post-hémorragiques par ce mode de traitement doivent encourager à en étendre l'usage à tous les cas où l'on doit combattre la déglobulisation.

Enfin tout récemment Schelbe (5) a employé le sang humain défibriné à la dose de 10 à 18 centimètres cubes à cinq reprises successives : il a observé une amélioration rapide de l'état général et la guérison de l'anémie.

Toutes ces méthodes, trop récentes et trop peu employées encore pour qu'il soit possible d'en apprécier la valeur, ouvrent une voie nouvelle et large au traitement de l'anémie pernicieuse.

Dans l'état actuel, il convient cependant d'être prudent dans leur emploi et, en résumé, ce n'est que lorsque les moyens habituels, hygiène générale, alimentation stimulante, fer, arsenic, auront échoué que l'on sera autorisé à y avoir recours : il convient cepen-

(1) Roger et Josué, *Bull. Soc. biol.*, 1897.
(2) Rénon et Tixier, *Bull. Soc. méd. des hôp.*, 1906.
(3) Simon, *Archiv. de méd. expérim. et anat. path.*, 1903.
(4) Mlle Deflandre, *Progrès médical*, février 1909.
(5) Schelbe, *Jahrb. f. Kinderheilk.*, 10 octobre 1908.

dant de faire une exception pour l'opothérapie médullaire et la sérothérapie, dont l'action n'est sinon toujours efficace, du moins jamais nocive.

Anémies avec splénomégalie.

(*Anémie pseudo-leucémique infantile.*)

Généralités et classification. — Les différents types d'anémie étudiés jusqu'ici sont caractérisés par les modifications hématologiques prédominantes : les réactions organiques qui l'accompagnent ne sont pas cliniquement appréciables. C'est en se plaçant à ce point de vue que Pétrone les désigne sous le nom d'anémies simples.

Mais, à côté de ce groupe d'anémies, il en existe un autre que l'on peut appeler anémies compliquées (Pétrone), dans lequel, en dehors d'un syndrome hématologique particulier, on constate la participation au tableau clinique de certains organes, tels que la rate, qui est augmentée de volume. La splénomégalie vient donc se surajouter à l'anémie; sans qu'il soit nécessaire d'insister davantage pour le moment, on conçoit de suite l'importance qu'il convient d'attacher à ce symptôme dans l'appréciation clinique des anémies.

Décrite sous le nom d'anémie splénique infantile par Hénoch en Allemagne pour la première fois et par Cardarelli en Italie, qui l'appela *pseudo-leucémie infantile*, Somma, Fède, en étudièrent les caractères cliniques. Mais c'est surtout à von Jaksch (1) (1889) et à Luzet (2) que l'on doit d'avoir mis en évidence les caractères hématologiques et cliniques essentiels de ce groupe confus des états anémiques avec splénomégalie : ils isolèrent et décrivirent une anémie pseudo-leucémique infantile caractérisée par une augmentation de volume du foie et surtout de la rate et par une anémie grave, s'accompagnant d'une leucocytose durable et du passage dans la circulation d'un nombre parfois élevé de globules rouges nucléés.

Depuis ces travaux qui ont fait époque, de nombreux auteurs se sont occupés de la question; la plupart des recherches ont porté sur l'étude hématologique de cette forme d'anémie, sur son anatomie pathologique, sur la nature de la maladie.

On a vu que tous les cas d'anémie avec grosse rate ne pouvaient être rattachés à l'anémie pseudo-leucémique de von Jaksch, et qu'il existe toute une série de cas de transition entre l'anémie simple et l'anémie pseudo-leucémique, qui représente le degré le plus élevé de l'anémie avec splénomégalie. Certains auteurs ont même proposé de distinguer, suivant l'intensité de l'anémie et de la splénomégalie, une *anémie splénique* et une *anémie pseudo-leucémique*.

Nous ne pouvons nous attarder ici dans l'énumération de ces conceptions multiples ; on peut, du reste, les classer rapidement de la façon suivante :

1° Certains auteurs (Audéoud), se basant surtout sur les caractères très

(1) Von Jaksch, *Wiener klin. Wochenschr.*, 1889.
(2) Luzet, Thèse de Paris, 1891.

différents, cliniques et hématologiques, des formes légères et des formes graves de l'anémie avec splénomégalie, les classent sous deux chefs distincts : laissant à la forme grave son autonomie d'*anémie pseudo-leucémique infantile* décrite par von Jaksch et Luzet, ils rattachent à l'anémie simple les formes légères, sous le nom de *forme grave de l'anémie commune du nourrisson* ou encore d'*anémie splénique*. Pour ces auteurs eux-mêmes, d'ailleurs, aucun fait précis n'autorise cette distinction : elle ne repose que sur des différences quantitatives et non qualitatives, et la transformation d'une forme dans l'autre peut s'observer.

2° Une seconde distinction établie par Weil et Clerc repose sur la formule hématologique : ces auteurs distinguent une *splénomégalie avec anémie et myélémie* et une *splénomégalie avec anémie et lymphocytémie*.

3° Pétrone, d'autre part, admet qu'il y a lieu de diviser les anémies avec splénomégalie en deux grandes catégories. Dans la première, on constate une leucocytose toujours élevée : c'est l'*anémie pseudo-leucémique*, qui peut être mixte ou à prédominance myéloïde. Dans la seconde, la leucocytose n'existe pas ou est au-dessous de la normale : c'est l'*anémie avec splénomégalie et leucopénie*. Pour cet auteur, il y aurait, entre ces deux formes, une différence non pas de degré, mais de nature, la réaction de l'appareil hématopoiétique étant provoquée dans la première par l'action directe de l'agent causal de la maladie sur cet appareil, tandis que, dans la seconde, cette réaction est liée à l'effort réparateur des organes hématopoiétiques.

4° L'opinion *la plus généralement admise* à l'heure actuelle consiste à ne voir dans les anémies avec splénomégalie qu'un seul type clinique à des degrés différents [Marfan (1), Simon (2)]. Entre l'anémie simple et l'anémie avec splénomégalie, il y a toute une série de termes de passage : entre les formes légères et les formes graves de l'anémie avec splénomégalie, il y a toute une série de types de transition, toute une chaîne ininterrompue, et les classifications établies ne servent qu'à préciser les idées et non à désigner des maladies différentes. L'anémie infantile pseudo-leucémique n'est donc plus une affection distincte, mais un syndrome représentant le degré le plus élevé de l'anémie de l'enfance.

Mais si, entre l'anémie avec splénomégalie et l'anémie simple, il n'y a qu'une différence de degré, il faut reconnaître également qu'entre cette anémie et la leucémie myéloïde de l'adulte, il peut y avoir des rapports étroits. Déjà von Jaksch, puis Baginsky avaient admis la possibilité de la transformation de l'anémie pseudo-leucémique en leucémie.

Nous verrons, en étudiant le diagnostic de l'anémie avec splénomégalie, que sa distinction d'avec la leucémie est parfois impossible et que, se basant sur ce fait, certains auteurs [Luzet (3), Lehndorff (4), Pétrone (5)] tendent à considérer certaines formes à leucocytose élevée de l'anémie pseudo-leucémique comme représentant chez l'enfant, par suite des réactions particulières à cet âge des organes hématopoiétiques, la leucémie de l'adulte.

Étiologie. — L'anémie avec splénomégalie survient presque tou-

(1) MARFAN, *Arch. de méd. des enfants*, 1898.
(2) L.-G. SIMON, Les anémies infantiles (Rapport au Congrès d'Alger, 1907).
(3) LUZET, *loc. cit.*
(4) LEHNDORFF, *loc. cit.*
(5) PÉTRONE, *loc. cit.*

jours dans les deux premières années de la vie. Après deux ans, elle est beaucoup plus rare. C'est au moment du sevrage qu'on l'observe avec prédilection. Qu'il s'agisse de cas légers où la splénomégalie est peu importante et l'anémie peu intense, où qu'il s'agisse de cas graves dans lesquels le tableau clinique et hématologique revêt le type de l'anémie pseudo-leucémique, la maladie peut relever de causes très diverses : en l'absence de conditions étiologiques spéciales, on retrouve dans les nombreuses observations publiées les causes les plus banales d'anémie.

Ce sont tout d'abord les conditions communes à beaucoup de maladies de l'enfance : hygiène défectueuse, misère physiologique, alimentation insuffisante, etc., qui n'interviennent dans ces cas, semble-t-il, que comme causes prédisposantes. Mais on retrouve aussi les facteurs habituels d'anémie, troubles digestifs, gastro-entérite chronique, rachitisme, syphilis, tuberculose, paludisme.

Les *troubles digestifs*, la gastro-entérite aiguë ou chronique, se trouvent fréquemment à l'origine de la maladie [Marfan (1), Méry, Pétrone (2)]. La guérison, qui a pu être obtenue dans certains cas par l'amélioration des troubles digestifs, permet de leur attribuer une réelle valeur. Il faut bien reconnaître toutefois que la grande fréquence des troubles digestifs dans l'enfance s'associe mal avec la rareté relative de cette anémie : il convient donc d'admettre une prédisposition particulière de certains sujets.

Pour la même raison, il est difficile de se rendre compte de l'influence du rachitisme dans le développement de l'anémie avec splénomégalie, car il est lui-même le plus souvent la conséquence de la gastro-entérite. Les observations où le rachitisme paraît jouer un rôle sont nombreuses. Cohen (3) a signalé un cas où il a pu obtenir la guérison par un traitement antirachitique; Koplik (4) également.

Le rôle de la *syphilis* paraît beaucoup mieux établi. Les observations d'anémie avec splénomégalie sont nombreuses où il a été relevé une syphilis héréditaire. Petit et Minet (5) ont même pu trouver le *Spirochæte* de Schaudinn dans le sang. Si, dans certains cas, le traitement spécifique reste inefficace, dans d'autres [Modigliano (6), Loos (7), Engel, Marcel Labbé, Armand-Delille, Lenoble (8)], la guérison a été obtenue par le traitement mercuriel.

Le paludisme a été relevé comme cause possible de l'anémie. Raybaud et Vernet (9), dans un cas, ont trouvé l'hématozoaire de Lave-

(1) Marfan, *Arch. de méd. des enfants*, 1898.
(2) Pétrone, *Pediatria*, 1905, et *Arch. de méd.*, juin 1907.
(3) Cohen, *Rev. mens. des mal. de l'enf.*, 1907.
(4) Koplik, *Arch. of Ped.*, mars 1907.
(5) Petit et Minet, *Écho médical du Nord*, 2 juin 1907.
(6) Modigliano, *Pediatria*, 1898.
(7) Loos, *Wien. klin. Wochenschrift*, 1892.
(8) Lenoble, *Soc. de biol.*, 1905.
(9) Raybaud et Vernet, *Soc. de biol.*, 1904.

ran. Pianese (1), d'autre part, a pu mettre en évidence dans la moelle osseuse, dans le foie et dans la rate, un parasite analogue à celui trouvé dans le kala-azar par Leishmann et désigné depuis sous le nom de *Leishmania*.

L'anémie avec splénomégalie a été observée encore à la suite de certaines infections : suppurations prolongées (Epstein), maladies infectieuses [Pétrone, Audéoud (2)], mastoïdite (Koplik).

Enfin, dans un certain nombre de cas, on n'a pu déceler de cause appréciable.

L'étiologie de l'anémie avec splénomégalie est donc encore obscure. Si les facteurs habituels d'anémie jouent un rôle indiscutable dans sa production, ils ne suffisent pas cependant à l'expliquer entièrement. Leur fréquence, opposée à la rareté de l'anémie, montre bien qu'il est nécessaire d'admettre l'action simultanée d'autres causes encore inconnues, parmi lesquelles la prédisposition, l'insuffisance fonctionnelle des organes hématopoiétiques de certains sujets jouent vraisemblablement un rôle important ; il faut bien reconnaître cependant que, pour le moment, il est difficile d'apprécier la valeur de cette hypothèse.

Anatomie pathologique ; pathogénie. — En dehors des lésions hématiques observées pendant la vie, les lésions anatomiques sont caractérisées par la suractivité des organes hématopoiétiques.

La rate est augmentée de volume : elle pèse 100, 200, 400 grammes. Sa forme générale est conservée, mais elle est dure et résistante avec périsplénite. A la coupe, les follicules de Malpighi font saillie. Le foie est également augmenté de volume. La moelle osseuse est rouge, le thymus souvent hypertrophié ; les ganglions lymphatiques normaux ou légèrement hypertrophiés.

Microscopiquement, on constate dans la rate l'hyperplasie du tissu réticulé, l'épaississement des tuniques vasculaires, l'hypertrophie des corpuscules de Malpighi. Dans la rate, dans la moelle osseuse, à côté des manifestations de destruction globulaire caractérisée par la présence de pigments ferrugineux, on constate une réaction normoblastique plus ou moins accentuée ; cette réaction ne reste pas cantonnée à la rate et à la moelle osseuse, elle s'étend à d'autres organes tels que le foie, les ganglions ; les formes de mitose sont nombreuses (noyau bilobé, en trèfle, etc.) indiquant la suractivité de ces cellules.

On trouve, en outre, de très nombreux myélocytes faciles à mettre en évidence par les frottis d'organes. Cette réaction myéloïde se présente sous forme de nodules à structure myéloïde dans la rate et la moelle osseuse : habituellement on n'en trouve pas dans les organes autres que les organes hématopoiétiques ; dans un seul cas de Lehndorff (3), il existait une métastase myéloïde dans le

(1) Pianese, *Gazz. intern. di med. Napoli*, 1905.

(2) Audéoud, Traité des maladies de l'enfance Grancher et Comby, et *Revue médicale de la Suisse Romande*, 1894.

(3) Lehndorff, Ueber Anemia pseudoleucæmica infantium (*Jahrb. f. Kinderheilk.*, 1904).

rein. Cette absence de généralisation myéloïde serait pour bien des auteurs le seul critérium permettant de distinguer certains cas d'anémie pseudo-leucémique de la leucémie. A côté de cette réaction myéloïde, on observe fréquemment, sur le même sujet, la participation du tissu lymphoïde, qui réagit par la production de véritables lymphomes : cette association des réactions myéloïdes et lymphoïdes est encore un fait important que l'on n'observe pas dans la leucémie, dans laquelle on voit ces deux tissus électivement intéressés, suivant qu'il s'agit d'une leucémie lymphatique ou d'une leucémie myélogène.

En résumé, ce qui caractérise les lésions anatomiques des anémies avec splénomégalie, c'est l'hyperplasie des organes hématopoiétiques avec réaction myéloïde et lymphoïde, réaction restant presque toujours limitée et ne s'étendant qu'exceptionnellement aux autres organes.

Pathogénie. — A côté des données de la clinique, qui montre que l'anémie avec splénomégalie est la conséquence de maladies diverses de l'enfance, on a pu expérimentalement provoquer la maladie chez des animaux jeunes, à l'aide de diverses substances hémolytiques. En injectant à des animaux la toxine cholérique [Cantacuzène (1)], l'éthéro-bacilline, des extraits de matières fécales [Courcoux et Ribadeau-Dumas (2)], la toxine typhique [Dominici], de l'eau distillée [Ribadeau-Dumas (3)], on a pu provoquer chez l'animal la transformation myéloïde de la rate et son hypertrophie, lésions observées dans la rate de l'anémie avec splénomégalie. L'hémolyse paraît donc bien être à l'origine de la maladie. S'agit-il alors d'une exagération du pouvoir hémolytique de la rate, ou faut-il admettre le défaut de résistance des globules rouges, dont la destruction se produirait facilement sous l'influence de causes en apparence peu importantes ? Ce sont là des hypothèses. On s'est également demandé quelle est l'origine de ces variations de la formule leucocytaire, pourquoi dans certains cas il existe de la leucocytose, tandis que dans d'autres il y a leucopénie, pourquoi dans certaines formes prédominent les myélocytes, dans d'autres les lymphocytes ? Comme l'expérimentation tend à le prouver, il y a lieu de tenir compte, dans l'explication de ces phénomènes, de l'intensité et de la durée d'action des causes toxiques ou infectieuses et aussi de la susceptibilité particulière à chaque malade. L'étude détaillée de ces différents problèmes sortirait du cadre de cet article ; il nous suffira de les avoir posés pour donner une idée au lecteur des tendances pathogéniques actuelles et des importants résultats qu'a fournis l'expérimentation dans l'étude de cette question (4).

Symptômes. — C'est presque toujours d'une façon insidieuse que débute la maladie. Au cours d'un état de santé satisfaisant, ou plus souvent à la suite d'une des maladies que nous avons signalées, l'enfant présente les signes d'une anémie qui s'accentue assez rapidement et que nous allons retrouver à la période d'état de la maladie plus importants et plus intenses. La *pâleur* tout d'abord est

(1) Cantacuzène, *Ann. Inst. Pasteur*, 1900.
(2) Courcoux et Ribadeau-Dumas, *Bull. Soc. de biol.*, 1904.
(3) Ribadeau-Dumas, Thèse de Paris, 1905.
(4) Voy. à ce sujet, L.-G. Simon, *loc. cit.*, et Tixier, Thèse de Paris, 1907.

très marquée ; les téguments, les muqueuses sont complètement décolorés ; cette pâleur s'accompagne parfois d'un amaigrissement assez notable ; d'autres fois, au contraire, l'embonpoint persiste ; le teint devient alors d'un jaune verdâtre assez particulier ; l'enfant perd rapidement toute gaîté, tout entrain ; s'il avait commencé à marcher,

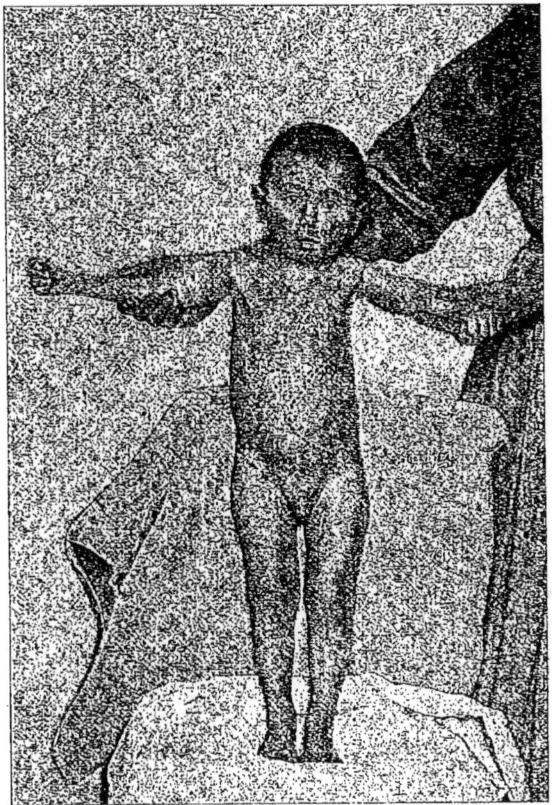

Fig. 76. — Anémie avec splénomégalie.

ses forces le trahissent bien vite ; il ne veut plus faire de mouvements, reste allongé dans son lit ou dans les bras. Apathique et facilement irritable, il refuse de jouer pour rester immobile.

En dehors de ces caractères que l'on retrouve à un degré plus ou moins marqué dans toutes les anémies, il y a un symptôme qui est prédominant ; l'existence d'une *rate augmentée de volume*, quelquefois dans des proportions considérables. Dans les cas légers, la rate dépasse de deux ou trois travers de doigt le rebord costal ; dans les cas intenses, du type anémie pseudo-leucémique, la rate peut être énorme, atteindre l'épine iliaque, descendre même parfois au-dessous. A la seule inspection, il est parfois aisé de se rendre compte de cette splénomégalie. L'hypocondre gauche est légèrement saillant; on constate à ce niveau l'existence d'un réseau veineux sous-cutané; mais c'est surtout par la palpation méthodiquement pratiquée qu'on arrive à la délimiter exactement; sa forme générale est conservée : sa surface est lisse, non douloureuse à la pression, sauf en cas de périsplénite ; on détermine le bord antérieur de l'organe par les incisures normales qui sont conservées en général.

Le foie est également hypertrophié dans les cas graves; cette hypertrophie est loin cependant d'être la règle, et, lorsqu'elle existe, elle reste toujours inférieure à celle de la rate : on sent le foie à deux ou trois travers de doigt au-dessous du rebord costal.

Les *ganglions lymphatiques sont indemnes* ; c'est là un des éléments importants du tableau clinique. On peut parfois les sentir rouler sous les doigts, au niveau du cou, de l'aisselle ou de l'aine ; mais il ne s'agit pas d'une hypertrophie vraie ; jamais on ne trouve les ganglions volumineux comme dans la leucémie ou l'adénie.

En dehors de ces symptômes essentiels, l'examen clinique des autres organes ne révèle guère d'autres manifestations à signaler. Les appareils respiratoires et circulatoires sont normaux; on note cependant parfois une légère dyspnée, parfois aussi des souffles cardiaques fonctionnels. Les hémorragies sont exceptionnelles ; elles ne se produisent qu'à la période terminale (purpura, épistaxis) ; les troubles digestifs sont rares, sauf dans les cas qui paraissent sous la dépendance d'une gastro-entérite chronique. Dans certains cas, il y a des traces d'albumine dans les urines. Enfin, dans les cas graves et à marche rapide, il existe de la fièvre et un léger degré d'œdème des jambes.

Examen hématologique. — L'examen hématologique permet seul de porter un diagnostic précis et d'apprécier l'importance et le degré de l'anémie.

Dans l'anémie avec splénomégalie, entre les cas légers et les cas graves du type pseudo-leucémique, la formule hémoleucocytaire présente toute une gamme de modifications dont l'importance et l'intensité varient avec l'intensité de l'anémie elle-même. Il n'y a là cependant que les degrés différents d'un même type hématologique, et c'est ce qui justifie la description d'ensemble que l'on peut faire de ces cas.

Formes légères. — Dans les formes légères, bénignes, curables, l'examen hématologique révèle seulement une diminution du nombre des globules rouges, qui peuvent descendre à 2 500 000, une diminution du taux de l'hémoglobine proportionnellement toujours plus marquée que celle des globules rouges; la *valeur globulaire* est donc *abaissée* et atteint la moitié, le tiers, le quart de la valeur normale. Les déformations globulaires, poikilocytose, anisocytose, sont peu importantes. On trouve quelques hématies nucléées, d'autant plus abondantes que l'enfant est plus jeune. Ces globules à noyau ne présentent pas de formes de division karyokinétiques; il existe enfin une légère leucocytose (10 000 à 20 000 globules blancs); la formule leucocytaire est variable, mais ne présente pas de modifications importantes sur la formule habituelle d'un enfant du même âge; les lymphocytes sont souvent prédominants : on peut parfois chez un enfant jeune trouver quelques myélocytes.

FORMES GRAVES. — Dans les cas graves, qui représentent le type de

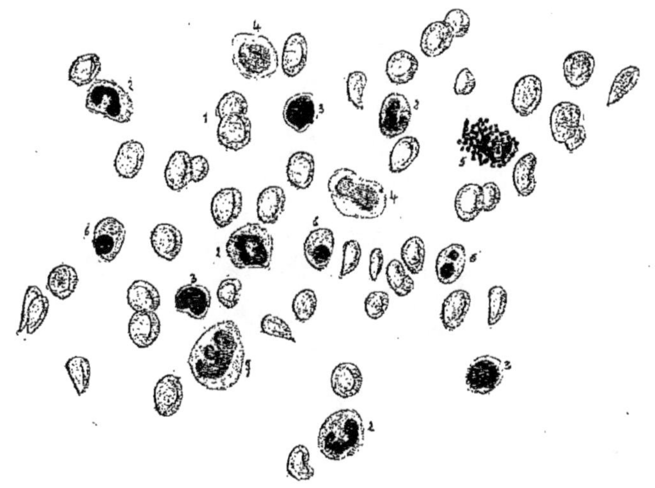

Fig. 77. — Anémie avec splénomégalie (hématéine-éosine).

1, Globules rouges; 2, polynucléaires neutrophiles; 3, lymphocytes; 4, mononucléaires; 5, polynucléaires acidophiles (éosinophiles); 6, globules rouges nucléés; 7, formes de transition.

l'anémie infantile pseudo-leucémique, les modifications de la formule hématologique sont beaucoup plus intenses.

Le chiffre des globules rouges est très abaissé et descend à 2 000 000, 1 000 000 et même au-dessous. Le taux de l'hémoglobine est aussi fortement diminué, la valeur globulaire est au-dessous de la normale. La poikilocytose, l'anisocytose, la polichromatophilie sont très prononcées ; mais le caractère essentiel est l'abondance parfois considérable de globules rouges nucléés; leur chiffre peut atteindre 20, 30, 40 000 par millimètre cube.

Le plus grand nombre de ces globules rouges nucléés sont des normoblastes, mais on trouve aussi des microblastes, des mégaloblastes et même des gigantoblastes, grandes cellules rouges peu colorées avec un noyau volumineux. Fait très important, on constate sur les noyaux des globules rouges nucléés des figures de mitose; le noyau est en effet parfois bilobé, trilobé, en forme de feuille de trèfle, ou présente des figures de karyokinèse aux divers stades de leur évolution. Pour Luzet, l'abondance de ces figures de mitose serait caractéristique de la maladie.

Le taux des leucocytes est très variable. Tandis que, dans quelques cas, on a pu constater de la leucopénie (Jousset, Pétrone), le plus souvent il y a leucocytose : 20, 40, 50 000 globules blancs; dans certains cas, cette leucocytose peut atteindre les chiffres de

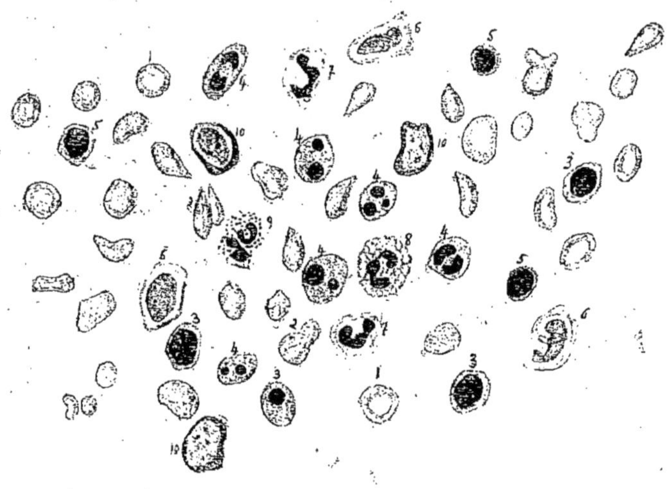

Fig. 78. — Anémie avec splénomégalie (type anémie pseudo-leucémique infantile) (bleu de Unna).

1, Globules rouges; 2, globules rouges en raquette (poikilocytose); 3, globules rouges nucléés; 4, globules rouges nucléés en mitose; 5, lymphocytes; 6, mononucléaires; 7, polynucléaires neutrophiles; 8, polynucléaires acidophiles (éosinophiles); 9, polynucléaires basophiles (mastzellen); 10, myélocytes.

75 000, 80 000. Dans un cas exceptionnel, Baginsky a compté jusqu'à 122 000 globules blancs. Ces cas de leucocytose élevée font songer à la leucémie.

Quant à la formule leucocytaire, elle est extrêmement variable. Tantôt le taux des polynucléaires se trouve augmenté, plus souvent il y a lymphocytose. Les lymphocytes peuvent atteindre 70 à 80 p. 100 du chiffre total des leucocytes. Les éosinophiles sont aussi parfois augmentés au-dessus de la normale. Enfin on trouve toujours en quantités variables des myélocytes neutrophiles : 1 à 2 p. 100, 36 p. 100 [D'Espine et Jeanneret (1)].

(1) D'Espine et Jeanneret, *Arch. de méd. des enfants*, 1908.

En somme, chacun des éléments constituants de la formule leucocytaire comporte donc des variations étendues suivant les cas : il en résulte une instabilité de la formule hématologique extrêmement grande, toute une gamme de faits de transition.

C'est en se basant sur ces considérations que certains auteurs ont cherché à créer des subdivisions hématologiques dans ce type de l'anémie avec splénomégalie.

Pétrone (1) admet l'existence de deux types essentiels suivant que l'oligocytémie est en rapport ou non avec le nombre des hématies nucléées ; mais il distingue en outre une *anémie pseudo-leucémique mixte*, une *anémie pseudo-leucémique* à prédominance *myélocytémique*, enfin une *anémie avec splénomégalie* et *leucopénie* ; ces termes suffisent à caractériser la formule que l'on trouve dans ces différents cas.

D'autre part Weill et Clerc (2) décrivent une *splénomégalie avec anémie et myélémie* dans laquelle la proportion des myélocytes est élevée et une *splénomégalie avec anémie et lymphocytémie* dans laquelle la formule leucocytaire révèle une prédominance des lymphocytes.

Enfin Raoul Labbé et Aubertin (3) ont étudié un cas de *splénomégalie avec anémie et éosinophilie* (7 p. 100).

Quelque intérêt que présentent ces essais de classification, en se plaçant au point de vue purement hématologique, il convient de ne pas leur attribuer une trop grande importance. Il n'y aurait, en effet, aucune raison pour ne pas multiplier à l'infini les divers types de cette anémie. Suivant la prédominance de tel ou tel type leucocytaire, suivant l'intensité de l'anémie, ou de la réaction normoblastique légère ou intense, on pourrait créer d'autres variétés. Il y aurait là un réel danger de confusion dont il faut se garder.

En réalité, dans ce grand groupe des anémies avec splénomégalie, il existe, au point de vue hématologique, toute une série de types de transition, qui relient l'anémie simple, l'anémie pernicieuse et la leucémie entre elles. Établir une série de divisions dans ces faits ne sera utile que le jour où la nature de cette anémie sera élucidée.

Marche ; pronostic. — Dans les cas légers, lorsque l'examen hématologique révèle un réaction normoblastique peu importante, la guérison survient lorsqu'on traite la maladie causale.

Dans les cas graves qui revêtent le type de l'anémie pseudo-leucémique, l'anémie peut continuer à évoluer malgré la disparition de la maladie causale ; cette évolution se fait d'une façon aiguë ou subaiguë : aiguë, la mort survient rapidement, en quelques semaines ; subaiguë, la maladie peut durer plusieurs mois, rarement plus de six mois. A la période terminale, en dehors des symptômes déjà étudiés, on voit se produire de la fièvre, du purpura, des épistaxis, des gingivorragies, des œdèmes cachectiques. La mort est la terminaison habituelle au milieu de ce cortège symptomatique ; elle n'est cepen-

(1) Pétrone, *loc. cit.*
(2) Weill et Clerc, *Rev. mens. des mal. de l'enfance*, 1903.
(3) Raoul Labbé et Aubertin, *Rev. mens. des mal. de l'enfance*, 1906.

dant pas fatale, surtout si la maladie causale a pu être supprimée; même en dehors de ces cas, la guérison est possible. Mahar, Nau et Rose (1) ont vu guérir une anémie pseudo-leucémique de cause inconnue par un traitement arsenical. L'examen répété du sang permettant de suivre la diminution ou l'aggravation des lésions hématiques sera le meilleur élément pour établir le pronostic : il est d'autant plus grave en général que la formule hématologique est plus modifiée.

Diagnostic. — La constatation d'une *splénomégalie* plus ou moins accentuée associée à l'anémie doit toujours faire penser au diagnostic : en l'absence d'un examen complet de sang, on ne peut que formuler une hypothèse; c'est dire que cet examen est absolument nécessaire si l'on veut arriver à un diagnostic précis, juger exactement de l'importance des réactions sanguines, en même temps que porter un pronostic. Trop souvent cet examen négligé a entraîné des confusions regrettables ou des erreurs et a contribué à obscurcir le problème, déjà assez compliqué naturellement.

Dans les cas légers où la rate est modérément hypertrophiée, c'est surtout à la splénomégalie syphilitique, rachitique, tuberculeuse, paludéenne que pourront être rapportées les causes d'erreur.

La grosse rate de la syphilis s'accompagne des signes concomitants, d'autres signes de l'hérédo-syphilis ; l'examen du sang montrera l'absence de réaction normoblastique ; le traitement spécifique amène, dans certains cas, une rapide disparition de l'hypertrophie splénique.

La splénomégalie rachitique existe rarement à l'état isolé ; on trouve d'autres manifestations rachitiques, osseuses en particulier.

Le paludisme s'accompagne aussi de splénomégalie, mais les antécédents, le traitement pierre de touche, aident au diagnostic ; l'examen du sang viendra également trancher la question ; s'il est fait à un moment propice, il permettra de mettre en évidence l'hématozoaire de Laveran.

La tuberculose enfin peut également provoquer la splénomégalie : mais la localisation n'est pas primitive ; les ganglions sont atteints les premiers.

Qu'il s'agisse de syphilis, de rachitisme, de tuberculose ou de paludisme, on conçoit d'ailleurs les difficultés qui peuvent se présenter, ces mêmes maladies pouvant provoquer une splénomégalie à l'état isolé ou la splénomégalie avec anémie ; l'examen du sang peut donc seul montrer le degré des altérations sanguines.

Dans les cas graves à forme d'anémie pseudo-leucémique, la rate présente des dimensions telles que le diagnostic est souvent plus

(1) Mahar, Nau et Rose, *Rev. mens. des mal. de l'enfance*, 1901.

facile. L'examen hématologique montre l'existence d'une réaction normoblastique forte avec figures de karyokinèse, élément essentiel et caractéristique de cette affection.

Parfois, lorsqu'il y a là une leucocytose élevée, le diagnostic avec la *leucémie* présente des difficultés insurmontables. Ces difficultés tiennent principalement à ce fait que la leucémie myéloïde, qui seule peut être discutée dans un diagnostic avec l'anémie pseudo-leucémique, est très mal connue chez l'enfant, si tant est que son existence soit démontrée : pour Simon, aucun des cas publiés de leucémie myéloïde de l'enfant ne serait absolument authentique; de fait, bien des erreurs, à n'en pas douter, ont été commises dans l'identification de certaines anémies. Dans la forme avec lymphotocytose de l'anémie pseudo-leucémique, le diagnostic pourra également être discuté avec la leucémie lymphatique, dont les cas typiques sont nombreux chez l'enfant. L'hématologie permet souvent de trancher la question ; mais, dans certains cas, elle est complètement insuffisante. Le taux de la leucocytose ne peut fournir de règle absolue de classification ; on admettait autrefois que, au-dessus de 50 000 globules blancs, on devait penser à la leucémie, au-dessous à l'anémie pseudo-leucémique ; mais les exemples sont actuellement nombreux où la leucémie vraie offre une leucocytose faible, au-dessous de 50 000 globules blancs, tandis que certains cas d'anémie pseudo-leucémique en donnent plus de 100 000. La présence et le taux des myélocytes dans le sang ne peuvent servir davantage de critérium. On peut voir 36 p. 100 de myélocytes (observation de D'Espine et Jeanneret) dans l'anémie pseudo-leucémique, tandis que, dans la leucémie myéloïde, Menetrier et Aubertin, Lehndorff, Zilberlast ont trouvé 9 p. 100, 12 p. 100, 27,7 p. 100 de myélocytes.

L'anatomie pathologique elle-même ne peut fournir dans certains cas d'éclaircissements ; nous avons vu que l'on pouvait trouver des foyers myéloïdes dans tous les organes dans l'anémie pseudo-leucémique comme dans la leucémie.

Le chiffre des globules rouges nucléés seul est un élément important de diagnostic ; un chiffre élevé d'hématies nucléées présentant de nombreuses figures de karyokinèse est en faveur de l'anémie pseudo-leucémique ; mais il ne s'agit pas là d'un signe caractéristique, qui peut donc se trouver en défaut.

On conçoit, d'après ce qui précède, que le diagnostic puisse rester malgré tout en suspens, dans quelques cas exceptionnels d'ailleurs ; on conçoit également combien est séduisante l'idée de l'identification de ces deux affections : ces cas limites montrent en tout cas la parenté qu'il y a entre elles ; peut-être, comme nous l'avons vu, l'anémie pseudo-leucémique n'est-elle autre chose qu'une leucémie myéloïde revêtant des caractères spéciaux par suite de l'âge du malade.

Quoi qu'il en soit, une prudente réserve s'impose : en présence de l'incertitude des données actuelles sur la leucémie myéloïde de l'enfant, il est nécessaire de surseoir à tout jugement et d'attendre que des faits nombreux et bien observés viennent permettre de préciser cette obscure question.

Traitement. — Nous avons vu que les cas légers de l'anémie avec splénomégalie pouvaient s'aggraver : mais nous avons vu aussi que les cas graves pouvaient guérir; il est donc urgent, dans tous les cas, d'instituer une thérapeutique active, s'adressant à la fois à la cause de la maladie et à la maladie elle-même.

Traitement général. — Il nous paraît inutile de revenir à nouveau sur les règles générales déjà données précédemment, qui doivent présider au traitement de toute anémie. L'hygiène générale, l'alimentation, l'aération, doivent être surveillées très attentivement.

On instituera donc tout d'abord le traitement de la cause de la maladie, alimentation rationnelle dans la gastro-entérite, mercure dans la syphilis, traitement antirachitique (alimentation fortifiante, bains salés, séjour au bord de la mer), quinine dans le paludisme. Si la maladie n'est pas trop avancée dans son évolution et les altérations sanguines trop accentuées, elle guérit par la suppression de la cause.

Traitements particuliers. — Mais il faut lutter contre l'anémie elle-même. On usera des *médications* dont il a déjà été question dans les chapitres précédents : fer, arsenic ; l'arsenic surtout est de tous les médicaments celui qui doit avoir la préférence. Mais on ne doit pas craindre d'instituer sans tarder les divers traitements : radiothérapie, sérothérapie, opothérapie, essayés dans ces dernières années, et sur lesquels nous avons insisté au chapitre précédent.

La *radiothérapie* doit être employée, pour donner de bons résultats, à une période peu avancée de la maladie. Zamboni (1) recommande les séances courtes et suffisamment espacées : dans deux cas il a obtenu la guérison complète.

Le *traitement sérothérapique* doit également être essayé suivant la méthode indiquée précédemment.

L'*opothérapie* enfin doit trouver une large place dans le traitement des anémies avec splénomégalie ; on peut l'employer concurrement avec d'autres procédés : sa parfaite innocuité d'une part, les heureux résultats qui ont pu dans quelques cas lui être rapportés d'autre part, doivent encourager les essais encore trop rares qui ont été faits.

On donnera chaque jour une cuillerée à café de moelle osseuse fraîche de veau ou une cuillerée à soupe de moelle osseuse de bœuf broyée, diluée dans trois fois son volume d'eau, puis filtrée et ajoutée à du lait (Queille) (2).

(1) Zamboni, *Rivista di clinica pediatrica*, 1908, et *Revue d'hygiène infantile*, 1908. Voy. cet article pour les détails d'application du traitement par la radiothérapie.

(2) Queille, Thèse de Paris, 1908.

LES LEUCÉMIES

L'ensemble des manifestations pathologiques que l'on désigne sous le nom de lymphadénie comprend actuellement une série de faits complexes et disparates. La lymphadénie comprend en effet non seulement la lymphadénie leucémique ou leucémie, au sujet de laquelle nos connaissances ont réalisé des progrès importants dans ces dernières années, mais aussi la lymphadénie simple, lymphadénie aleucémique ou adénie. Si certains points de l'histoire clinique et anatomique de ces deux maladies permettent de les grouper, d'autres au contraire en font des maladies nettement distinctes. Dans la leucémie comme dans l'adénie, la base anatomique est la même : elle consiste dans l'hypertrophie des organes lymphoïdes (ganglions, rate, etc.) et la néoformation du tissu lymphoïde. Mais, tandis que, dans l'adénie, les lésions hématiques n'existent pas ou sont insignifiantes, dans la leucémie, les modifications de la formule hémo-leucocytaire viennent imprimer à la maladie un cachet tout particulier. La leucémie et l'adénie ne sont donc pas des degrés divers d'une seule et même maladie. La lymphadénie adénique peut évoluer sans lésions sanguines et sans jamais se transformer en leucémie.

Il est d'autre part bien démontré actuellement que de nombreux cas catalogués autrefois adénie ne sont autre chose que des adénites infectieuses, tuberculeuses; que certaines adénies spléniques présentent des rapports étroits avec les splénomégalies de causes variées. Ces diverses manifestations se présentent sous un aspect clinique identique à celui de l'adénie, mais n'ont aucun rapport avec la lymphadénie.

Il en résulte que, au fur et à mesure que nos connaissances se préciseront, le groupe actuel des lymphadénies devra être revisé pour en éliminer toutes les affections qui y ont été confondues jusqu'à présent.

Nous étudierons donc séparément la leucémie et l'adénie (1).

Leucémie.

Sous le nom de leucémie, on désigne un état morbide caractérisé par des hypertrophies ganglionnaires et splénique accompagnées d'une anémie progressive et de modifications spéciales quantitatives et qualitatives des globules blancs (Jolly).

C'est à Virchow, en 1845, que l'on doit la première description de la maladie. Depuis cette époque, et en ce qui concerne l'enfant, un cer-

(1) L'étude de l'adénie sera faite au chapitre suivant (maladies des ganglions).

tain nombre d'observations en ont été publiées (Friedrich, Golitzinsky, Keating, Jones, Hochsinger et Schiff). En 1899, Ebstein attira l'attention sur la forme aiguë ; dans ces dix dernières années, les observations de leucémie aiguë se sont multipliées. Nous citerons celles de Guinon et Jolly (1), Rocaz (2), Savory (3), Lehndorff (4), Jeanselme et Weill (5), Zuccola (6), Rist et Ribadeau-Dumas (7), Pétrone (8), Surmont (9), Moussous (10), Hirschfeld (11), Zilberlast (12), Graham, Forbes et Langmead (13), Comby (14).

La tendance actuelle des auteurs est de distinguer avec Ehrlich plusieurs formes dans la leucémie et de décrire une leucémie *lymphatique*, qui peut être *aiguë* ou *chronique*, et une leucémie *myélogène* qui pourrait être également *aiguë* ou *chronique*.

Cette distinction repose à la fois sur des caractères anatomiques, suivant que les lésions des organes hématopoiétiques sont caractérisées par une réaction lymphoïde ou myéloïde, sur des caractères hématologiques, suivant qu'il y a dans le sang lymphocytose ou myélocytose, enfin sur des caractères cliniques. Cette distinction, admise pour l'adulte, doit-elle être également acceptée chez l'enfant? La leucémie aiguë lymphatique existe indiscutablement, et la plupart des auteurs que nous venons de citer en ont publié des observations. Son tableau clinique et hématologique est nettement établi. Quant à la leucémie lymphatique chronique, son existence paraît extrêmement douteuse (Rist), et, de fait, nous n'avons pu en trouver d'exemple authentique dans la littérature. La leucémie lymphatique de l'enfant paraît toujours revêtir l'aspect de la leucémie aiguë.

Quant à la leucémie myélogène, quoique fort rare chez l'enfant, d'existence douteuse même pour Simon, il est difficile, à l'heure actuelle, d'après les quelques observations qui en ont été publiées, d'en tracer le tableau clinique, et de nouvelles recherches sont encore nécessaires avant de tenter d'en établir les caractères.

LEUCÉMIE LYMPHATIQUE.

Étiologie. — Depuis que, en 1899, Ebstein isola du groupe confus

(1) Guinon et Jolly, *Rev. mens. des mal. de l'enfance*, 1899.
(2) Rocaz, *Rev. mens. des mal. de l'enfance*, 1902.
(3) Savory, *Lancet*, 1904.
(4) Lehndorff, *Wien. med. Wochenschr.*, 1906.
(5) Jeanselme et Weill, *Soc. méd. des hôp.*, 1904.
(6) Zuccola, *Pediatrie*, 1904.
(7) Rist et Ribadeau-Dumas, *Presse méd.*, 1994.
(8) Pétrone, *loc. cit.*
(9) Surmont, *Écho médical du Nord*, 1904.
(10) Moussous, *Journ. de méd. de Bordeaux*, 31 mai 1908.
(11) Hirschfeld, *Berl. klin. Wochenschr.*, 1907.
(12) Zilberlast, Thèse de Genève, 1907.
(13) Graham, Forbes et Langmead, *Proceed of the Roy. Soc. of med.*, 1908.
(14) Comby, *Arch. de méd. des enfants*, février 1909.

des leucémies la leucémie lymphatique aiguë, les observations de cette maladie chez l'enfant se sont multipliées. Dans ces dernières années en particulier, un grand nombre de cas ont été publiés, et l'on peut se demander si, à mesure que la maladie sera mieux connue, elle ne paraîtra pas plus fréquente et si la rareté de la leucémie infantile admise jusqu'à présent n'est pas une notion appelée à disparaître.

On l'a observée à tous les âges. Une statistique de Nobécourt, portant sur 17 cas, établit, suivant l'âge, la proportion suivante : 1 cas chez le nouveau-né, 2 à un an, 6 de trois à cinq ans, 5 de cinq à dix ans, 3 de dix à quatorze ans; d'après cet auteur, elle serait plus fréquente chez les garçons que chez les filles. Une autre statistique de 18 cas donne 4 cas au-dessous de deux ans, 8 cas de deux à cinq ans, 5 de cinq à dix ans, 1 cas de dix à quinze ans se répartissant d'une façon à peu près égale entre filles et garçons. De ces deux statistiques ressort le fait que la maladie est surtout fréquente entre deux et cinq ans.

En dehors de ces quelques notions, la question de l'étiologie de la leucémie lymphatique aiguë est absolument obscure ; les causes prédisposantes et déterminantes sont encore à trouver. Dans certains cas, elle apparaît au cours d'un état de santé satisfaisant (Rist et Ribadeau-Dumas) et sans cause appréciable : on a pu incriminer la syphilis, le rachitisme, les troubles gastro-intestinaux (Moussous) ; les entérites graves ont été relevées à l'origine de la maladie, dans plusieurs observations. Dans d'autres cas, la leucémie est apparue à la suite d'une maladie infectieuse, rougeole, diphtérie, grippe, pneumonie (Comby) : les angines, les amygdalites ont été retrouvées dans plusieurs cas. Le traumatisme a joué un rôle dans le cas de Jeanselme et Weill. A bien des égards, surtout par son évolution, la leucémie aiguë se rapproche des maladies infectieuses. Aussi, depuis longtemps, les auteurs se sont-ils efforcés de mettre en évidence la nature infectieuse de cette maladie. Des cas de contagion ont été rapportés par Askanazy, et l'on connaît le cas d'Obratzoff (1) qui a vu un malade atteint de leucémie aiguë transmettre la maladie à l'infirmier qui le soignait. On a signalé également des cas d'hérédité directe ou collatérale (Casati, Naunyn, Senator, Ortner).

D'autre part, au point de vue bactériologique, la leucémie a été étudiée par nombre d'auteurs.

Les ensemencements de sang leucémique, les inoculations de fragments d'organes aux animaux ont donné des résultats si variables qu'il est impossible, à l'heure actuelle, d'en tirer une conclusion. Plusieurs auteurs d'ailleurs n'ont eu que des résultats négatifs.

Symptômes. — **Début.** — Le début de la leucémie aiguë de l'enfant

(1) Obratzoff, Zwei Fälle von akuter Leukämie (*Deutsche med. Wochenschr.*, 1890).

est rapide et brusque en général ; plus rarement la maladie survient d'une façon insidieuse ; parfois on observe pendant quelques jours un affaiblissement marqué, une pâleur qui s'accroît de jour en jour, une angine avec fétidité de l'haleine ; mais très rapidement et le plus souvent, c'est là un symptôme initial, apparaissent des hémorragies, épistaxis, stomatorragies, ecchymoses sur tout le corps ; l'état général devient mauvais, l'enfant est abattu ; déjà à ce moment on peut sentir dans les aisselles et les aines, au niveau du cou, de petits ganglions hypertrophiés et la rate augmentée de volume. En quelques jours, parfois d'emblée, le tableau symptomatique est au complet.

Une fois la maladie établie, signes fonctionnels et généraux, hémorragies, hypertrophie des organes lymphoïdes constituent tout le tableau symptomatique.

Période d'état. — Le petit malade, immobile dans son lit, plongé dans une sorte de torpeur, est d'une pâleur extrême, jaunâtre ; les lèvres, les oreilles sont complètement décolorées et d'une teinte cireuse. La bouche, habituellement entr'ouverte, laisse voir les gencives boursouflées et saignantes ; la respiration est rapide ; les vaisseaux du cou sont animés de battements, qui se transmettent à toute la région.

L'*hypertrophie des organes lymphoïdes* est capitale : au niveau du cou, on sent, sous l'angle de la mâchoire, de petits ganglions, gros comme une noisette, roulant sous le doigt, indolores ; ils atteignent rarement un volume considérable, au contraire de ce qui se passe dans les autres formes de leucémie. Mais, si les ganglions du cou sont en général les premiers augmentés de volume, dans les aisselles, dans les aines, on ne tarde pas à en trouver aussi. Dans les aines, ils forment souvent de petites tuméfactoins mamelonnées, visibles à l'œil lorsque l'enfant est allongé. Les ganglions sus-épitrochléens, les ganglions poplités peuvent devenir accessibles à la palpation.

La rate est le plus souvent augmentée de volume. Dans la très grande majorité des cas, elle dépasse de deux à quatre travers de doigt le rebord des fausses côtes, hypertrophie moyenne par conséquent ; plus rarement elle est de volume normal, ou au contraire fortement hypertrophiée, comme dans le cas de Rist et Ribadeau-Dumas, où le diamètre vertical de la rate dépassait 13 centimètres sur la ligne axillaire.

Le foie suit les mêmes modifications de volume que la rate ; il est en général légèrement augmenté de volume et dépasse de deux travers de doigt le rebord costal.

L'hypertrophie des amygdales est fréquente. Cette hypertrophie peut être plus ou moins considérable : les amygdales sont recouvertes d'un enduit sanieux, pseudo-membraneux, qui peut donner le change avec la diphtérie vraie, comme dans le cas rapporté par

Jeanselme et Weill. Ces enduits pseudo-membraneux peuvent s'étendre d'ailleurs à toute la muqueuse de la bouche, aux gencives qui se recouvrent de fongosités sanieuses entourant les dents et s'accompagnant d'un écoulement fétide et d'hémorragies répétées au moindre contact. Rarement importantes, ces hémorragies, par leur répétition, peuvent entraîner des pertes considérables de sang.

Les *hémorragies* constituent le second symptôme capital de la maladie. Elles existent toujours. En dehors des hémorragies buccales dont nous venons de parler, les plus fréquentes, on observe surtout chez l'enfant des épistaxis, des hémorragies cutanées. Celles-ci se produisent par poussées successives et siègent surtout sur les membres (face interne des cuisses, bras); elles affectent des étendues très variables, de la petite tache purpurique jusqu'à de vastes ecchymoses; le moindre choc, une injection de sérum peuvent provoquer la formation d'un gros hématome sous-cutané. Mais les hémorragies peuvent siéger aussi sur le tronc, sur les muqueuses (face interne des joues, conjonctives) ; rarement on observe des hémorragies intestinales. Mais, en dehors de ces hémorragies les plus fréquentes, on peut en voir survenir qui provoquent des troubles graves, telles les hémorragies cérébrales ou sous-dure-mériennes, les hémorragies rétiniennes qui provoquent des troubles de la vision variables, les hémorragies de la caisse ou du labyrinthe amenant des troubles de l'ouïe.

Les *symptômes généraux* enfin sont toujours bien marqués. En outre de la torpeur et de l'abattement du malade dont nous avons déjà parlé, la fièvre peut être élevée, oscillant entre 38 et 39° avec des rémissions. Le pouls est très accéléré, et l'on constate de l'éréthisme cardiaque s'accompagnant de souffles fonctionnels.

L'appétit est nul ; les lésions buccales rendent d'ailleurs l'alimentation difficile. Les vomissements sont rares, mais fréquente la diarrhée. La respiration est rapide et la dyspnée toujours très accentuée : l'auscultation du poumon ne révèle aucun signe anormal, si ce n'est parfois des signes d'adénopathie trachéobronchique. L'hypertrophie du thymus est le plus souvent impossible à dépister.

Dans les urines, en général assez abondantes, on constate parfois des traces d'albumine et, d'une façon constante, un excès d'acide urique.

Formule hémoleucocytaire. — Les modifications de la formule hémoleucocytaire de la leucémie lymphoïde aiguë sont caractéristiques. Elles consistent essentiellement dans une diminution des globules rouges et une augmentation du chiffre des mononucléaires et des lymphocytes. Le nombre des globules rouges est toujours diminué ; il oscille, dans la plupart des observations, entre un et deux millions; rarement cette diminution est extrême comme dans les cas de Rist et Ribadeau-Dumas (862 000) ou de Guinon et Jolly (685 000). La résistance globulaire est augmentée, la rétraction du caillot plus rapide ou plus lente que normalement, suivant les cas. Le chiffre de l'hémoglobine est toujours fortement diminué; la valeur globulaire se trouve légèrement au-dessous de la normale.

Les modifications les plus intéressantes portent sur les leucocytes. Si, dans la grande majorité des cas, leur nombre est augmenté et peut même atteindre des chiffres élevés (312 000, Rist et Ribadeau-Dumas), c'est là pourtant un fait exceptionnel : habituellement le chiffre des leucocytes n'est pas très élevé et reste au-dessous de 100 000. Bien plus, on peut constater une leucopénie plus ou moins accentuée (4 000, Jeanselme et Weill ; 5 580, Moussous). L'exagération du chiffre des leucocytes n'est donc pas un caractère essentiel de la maladie.

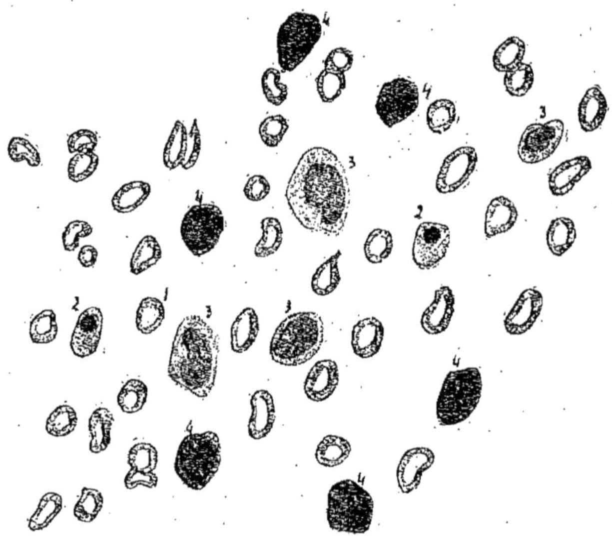

Fig. 79. — Leucémie lymphatique aiguë (bleu de Unna).

1, Globules rouges ; 2, globules rouges nucléés ; 3, mononucléaires clairs 4, mononucléaires granuleux.

Le trouble de l'équilibre leucocytaire est au contraire bien plus caractéristique. On constate en effet que le chiffre des mononucléaires est considérablement augmenté. Il ne s'agit pas tant de l'augmentation des petits lymphocytes, bien que celle-ci ait été observée, que de celle des mononucléaires. Ces mononucléaires à noyau arrondi ou ovale, remplissant presque toute la cellule, à protoplasma réduit et fortement basophile, peuvent atteindre des chiffres très élevés (93 à 99 p. 100) ; c'est là le fait capital. En dehors de cette réaction si particulière, les autres variétés de leucocytes sont diminuées proportionnellement. Les polynucléaires neutrophiles sont peu abondants ; parfois on compte quelques éosinophiles, quelques myélocytes avec de rares globules rouges nucléés.

Marche; durée; terminaison. — La très grande rapidité d'évolution de la leucémie aiguë est un des caractères importants de son allure clinique. La perte rapide des forces, l'absence d'alimentation, les hémorragies répétées, l'abondance de la diarrhée expliquent en partie, en dehors des lésions sanguines, cette courte durée de la maladie. Parfois ce sont des complications infectieuses, la broncho-pneumonie par exemple, qui terminent la scène. La mort fatale est la règle. Sur 20 cas, la maladie a évolué 3 fois en moins de quinze jours, 9 fois en moins de six semaines, 6 fois en moins de trois mois, 2 fois entre six et huit mois.

La maladie dure donc de quatre à cinq semaines, rarement plusieurs mois : il semble d'ailleurs qu'il faille tenir compte de l'âge de l'enfant; plus l'enfant est jeune, plus la maladie évolue rapidement. Comby a signalé un cas dans lequel on avait observé une rémission de sept mois à la suite d'un traitement radiothérapique ; c'est là un fait unique à notre connaissance ; en général la maladie progresse régulièrement jusqu'à la mort. On a signalé la rétrocession des hypertrophies ganglionnaires et spléniques peu avant la mort.

Diagnostic. — L'examen du sang s'impose d'une façon absolue pour établir le diagnostic de la leucémie aiguë; c'est dire que la clinique ne permet que de soupçonner la maladie et que le diagnostic restera toujours douteux en dehors de l'examen du sang. Trop nombreux sont les cas qui manquent d'authenticité par suite de l'absence de cet examen. Le tout est de penser à pratiquer cette recherche. Lorsque la maladie se présente sous sa forme typique, avec les hémorragies et les hypertrophies ganglionnaires et spléniques, l'idée de pratiquer l'examen du sang vient naturellement à l'esprit, et le diagnostic se trouve vite confirmé; mais, lorsqu'un des symptômes est prédominant, tels que ecchymoses cutanées ou altérations buccales, le vrai diagnostic peut rester méconnu par défaut d'examen du sang.

Le *purpura*, par certaines de ses formes, peut prêter à confusion, et seul l'examen du sang peut trancher entre ces deux maladies.

Le *scorbut infantile* ou maladie de Barlow présente également des symptômes qui rappellent parfois la leucémie. Mais les symptômes douloureux, qui sont rares dans la leucémie, les tuméfactions osseuses, la formule hématologique très différente ne permettront pas une longue hésitation.

Les *anémies avec splénomégalie*, l'anémie pseudo-leucémique infantile sont parfois d'un diagnostic difficile, même lorsque la formule hématologique a été exactement déterminée. Dans les formes d'anémie avec splénomégalie qui s'accompagnent parfois, comme nous l'avons vu, de lymphocytose, formes décrites par Weill et Clerc sous le nom de splénomégalie avec anémie et lymphocytémie, le diagnostic peut rester hésitant, et il faut reconnaître qu'entre ces deux formes d'anémie il y a parfois une analogie complète et une transition insensible, qui rendent certains faits difficiles à classer. L'absence d'hypertrophie ganglionnaire, le volume énorme de la rate, l'absence d'hémorragies, la présence dans le sang de nombreux globules rouges nucléés et de myélocytes sont en faveur de l'anémie pseudo-leucémique; mais ce sont là des manifestations qui sont souvent peu caractéristiques et qui ne permettent pas toujours d'affirmer le diagnostic.

Anatomie pathologique ; pathogénie. — A l'autopsie, on constate deux sortes de manifestations : des hémorragies et la tuméfaction des organes lymphatiques.

Les hémorragies siègent partout : on en voit sur l'intestin et les ganglions mésentériques, sur le péricarde et l'endocarde, dans le poumon, dans le tissu sous-pleural, dans tous les organes, foie, rate, reins, dans le cerveau et sous la dure-mère, sous la rétine, dans la caisse du tympan et dans le labyrinthe.

L'hypertrophie des organes lymphoïdes est généralisée : ganglions du cou, de l'aisselle, de l'aine, ganglions médiastinaux et mésentériques sont hypertrophiés. Le thymus persiste, souvent même augmenté de volume. Sur l'intestin, les plaques de Peyer, les follicules sont gonflés ; dans le foie, les reins, le cœur, etc., on constate fréquemment l'existence de petites tumeurs de teinte blanchâtre, constituant de petits lymphomes. La moelle osseuse est rouge et gélatineuse.

L'examen microscopique des organes montre l'hyperplasie du tissu lymphoïde et la production de lymphomes aussi bien dans les organes lymphatiques, tels que la rate et les ganglions, que dans tous les viscères, foie, rein, cœur, moelle osseuse. Les ganglions, la rate ont perdu leur structure normale ; ils sont complètement infiltrés par les mêmes cellules que nous avons décrites dans le sang circulant, les leucocytes mononucléaires.

Les amygdales, les follicules intestinaux présentent les mêmes altérations ; dans le foie, dans le rein, on retrouve le même aspect d'infiltration leucocytaire sous forme de dépôts lymphomateux.

Dans la moelle osseuse, les mêmes leucocytes mononucléaires dominent contrairement à l'état normal : c'est la transformation lymphoïde de la moelle osseuse.

Pathogénie. — La nature de la leucémie reste inconnue, malgré toutes les recherches auxquelles les auteurs se sont livrés.

De nombreux auteurs ont trouvé des parasites ou des microbes dans le sang des leucémiques. Lœwit a décrit une amibe ; Klebs, Osterwald, Mayet, Roux ont signalé également des parasites ou des microbes. On a signalé encore le staphylocoque, le streptocoque (Haushalter et Richon, Forbes et Langmead). Beaucoup plus nombreux sont les cas où les cultures sont restées stériles et les inoculations sans résultats. — La théorie parasitaire ou microbienne paraît d'ailleurs de plus en plus abandonnée, à l'heure actuelle : Besançon et Labbé (1), Sabrazès et Denis (2) la repoussent.

(1) Bezançon et Labbé, Traité d'hématologie, 1905.
(2) Sabrazès et Denis, Rapport au Congrès de Lille. 1899.

Pour la plupart des auteurs, il convient de considérer la leucémie comme une maladie analogue aux cancers. Pour Bard, la leucémie serait une maladie primitive du sang, un cancer du sang, les lésions des organes hématopoiétiques n'étant que secondaires.

La plupart des auteurs se rattachent à l'opinion que les altérations du sang sont liées aux lésions des organes hématopoiétiques. Pour Neumann, c'est dans la moelle osseuse que se produit dans tous les cas le début des lésions, tandis qu'Ehrlich soutient que la leucémie lymphatique est due à une hypergenèse des ganglions lymphatiques et du tissu lymphatique de l'économie, avec production de métastases dans les organes qui n'en renferment pas. Dominici admet, en outre, que cette production de dépôts lymphoïdes dans les organes qui n'en renferment pas à l'état normal peut être liée à une reviviscence du tissu lymphoïde de la période fœtale et qui persiste à l'état latent.

La leucémie lymphatique serait donc non pas une maladie d'un organe, mais une maladie d'un tissu, le tissu lymphoïde, frappé d'hyperplasie en tous les points de l'économie et provoquant le passage dans le sang circulant des cellules qui le constituent.

Traitement. — Ce qui a été dit à propos du traitement des anémies permet d'être bref sur les moyens à employer pour combattre la leucémie ; les mêmes agents thérapeutiques peuvent être utilisés. Bien que les résultats soient peu encourageants, il faut chercher tout au moins à enrayer les progrès de la maladie en soutenant les forces du malade.

Traitement hygiénique. — L'hygiène doit être tout d'abord minutieusement surveillée : repos complet, cure d'air et de lumière, à la montagne ou au bord de la mer. Alimentation réglée chez les enfants jeunes ou atteints de troubles digestifs. Alimentation fortifiante chez les enfants un peu plus grands (œufs, viande crue).

Traitement médicamenteux. — Le traitement médicamenteux ne présente guère d'indications spéciales sur ce qui a déjà été dit dans le chapitre précédent : le lecteur voudra bien s'y reporter. On a essayé un grand nombre de substances : le phosphore, le mercure, l'iode, la quinine, le fer sont parmi celles qui ont été le plus souvent utilisées. Entre toutes, c'est l'arsenic qui donne le plus de résultats. On peut d'ailleurs l'associer à la quinine ou au fer. Les préparations d'arsenic les plus usitées sont l'arséniate de soude ou de fer, la liqueur de Fowler. Le cacodylate de soude, l'arrhénal en injections hypodermiques réalisent de grands avantages, et on devra y recourir toutes les fois qu'il sera possible, par séries de dix à douze injections tous les mois ou tous les deux mois (1). En dehors de ces médicaments, on a essayé également les injections de sérum artificiel, de sérum antidiphtérique, l'opothérapie, par l'extrait de rate ou par la pulpe fraîche de rate. Ces moyens sont encore trop récents pour

(1) Voy. Traitement des anémies.

que l'on puisse se prononcer sur leur valeur thérapeutique. Entre tous, la radiothérapie paraît présenter des avantages incontestables. Chez l'enfant, Comby a signalé une rémission de sept mois sous l'influence de ce mode de traitement, et il insiste pour son emploi aussitôt que possible. Cette méthode est également trop nouvelle pour pouvoir affirmer son efficacité ; elle a donné cependant des résultats encourageants, et il est nécessaire d'en poursuivre l'essai [Houdé (1)].

LEUCÉMIE MYÉLOGÈNE.

La leucémie myélogène est absolument exceptionnelle chez l'enfant. Les cas en sont encore très peu nombreux. Hutchinson (2) en rapporte 6 cas, dont un de Pollmann (3). Cassel (4), Fischer et Scott (5), Berghniz (6), Acuna (7), Menetrier et Aubertin (8) en ont publié des observations. Citons encore le cas de Hirschfeld (9), Ginsburg (10), Sluka (11), Zilberlast (12). Encore certains de ces cas sont-ils contestables. C'est ainsi que Menetrier et Aubertin estiment que le cas de Polmann ne doit pas être considéré comme appartenant à la leucémie myéloïde. Simon (13), d'autre part, conteste celui de Menetrier et Aubertin, qui ne comporte que l'examen du sang et pas d'autopsie.

Il n'existe donc pas plus d'une douzaine de cas publiés. La plupart ont trait à la leucémie myéloïde aiguë et ont été observés de quatre à douze ans, sans prédominance particulière à un certain âge.

Symptômes. — Les cas sont trop peu nombreux encore pour qu'il soit possible de tracer un tableau clinique complet de la leucémie myélogène. Il semble bien cependant que la maladie se présente d'une façon tout à fait analogue à la leucémie lymphatique : la pâleur, les hémorragies, l'augmentation du volume de la rate, qui peut être énorme (Menetrier et Aubertin) ou de dimensions moyennes (Acuna, Hirschfeld). Le foie peut lui même être hypertrophié, les ganglions peu ou pas augmentés de volume. Les symptômes géné-

(1) Houdé, Thèse de Paris, 1908.
(2) Hutchinson, *Lancet*, 1904.
(3) Pollmann, *Münch. med. Woch.*, 1898.
(4) Cassel, *Berlin. klin. Wochenschr.*, 1898.
(5) Fischer et Scott, *Arch. of ped.*, 1901.
(6) Berghniz, *Pediatrie*, 1904.
(7) Acuna, *Arch. de méd. des enfants*, 1906.
(8) Menetrier et Aubertin, La leucémie myéloïde (*Encycl. Léauté*), 1906.
(9) Hirschfeld, *Berlin. klin. Wochenschr.*, 1907.
(10) Ginsburg, Thèse de Zurich, 1905.
(11) Sluka, Arbeiten aus der k. k. Univers. Kindersklin., 1907.
(12) Zilberlast, Thèse de Genève, 1907.
(13) Simon, Rapport au Congrès d'Alger, 1907.

raux sont également accentués, la fièvre élevée, l'abattement extrême, les troubles gastro-intestinaux fréquents.

L'évolution de la maladie est rapide ; dans la plupart des cas, sa durée n'a pas excédé trois mois, et parfois moins (six semaines, Hirschfeld).

Examen du sang. — L'examen du sang fournit des renseignements importants. L'anémie est toujours marquée par une forte diminution des globules rouges et de l'hémoglobine. Les globules blancs ne sont pas toujours considérablement augmentés, comme dans la leucémie myélogène de l'adulte. Dans la plupart des observations, leur nombre oscille entre 30 000 et 80 000. Dans l'observation de Menetrier et Aubertin, où le rapport des globules rouges est de 1 globule blanc pour 4 globules rouges, il semble que le chiffre des globules blancs ait été très élevé; mais il est difficile de préciser, aucune détermination n'ayant été faite. La proportion des myélocytes peut s'élever jusqu'à 40 et 50 p. 100. Elle oscille en général entre 10 et 25 p. 100. Le chiffre des polynucléaires et des mononucléaires est extrêmement variable; tantôt les polynucléaires sont prédominants ; d'autres fois au contraire ce sont les mononucléaires qui l'emportent; il existe enfin des globules rouges nucléés, parfois en proportion assez élevée, 8 à 10 p. 100.

Si l'on compare l'ensemble de cette formule hématologique à celle que l'on observe dans l'anémie pseudo-leucémique, on est frappé de la complète analogie qui existe entre les résultats que fournit l'examen du sang.

L'autopsie révèle, comme dans la leucémie lymphatique, l'existence d'hémorragies réparties dans tous les organes. La moelle osseuse est rouge et en prolifération myéloïde intense. Cette prolifération existe dans tous les organes; le foie, la rate, les reins présentent des nodules myéloïdes. De même que, dans la leucémie lymphatique, on observe une réaction lymphoïde au sein de tous les organes, dans la leucémie myélogène c'est une réaction myéloïde.

Diagnostic. — Le diagnostic repose sur l'examen du sang : encore faut-il reconnaître que, dans certains cas, cet examen ne permettra pas de différencier exactement la leucémie myélogène de l'anémie pseudo-leucémique. Aucune des modifications de la formule hématologique n'est caractéristique. Nous ne reviendrons d'ailleurs pas ici sur cette question des rapports de l'anémie pseudo-leucémique avec la leucémie, qui a été exposée en détail dans le chapitre précédent (Voy. p. 354). Nous la résumerons en disant que ni la clinique, ni l'hématologie, ni l'anatomie pathologique ne permettent d'établir la limite entre ces deux maladies. La plupart des auteurs admettent, sans plus préciser d'ailleurs, des rapports étroits entre elles. D'autres vont plus loin (von Jacksch, Luzet, Lenhdorff, Pétrone) et admettent que certains cas d'anémie pseudo-leucémique peuvent être considérés comme appartenant à la leucémie myélogène, qui évoluerait d'une façon différente de la leucémie de l'adulte par suite du jeune âge de l'enfant.

Quoi qu'il en soit, si l'existence de la leucémie myéloïde chez l'enfant paraît indiscutable, les observations qui en ont été publiées sont encore trop rares pour qu'il soit possible d'en préciser les caractères cliniques et hématologiques, et surtout de les différencier de certains cas d'anémie pseudo-leucémique. L'avenir montrera s'il est légitime de chercher à établir une distinction entre ces deux maladies, ou si on doit les confondre.

HÉMOPHILIE

Nous terminons le chapitre des maladies du sang chez l'enfant par l'étude de l'hémophilie.

Sous le nom d'hémophilie, on désigne un état morbide caractérisé par une tendance aux hémorragies spontanées ou provoquées par un traumatisme hors de proportion avec l'abondance et la prolongation de l'écoulement sanguin. L'hémophilie peut être héréditaire ou acquise. Chez l'enfant, elle est presque toujours héréditaire, et ce n'est qu'à titre exceptionnel qu'on observe l'hémophilie acquise, qui se développe plutôt chez l'adulte.

Étiologie. — L'hémophilie est une maladie de l'enfance. Elle se manifeste surtout dans les premières années de la vie et avec une prédilection particulière dans la première année. D'après une statistique de Carrière (1), portant sur 1 114 cas d'hémophilie, la maladie apparut 95 fois dans la première semaine; 599 fois dans le cours de la première année; 84 fois dans le cours de la deuxième; 109 fois dans le cours de la troisième (16 cas seulement ayant débuté après quinze ans). Dans 62 p. 100 des cas par conséquent, l'hémophilie débute au cours de la première année et dans 80 p. 100 des cas dans le cours des trois premières années.

L'influence du *sexe* n'est pas moins considérable. Le sexe masculin est infiniment plus souvent atteint (un cas d'hémophilie féminine pour 10 d'hémophilie masculine).

Mais la notion capitale qui domine l'étiologie de l'hémophilie est sa transmission par l'*hérédité* aux membres d'une même famille. Depuis Fordyce en 1784, tous les auteurs ont admis cette influence

(1) Carrière et Labbé, Rapports au Congrès de médecine, 1907. Bibliographie.

héréditaire. Ses caractères ont été étudiés en détails et nettement déterminés par de nombreux observateurs : les tableaux généalogiques de certaines familles présentent à cet égard un intérêt tout particulier (Lossen) (1). Dans les familles hémophiles, plus de la moitié des enfants sont atteints (53 p. 100 des cas) ; mais, fait étrange, bien que les sujets du sexe masculin soient surtout atteints, ce n'est pas eux qui transmettent la maladie à leurs descendants, ce sont les femmes de source hémophile, qui même lorsqu'elles ne présentent pas elles-mêmes d'hémophilie apparente perpétuent l'hérédité : les hommes hémophiles mariés à des femmes non hémophiles ne transmettent pas leur hémophilie à leurs descendants ; une femme de souche hémophile, sans manifestation hémophilique apparente, mariée à un homme non hémophilique, transmet la maladie surtout à ses enfants mâles. Cette hérédité se manifeste habituellement d'une génération à la génération suivante, mais elle peut sauter une et même deux générations.

Climat. — L'hémophilie ne se développe pas dans tous les pays avec la même intensité : elle est plus fréquente dans les pays du Nord, en Allemagne (48 p. 100 des cas), en Angleterre (18 p. 100 des cas) ; en France, au contraire, elle est rare et atteint seulement le chiffre de 8 p. 100 des cas : elle est d'ailleurs plus fréquente dans le nord de la France que dans le midi ; aussi certains auteurs ont-ils fait jouer un rôle étiologique au froid, à l'humidité, à la pression barométrique. Quoi qu'il en soit, dans les pays chauds, la maladie est extrêmement rare et l'influence favorable, parfois la guérison de la maladie, qu'exerce sur un hémophile le séjour dans un climat chaud, est un fait bien connu.

On a cherché à démontrer l'influence de certaines affections, la tuberculose, l'arthritisme, la syphilis, sur le développement de l'hémophilie : Gilbert et Lereboullet (2) ont insisté sur les rapports de l'hémophilie et de la cholémie familiale ; Carrière, sur les relations de l'hémophilie avec les vices alimentaires du nourrisson ; malgré l'intérêt que présente l'étude de ces parentés morbides, il est difficile d'en apprécier actuellement l'importance.

En somme, en dehors des notions de sexe, d'hérédité, de climat, qui sont nettement déterminées, il faut reconnaître que la cause même de l'hémophilie reste encore obscure.

Symptômes. — La *tendance aux hémorragies*, tel est le seul et grand symptôme qui résume les caractères cliniques de l'hémophilie. Les variations de siège, d'intensité, de fréquence, de gravité constituent toute la symptomatologie de la maladie.

Les hémorragies sont spontanées ou provoquées. Spontanées, elles

(1) Lossen, Die Bluterfamilie. Manpel (*Deutsch. Zeit. für Chirschr.*, 1905).
(2) Gilbert et Lereboullet, Cholémie familiale, 1902.

sont rares. Beaucoup plus souvent provoquées, elles apparaissent à la suite d'efforts, de secousses de toux, de vomissements, etc., à la suite d'un traumatisme. Un choc extrêmement léger peut déterminer la production d'une hémorragie importante; une piqûre, un grattage, une écorchure, suffisent à provoquer un écoulement abondant. Le fait important à signaler est donc cette disproportion évidente entre la cause et l'effet. Les grands traumatismes, les plaies étendues et régulières telles que les plaies opératoires, n'ont pas une action aussi néfaste qu'il semblerait à première réflexion : bien que fort dangereuses, elles n'amènent pas toujours des écoulements sanguins aussi considérables que les plaies contuses ou anfractueuses.

Les hémorragies se font par les cavités naturelles ou à la surface cutanée. Parmi les premières, les épistaxis, les gingivorragies sont de beaucoup les plus fréquentes. Les hémorragies intestinales, les hémoptysies, les hématuries sont plus rares. Quant aux hémorragies cutanées, la moindre érosion peut les provoquer : le sang s'écoule lentement, en bavant, mais d'une façon continue; au total, l'hémorragie peut être considérable. Les hémorragies sous-cutanées sont également fréquentes : la moindre pression sur la peau détermine une ecchymose, parfois de véritables hématomes sous-cutanés. L'épanchement du sang dans les articulations est une des localisations possibles constituant ainsi l'*arthropathie hémophilique* : on l'observe surtout aux genoux, puis par ordre de fréquence au cou-de-pied, aux coudes, aux hanches, aux épaules. L'articulation est tuméfiée, douloureuse; la peau est lisse, violacée; le membre immobilisé en demi-flexion. Le plus souvent il s'agit d'une hémarthrose simple avec intégrité des surfaces articulaires et synoviales, rapidement curable. Mais, s'il se produit de nouvelles poussées, la prolifération du tissu fibreux, l'empâtement des culs-de-sac synoviaux, les érosions des cartilages articulaires, qui en résultent, amènent des lésions définitives de l'articulation, une arthropathie subaiguë ou chronique avec ankylose et atrophie musculaire consécutive.

Examen hématologique. — L'examen du sang fournit des renseignements intéressants. Le nombre des globules rouges, le taux de l'hémoglobine varie suivant l'abondance et la répétition des hémorragies : habituellement il est diminué. Le nombre des globules blancs est peu modifié, et la formule leucocytaire reste normale. La coagulation du sang est retardée (Lenoble, Sahli, Weill). Au lieu de dix minutes environ pour s'établir, la coagulation ne se fait qu'en trente, quarante, cinquante minutes, parfois plusieurs heures. Abandonné à lui-même dans un tube, le sang d'hémophile se sédimente avant de se coaguler. Le caillot est rétractile.

Évolution; pronostic. — L'hémophilie se présente avec des caractères extrêmement variables suivant les sujets qui en sont atteints. Tantôt ses manifestations sont légères : débutant tardivement, elle est le plus souvent alors caractérisée par une tendance plus grande que normalement à saigner à l'occasion de traumatismes ou de plaies ; cet état est compatible avec une santé parfaite et n'entrave pas l'existence.

Dans certains cas cependant, après une période prolongée d'hémophilie latente, une hémorragie grave peut se produire, entraînant brusquement la mort.

Une forme plus sérieuse est l'hémophilie confirmée s'accompagnant d'hémorragies par les muqueuses et d'ecchymoses sous-cutanées : lorsque ces hémorragies se répètent trop fréquemment, elles entraînent une anémie plus ou moins intense. Lorsqu'elles se produisent à intervalles suffisamment éloignés, au contraire, elles ne mettent pas la vie en danger, sauf hémorragie grave imprévue : cette forme, comme d'ailleurs la précédente, peut s'atténuer avec l'âge et guérir à la puberté.

La forme grave de l'hémophilie débute dès les premiers mois de la vie ; les grandes hémorragies répétées, les hématomes, les arthropathies en constituent le tableau symptomatique, et il est rare, dans ces cas, que les sujets arrivent à l'âge adulte : ils sont emportés par une grande hémorragie, par une maladie infectieuse, par la tuberculose.

Pronostic. — Le pronostic de l'hémophilie est donc grave. D'après les statistiques de Carrière, 11 p. 100 seulement des hémophiles arrivent à l'âge de vingt ans. Plus de la moitié des cas de mort se produisent avant cinq ans ; elle est d'autant plus grave qu'elle débute plus tôt ; les hémorragies ombilicales, au moment de la chute du cordon, sont du plus fâcheux pronostic pour l'avenir quand elles ne sont pas mortelles immédiatement.

Le pronostic de l'hémophilie ne peut donc être qu'un pronostic individuel. Surtout chez les garçons, il doit toujours être réservé, par suite de la possibilité, même dans les cas d'hémophilie légère, de voir survenir une grande hémorragie amenant la mort rapide du malade.

Diagnostic. — Dans la grande majorité des cas, il est facile de faire le diagnostic d'hémophilie ; les caractères de la maladie, tendance aux hémorragies, ecchymoses, notion d'hérédité, début précoce, ne permettent pas d'hésitation.

Les maladies hémorragipares ne peuvent pas prêter longtemps à confusion.

Le *scorbut*, la *maladie de Barlow* sont facilement différenciés. La notion d'hérédité manque ; les hémorragies ne présentent ni le même siège, ni le même caractère à répétition ; elles siègent surtout sur les os et sont sous-périostiques : l'existence de troubles digestifs sont autant de caractères qui ne permettent pas la confusion. Sous l'influence du traitement, la maladie de Barlow guérit rapidement.

Le *purpura hémorragique*, la *maladie de Werlhoff* sont des maladies aiguës apparaissant brusquement : elles sont passagères et accompagnées d'une série de troubles qu'on ne retrouve pas dans l'hémophilie.

Les hémorragies de la *leucémie aiguë* ne ressemblent guère à celles de l'hémophilie. Si l'on conservait des doutes, l'existence d'un foie ou d'une rate hypertrophiée, les modifications si caractéristiques de la formule hémoleucocytaire lèveraient rapidement les difficultés.

Chez le nouveau-né, le diagnostic est parfois difficile. Il n'est pas rare d'observer, dans les premiers jours de la vie, des *hémorragies graves*, syndrome commun à plusieurs états pathologiques indéterminés et que l'on rattache au groupe des toxi-infections (1).

Les mêmes difficultés se présentent également lorsqu'on se trouve en présence de ces *hémorragies de la puberté*, le plus souvent épistaxis tenaces et prolongés des adolescents. Dans ces cas, l'évolution seule permettra de faire le diagnostic : rien ne prouve d'ailleurs que ces états soient essentiellement différents, dans leur nature, de l'hémophilie.

Enfin les arthropathies des hémophiles sont fréquemment l'occasion d'erreur de diagnostic. L'*arthrite fongueuse* tuberculeuse peut être aisément confondue avec elle, surtout dans les cas ou l'arthropathie est la seule manifestation de l'hémophilie. Le début brusque, les autres manifestations hémophiliques, s'il en existe, enfin la ponction qui révélera la nature hémorragique de l'épanchement sont les principaux éléments du diagnostic. La principale cause d'erreur réside surtout d'ailleurs dans l'oubli, en présence d'un cas d'arthrite, de songer à sa nature hémophilique possible.

Anatomie pathologique ; pathogénie. — Les autopsies de sujets morts d'hémophilie ne fournissent que des résultats extrêmement vagues sur les lésions qui la traduisent.

La pâleur des tissus, les ecchymoses viscérales, ne sont que la conséquence de la maladie. L'amincissement des parois ventriculaires ou de la cloison interauriculaire, l'étroitesse des gros vaisseaux, l'atrophie de la tunique musculaire des artérioles sont des lésions inconstantes et incapables d'expliquer la nature de la maladie.

Dès lors on devait chercher à trouver dans les altérations sanguines l'explication de la maladie. Nous avons vu que l'hémophilie est essentiellement caractérisée au point de vue hématologique par le retard de la coagulation du sang, sédimentation avant la coagulation et par la rétractilité du caillot. A

(1) Lequeux, Thèse de Paris, 1906.

quoi est dû ce retard de la coagulation ? On sait que la coagulation du sang est liée à l'action d'un ferment, la plasmase, contenu dans les globules blancs, sur une substance albuminoïde en dissolution dans le sang, la matière fibrinogène. La destruction des leucocytes au contact d'une plaie vasculaire met en liberté cette plasmase, qui, agissant sur la matière fibrinogène, provoque la formation de fibrine, agent de la coagulation. Dans l'hémophilie, l'insuffisance de la coagulation paraît liée à l'insuffisance quantitative ou qualitative de la plasmase. Sahli, P.-E. Weill, montrent en effet qu'en fournissant au sang d'hémophile le ferment qui lui manque, on rend la coagulation normale (quelques gouttes de sérum normal ajouté à du sang d'hémophile). P.-E. Weill montre, d'autre part, qu'il y a lieu de distinguer à ce point de vue une hémophilie sporadique, où l'insuffisance de la coagulation tient en effet à une insuffisance de la plasmase, et une hémophilie familiale, où le défaut de coagulation est lié comme précédemment à l'insuffisance de la plasmase, mais encore à l'action de substances anticoagulantes : l'addition à du sang normal de quelques gouttes de sérum d'hémophile retarde la coagulation.

A quoi sont dues ces altérations sanguines ? Un très grand nombre d'opinions ont été émises en réponse à cette question, sans parvenir à la préciser. S'agit-il d'un fonctionnement défectueux de certains organes, tels que le foie, le corps thyroïde, l'ovaire, les capsules surrénales ? Est-ce au contraire un excès dans le sang des sels, tels que les oxalates ou une insuffisance des sels de chaux, une fragilité congénitale des vaisseaux ? Ce sont là seulement des hypothèses.

Dans l'état actuel, il convient surtout de tenir compte, pour apprécier la nature de l'hémophilie, de son caractère héréditaire. L'hémophilie peut donc apparaître comme le résultat d'une véritable malformation sanguine humorale ou circulatoire.

Quoi qu'il en soit, tant la clinique que l'expérimentation autorisent la distinction de l'hémophilie sporadique par insuffisance de la plasmase et de l'hémophilie familiale par insuffisance de la plasmase et existence de substances anticoagulantes ; enfin une hémophilie d'origine vasculaire, où l'altération de la paroi vasculaire joue le rôle capital, à côté d'un retard nul ou insignifiant de la coagulabilité.

Comme on tend à l'admettre aujourd'hui, ces différents types permettent de ne plus considérer une hémophilie, entité morbide, mais bien des états hémophiles distincts au point de vue clinique, hématologique et pathogénique.

Traitement. — Tous les traitements antihémorragiques ont été successivement essayés dans l'hémophilie : un très grand nombre de médicaments ont été préconisés avec quelques résultats à leur appui. Parmi eux, quelques-uns doivent être conservés ; le plus grand nombre peuvent être au contraire délibérément abandonnés.

Dans le traitement de l'hémophilie, où il est souvent nécessaire d'agir rapidement, on perdrait un temps précieux à vouloir les passer successivement en revue.

Traitement hygiénique. — L'hémophile doit tout d'abord être soumis à une hygiène rigoureuse : il doit être tenu à l'abri de tout heurt, de tout traumatisme, pour prévenir toute cause d'hémorragie : éviter par conséquent les exercices violents, les efforts, les travaux pénibles, les sports, tous les risques d'accidents, de plaies, de contusions : telle est la première des nécessités pour l'hémophile. La vie de de grand air et de repos à la montagne ou à la mer permet au malade de réparer ses pertes sanguines plus rapidement : le séjour dans un pays méridional peut être parfois conseillé avec avantages, en cas de manifestations hémophiliques rebelles ; l'hémophilie est plus rare, on le sait, dans les pays chauds. Une alimentation tonique et réparatrice doit être toujours à la base de tout traitement bien dirigé.

Traitement médicamenteux. — Le traitement médicamenteux varie suivant que l'hémophile est en période de rémission ou en période de manifestation hémorragique.

Dans la première, il faut s'efforcer de lutter contre l'anémie : le *fer* ou un de ses nombreux dérivés, le protoxalate de fer en particulier à la dose de 20 à 30 centigrammes chez les enfants de deux à cinq ans, — l'*arsenic* sous forme de liqueur de Fowler (I goutte par année d'âge) peuvent rendre les plus grands services. — Ces médicaments ne s'adressent en aucune façon à la maladie elle-même. Contre elle, qu'il s'agisse de manifestation aiguë d'hémophilie ou de période de rémission, les médicaments à employer sont les mêmes ; nous les passerons en revue en même temps.

Nous n'insisterons pas tout d'abord sur les *hémostatiques* habituels : antipyrine, perchlorure de fer, eau oxygénée, dont l'action est légère et trop passagère pour que leur emploi puisse suffire à arrêter une hémorragie tant soit peu forte. Une mention spéciale cependant doit être faite de l'adrénaline en application locale, dont l'action est très énergique, quoique momentanée.

Il n'y a pas lieu d'insister davantage sur la méthode de traitement de l'hémophilie par les extraits d'organes (corps thyroïde, ovaire, foie), qui possèdent tous une certaine action coagulante.

Avec les sels de calcium, la thérapeutique devient plus active. Le *chlorure de calcium* en particulier possède une action manifeste sur la coagulation qu'il accélère (Arthus, Wright, Carnot) : à la dose de 30 à 50 centigrammes par année et par jour jusqu'à cinq ans, on peut ainsi maintenir en bride les manifestations hémophiliques, qui reparaissent dès que le médicament est suspendu. Suivant Wright, le chlorure de calcium comme médicament préventif devrait être employé par périodes de trois jours, séparées par des intervalles égaux pour éviter l'accoutumance au médicament.

La *gélatine* donne des résultats plus inconstants. Employée en application locale, ou en ingestion à la dose de 200 à 300 grammes, ou en injection sous-cutanée à la dose de 100 centimètres cubes renfermant 2 à 5 p. 100 de gélatine, on lui a attribué quelques succès, mais bien plus souvent elle donne des résultats négatifs. Si l'on tient compte des dangers que présentent ces injections (tétanos) et des recherches de certains auteurs (Gley, Canus), qui ont montré que la gélatine injectée sous la peau n'est pas absorbée, on voit que la gélatine ne doit être maniée qu'avec une prudente réserve.

Sérothérapie. — Les recherches que nous avons exposées plus haut sur la pathogénie de l'hémophilie devaient amener l'essai de la sérothérapie dans le traitement de l'hémophilie. Weill (1) a nettement prouvé l'action considérable des injections de sérum sur l'hémophilie. L'injection de 10 à 20 centimètres cubes de sérum rend normale la coagulation du sang de l'hémophile et arrête en peu de temps les hémorragies. Son action se prolonge pendant quatre à cinq semaines, puis disparaît; une nouvelle injection provoque une nouvelle action analogue. Ces injections doivent être faites autant que possible avec du sérum frais, de préférence sérum humain ou sérum de cheval. Les *sérums antidiphtérique*, ou même *antitétanique*, faciles à se procurer partout, peuvent être utilisés en cas d'urgence. On injecte 10 à 20 centimètres cubes de ce sérum dans une veine du pli du coude; on peut aussi pratiquer l'injection sous la peau, mais à dose double. Dans les hémorragies peu importantes, le sérum pourra être utilisé en application locale, en pansement sur la plaie qui saigne. On conçoit l'importance considérable de ce mode de traitement de l'hémophilie. Si les résultats thérapeutiques ne sont pas encore constants, elle constitue à l'heure actuelle le procédé de choix pour le traitement des manifestations aiguës de l'hémophilie.

En cas d'intervention chirurgicale absolument nécessaire, elle permettra de conjurer les hémorragies post-opératoires trop fréquentes. Carrière applique le traitement suivant, pour préparer le malade dans les jours qui précèdent l'intervention : 1° injection de 20 à 40 centimètres cubes par jour de sérum d'homme ou d'animal normal ; 3° lavement une à trois fois par jour avec 10 à 15 grammes de gélatine ; 2° administration en potion de 4 à 10 grammes de chlorure de calcium.

Traitement chirurgical. — Il ne se pose guère qu'à propos des *arthropathies* : il consiste essentiellement dans l'immobilisation complète de l'articulation avec compression. On ne doit pratiquer que tardivement la mobilisation de la jointure et éviter toute opération chirurgicale trop hâtive, telle qu'une arthrotomie, dont les résultats sont néfastes.

(1) Weill, *Presse médicale*, 1905.

MALADIES DES GANGLIONS

En séparant, dans un chapitre spécial, les maladies des ganglions des maladies du sang, nous n'ignorons pas combien cette division est, par certains points, fragile : nous avons vu, en particulier, que les leucémies présentaient des troubles ganglionnaires ; inversement, nous verrons les lymphadénies et les adénopathies s'accompagner parfois de modifications sanguines, qui, tout en étant réduites au minimum, n'en existent pas moins.

Ces objections ne nous empêchent pas de croire à la justesse générale de notre plan. En clinique, ce sont les grands symptômes qui doivent guider et non point les signes secondaires ou accessoires; et si cela est vrai aussi bien de la médecine de l'adulte que de celle de l'enfant, cela est encore plus vrai quand on cherche à écrire, avant tout, un livre de pratique.

Nous dirons au préalable quelques mots sur la physiologie générale des ganglions chez l'enfant, sur la façon dont on doit chez lui les examiner et sur les principaux renseignements qui sont fournis par cet examen.

Physiologie générale. — Les manifestations ganglionnaires tiennent une place importante dans la pathologie infantile. Les caractères propres au système lymphatique de l'enfant et les conséquences qui en résultent ont été déjà développés dans cet ouvrage (1). Nous les résumerons rapidement.

Pendant la période infantile, le ganglion lymphatique présente son maximum d'activité : au point de vue anatomique, cette activité se caractérise par l'important développement des masses folliculaires et la netteté des centres germinatifs ; au point de vue physiologique, par l'activité fonctionnelle de ces centres et la production abondante de leucocytes de la série lymphoïde, de mononucléaires; la prédominance de ces éléments dans le sang de l'enfant que fournit l'examen hématologique traduit cet effort physiologique du ganglion lymphatique.

A la moindre incitation pathologique, le ganglion réagit chez l'enfant d'une façon beaucoup plus vive et plus rapide que chez l'adulte. Si l'on veut bien se rappeler, d'autre part, que, de toutes les périodes de la vie, l'enfance est la plus exposée aux infections aiguës ou chroniques, locales ou générales, on comprendra dès lors pourquoi les

(1) MARFAN, *Introduction à la médecine des enfants*, in La pratique des maladies des enfants, fasc. I.

manifestations ganglionnaires sont si fréquentes dans le cours des diverses maladies de l'enfance. Fréquence de l'infection, puissants moyens de défense toujours prêts à réagir, sont donc les deux notions capitales qui caractérisent le système lymphatique de l'enfant.

La réaction peut être localisée à un groupe ganglionnaire ou généralisée. Localisée, elle est consécutive à la lésion isolée d'un organe. lésion parfois si légère que l'adénopathie paraît être le principal foyer de l'infection; généralisée, elle atteint tous les groupes ganglionnaires superficiels et profonds de l'organisme et constitue à proprement parler la polyadénopathie. Mais, entre ces deux termes extrêmes, il existe une série d'intermédiaires. Pour peu qu'une infection localisée se prolonge, la réaction ganglionnaire s'étend du groupe primitivement atteint aux autres groupes ganglionnaires, de telle sorte qu'une adénopathie généralisée succède à une adénopathie localisée. Cette extension des réactions ganglionnaires est encore un fait assez particulier à l'enfant, qui montre une fois de plus la facilité de production de cette réaction et la solidarité de tout le système lymphatique de l'enfant dans la défense de son organisme.

Examen des ganglions. — A l'état normal, les ganglions de l'enfant ne sont pas appréciables à l'inspection. C'est à peine si, en certains points, ils sont perceptibles au palper.

Sur les régions latérales du cou, les muscles formant à ce niveau un plan assez résistant, on peut sentir de petites masses molles, non douloureuses au palper, mal délimitées, assez mobiles : tous les autres groupes ganglionnaires (aisselles, aines) perdus dans une atmosphère de tissu cellulo-graisseux lâche sont inaccessibles. Il n'en est plus de même dès que le ganglion présente une réaction inflammatoire, si légère soit-elle. Le ganglion augmente de volume, devient plus consistant, et il devient dès lors facile d'en pratiquer la *palpation*. La recherche de l'adénopathie doit toujours être faite d'une façon systématique et méthodique : elle est toujours facile à pratiquer et ne réclame quelques soins particuliers que lorsqu'il s'agit d'une adénopathie de petit volume, la micropolyadénopathie, par exemple; nous verrons, en étudiant cette affection, les précautions qu'il est utile de prendre pour éviter toute erreur au cours de cet examen.

Seule la palpation fournit des résultats, lorsqu'il s'agit d'adénopathies de petit volume ; dans les adénopathies plus volumineuses, l'*inspection* révèle une tuméfaction de la région en rapport avec le volume de l'adénopathie. Dans les cas extrêmes, la peau est parfois distendue, amincie, sillonnée de veines dilatées par suite de la gêne de la circulation profonde. Mais la palpation méthodique des régions sous-maxillaires, du cou, de l'aisselle, de l'aine, fournit des résultats bien supérieurs et permet de mettre en évidence les différentes manifestations qui caractérisent les adénopathies.

Suivant l'intensité de l'inflammation ganglionnaire, suivant son allure aiguë ou chronique, suivant sa nature, les adénopathies revêtent des caractères variables. Leur volume présente des degrés très divers : entre l'adénopathie minime en grenaille de plomb de la micropolyadénopathie et la masse parfois énorme des lymphadénomes, on peut observer tous les intermédiaires. En dehors des conditions de volume, lorsque l'inflammation dépasse les limites de la capsule du ganglion, il existe de la périadénite : celle-ci se révèle par la plus grande résistance du tissu périganglionnaire ; les limites du ganglion sont moins nettement appréciables : sa mobilité disparaît ; si plusieurs ganglions sont atteints, ils peuvent se fondre en une seule masse volumineuse. Cette périadénite présente, au point de vue sémiologique, une très grande importance : elle indique la marche aiguë de l'adénopathie et la virulence de l'agent inflammatoire, qui peut aboutir à la suppuration. Enfin il est nécessaire d'apprécier également la *consistance* du ganglion hypertrophié. Très dure dans certains cas, lorsqu'il s'agit de sclérose, cette consistance est parfois tout à fait molle : le ramollissement du tissu ganglionnaire, sa fonte purulente en sont l'origine. La rénitence, la fluctuation spéciale que l'on éprouve alors à la palpation est le meilleur signe de la suppuration.

A un point de vue purement pratique, il est donc nécessaire, pour apprécier exactement l'importance d'une adénopathie, de déterminer son siège, son étendue localisée ou généralisée, le nombre des ganglions atteints dans chaque groupe ganglionnaire, le volume de ces ganglions, leur consistance, enfin l'existence de périadénite ou de suppuration.

Ceci dit, nous allons maintenant passer en revue les principales manifestations ganglionnaires chez l'enfant.

Nous étudierons successivement :

1° Les lymphadénies ;

2° Les polyadénopathies ;

3° La fièvre ganglionnaire.

LES LYMPHADÉNIES

Parmi les lymphadénies, dont nous avons déjà dit un mot dans le précédent chapitre, il est une variété qui doit ici spécialement nous occuper : c'est la lymphadénie aleucémique.

Lymphadénie aleucémique.

(*Adénies, lymphadénies tuberculeuses.*)

Sous le nom de *lymphadénie aleucémique*, *maladie de Hodgkin*, *pseudo-leucémie*, *adénie*, on décrit, depuis Hodgkin (1832) et Trousseau, un type morbide caractérisé par des hypertrophies ganglionnaires généralisées ou localisées, avec mégalosplénie, sans leucémie. Depuis longtemps on s'est aperçu cependant que, sous ce titre, on comprenait des affections très différentes. Actuellement on a isolé de la lymphadénie, le groupe des lymphosarcomes ou mieux lymphocytomes, ou lymphocyto-sarcomes (Sabrazès), les lymphadénies infectieuses, les adénites chroniques, les adénies tuberculeuses. En particulier chez l'enfant, la lymphadénie tuberculeuse se présente avec l'aspect de la lymphadénie aleucémique, qu'il s'agisse de sa forme généralisée, la lymphadénie tuberculeuse généralisée, ou de ses formes localisées, lymphadénie tuberculeuse ganglionnaire, lymphadénie spléno-ganglionnaire [Ribadeau-Dumas (1), Weill et Lesieur (2)].

Pour plus de simplicité, nous étudierons surtout la lymphadénie aleucémique pure, et nous verrons seulement au chapitre du diagnostic s'il est possible, au point de vue clinique, d'établir un diagnostic entre cette affection et les divers états précédents.

Définition. — La lymphadénie aleucémique est caractérisée par une hypertrophie progressive des ganglions lymphatiques s'accompagnant de splénomégalie et de cachexie, mais sans réaction leucémique du sang.

Étiologie. — Nous ne possédons aucune donnée précise sur l'origine de l'adénie. Le rachitisme, la syphilis paraissent n'avoir aucune action dans sa production. L'hérédité, les maladies antérieures ne paraissent pas avoir d'influence. Les affections locales de la peau ou des muqueuses, amygdalites, coryza chronique, otorrhées, ont été signalées (Trousseau) comme cause d'irritation pour les ganglions du territoire lésé : cette irritation pourrait, d'après Sabrazès et

(1) Ribadeau-Dumas, *Revue mensuelle des mal. de l'enf.*, août 1907.
(2) Weill et Lesieur, *Arch. de médecine des enfants*, mars 1907.

Denis (1), provoquer une réaction ganglionnaire non infectieuse qui serait le point de départ de la maladie. Mais cette réaction serait purement irritative et bien différente, par conséquent, de celle qu'on observe dans les adénites infectieuses, qui, comme nous l'avons vu, doivent être distinguées de l'adénie.

La maladie est plus rare dans l'enfance que chez l'adulte. D'Espine et Picot néanmoins en rapportent 34 cas chez des enfants âgés de dix mois à quinze ans.

Symptômes. — Ce sont les ganglions sous-maxillaires qui sont le plus souvent les premiers atteints. Rapidement les ganglions cervicaux sont pris à leur tour ; ils constituent alors dans la région

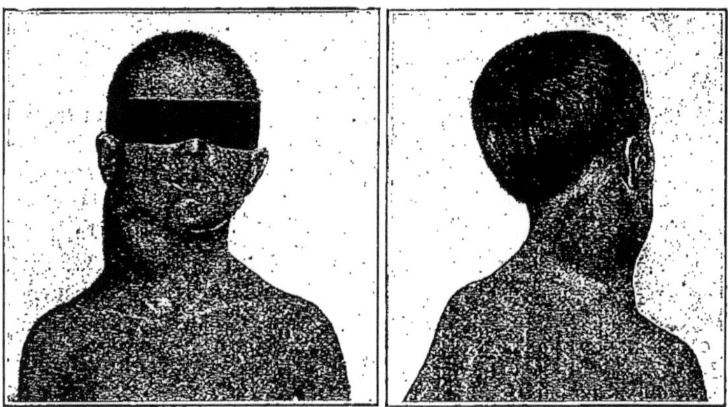

Fig. 80 et 81. — Ces photographies, obligeamment prêtées par M. Codet-Boisse (de Bordeaux), représentent un jeune garçon de huit ans, atteint de lymphadénie aleucémique localisée. La petite cicatrice existant dans le milieu de la tumeur montre le point où fut pratiquée une biopsie qui permit de noter la complète absence de tuberculose.

sous-maxillaire, le long des vaisseaux du cou, dans les régions latérales, de petites masses dures, mobiles, indolentes, de la grosseur d'un pois ou d'une noisette. Bientôt ces masses augmentent de volume, deviennent plus fixes, se fondent les unes avec les autres (fig. 80, 81 et 82) : la peau reste mobile cependant à leur surface. Au bout de quelques mois, les ganglions de l'aisselle, de l'aine, s'hypertrophient à leur tour, et cette hypertrophie peut atteindre un volume énorme. Il en résulte une gêne des mouvements de la tête, des membres, s'accompagnant parfois de dilatations veineuses, de névralgies.

Les ganglions profonds sont également hypertrophiés; les gan-

(1) Sabrazès et Denis, Congrès de méd. interne, Lille, 1899.

glions mésentériques peuvent devenir accessibles à la palpation des fosses iliaques; le ventre augmente de volume (fig. 83). Parfois on constate de l'ascite : l'hypertrophie des ganglions du médiastin provoque, d'autre part, de la gêne de la respiration, des accès de suffocation, des crises de dyspnée avec cyanose, de l'aphonie.

Toutes ces adénopathies évoluent par poussées successives avec fièvre continue légère ou élevée et entrecoupées par des périodes d'arrêt, même de rémissions, prolongées.

Peu à peu cependant des troubles de la santé générale se produisent :

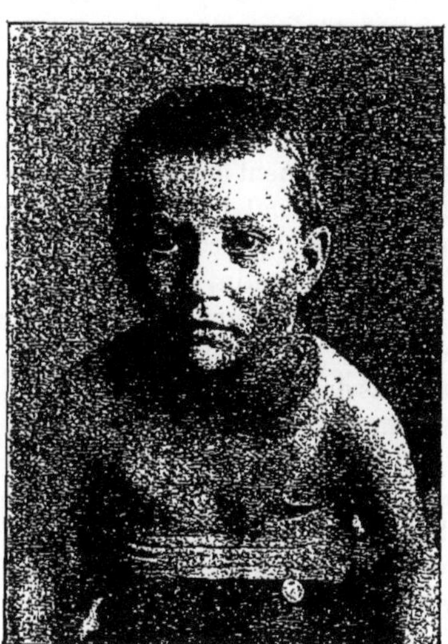

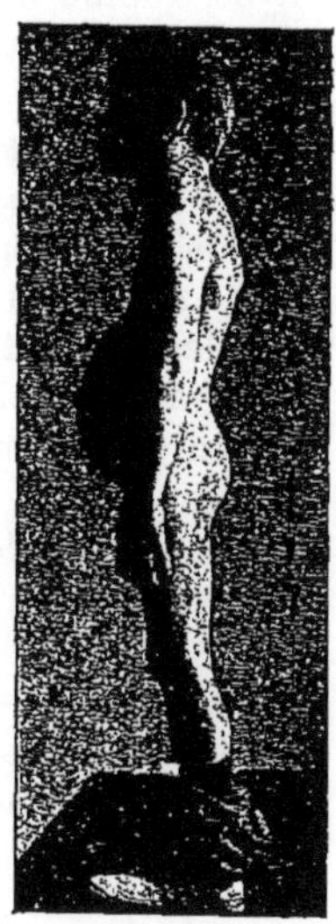

Fig. 82 et 83. — Lymphadénie aleucémique localisée (figures obligeamment prêtées par M. Codet-Boisse).

l'appétit, le bon fonctionnement du tube digestif, conservé pendant longtemps, cède la place à l'anorexie, la dyspepsie, la diarrhée souvent rebelle : la perte des forces, l'amaigrissement, un certain degré d'anémie, la fièvre amènent le malade à une phase cachectique pendant laquelle on peut constater de l'albuminurie. La mort survient soit par les progrès de la cachexie avec amaigrissement extrême, contrastant avec l'énorme développement des tumeurs ganglionnaires, soit du fait d'une complication, asphyxie brusque au cours d'une crise de dyspnée.

L'examen du sang, pratiqué dès le début de la maladie, révèle une formule normale : plus tard, à la période cachectique, on constate une anémie plus ou moins marquée en rapport avec la cachexie, sans augmentation du nombre des leucocytes, ou parfois augmentation très peu importante, et sans modification de la formule leucocytaire.

Évolution. — La *marche* de la maladie est extrêmement variable : tant que l'adénie n'est pas généralisée, elle peut être lente; mais, quand tous les ganglions sont envahis, les troubles de l'état général surviennent vite, et la marche de la maladie se précipite : sa durée est de quelques mois à deux ans.

On a signalé des cas d'adénie à marche rapide évoluant en trois ou quatre semaines. On a également distingué, suivant la prédominance des localisations ganglionnaires, une *forme thoracique* ou médiastinale, une *forme abdominale* ou mésentérique, une *forme intestinale* avec hypertrophie des follicules clos et des plaques de Peyer [Rist et Bensaude (1)]; une *forme amygdalienne* (Josias et Tollemer).

Anatomie pathologique. — Les altérations anatomiques sont tout à fait analogues à celles de la leucémie lymphatique. La structure normale du ganglion est complètement détruite; on ne constate plus qu'un réticulum extrêmement fin dont les mailles sont remplies de cellules lymphatiques pressées les unes contre les autres.

La rate, les follicules clos de l'intestin, les amygdales, le thymus présentent les mêmes lésions que les ganglions : accumulation de petites cellules lymphatiques. Comme dans la leucémie, on peut encore trouver des lymphomes dans les organes qui ne présentent pas normalement de tissu lymphoïde.

Diagnostic. — On a confondu pendant longtemps, sous le nom d'adénie, des états morbides très différents. Chez l'enfant, en particulier, comme nous l'avons vu, la tuberculose du tissu lymphoïde peut revêtir tous les caractères de l'adénie. On comprend donc aisément que, dans certains cas, le diagnostic de cette affection offre les plus grandes difficultés. On ne confondra pas tout d'abord l'adénie pure avec la *leucémie*. Dans cette maladie, les adénopathies n'atteignent pas le volume considérable des adénopathies de l'adénie : l'aspect du sujet, au début tout au moins de la maladie, est très différent ; la pâleur, l'asthénie font défaut : mais l'examen de sang seul est caractéristique ; il est nécessaire pour affirmer le diagnostic et il suffit dans la très grande majorité des cas pour différencier les deux maladies : l'absence de leucocytose n'est pas le signe capital, car nous avons vu qu'il existe des cas de leucémie sans leucocytose; l'absence de modifications de la formule leucocytaire lèvera au contraire tous les doutes.

Beaucoup plus difficile est le diagnostic de l'adénie pure d'avec le lymphocytome, d'une part, et la lymphadénie tuberculeuse, d'autre part.

Lymphocytomes. — Les lymphocytomes, ou lymphocyto-sarcomes

(1) Rist et Bensaude, *Bull. Soc. anat.*, 1896.

(Sabrazès), ont été longtemps confondus avec le type lymphadénie aleucémique que nous venons de décrire. Mais, grâce surtout aux nombreux travaux de Sabrazès, les différences cliniques et anatomo-pathologiques en sont aujourd'hui bien connues.

La marche du lymphocyto-sarcome est foudroyante ; les ganglions ne s'hypertrophient pas, comme dans la lymphadénie aleucémique, en conservant leur capsule conjonctive plus ou moins épaissie : ici le développement du tissu adénoïdien, irrégulier, inégal, perfore les capsules ganglionnaires, gagne les tissus environnants, se montre bosselé, exubérant, atteint la peau, l'envahit et même l'ulcère (fig. 84) ; les organes voisins sont envahis, les nerfs et vaisseaux comprimés ; de violentes douleurs névritiques éclatent ; des ectasies veineuses et des œdèmes apparaissent. L'évolution est si rapide que la généralisation à tous les organes lymphoïdes a rarement le temps de se faire ; la mort survient avant, au bout de quelques semaines, quelques mois au plus.

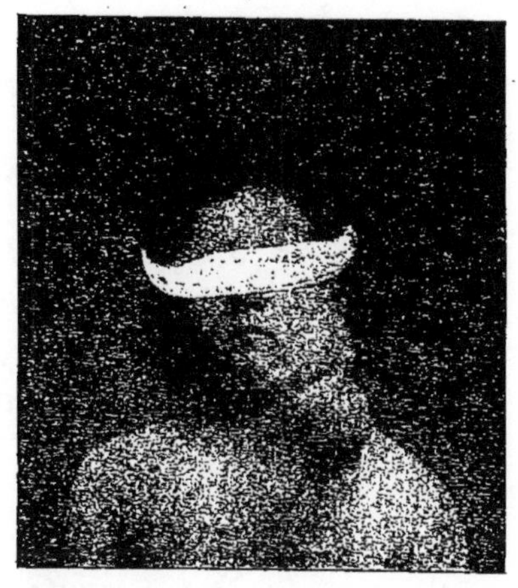

Fig. 84. — Lympho-sarcome chez une fillette de quatorze ans (document inédit de M. Sabrazès.)

La différence au point de vue anatomo-pathologique n'est pas moins nette. Si la structure du ganglion dans la lymphadénie aleucémique et le lymphocyto-sarcome est toujours celle du tissu adénoïde, Menetrier insiste sur ce fait que, dans le lymphocytome, les lymphocytes présentent une très grande irrégularité de formes et, par conséquent, un degré évident de métatypie néoplasique (fig. 85). Quand le lymphocyto-sarcome, avec ses lymphocytes irréguliers, possède un réticulum, comme dans la figure précédente, il est dit *typique* (Menetrier); au contraire, s'il en est dépourvu, Menetrier estimant qu'il existe alors un trouble fonctionnel plus profond des éléments constitutifs, le dénomme *atypique*. Cette atypie serait également due, selon Sabrazès, qui nous a obligeamment communiqué ce détail, au développement des cellules conjonctives du réticulum, qui se mettent à proliférer à leur tour.

Lymphadénie et adénites tuberculeuses. — La tuberculose du tissu lymphoïde revêt les aspects suivants :

1° La *lymphadénie tuberculeuse généralisée* (ganglionnaire et viscérale), isolée par Sabrazès en 1892, étudiée plus tard par son élève

Duclion (1), tout à fait analogue par son allure clinique à la lymphadénie aleucémique, et dans laquelle on décrit actuellement deux variétés localisées :

a. La *lymphadénie tuberculeuse adénosplénique*, étudiée par Rispal (2), Ribadeau-Dumas (3), Weill et Lesieur (4)].

b. La *lymphadénie tuberculeuse ganglionnaire* (lymphomes tuber-

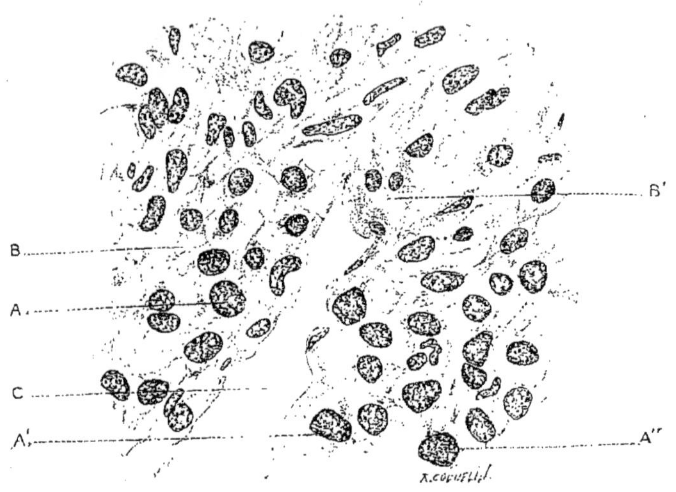

Fig. 85. — Lymphocytome typique ou lymphadénome (Menetrier).

Les éléments cellulaires sont des lymphocytes volumineux, dont les noyaux bien colorés, à réticulum chromatique net, montrent une irrégularité plus grande que ceux des lymphocytes normaux; outre leur hypertrophie, ces éléments présentent donc un certain degré de métatypie néoplasique. Le réticulum est parfaitement net. Ses fibrilles sont seulement plus irrégulières que dans le tissu réticulé normal.

A, A', A'', lymphocytes néoplasiques à noyaux hypertrophiques; B, B', stroma réticulé dont les fibrilles s'insèrent sur les parois d'un vaisseau; C, vaisseau sanguin (Gross. : 830 diamètres).

culeux, macropolyadénopathie tuberculeuse pseudo-lymphadénomateuse (Sabrazès).

2° Les *adénites tuberculeuses*. — Alors que les adénites tuberculeuses — vulgairement écrouelles — se différencient aisément de l'adénie pure par leur marche lente et chronique, leur fonte caséeuse, leur fistulisation, leurs cicatrices vineuses à aspect serpigineux, il est loin d'en être de même des autres formes de tuberculose que nous venons de mentionner : ici, en effet, les

(1) Duclion, Thèse de Bordeaux, 1896.
(2) Rispal, *Province médicale*, 27 janvier 1906, p. 39 et 40.
(3) Ribadeau-Dumas, *Revue mens. des mal. de l'enf.*, août 1907.
(4) Weill et Lesieur, *Archives de méd. des enf.*, mars 1907.

manifestations cliniques, l'évolution de la maladie sont tout à fait semblables à celles de l'adénie pure (fig. 86); s'il existe des troubles associés, tels qu'une tuberculose pulmonaire par exemple, il ne faudra pas se presser de conclure à la nature tuberculeuse des adénopthies : la tuberculose pulmonaire est une complication fréquente de la lymphadénie aleucémique : Haushalter et Richon (1) ont relaté deux cas de lymphadénie aleucémique avec coexistence de tuberculose pulmonaire. Les recherches de laboratoire, l'épreuve du sérodiagnostic d'Arloing, l'épreuve de l'oculo-réaction seront, dans certains cas, d'une réelle valeur. A l'œil nu, ainsi que l'a indiqué Sabrazès, on peut ne trouver ni granulations, ni points caséeux, ni foyers de nécrose apparents. L'examen anatomique après extirpation d'un ganglion permettra seul d'affirmer le diagnostic : il fera constater les lésions caractéristiques de la tuberculose, présence de bacilles de Koch, « toujours en petit nombre » (Sabrazès), hyperplasie et sclérose du tissu réticulé, follicules tuberculeux, cellules géantes, parfois caséification centrale. L'inoculation au cobaye d'un fragment du ganglion extirpé provoquera presque toujours chez cet animal une tuberculose tout à fait classique (Sabrazès); Weill et Lesieur ont pu cependant reproduire ainsi une tuberculose presque exclusivement ganglionnaire à marche lente, véritable lymphadénie tuberculeuse expérimentale.

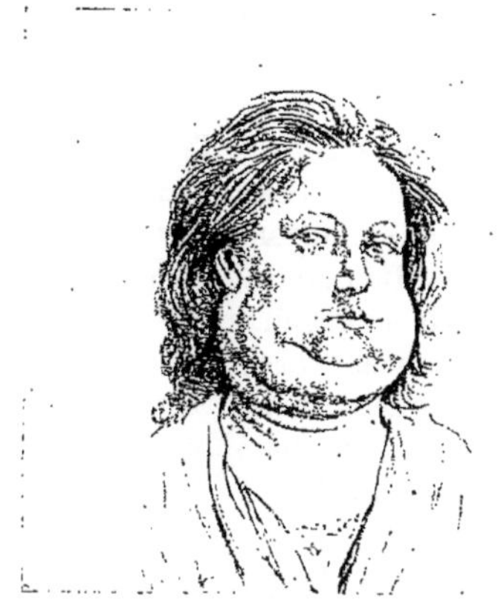

Fig. 86. — Macropolyadénopathie tuberculeuse pseudo-lymphadénomateuse (d'après une photographie communiquée par M. Sabrazès).

Il n'y a pas lieu d'insister sur le diagnostic de l'adénie avec les *adénites infectieuses*, la *fièvre ganglionnaire*, dont les manifestations cliniques et l'évolution sont trop différentes pour que l'hésitation soit de longue durée.

Adénies infectieuses. — Les *adénies infectieuses* décrites par Bard et Guillermet (2), qui les isolèrent de l'adénie à forme ganglionnaire, sont caractérisées par une adénite chronique à marche progressive succédant à une infection cutanée ou muqueuse, angines, amygdalites, stomatites, carie dentaire, impétigo de la face. Une fois cette lésion initiale disparue, l'adénite n'en continue pas moins à évoluer;

(1) Haushalter et Richon, *Arch. de méd. des enf.*, 1904.
(2) Guillermet, De l'adénie, Sa nature infectieuse. Thèse de Lyon, 1890.

on conçoit combien le diagnostic de cette forme, d'ailleurs très rare, est délicat : l'examen anatomique permet d'établir la distinction en montrant, au lieu de la prolifération lymphoïde de l'adénie, l'existence d'un processus infectieux chronique (épaississement de la capsule et des travées fibreuses, disparition progressive des cellules lymphatiques).

Traitement. — **Traitement hygiénique.** — Il est de première importance de mettre tout d'abord le malade atteint d'adénie dans les meilleures conditions d'hygiène et, pour obtenir un résultat satisfaisant, d'instituer un traitement aussi précoce que possible. Le repos absolu, la vie au grand air, le bord de la mer sont les meilleures conditions à réaliser ; lorsqu'il sera impossible de recourir à ces moyens, on s'efforcera surtout d'éviter pour le petit malade le séjour dans l'air confiné, les chambres étroites et mal aérées. Le séjour à l'hôpital est, à ce point de vue, dans un grand nombre de cas, nettement contre-indiqué.

L'alimentation joue un rôle considérable également : elle doit être abondante et tonifiante ; on ne craindra pas d'instituer, autant que les fonctions digestives le permettront, une vraie cure de suralimentation : aux aliments habituels il convient donc d'ajouter l'huile de foie de morue, la viande crue, qui doivent être à la base de toute cure de ce genre, et de chercher, par tous les moyens, à lutter contre les répugnances du malade.

La cure de grand air est un des meilleurs procédés pour stimuler l'appétit souvent diminué des malades : les cures d'eaux thermales jouent un rôle à cet égard. La Bourboule, Salins, Saint-Nectaire, etc., ont donné des résultats. Les bains salés artificiellement sont, parmi les moyens simples et faciles à appliquer, un des plus précieux ; ils seront suivis de frictions sèches ou alcoolisées.

Traitement médicamenteux. — C'est encore à stimuler l'organisme que devra s'attacher le traitement médicamenteux. L'*arsenic* est de tous les médicaments le plus efficace. Sous quelque forme qu'on l'ordonne, on instituera le traitement par séries répétées de quinze à vingt jours chaque mois, avec repos de dix à quinze jours entre chaque série : on ne doit pas craindre les doses progressives et élevées ; sous la forme de liqueur de Fowler, on donnera dans un peu d'eau une goutte par jour et par année d'âge, en augmentant à II gouttes et même III gouttes, sans dépasser XV à XVIII gouttes.

L'injection hypodermique de cacodylate de soude donne des résultats plus satisfaisants, en permettant d'éviter l'intolérance gastrique assez fréquente. On injecte pendant quinze jours par mois 1 centimètre cube d'une solution renfermant de 3 à 5 milligrammes par année d'âge de cacodylate de soude. L'iode sous forme de teinture ou l'une des préparations dans lesquelles entre l'iode, telles que le sirop iodotannique, l'iodure de fer, peuvent être également utilisées avec avantages.

La *radiothérapie* doit, lorsque cela est possible, être toujours essayée; elle a donné quelques résultats, dans les adénies peu étendues. Malgré les résultats encourageants publiés et qui montrent tout le bien qu'on peut attendre de cette méthode dans l'avenir, il faut reconnaître cependant que, à l'heure actuelle, on n'obtient que des rémissions qui ne font que retarder l'issue fatale.

Traitement chirurgical. — Le traitement chirurgical a été pratiqué: dans quelques cas où il a été employé dès le début, il a fourni des résultats favorables; il va de soi que les indications de l'extirpation des ganglions atteints dépendent essentiellement de la forme que revêt la maladie ; le plus souvent, en effet, l'étendue des adénopathies, la participation de la rate au processus empêchent son application. Dans les adénies infectieuses localisées, le traitement chirurgical est le traitement de choix et doit être appliqué dès le début avant que les lésions se soient étendues aux autres groupes ganglionnaires.

Le traitement chirurgical doit être encore appliqué aussi tôt que possible dans le cas de lymphomes tuberculeux (macropolyadénopathie tuberculeuse pseudo-lymphadénomateuse, Sabrazès). L'extension des lésions à plusieurs groupes ganglionnaires (cou, aisselles, aines) n'est pas une contre-indication, mais comporte seulement l'extirpation aussi complète que possible, en plusieurs temps, des ganglions malades. L'absence de récidive dans certains cas [après plusieurs années (Sabrazès)] démontre les heureux résultats de l'intervention opératoire.

POLYADÉNOPATHIES

Laissant de côté les adénopathies localisées consécutives à un foyer inflammatoire, qui apparaissent et disparaissent en même temps que lui et dont l'étude a été faite à propos de chaque cas particulier, nous envisagerons seulement les polyadénopathies qui présentent chez l'enfant un cachet bien spécial.

La polyadénopathie peut être aiguë ou chronique; elle se présente alors avec des caractères bien différents et qui nécessitent des descriptions séparées.

Dans l'étude de la polyadénopathie chronique, nous ferons entrer celle de la micropolyadénopathie.

Polyadénopathie aiguë.

Certaines affections aiguës s'accompagnent d'un retentissement ganglionnaire plus ou moins accentué suivant les cas. On peut l'observer au cours de toutes les infections : affections pulmonaires, pneumonie, broncho-pneumonie, affections digestives, fièvre typhoïde, fièvres éruptives, rougeole, scarlatine, rubéole, varicelle, érysipèle et diphtérie associée; enfin l'adénopathie constitue le symptôme essentiel de la fièvre ganglionnaire, qui sera décrite plus loin.

Symptômes. — Rien de plus variable que l'aspect clinique que revêt la polyadénopathie suivant les cas. Les ganglions sont en général peu augmentés de volume, sont *libres et mobiles, roulant* sous le doigt. En explorant l'aisselle aussi profondément que possible, la pulpe des doigts tournée vers la cage thoracique, on en trouve de un à trois. Au niveau de la région inguinale, le sujet étant allongé, on sent les ganglions mobiles, isolés les uns des autres, occupant le pli de l'aine et le triangle de Scarpa. Les ganglions sous-maxillaires, les ganglions cervicaux et sus-claviculaires sont également engorgés, et une simple palpation permet d'apprécier leur volume, leur consistance, leur mobilité. Le plus souvent un de ces groupes ganglionnaires, celui correspondant au foyer qui l'a provoqué, est plus fortement atteint que les autres groupes.

La réaction est rarement assez intense pour provoquer l'inflammation du tissu périganglionnaire : lorsqu'il y a périadénite, on a, comme dans la diphtérie maligne, par exemple, la sensation, en palpant, d'un empâtement diffus étendu et rénitent, au milieu duquel sont comme noyées et figées des masses plus dures, qui ne sont autre chose que les ganglions hypertrophiés.

En dehors de l'hypertrophie, l'adénopathie ne se traduit par aucun signe : la déformation de la région est le plus souvent nulle ou peu marquée ; très habituellement, il n'y a ni douleur ni gêne des mouvements. Lorsque les ganglions du médiastin ou les ganglions mésentériques sont atteints, on peut observer une symptomatologie particulière liée à l'adénopathie trachéo-bronchique ou mésentérique, qui sera étudiée à part.

Formes cliniques. — Dans les *affections pulmonaires*, pneumonie, broncho-pneumonie, l'adénopathie ne se cantonne pas seulement sur les ganglions bronchiques ; elle se généralise, et, quelques jours après le début de la maladie, on peut trouver dans les divers carrefours lymphatiques de petits ganglions de volume variable dépassant rarement le volume d'un pois.

Dans la *fièvre typhoïde*, il en est de même : cette adénopathie évolue le plus souvent avec la maladie et disparaît avec elle. Il n'est pas rare cependant de constater, après une broncho-pneumonie prolongée, ou une convalescence traînante de fièvre typhoïde, le passage à l'état chronique de cette adénopathie aiguë.

Au cours des *fièvres éruptives*, l'adénopathie est fréquente. Dans la rougeole, sans parler des adénopathies localisées aux ganglions cervicaux consécutives à l'énanthème buccal et aux diverses complications qui l'accompagnent, angine, catarrhe rhino-pharyngé, otite, etc., il existe une polyadénopathie périphérique généralisée. Elle est même si fréquente que Marfan et Léon Bernard (1) la considèrent comme un symptôme plutôt que comme une complication de la rougole. Pour Vipond (2), elle précède parfois l'éruption de plusieurs jours, jusqu'à sept jours, et constitue ainsi un signe précoce de rougeole. Les ganglions du cou, de l'aisselle, de l'aine, sont tuméfiés : leur volume varie de la grosseur d'un pois à celui d'une noisette. Cette adénopathie rétrocède en même temps que l'éruption ou peu après ; elle disparaît sans laisser de traces ; parfois elle persiste quelque temps après la maladie et peut même passer à l'état chronique.

Dans la scarlatine, la réaction ganglionnaire est également la règle pour les ganglions sous-maxillaires et cervicaux. Sous l'influence des lésions pharyngées, ces adénopathies peuvent acquérir un volume énorme, le bubon scarlatineux. Mais, en dehors de ces adénopathies localisées, il existe aussi une réaction ganglionnaire périphérique généralisée, de moindre importance clinique, évoluant en même temps que l'éruption et disparaissant avec elle sans laisser de traces et sans présenter cette tendance à la suppuration de l'adénopathie sous-maxillaire de la scarlatine.

Dans la rubéole, l'adénopathie est également la règle, adénopathie surtout cervicale et sous-maxillaire, mais pouvant se généraliser.

(1) Marfan et Léon Bernard, *Soc. méd. des hôp.*, 1897.

(2) Vipond, *British med. Journ.*, 1906.

Dans la varicelle (1), dans la variole, l'érysipèle, etc., on peut observer également cette adénopathie généralisée. En résumé, toutes les maladies infectieuses paraissent pouvoir la provoquer.

Pathogénie; anatomie pathologique. — A quoi est due cette hypertrophie ganglionnaire généralisée au cours des maladies infectieuses; s'agit-il d'un processus infectieux banal comme dans les adénites localisées? La présence de microbes variés dans les ganglions, pneumocoques, streptocoques suivant les cas, etc., en est la preuve la plus évidente. Mais nombreux sont les cas où, malgré des recherches minutieuses, il a été impossible de mettre en évidence l'agent pathogène. Dans les fièvres éruptives, les infections associées, les complications cutanées ou muqueuses jouent un rôle indiscutable dans la production d'un grand nombre de ces adénopathies. Mais ne faut-il pas admettre également l'influence de la maladie elle-même, comme Marfan et Léon Bernard l'admettent pour la rougeole? N'existe-t-il pas une adénopathie morbilleuse, scarlatineuse, proprement dite, en dehors de toute infection secondaire? Le mode d'apparition et d'évolution de ces adénopathies permet de le penser. Le ganglion lymphatique ne réagit pas seulement contre les microbes, mais aussi contre leurs toxines [Labbé (2)]. Leur diffusion dans tout l'organisme provoque une réaction ganglionnaire généralisée.

Au point de vue *anatomique*, cette réaction ganglionnaire est caractérisée, au début, par une congestion intense avec petites hémorragies folliculaires; une diapédèse de globules rouges et de leucocytes polynucléaires qui envahit toutes les parties du ganglion. Puis le tissu parenchymateux réagit à son tour; l'activité fonctionnelle des centres germinatifs s'accroît : il y a une surproduction intense de mononucléaires, qui, jouant le rôle de macrophages, absorbent et détruisent tous les éléments étrangers et les microbes. Au cours de cette lutte, ces cellules peuvent être frappées de nécrose, d'où la suppuration possible lorsque le processus s'accentue.

Dans la polyadénopathie aiguë, c'est donc l'élément parenchymateux, le tissu noble du ganglion qui est atteint, au contraire de ce qui se passe dans l'adénopathie chronique, comme nous le verrons.

Évolution ; diagnostic ; traitement. — La marche de ces adénopathies a déjà été suffisamment indiquée pour qu'il soit utile d'y revenir. Le plus souvent elles accompagnent la maladie et se terminent par la résolution en même temps qu'elle, ou peu de temps après. Lorsque la maladie traîne en longueur, ces adénopathies peuvent persister beaucoup plus longtemps ou même passer à l'état chronique.

(1) Lamacq-Dormoy, *Gaz. hebd. des sc. méd. de Bordeaux*, 1904.

(2) Marcel Labbé, Les ganglions lymphatiques et les infections aiguës. Thèse de Paris, 1898.

En tout cas, même dans les cas graves et intenses, la suppuration est absolument exceptionnelle.

Le *diagnostic* de la polyadénopathie aiguë se fait toujours aisément par l'existence de la maladie causale. Quant au *traitement*, il doit être dirigé contre la maladie causale. En ce qui concerne les adénopathies elles-mêmes, on s'efforcera, lorsqu'elles seront trop développées, d'aider à leur résorption par les applications chaudes et humides fréquemment répétées et de surveiller l'apparition possible de la suppuration pour intervenir chirurgicalement.

Polyadénopathie chronique ; micropolyadénopathie.

Généralités. — Les adénopathies chroniques de l'enfance constituent une classe beaucoup plus importante par suite de leur fréquence, de leurs variétés, de leur nature. De même que dans la forme aiguë, il existe des adénopathies localisées et des adénopathies généralisées, de même, dans la forme chronique, les adénopathies peuvent être localisées ou généralisées. Mais, entre ces deux termes extrêmes, existent tous les intermédiaires.

Comme type clinique le plus fréquemment observé, on peut trouver une polyadénopathie périphérique généralisée, à laquelle vient se surajouter une adénopathie cervicale, par exemple, volumineuse, évoluant pour son propre compte et aboutissant à la suppuration chronique ou à l'abcès froid. C'est cette forme que réalise fréquemment la tuberculose ganglionnaire sous le nom d'écrouelles, d'abcès froid du cou.

Entre l'adénopathie localisée et l'adénopathie généralisée, il y a donc d'étroites relations, souvent coexistence.

Dans d'autres cas, un plus grand nombre de ganglions, parfois tout le système ganglionnaire périphérique est considérablement hypertrophié : cette adénopathie chronique hypertrophique s'observe dans un certain nombre de maladies, comme la leucémie, l'adénie, certaines formes de tuberculose ; ces tumeurs lymphomateuses s'accompagnent fréquemment d'hypertrophie des autres organes lymphoïdes, la rate en particulier ; elles ont été déjà étudiées dans les chapitres spéciaux à propos de ces maladies ; nous n'y reviendrons pas.

Une autre forme beaucoup plus importante est celle que l'on a désignée sous le nom de *micropolyadénopathie périphérique*, dont l'étude doit être faite à part.

MICROPOLYADÉNOPATHIE.

Définition ; généralités. — La micropolyadénopathie est caractérisée par une polyadénopathie chronique, de petit volume, généralisée à tous les ganglions de l'organisme, superficiels et profonds.

C'est donc à tort qu'on l'a appelée micropolyadénopathie périphérique; si les ganglions superficiels, surtout accessibles, attirent davantage l'attention, les ganglions du médiastin et mésentériques sont atteints également. La micropolyadénopathie constitue ainsi un type clinique bien distinct et très particulier à l'enfance.

Legroux (1) le premier, en 1888, attira l'attention sur la valeur de la micropolyadénopathie comme indice de tuberculose latente des enfants : il montra l'existence constante de cette adénopathie dans les cas de tuberculose avérée : et, dans les cas de micropolyadénopathie en apparence primitifs, ne s'accompagnant d'aucun trouble de la santé générale, il montra la fréquence, si le sujet succombe à une affection intercurrente, d'une lésion tuberculeuse latente profonde, un ganglion trachéo-bronchique caséeux par exemple : la micropolyadénopathie est donc, pour Legroux, un signe de tuberculose.

Depuis lors, de nombreux auteurs ont insisté sur la valeur de cette manifestation. L'étude anatomique des ganglions a surtout soulevé des divergences d'opinions. Mirinescu (2) conclut à l'existence constante de lésions tuberculeuses dans les ganglions chez les enfants atteints de tuberculose avérée. Pascal (3) décrit la polyadénopathie tuberculeuse primitive, sans lésion tuberculeuse des viscères. Potier (4) élargit le cadre de la micropolyadénopathie, en admettant qu'elle n'est pas toujours liée à la tuberculose, qu'on l'observe dans d'autres affections du premier âge et que, même dans les cas de tuberculose viscérale, les ganglions ne sont pas eux-mêmes tuberculeux, sauf le cas de tuberculose aiguë sanguine.

Citons enfin le travail d'ensemble de Baer (5) sur cette question et celui de Firmin Carles (6), dont nous reparlerons plus loin.

Étiologie. — La micropolyadénopathie est une maladie de l'enfance. Plus l'enfant est jeune, plus on l'observe fréquemment; le nourrisson et l'enfant au-dessous de deux ans en sont atteints beaucoup plus souvent que l'enfant de deux à cinq ans. Passé cet âge, elle est très rare.

Toutes les infections, les intoxications lentes, les cachexies peuvent la provoquer.

TUBERCULOSE. — La *tuberculose*, de toutes les infections, est le fac-

(1) LEGROUX, *Congrès de la tuberculose*, Paris, 1888.

(2) MIRINESCU, La polyadénite périphérique chez les enfants tuberculeux. Thèse de Paris, 1890.

(3) PASCAL, Polyadénite tuberculeuse primitive. Thèse de Paris, 1892.

(4) POTIER, La polyadénite chronique périphérique chez les enfants. Thèse de Paris, 1894 (*Soc. de biol.*, 1903); — art. *Polyadénopathie*, in Traité des maladies de l'enfance de GRANCHER et COMBY, 2e édit. ; — Congrès de la tuberculose, 1905.

(5) BAER, *Jahrbuch für Kinderheilk.*, 1902.

(6) CARLES, Micropolyadénopathie périphérique généralisée chez les enfants. Thèse de Bordeaux, 1907.

teur principal de la micropolyadénopathie. Toutes les formes de la tuberculose peuvent la provoquer : la tuberculose avérée pulmonaire, osseuse, articulaire, mais aussi, ce qui est plus important, la *tuberculose latente*; dans certains cas, la santé générale peut être excellente; aucun signe ne permet de penser à la tuberculose; mais bien plus souvent cette tuberculose latente s'accompagne d'un état d'amaigrissement et de cachexie plus ou moins accentuée : aucun signe de tuberculose n'attire l'attention sur un point de l'organisme; il s'agit d'une adénopathie trachéo-bronchique ou mésentérique évoluant insidieusement, caractérisée anatomiquement par la présence d'un ou plusieurs petits ganglions caséeux dans le médiastin, ou encore cette forme de tuberculose sans réaction, décrite par Marfan sous le nom de *tuberculose chronique apyrétique des nourissons*, et dont la micropolyadénopathie constitue avec la cachexie le tableau symptomatique.

Hérédo-syphilis. — La *syphilis héréditaire* est une seconde cause importante de la maladie : elle en est un symptôme constant, surtout dans les formes qui s'accompagnent de cachexie plus ou moins accentuée. Niées par Parrot, rattachées à une tuberculose concomitante par Sevestre, ces adénopathies au cours de la syphilis peuvent, il est vrai, être liées également à la cachexie, aux lésions cutanées ou aux troubles gastro-intestinaux si fréquents dans l'hérédo-syphilis ; mais la constatation de la micropolyadénopathie en dehors de ces troubles, sa disparition momentanée sous l'influence du traitement spécifique, permettent de la rattacher directement, tout au moins dans un certain nombre de cas, à l'infection syphilitique.

Troubles digestifs chroniques. — Un troisième groupe de malades chez lesquels on rencontre très fréquemment la micropolyadénopathie est constitué par les nourrissons atteints de *troubles digestifs chroniques*. La gastro-entérite chronique, quelle que soit sa forme, mais surtout la dyspepsie gastro-intestinale avec gros ventre lui donne très fréquemment naissance. Ces troubles provoquent, lorsqu'ils se prolongent, la toxi-infection gastro-intestinale et s'accompagnent, soit d'atrophie, soit de rachitisme, ou de ces deux manifestations à la fois, soit enfin chez les enfants au-dessous de trois mois de cachexie digestive ou athrepsie. Au cours de ces différents états, rachitisme, athrepsie, cachexie digestive, il est rare de ne pas constater la micropolyadénopathie.

Maladies infectieuses. — Toutes les *maladies infectieuses*, les *fièvres éruptives*, lorsqu'elles se prolongent ou que la convalescence est traînante, peuvent également s'accompagner de micropolyadénopathie. Citons en particulier certaines formes prolongées de fièvre typhoïde, la broncho-pneumonie, qu'elle soit ou non consécutive à la rougeole, la coqueluche, maladie anémiante au premier chef pour les enfants jeunes.

Dans tous ces cas, on admet depuis longtemps que la micropolyadénopathie peut être de nature tuberculeuse, la diminution de résistance de l'organisme favorisant le développement d'une tuberculose jusque-là latente ; il n'est pas douteux que les plus prudentes réserves doivent être faites à ce point de vue, toutes les fois qu'après une fièvre éruptive la micropolyadénopathie ne disparaîtra pas rapidement.

Les *suppurations prolongées* même superficielles entraînent la micropolyadénopathie ; parmi elles, il faut citer les pyodermites, les abcès multiples du nourrisson. Enfin les *affections chroniques du pharynx*, en particulier l'hypertrophie des amygdales, à poussées aiguës répétées, les végétations adénoïdes, sont une des causes les plus fréquentes. L'inflammation chronique qu'elles entretiennent dans le rhino-pharynx provoque une réaction ganglionnaire localisée tout d'abord, qui se généralise rapidement à tout le système lymphatique.

Autres causes. — Les causes de micropolyadénopathie sont, on le voit, fort nombreuses; malgré leur diversité, expliquent-elles tous les cas? Il est bien difficile de répondre affirmativement. La plupart de ces causes peuvent être directement recherchées et analysées dans les antécédents des malades atteints de cette affection. D'autres sont plus difficilement appréciables, telle la tuberculose latente s'accompagnant d'un état général excellent. Faudra-t-il donc, toutes les fois qu'aucun antécédent ne pourra expliquer l'origine de la micropolyadénopathie, penser à un tel diagnostic? Avec toutes les réserves qu'il convient en pareille matière, il paraît bien certain que nombre de cas de micropolyadénopathie relèvent de causes encore obscures et mal connues. La susceptibilité tout à fait particulière du système lymphatique de l'enfant, l'existence d'adénopathies, dans le cours de certaines maladies comme la leucémie, l'anémie avec splénomégalie, et dont la nature nous échappe encore complètement, permettent de le penser. Sans pouvoir rien affirmer, il est probable que bien d'autres facteurs encore mal déterminés jouent un rôle dans l'origine de la micropolyadénopathie. Pour les ganglions, comme pour la rate, bien des causes de leur réaction restent encore mystérieuses.

Symptômes. — Comme son nom l'indique, la micropolyadénopathie est caractérisée, au point de vue clinique, par la présence au niveau de tous les carrefours lymphatiques, région sous-maxillaire, région cervicale, axillaire, inguinale, de nombreux ganglions de la grosseur d'un grain de plomb à un pois, durs, indolents, roulant sous le doigt, n'adhérant ni à la peau qui les recouvre, ni aux tissus sous-jacents, ni entre eux.

Si l'on a soin de faire tenir droite la tête du petit malade, en évitant toute position de flexion ou d'extension et qu'avec les deux mains embrassant le cou on palpe la région de la nuque et les parties latérales, en cherchant à faire glisser la peau sur les tissus sous-jacents, on peut sentir une série de petits ganglions présentant les caractères déjà décrits, disposés irrégulièrement ou en chapelet, de volume variable et très mobiles.

Pour la recherche des ganglions sous-maxillaires, la tête sera légèrement fléchie en avant, la paume des mains tournée en haut, la pulpe des doigts cherchant à pénétrer derrière le maxillaire.

La recherche des ganglions dans l'aisselle nécessite également quelques précautions. Tandis qu'avec la main de même nom que l'aisselle examinée l'opérateur maintient le bras légèrement écarté du corps, les doigts de l'autre main, la pulpe tournée vers la cage thoracique, refoulent la paroi inférieure de la région axillaire, en cherchant à pénétrer profondément : dans le mouvement immédiatement consécutif de relâchement de cette paroi, il est facile de sentir, en appuyant les doigts contre le thorax, de petits grains durs, glissant sous les doigts contre la paroi costale.

Au pli de l'aine, la palpation est facile, à la condition de faire allonger l'enfant, les jambes étendues. Là encore on sentira les petits grains caractéristiques allongés en chapelet dans toute la région inguinale. Certaines conditions facilitent cette recherche. L'amaigrissement, et nous avons vu que c'était souvent le cas chez les enfants atteints d'adénopathie, par la disparition du tissu cellulo-graisseux sous-cutané, permet de mobiliser les ganglions bien isolés, de les compter, d'apprécier exactement leur volume.

Les variations de consistance, de volume, de nombre de ces ganglions ne présentent que peu d'intérêt ; leur consistance dure donne l'impression de gros grains de plomb ; il est très rare qu'on observe un certain degré de mollesse ; leur volume varie dans des limites très restreintes ; il ne dépasse pas les dimensions d'un pois. On peut d'ailleurs constater des variations dans le volume de ces ganglions : avec les poussées aiguës de la maladie causale, ils peuvent subir une légère augmentation de volume pour diminuer ensuite. Quant à leur nombre, on en compte toujours plusieurs pour chaque groupe ganglionnaire : la multiplicité des ganglions atteints est d'ailleurs un des caractères même de la maladie. D'autres caractères, ceux-là négatifs, n'ont pas moins d'importance. L'absence complète de douleur et de gêne fonctionnelle, l'absence de suppuration, l'absence de phénomènes d'inflammation aiguë sont la règle dans la micropolyadénopathie.

Il va sans dire qu'à la micropolyadénopathie se surajoutent les signes de la maladie causale. Le clinicien devra donc analyser en détail les autres manifestations morbides que présente le petit enfant, et le plus souvent cet examen lui fournira les éléments du diagnostic de la nature de l'adénopathie. Il est cependant un symptôme qui doit être signalé, car il est fréquemment associé à la micropolyadénopathie. C'est l'hypertrophie de la rate et parfois celle du foie. Cette hypertrophie peut relever de la maladie causale comme aussi, dans d'autres cas, de la cachexie progressive.

Évolution. — La micropolyadénopathie n'étant qu'un symptôme subit les mêmes modifications dans sa marche et sa durée que la maladie causale.

A elle seule, elle ne peut fournir aucune indication. Traduisant l'état de toxi-infection, de cachexie du sujet qui en est atteint, elle comporte le même pronostic que la maladie qui la provoque. Elle disparaît avec celle-ci lorsque la guérison est possible, quoique persistant longtemps après elle. Dans les gastro-entérites, les broncho-pneumonies, la syphilis héréditaire bien traitée, le catarrhe rhino-pharyngé chronique, les fièvres éruptives, elle s'atténue lorsque l'enfant revient à l'état normal et disparaît lentement. Au contraire, dans la tuberculose, elle persiste même si l'amélioration des signes cliniques permet d'espérer une guérison relative de la maladie. D'une façon générale, on peut dire que la micropolyadénopathie est un signe d'un fâcheux pronostic, puisqu'elle est le produit d'une maladie chronique à tendance cachectisante.

Diagnostic. — L'exposé que nous venons de faire montre que le diagnostic des micropolyadénopathies est facile à faire : il suffit de penser à rechercher cette manifestation systématiquement chez tout enfant que l'on examine.

Les *adénites aiguës* ou *chroniques* ont des caractères tout à fait différents : outre leur localisation à un seul ganglion ou à un groupe ganglionnaire, le volume, la consistance de l'hypertrophie ganglionnaire, la douleur qui l'accompagne ne ressemblent en rien à la micropolyadénopathie.

Une question plus délicate parfois à trancher est le diagnostic de la nature de la micropolyadénopathie. L'examen seul du sujet, la recherche des antécédents pathologiques de l'enfant ou des antécédents héréditaires, permettront le plus souvent de poser le diagnostic; mais il faut reconnaître qu'il n'en est pas toujours ainsi. Dans certains cas, la cause reste obscure et le diagnostic en suspens. On doit toujours penser alors à la *tuberculose latente* et chercher à en trouver les signes par des examens répétés. Quoique peu satisfaisant parfois pour l'esprit lorsque la santé générale de l'enfant est excellente, ce diagnostic se vérifiera trop souvent dans la suite par l'éclosion d'accidents tuberculeux manifestes, une tuberculose pulmonaire ou méningée.

Anatomie pathologique. — Pathogénie. — Les lésions des ganglions dans la micropolyadénopathie sont de deux ordres : des lésions banales de sclérose et des lésions spécifiques.

Tandis que, comme nous l'avons vu, dans l'infection aiguë le ganglion réagit surtout par son tissu noble et que les masses folliculaires et les centres germinatifs présentent une hypertrophie fonctionnelle, dans la forme chronique, le processus est tout différent : il s'agit d'une sclérose ganglionnaire. A la coupe, les ganglions atteints de micropolyadénopathie sont durs, de consistance ferme, rouges ou parfois grisâtres. Au point de vue histologique, on constate l'épaississement du tissu conjonctif et la disparition plus ou moins complète des centres germinatifs. La sclérose est caractérisée par l'épaississement de la capsule et des travées conjonctives, charpente du ganglion.

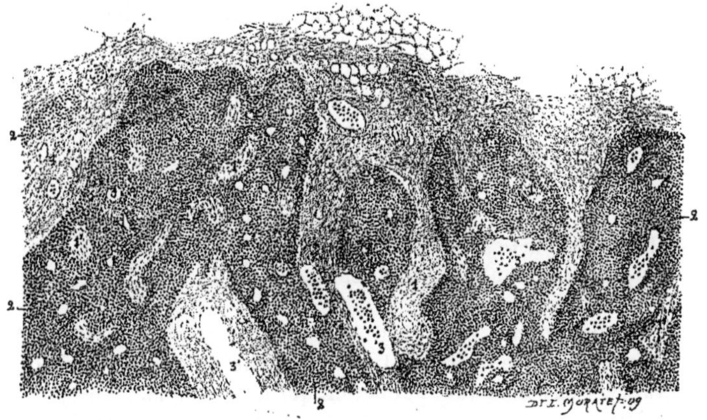

Fig. 87.

Capsule irrégulièrement épaissie (1) envoyant au sein du tissu ganglionnaire (2) des prolongements fibreux plus ou moins denses (1 et 1'). Ce tissu ganglionnaire est creusé de nombreux vaisseaux gorgés de sang (3), à parois parfois hypertrophiées et sclérosées (3') (Gross. : 75 diamètres). (D'après une préparation de Firmin Carles.)

Les vaisseaux multipliés dans ces amas conjonctifs sont frappés également d'endopérivascularite et considérablement épaissis. Ces bandes de sclérose bouleversent l'architecture du ganglion. Les centres germinatifs sont comprimés, tassés, étouffés ; en certains points, ils ont disparu ; les cellules qui les constituent ne se colorent plus aussi nettement qu'à l'état normal ; l'élément noble du ganglion est en voie d'atrophie.

Mais, en outre de ces lésions de sclérose conjonctive, on peut constater, associées à elles, des lésions spécifiques de tuberculose ; présence de points caséifiés, présence de granulations tuberculeuses appréciables macroscopiquement, soit seulement au microscope (follicules tuberculeux, cellules géantes, bacilles de Koch). Lésions de sclérose et lésions tuberculeuses paraissent associées et non sous la dépendance l'une de l'autre.

Potier a montré que la sclérose seule est la lésion caractéristique de la micropolyadénopathie : dans tous les cas où cette affection est liée à l'une des causes que nous avons passées en revue, gastro-entérite, syphilis, cachexies d'origines diverses, l'inoculation au cobaye d'un fragment de ces ganglions ne le rend pas tuberculeux. La micropolyadénopathie n'est donc pas toujours de nature tuberculeuse, comme on l'avait affirmé jusque-là. En outre même dans la micropolyadénopathie chez les tuberculeux, en dehors des cas où les ganglions présentent des lésions nettement tuberculeuses, surajoutées à la sclérose et des cas de tuberculose aiguë dans lesquels il y a une généralisation par voie sanguine du bacille de Koch, l'inoculation au cobaye de ces ganglions ne provoque généralement pas la tuberculose. Dans cette maladie, les ganglions sont donc surtout atteints de sclérose conjonctive, soit sans lésions tuberculeuses, c'est le cas le plus fréquent, soit, comme l'a montré Firmin Carles, ce qui est plus rare, avec lésions tuberculeuses appréciables macroscopiquement ou seulement par le microscope, et capables de tuberculiser le cobaye. La micropolyadénopathie au cours de la tuberculose infantile n'est donc pas une preuve certaine de tuberculose ganglionnaire.

Au point de vue *pathogénique*, il est donc bien évident que la micropolyadénopathie ne doit plus être considérée comme la conséquence de la localisation sur les ganglions du bacille de Koch; elle n'a rien de spécifique et traduit seulement la réaction du ganglion à la toxi-infection, de quelque origine qu'elle soit. L'irritation ganglionnaire causée par cette toxi-infection entretient une inflammation chronique; le tissu conjonctif s'hypertrophie, étouffe l'élément noble du ganglion et aboutit à la sclérose.

Traitement. — Le traitement de la micropolyadénopathie ne peut être que le traitement de la maladie causale; il varie donc suivant les cas et suivant l'affection qui la provoque.

Dans les cas où aucune cause ne peut être mise en évidence, on doit penser à la tuberculose, et l'on s'efforcera d'agir contre elle par le repos, l'alimentation réparatrice, et surtout par une hygiène sévère : bains salés, frictions alcoolisées ou térébenthinées sur tout le corps, vie au grand air et autant que possible au bord de la mer. Ce traitement est d'ailleurs exposé dans un chapitre spécial, il est inutile d'y revenir.

FIÈVRE GANGLIONNAIRE

Définition. — En 1889, Pfeiffer (1) décrivait, sous le nom de fièvre ganglionnaire, un état morbide caractérisé par un engorgement passager des ganglions du cou avec réaction fébrile plus ou moins intense. Entité clinique pour cet auteur, maladie spécifique, la fièvre ganglionnaire a été l'objet depuis lors de nombreuses recherches ; sa nature, sa pathogénie ont soulevé bien des discussions, sans que la clarté soit faite d'une façon précise; disons tout de suite cependant que la tendance actuelle est de ne plus considérer la fièvre ganglionnaire comme une maladie spécialisée, mais comme un syndrome commun à des infections diverses comme un des modes de réactions si variées du système ganglionnaire de l'enfant.

Parmi les principaux travaux qui ont été publiés à ce sujet, citons ceux de Starck (2), Neumann (3), Moussous (4), Muggia (5), Comby (6), Gourichon (7), Marcel Labbé (8), Trautmann (9).

Étiologie. — La fièvre ganglionnaire est une maladie de l'enfance surtout fréquente dans le cours des deux premières années; on l'observe encore dans la seconde enfance, mais elle devient d'autant plus rare que l'enfant est plus âgé ; on ne l'observe plus après dix ans. La statistique de Gourichon portant sur 80 cas fournit 44 cas au-dessous de deux ans et 36 au-dessus de deux ans.

On a invoqué beaucoup de causes banales comme facteur de fièvre ganglionnaire : le refroidissement, la mauvaise hygiène, un affaiblissement de l'organisme de quelque origine qu'il soit, troubles digestifs, maladies aiguës, grippe surtout (Gallois, Bureau), la dentition, le lymphatisme, l'hypertrophie des amygdales. L'apparition simultanée de fièvre ganglionnaire chez plusieurs enfants d'une même famille a pu faire penser à la contagion dans quelques cas (Londe et Froin); jamais cependant on n'a observé d'épidémie de fièvre ganglionnaire, et cette contagion, si tant est qu'elle soit, ne peut être rapprochée de celle des maladies vraiment contagieuses, rougeole, scarlatine, etc.

Symptômes. — La fièvre ganglionnaire débute habituellement d'une façon brusque, par une élévation thermique parfois

(1) Pfeiffer, *Jahrbuch für Kinderheilk.*, 1889.
(2) Starck, *Jahrbuch für Kinderheilk.*, 1890.
(3) Neumann, *Berlin. klin. Wochenschr.*, 1891.
(4) Moussous, *Revue mensuelle des maladies de l'enfance*, 1893.
(5) Muggia, *Gaz. med. di Torino*, 1893.
(6) Comby, *La médecine infantile*, 1894.
(7) Gourichon, Thèse de Paris, 1895.
(8) Marcel Labbé, *Presse médicale*, 17 avril 1901.
(9) Trautmann, *Jahrbuch für Kinderheilk.*, 1904.

accentuée, 39-40°, sans aucun autre symptôme à cette période de début. A la vérité, on constate bien parfois un léger degré d'inflammation pharyngée; les amygdales sont rouges et saillantes, l'enfant se plaint d'avaler avec difficulté, mais jamais il ne s'agit d'angine à proprement parler ; le plus souvent on n'attache aucune importance à ces manifestations légères, qui peuvent même passer inaperçues. L'anorexie, parfois des nausées accompagnent la poussée thermique. Tous ces symptômes peuvent manquer, *la fièvre est le seul signe de la maladie*; malgré un examen minutieux de tous les appareils, on ne peut en trouver l'explication, et le diagnostic reste forcément hésitant. Lorsque l'examen de la gorge révèle un peu de congestion pharyngée, on pense à une angine érythémateuse banale, mais ces phénomènes locaux si légers et la température élevée sont si disproportionnés qu'il reste un doute dans l'esprit.

Bientôt survient un nouveau symptôme, deux à quatre jours après le début de la fièvre : c'est l'*engorgement ganglionnaire*. Habituellement unilatéral au début, ce sont les ganglions angulo-maxillaires et sous-maxillaires qui sont les premiers atteints. Généralement à l'angle de la mâchoire on constate une tuméfaction de la grosseur d'une noisette à un œuf de pigeon. La région est déformée, parfois chaude et rouge ; cette masse ganglionnaire est douloureuse à la pression, peu mobile, difficile parfois à délimiter exactement par suite de la périadénite qui l'enveloppe. Les mouvements du cou sont gênés et douloureux, la tête est raide, immobilisée parfois dans la position du torticolis.

Si fréquent que soit le début de cette réaction ganglionnaire par le ganglion angulo-maxillaire d'un seul côté, il n'y a pas de règle absolue.

L'adénopathie peut être bilatérale ; d'autre part, les autres ganglions du cou peuvent être atteints sinon les premiers, du moins d'une façon prédominante ; dans certains cas, d'ailleurs, plusieurs ganglions sont pris simultanément.

Des ganglions du cou la propagation de l'inflammation peut se faire aux ganglions de l'aisselle et même de l'aine; mais il est rare de constater en ces points une hypertrophie importante. On a signalé enfin, mais c'est là l'exception, des accès de toux coqueluchoïde et des douleurs abdominales, dont l'origine vraisemblable, sinon démontrée, relève d'une atteinte des ganglions trachéo-bronchiques ou mésentériques. Quoi qu'il en soit de ces diverses manifestations, de leur intensité et de leur siège, au bout de quelques jours, dans les cas moyens, parfois même dès que la poussée ganglionnaire est effectuée, la fièvre tombe et la guérison complète, rapide, est la règle, qui ne souffre que de très rares exceptions. Après la chute de la température, l'adénopathie perd ses caractères d'inflammation aiguë et régresse lentement pour disparaître peu à peu; elle peut cependant persister plusieurs semaines, parfois plusieurs mois.

Durée. Complications. — L'affection est donc ordinairement bénigne. Quelques complications d'ailleurs rares ont cependant été signalées. Lorsque la tuméfaction ganglionnaire est particulièrement accentuée, la *suppuration* peut survenir ; elle se caractérise par les symptômes classiques, empâtement, rougeur, fluctuation. Cette véritable adénite suppurée évolue suivant le mode habituel : l'évacuation du pus au dehors amène la régression rapide de tous les phénomènes d'inflammation, et la guérison est rapide.

Heubner, Soca ont signalé, au cours de la fièvre ganglionnaire, la *néphrite*, avec albuminurie et parfois hématurie, généralement passagère. Enfin Comby a observé dans un cas des *épistaxis* répétées et intenses.

Tel est l'aspect clinique que revêt la fièvre ganglionnaire ; sauf rares complications, on voit donc que c'est une affection essentiellement bénigne et que la guérison est la règle.

Diagnostic. — Un tel type clinique peut-il se confondre avec d'autres affections? Avant l'apparition de l'adénopathie, le diagnostic est impossible. Une fois la tuméfaction ganglionnaire survenue, les diverses affections aiguës du pharynx ou des amygdales peuvent donner le change : une adénite sous-maxillaire fait tout de suite penser à une *amygdalite aiguë*, à une *angine diphtérique* en particulier, dont l'adénopathie ressemble à celle de la fièvre ganglionnaire, au *phlegmon de l'amygdale*. Le simple examen de la gorge permet de vite éliminer ces diverses affections ; la gorge est normale ou présente seulement une légère rougeur.

Le début aigu de la maladie, l'apparition rapide de l'adénopathie permettent d'éliminer aussi facilement les *adénites chroniques*, tuberculeuses, scrofuleuses ; leur marche lente, progressive, sans température ni réaction de l'état général, est bien différente. Les adénopathies de la *leucémie*, de l'*adénie* ont une évolution essentiellement chronique et présentent toute une série d'autres symptômes qui font radicalement défaut dans la fièvre ganglionnaire. La *micropolyadénopathie* ne pourra pas davantage être mise en discussion ; elle n'a avec la fièvre ganglionnaire de commun que l'organe atteint.

Le diagnostic de la fièvre ganglionnaire est donc en général facile. Il suffit d'y penser et d'examiner la gorge et la bouche pour éviter toute erreur.

Pathogénie. — La localisation des engorgements ganglionnaires, associée à l'existence fréquente au cours de la fièvre ganglionnaire d'une légère angine, explique aisément l'origine de la maladie. Une infection, si légère soit-elle, de la gorge en est le point de départ. Cette infection gagne rapidement les ganglions, où elle provoque une réaction plus importante.

Ce qui a été dit au chapitre précédent sur le système lymphatique et ganglionnaire de l'enfant pourrait être répété ici. Comme nous l'avons vu, à la moindre incitation, le système lymphatique de l'enfant réagit avec intensité : il s'hypertrophie et s'enflamme avec la plus grande facilité; il constitue ainsi un milieu dans lequel les germes pathogènes ont toute tendance à se localiser. L'infection peut rester cantonnée dans les ganglions correspondants au foyer inflammatoire initial; si l'infection est intense, elle peut dépasser le premier relai de défense de l'organisme et se propager jusqu'aux autres groupes ganglionnaires.

Au point de vue *bactériologique*, les microbes les plus divers paraissent pouvoir provoquer cette réaction ganglionnaire. Neumann a toujours trouvé le streptocoque dans le pus des ganglions : on y a rencontré aussi le staphylocoque, le pneumocoque : tous ces microbes, hôtes habituels de la bouche et du pharynx, peuvent à un moment donné pénétrer dans les voies lymphatiques et gagner les ganglions, où ils déterminent une vive réaction. Telle est la conception pathogénique que l'on tend à admettre à l'heure actuelle de la fièvre ganglionnaire : elle ramène cette affection à une modalité particulière des adénites infectieuses, conception très différente par conséquent de celle que Pfeiffer avait émise en décrivant la maladie : adénopathie primitive et spécifique. La fièvre ganglionnaire n'est pas primitive, puisqu'elle succède à une infection bucco-naso-pharyngée, si légère qu'elle soit ; elle n'est pas davantage spécifique, puisque tous les microbes de la bouche peuvent la provoquer. Remarquons en passant, par conséquent, que le terme de fièvre ganglionnaire est impropre et que, en tant qu'entité morbide, cette affection doit être supprimée du cadre nosologique.

Mais, si les faits cliniques désignés sous ce titre doivent être rattachés aux adénites infectieuses, il n'est que juste d'en faire cependant un groupe à part : l'intensité de la réaction ganglionnaire à une infection même très légère, l'évolution spéciale de cette adénopathie sont des caractères assez particuliers pour qu'il soit légitime, au point de vue clinique, d'en faire une forme spéciale des adénites infectieuses. Ce que nous savons de la physiologie pathologique du ganglion chez l'enfant justifie pleinement cette façon de voir : *la fièvre ganglionnaire n'est donc autre chose qu'une adénite banale* qui, par suite du terrain sur lequel elle évolue et de la forte réaction des ganglions de l'enfant, revêt un aspect symptomatique si particulier qu'on a pu en faire une maladie spéciale. Peut-être faudrait-il ajouter à ces conditions particulières de terrain et de réaction facile du ganglion lymphatique qui règlent cette modalité d'adénite un autre facteur, la notion de virulence ou d'adaptation du microbe. On sait que certains microbes, suivant certaines conditions et le milieu dans lequel ils vivent, peuvent s'adapter de telle façon qu'ils présentent une affinité toute particulière pour certains tissus. Bezançon et Labbé ont même émis la loi qu'un microbe qui s'est développé dans un tissu particulier possède de ce seul fait la propriété de se développer à nouveau avec prédilection dans ce même tissu. La qualité et la virulence du microbe provocateur peut donc, dans la fièvre ganglionnaire, aussi expliquer cette atteinte en apparence primitive et spécifique du ganglion lymphatique.

Traitement. — Le traitement de la fièvre ganglionnaire, ainsi comprise, ne peut être que celui-là même des adénites infectieuses cervicales. C'est un traitement surtout symptomatique.

Traitement de la fièvre. — On luttera tout d'abord contre la fièvre, qui peut être parfois élevée. L'enfant sera gardé au lit et au régime lacté, s'il a déjà dépassé l'âge du sevrage; s'il s'agit d'un nourrisson, les tétées seront rigoureusement réglementées et surveillées. Contre la fièvre elle-même, les antipyrétiques n'ont qu'une action bien artificielle; l'antipyrine à la dose de 0gr,10 à 0gr,20 par année d'âge en lavement ou en suppositoire, le bromhydrate de quinine à la même dose et par la même voie peuvent être utilisés; mais le moyen le plus efficace et qui, en outre de son action antipyrétique, agit favorablement sur l'agitation, sur l'insomnie et également sur l'adénopathie, c'est la balnéation. Tant que la température dépassera 38°, on donnera trois, quatre, cinq bains par jour, de dix minutes de durée, à la température de 32 à 35°, suivis d'un enveloppement dans une couverture de laine.

Les enveloppements humides, le drap mouillé pourront rendre également les mêmes services au cas où les bains ne pourraient être employés.

Traitement pharyngé. — L'état de la gorge doit être aussi étroitement surveillé. Il faut l'examiner au moins une fois par jour et si possible deux fois. Tant qu'elle ne présente qu'une rougeur légère, on se gardera de toute médication locale : badigeonnages, attouchements, etc., qui ont souvent plus d'inconvénients que d'avantages en traumatisant les muqueuses. Tout au plus pourra-t-on essayer, si l'enfant est assez grand, quelques gargarismes à l'eau oxygénée (une cuillerée à soupe d'eau oxygénée à 12 volumes pour trois à cinq cuillerées à soupe d'eau bouillie). Si l'angine est plus intense, ce qui est exceptionnel, on pourra faire, mais toujours avec grande prudence, quelques lavages de gorge également à l'eau oxygénée.

Enfin, pour peu qu'il y ait des doutes, on n'attendra pas, pour pratiquer un ensemencement des mucosités pharyngées et écarter ainsi d'une façon certaine la diphtérie.

Traitement de l'adénopathie. — Contre l'adénopathie enfin, les grands pansements humides répétés, aussi chauds que l'enfant pourra les supporter, hâtent la régression de l'inflammation, en même temps qu'ils apportent une sédation également bienfaisante sur le symptôme douleur. Les applications calmantes, baume tranquille, liniment chloroformé, peuvent également être employées. Si la suppuration survient, on ponctionnera l'abcès ganglionnaire au point où la fluctuation indiquera que le pus s'est collecté. Dans d'autres cas, comme nous l'avons vu, les adénopathies persistent et ne régressent que très lentement. Les applications répétées tous les deux ou trois jours de teinture d'iode pourront rendre des services, en outre des moyens déjà cités.

MALADIES DE LA RATE

Pour des raisons analogues à celles données à propos des maladies des ganglions et des maladies du sang, les maladies de la rate ne doivent être considérées qu'exceptionellement comme réagissant sur l'organe splénique seul. En réalité, dans la plupart des cas, les manifestations spléniques font partie de complexus symptomatiques variés auxquels participe largement le système lymphatique et sanguin. Mais nous croyons être d'accord avec la tradition clinique en parlant ici des affections qui modifient la rate de façon évidente et pour ainsi dire élective.

Dans ces dernières années, la pathologie splénique s'est enrichie d'un très grand nombre de faits. La structure de cet organe, sa physiologie pathologique, ses altérations microscopiques au cours des maladies, la pathogénie de ces altérations, les recherches expérimentales ont fait l'objet de travaux du plus haut intérêt, sans que toutefois les résultats acquis aient pu encore permettre d'élucider les différents problèmes que soulève son étude. Bien au contraire, à mesure que les faits s'accumulent, la complexité paraît plus grande et le problème plus difficile à résoudre. Nous nous efforcerons donc de limiter cette étude à la description des faits dont la connaissance présente un réel intérêt pratique.

La rate de l'enfant normal. — Pour bien apprécier les modifications de volume de la rate, il est nécessaire de rappeler tout d'abord brièvement ses principaux caractères dans la période infantile. Située profondément dans l'hypocondre gauche, derrière les fausses côtes en rapport avec l'estomac et le côlon, la rate est difficilement accessible à l'état normal. Sa projection sur la paroi thoracique qui représente un ovoïde à grand axe oblique en bas et en avant va de la huitième à la onzième côte. Son poids, variable avec les sujets, est de 7 à 10 grammes environ à la naissance, 32 grammes à un an ; elle augmente ensuite de 10 grammes par année d'âge jusqu'à huit ans, pesant à cinq ans de 80 à 100 grammes (Gastou et Vallée) (1). Chez l'adulte, son poids moyen est de 200 grammes.

Sa *structure* est la même chez l'enfant que chez l'adulte, avec cette différence que les corpuscules de Malpighi y sont plus développés et plus abondants. Une différence analogue a été signalée plus haut à propos de la structure du ganglion chez l'enfant et chez l'adulte.

(1) GASTOU et VALLÉE, *Revue mens. des malad. de l'enf.*, 1892.

Quant au *rôle physiologique* de la rate à l'état normal, il est encore obscur et discuté. Organe producteur d'hématies chez le fœtus, il paraît être, au contraire, après la naissance, par sa richesse en pigments ferrugineux, un centre de destruction pour les globules rouges Mais sa fonction principale est la production de globules blancs. Lancés dans la circulation générale, ces éléments vont exercer en tous les points de l'organisme leur action phagocytaire, contre les agents infectieux ou leurs toxines; la rate joue donc, à ce point de vue, un rôle considérable dans la protection de l'organisme contre les infections. Quant au rôle de la rate dans la production des substances bactéricides et de l'immunité, il est encore à peine entrevu.

Sémiologie de la rate. — La sémiologie de la rate est extrêmement pauvre. Difficilement accessible à l'exploration clinique, les symptômes qui traduisent les lésions de cet organe doivent être le plus souvent recherchés avec soin, rien n'attirant spécialement l'attention sur lui : au point de vue clinique, ce n'est guère que par la constatation d'une hypertrophie qu'on peut apprécier l'état de cet organe; d'autres signes tels que la douleur font le plus souvent défaut. On comprend donc l'importance d'une exploration méthodique de la rate.

Impossible à atteindre ni à délimiter lorsqu'elle est normale, la rate ne devient accessible au point de vue clinique que lorsqu'elle est hypertrophiée. Les différents procédés qui permettent d'en pratiquer l'exploration : inspection, palpation, percussion, auscultation, ont une valeur très inégale.

L'*inspection* de la région de l'hypocondre gauche ne révèle de déformation, de voussure, que lorsque l'hypertrophie splénique est considérable. Dans ce cas, un réseau veineux plus ou moins développé peut se dessiner sur la paroi abdominale.

La *percussion* par suite des rapports de la rate avec l'estomac, le côlon, le poumon, ne permet en général pas de délimiter ses limites d'une façon précise, surtout chez le nourrisson. Chez l'enfant plus âgé, la percussion doit être pratiquée selon la technique indiquée par Piorry : le malade étant couché sur le côté droit, on percute tout d'abord de haut en bas sur la ligne axillaire, en fixant la limite supérieure et inférieure de la matité, puis sur une ligne transversale perpendiculaire à la première et partant de l'appendice xiphoïde. Les résultats que donne la percussion sont le plus souvent peu précis.

La *palpation*, au contraire, de tous les procédés, donne les meilleurs résultats : chez l'enfant tout jeune, elle constitue le seul moyen d'investigation possible. L'enfant étant couché sur le dos, l'observateur placé à sa gauche, du côté de la tête, applique la paume de la main gauche contre la cage thoracique, de telle façon que les doigts dirigés en bas vers l'épine iliaque antérieure, en se fléchissant, dépriment par une pression douce, lente et profonde, la paroi abdominale de l'hypocondre comme pour chercher à pénétrer sous les fausses côtes. Dans les cas où l'enfant effrayé crie et contracte sa paroi abdominale, empêchant toute palpation, les doigts appliqués contre la paroi abdominale, toujours dans la même position, profitent de chaque reprise d'inspiration pendant laquelle la paroi abdominale se relâche pour palper profondément; arrêté par une nouvelle contrac-

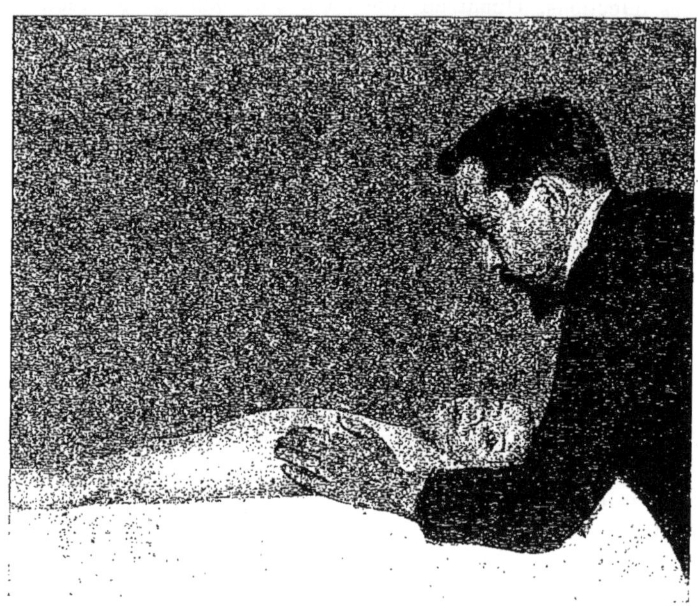

Fig. 88. — Examen de la rate.

tion, il faut attendre l'inspiration suivante pour recommencer la même opération. Un petit moyen que l'on peut encore employer pour faciliter le relâchement de la paroi abdominale est de faire fléchir la cuisse gauche sur l'abdomen. La palpation permet, lorsque la rate est augmentée de volume, de sentir toute la partie de l'organe qui déborde le rebord costal : on la reconnaît à sa forme arrondie, régulière, lisse, mobile, sensation tout à fait caractéristique; lorsque l'enfant est très amaigri et qu'il se laisse bien examiner, il est même parfois possible de contourner avec les doigts réunis en crochets le bord inférieur de la rate. Légèrement augmentée de volume, elle déborde de deux à trois travers de doigt le rebord costal. Très volumineuse, elle descend dans le flanc gauche et remplit la fosse iliaque; entre ces deux extrêmes, on observe toutes les dimensions intermédiaires.

La constatation de l'hypertrophie de la rate est donc facile. Mais toute rate accessible par la palpation n'est pas forcément hypertrophiée. Deux causes d'erreur doivent être évitées. En premier lieu, chez certains enfants amaigris, dont la paroi abdominale est mince, avec les doigts recourbés en crochet, on peut arriver à sentir sous les fausses côtes la rate de volume normal. Pour être hypertrophiée, la rate doit nettement dépasser le rebord costal. En second lieu, chez certains sujets rachitiques, à thorax évasé à sa base, la rate peut être simplement abaissée : il en est de même lorsqu'il existe un épanchement pleural; il suffit de signaler ces causes d'erreur pour qu'il soit facile de les éviter. La palpation est donc le procédé de choix pour apprécier la splénomégalie.

L'*auscultation* de la rate est rarement pratiquée. Elle permet cependant de constater l'existence de frottements, liés à la périsplénite, ou d'un souffle systolique, dont la pathogénie est très discutée, mais qui est vraisemblablement d'origine intrasplénique.

La *ponction* de la rate a été pratiquée dans un certain nombre de cas : elle permet de déceler le bacille d'Eberth ou l'hématozoaire dans la pulpe splénique, et dans les kystes de la rate l'aspect du liquide retiré par ponction est un élément important de diagnostic. La ponction de la rate ne doit cependant être pratiquée que si la nécessité s'en fait sentir d'une façon absolue dans un but diagnostique et lorsqu'on a épuisé tous les autres moyens : elle n'est pas sans dangers : une hémorragie par dilacération de la pulpe splénique, une péritonite aiguë, peut s'en suivre; il est donc prudent de réserver ce moyen d'exploration pour quelques cas particuliers, et dans tous les cas de n'y avoir recours que sous le couvert d'une asepsie rigoureuse à l'aide d'une aiguille longue et fine et surtout d'obtenir l'immobilité complète du sujet et la suppression des mouvements respiratoires pendant l'opération. Ces deux conditions rendent ce procédé encore plus difficilement applicable chez l'enfant que chez l'adulte.

Signalons enfin la *phonendoscopie*, la *radiographie*, la *radioscopie* qui, dans certains cas, peuvent rendre des services pour préciser ou pour confirmer certains points de l'examen clinique.

L'hypertrophie de la rate s'accompagne parfois de *douleurs*, surtout lorsque l'hypertrophie se produit brusquement comme dans le paludisme aigu. Elles paraissent moins fréquentes cependant chez l'enfant que chez l'adulte; liées à la périsplénite, exagérées par la pression et la palpation de l'hypocondre gauche, ces douleurs sont le plus souvent peu intenses et d'autant plus difficilement appréciables que l'enfant est plus jeune.

Symptômes associés. — Lorsque, chez un enfant, on a mis en évidence une hypertrophie de la rate, il est quelques autres symptômes qu'il faut rechercher aussitôt. L'hypertrophie du foie, celle des ganglions accompagnent la splénomégalie dans un certain nombre de cas, et leur constatation est d'un intérêt diagnostique considérable. Enfin il est bien rare qu'en présence d'une splénomégalie on ne constate pas, par la seule inspection de l'enfant, une anémie plus ou moins accentuée : anémie et splénomégalie présentent en effet d'étroites relations cliniques; par sa fréquence et son intensité, cette anémie présente une importance capitale dans l'appréciation de la valeur et de la nature de la splénomégalie; l'*examen du sang* s'impose donc : positif, il permettra à lui seul, dans bien des cas, d'établir la nature exacte de l'hypertrophie splénique; négatif, il limitera la discussion diagnostique; l'examen du sang seul fournira des renseignements précis et sûrs qui guideront le clinicien dans la recherche souvent difficile de la nature d'une splénomégalie.

Tels sont, rapidement énumérés, les différents moyens dont dispose le clinicien pour l'étude des maladies de la rate. Ils se résument donc dans la constatation d'une hypertrophie splénique et dans la recherche de l'état des ganglions, du foie, du sang. Sur ces différents éléments s'établira le diagnostic. Sans doute toutes les altérations de la rate ne s'accompagnent pas d'hypertrophie de l'organe; les constatations histologiques, *post mortem*, dans certaines maladies en sont la preuve; mais nous ne possédons aucunes données précises à ce sujet et au point de vue clinique, en dehors des données fournies par l'hématologie et par l'exploration méthodique de la rate, les lésions de cet organe ne peuvent être que soupçonnées.

Splénomégalies.

Généralités. — Chez l'enfant, l'hypertrophie de la rate constitue un symptôme de premier ordre au point de vue sémiologique : sa plus grande fréquence dans l'enfance qu'à l'âge adulte s'explique par ce fait que non seulement certaines maladies spéciales à l'enfant lui donnent naissance, mais aussi que la rate, organe lymphoïde au premier chef, participe à la susceptibilité particulière de l'appareil lymphatique de l'enfant, déjà étudiée dans le chapitre précédent. Rate et ganglions font, en effet, partie d'un même système, et, si l'on peut observer des altérations portant spécialement sur l'un ou sur l'autre de ces éléments, dans un très grand nombre de cas ils subissent ensemble l'action des causes pathogènes. L'étude des maladies de la rate et des ganglions doit donc être rapprochée au point de vue descriptif comme elle l'est au point de vue clinique.

Les affections au cours desquelles on observe la splénomégalie sont très nombreuses chez l'enfant. Faire l'histoire de la splénomégalie pour chacune d'elles serait redire ce qui a déjà été exposé à propos de l'étude de ces maladies elles-mêmes. Certaines splénomégalies ne seront donc que signalées en passant. Nous nous efforcerons surtout de rester sur le terrain de la clinique, en laissant de côté les cas rares et l'anatomie pathologique pour insister plutôt sur les principales causes de splénomégalie, celles dont la connaissance présente un intérêt essentiellement pratique et qui doivent toujours se présenter à l'esprit du médecin au moment de l'examen d'une grosse rate.

Diagnostic des splénomégalies. — Lorsque l'examen d'un malade révèle l'existence d'une tumeur de l'hypocondre gauche, deux questions doivent se poser : 1° S'agit-il d'une splénomégalie? 2° Quelle est la cause de cette splénomégalie?

1° S'AGIT-IL D'UNE SPLÉNOMÉGALIE? — Il est inutile, après l'exposé précédent, de revenir sur les moyens dont dispose le clinicien pour explorer la rate et sur les signes qui caractérisent l'hypertrophie de cet organe.

Il est très rare que le diagnostic de splénomégalie présente des difficultés chez l'enfant, au contraire de ce qui se passe parfois chez l'adulte. Les caractères tirés du siège, de la consistance, de la forme de la tumeur sont assez faciles à constater pour permettre d'éviter la confusion avec les autres tumeurs de l'hypocondre gauche.

L'*hypertrophie du lobe gauche du foie* est caractérisée par une zone de matité transversale qui se prolonge dans la zone de matité hépatique; son siège est plus antérieur, sa forme n'est pas la même que celle de la tumeur splénique, dont le rebord inférieur, à convexité dirigée vers l'ombilic et légèrement irrégulier, est caractéristique.

Une *péritonite localisée* à l'hypocondre gauche est moins nettement limitée : elle donne la sensation, à l'examen, d'un empâtement de la région splénique plutôt que d'une véritable tumeur. Cette péritonite peut coexister d'ailleurs avec une splénomégalie et la masquer; le diagnostic est alors très difficile.

Chez l'enfant, ce sont les *tumeurs du rein* (sarcome) qui peuvent le plus prêter à confusion; le diagnostic est parfois très difficile; la tumeur rénale est caractérisée par son siège plus profond dans l'abdomen : ce n'est que lorsqu'elle a atteint un volume considérable qu'elle arrive jusqu'à la paroi abdominale antérieure; la tumeur splénique est toujours sentie immédiatement sous la paroi; le ballottement rénal, la forme arrondie de la tumeur, les symptômes adjacents viennent confirmer l'impression clinique.

Telles sont les principales affections qu'en présence d'une tumeur de l'hypocondre gauche il conviendra d'éliminer pour établir le diagnostic de splénomégalie. Répétons-le, presque toujours chez l'enfant l'hésitation n'est pas de longue durée, et l'erreur facile à éviter.

2° Diagnostic de nature de la splénomégalie. — Tout autrement compliquée est la recherche de la nature d'une splénomégalie.

L'exploration méthodique des autres organes, en particulier du foie, des ganglions, l'examen du sang, comme il a été déjà indiqué, la recherche des antécédents syphilitiques ou tuberculeux permettront, en général, de rattacher la grosse rate à sa véritable origine.

Une première distinction doit être faite : la splénomégalie s'observe au cours des maladies aiguës et des maladies chroniques.

Splénomégalies aiguës. — *Dans les maladies aiguës*, l'hypertrophie de la rate n'a qu'une importance secondaire : elle fait partie d'un ensemble symptomatique suffisamment caractérisé. On l'observe surtout dans la fièvre typhoïde, la tuberculose aiguë, la forme grave de la diphtérie, de la scarlatine, dans le paludisme aigu. Dans ces cas, l'hypertrophie de la rate est toujours légère ; débutant au cours de la maladie, elle disparaît avec elle et ne constitue jamais un symptôme de premier plan.

Dans la fièvre typhoïde, l'hypertrophie splénique apparaît dès la fin du premier septénaire ; son volume augmente ensuite en suivant une marche parallèle à l'importance et la durée de l'infection, puis décroît à la période terminale pour disparaître complètement pendant la convalescence. Le degré d'hypertrophie de la rate est lié à l'intensité de la réaction macrophagique dont cet organe est le siège. Chez le grand enfant et l'adolescent, l'hypertrophie splénique est un bon signe diagnostic : elle est toujours très manifeste ; chez l'enfant tout jeune, au contraire, la splénomégalie n'est pas toujours appréciable.

Splénomégalies chroniques. — L'étude des splénomégalies chroniques présente un intérêt autrement considérable. Sous ce terme, on désigne les augmentations de volume de la rate, persistant à l'état chronique ; au contraire de ce qui se passe dans les splénomégalies aiguës, la splénomégalie chronique est toujours un symptôme de premier plan et qui attire l'attention par son volume accentué et l'ensemble symptomatique qui l'accompagne. Au point de vue anatomique, elle est caractérisée par la persistance dans la rate de la réaction macrophagique entraînant la production d'une sclérose de l'organe (sclérose hypertrophique pulpaire, Gauckler).

Infections. — C'est dans les infections chroniques que la splénomégalie est le plus habituellement observée ; elle en constitue un type clinique important.

Au premier rang, il convient de citer le *paludisme*. Comme chez l'adulte, le paludisme de l'enfant provoque des réactions spléniques, mais plus encore chez l'enfant que chez l'adulte, la splénomégalie constitue une des manifestations capitales de la maladie (1).

(1) Crespin, Rapport au Congrès d'Alger. (*Rev. mens. des malad. de l'enf.*, sept. 1907).

Dans le paludisme aigu, la rate augmente de volume dès le premier accès pour diminuer rapidement dans les jours qui suivent ; mais plus rapidement que chez l'adulte, la répétition des accès entraîne chez l'enfant l'hypertrophie persistante de la rate. Cette tuméfaction splénique s'accompagne de douleurs spontanées ou à la pression, douleurs irradiées dans tout le côté gauche, gênant la respiration et pouvant simuler une affection du poumon ou de la plèvre. La douleur à la pression de la région splénique est un signe aussi précieux pour la diagnostic du paludisme infantile que la constatation de la tuméfaction splénique. Au fur et à mesure que la maladie se prolonge, la splénomégalie devient elle-même de plus en plus considérable dans le paludisme chronique; la rate remplit tout le flanc gauche, déforme la région abdominale et présente à chaque accès une exagération de volume et des symptômes douloureux, qui diminue partiellement après la disparition de l'accès. La grosse rate constitue enfin un des symptômes fondamentaux de la cachexie paludéenne avec l'amaigrissement et l'anémie, qui, comme nous l'avons vu, peut être une anémie simple, quoique intense, ou revêtir le type de l'anémie pseudo-leucémique.

Syphilis héréditaire. — Chez le jeune enfant, la syphilis héréditaire s'accompagne aussi fréquemment de grosse rate : pour Marfan (1), la syphilis est de beaucoup la cause la plus fréquente de l'hypertrophie chronique de la rate dans le cours des deux premières années. On l'observe dans la moitié des cas de syphilis héréditaire : dans les deux tiers des cas de splénomégalie, la syphilis serait en cause ; apparaissant dès la naissance ou plus souvent dans les premières semaines de la vie, elle devient de plus en plus rare à mesure que l'enfant avance en âge; après deux ans, on ne l'observe plus. Elle s'accompagne des autres stigmates de la syphilis héréditaire, mais l'infection syphilitique peut, dans certains cas, se manifester uniquement par la splénomégalie (forme splénomégalique de la syphilis héréditaire, Marfan), ou bien il existe en même temps un certain degré d'hypertrophie du foie (syphilis héréditaire à forme spléno-hépatique, Chauffard). Enfin l'anémie pseudo-leucémique peut, dans la syphilis héréditaire, venir se surajouter à la splénomégalie, comme nous l'avons déjà indiqué. On conçoit donc l'importance considérable de cette cause, la syphilis héréditaire, dans la production des splénomégalies et combien il est nécessaire de rechercher dans les antécédents et dans l'examen de l'enfant les éléments qui peuvent étayer un tel diagnostic : par sa fréquence comme par l'intérêt thérapeutique qui en découle, la syphilis doit donc être toujours présente à l'esprit de l'observateur en présence d'un cas de splénomégalie. Même lorsque

(1) MARFAN, De l'hypertrophie chronique de la rate dans la syphilis héréditaire précoce et de sa haute valeur pour le diagnostic de cette maladie (*Rev. mens. des malad. de l'enf.*, 1903).

la recherche d'autres stigmates syphilitiques ne donne pas de résultats et que l'examen du malade ne révèle pas d'autre cause de splénomégalie, le traitement spécifique doit être essayé.

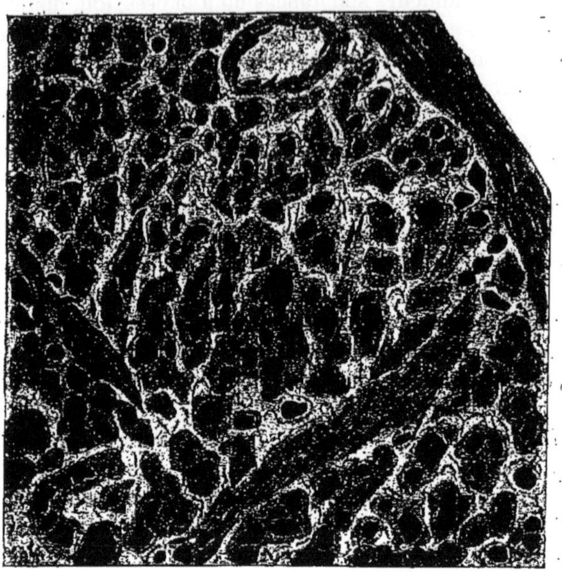

Fig. 89. — Rate hérédo-syphilitique (sclérose splénique et tréponèmes).

Rachitisme et affections gastro-intestinales. — Le rachitisme a pendant longtemps été considéré comme un facteur important de splénomégalie. Actuellement son rôle est fortement contesté. Pour bien des auteurs, il n'y a pas de rapport entre la splénomégalie et le rachitisme. Sur 417 enfants rachitiques, examinés par Cowan et Campbell-Macclure (1) à ce point de vue, 17 fois seulement la rate était hypertrophiée, soit dans 4,07 p. 100 des cas.

Cette proportion minime montre le rôle très douteux du rachitisme dans la production de la splénomégalie. Aussi est-il permis de penser avec Henoch qu'il y a simple coïncidence lorsqu'on observe une splénomégalie chez un rachitique, ou avec Marfan que splénomégalie et rachitisme sont tous deux sous la dépendance d'une autre infection, la syphilis. Dans les cas de splénomégalie avec rachitisme, on peut retrouver deux fois sur trois des indices de syphilis certaine ou très probable (Marfan).

Les relations de la splénomégalie avec les *infections gastro-intesti-*

(1) Cowan et Campbell-Macclure, *British Journ. of Children Diseases*, août 1906.

nales ne sont pas moins discutées et encore mystérieuses. Nous avons vu, en étudiant l'étiologie des anémies avec splénomégalie, combien on y relevait fréquemment l'existence de troubles digestifs; mais quel rôle exact joue les troubles digestifs dans la production de la splénomégalie; c'est ce qu'il est difficile de préciser. Il est bien probable, comme nous l'avons vu, que d'autres facteurs indéterminés viennent surajouter leur action à celle des troubles digestifs pour provoquer le syndrome de l'anémie pseudo-leucémique.

Tuberculose. — La tuberculose enfin peut-elle réaliser également la splénomégalie? Certains auteurs admettent que la tuberculose aiguë granulique provoque, par sa localisation sur la rate, une intumescence de cet organe. Pour Marfan, cette hypertrophie n'est jamais assez marquée pour pouvoir être perçue par la palpation; mais, en dehors de cette forme de tuberculose, nous avons vu, au chapitre du diagnostic de l'adénie, qu'il existe des formes rares, à la vérité, de lymphadénie tuberculeuse, soit généralisée, soit adénosplénique (Sabrazès, Rispal, Ribadeau-Dumas, Weill et Lesieur), dont la splénomégalie constitue un des symptômes principaux. Le diagnostic clinique de la splénomégalie tuberculeuse n'est que rarement possible, sauf le cas de granulie, où la pression de l'hypocondre gauche provoque des douleurs qui permettront de penser à la localisation splénique de la septicémie tuberculeuse.

Maladies du sang. — Les maladies du sang constituent un second groupe important des causes de splénomégalie. Nous avons étudié en détail, à propos de l'*anémie avec splénomégalie*, *anémie pseudo-leucémique*, *leucémie*, les caractères de la splénomégalie dans ces maladies; nous ne pouvons y revenir ici. Rappelons seulement l'importance capitale de la splénomégalie dans la symptomatologie de ces affections, d'où la nécessité absolue de pratiquer un examen de sang, à défaut duquel il sera impossible de porter ou de préciser un diagnostic.

Les résultats fournis par cet examen permettront au contraire, dans la plupart des cas, de fixer l'origine de l'hypertrophie splénique.

Maladies du foie. — Le foie et la rate présentent d'étroites relations, d'ailleurs mal déterminées encore. Que la splénomégalie soit provoquée, comme le pensent Rist et Ribadeau-Dumas (1), par la réaction des organes hématopoiétiques, contre l'action hémolysante des sels biliaires, ou, comme l'admet Chauffard, qu'il s'agisse d'une maladie primitive de la rate dont le pouvoir hémolytique serait augmenté, l'ictère étant secondaire à l'hémolyse, il n'est pas douteux que l'hypertrophie de la rate s'observe fréquemment associée aux maladies du foie. On trouvera la description de cette splénomégalie dans les chapitres où sont traitées les maladies au cours desquelles on l'observe :

(1) Rist et Ribadeau-Dumas, La splénomégalie liée à l'ictère et l'immunité acquise contre l'intoxication biliaire (*Tribune médicale*, 1906). — Rist, Rapport au Congrès d'Alger, 1907.

les *cirrhoses*, cirrhoses *cardiaques*, *cardio-tuberculeuses* ; elle constitue un des symptômes essentiels de la *cirrhose biliaire*, de la maladie de Hanot, dont les symptômes particuliers feront faire le diagnostic. L'hypertrophie de la rate peut même être plus accentuée que l'hyertrophie hépatique ; c'est la forme hypersplénomégalique de Gilbert et L. Fournier de la cirrhose biliaire.

Cardiopathies. — Dans les cardiopathies enfin, la splénomégalie peut s'observer au même titre que l'augmentation du volume du foie, traduisant l'hyposystolie ; mais c'est surtout lorsque l'asystolie s'est confirmée que le volume de la rate peut être considérable ; on sait le rôle capital que joue la symphyse du péricarde chez l'enfant dans le développement de l'asystolie, au point que, pour certains auteurs, la symphyse serait la seule cause capable de la provoquer. Au cours d'une maladie caractérisée par des troubles cardiaques et de la splénomégalie, il faut donc toujours penser à ce diagnostic.

Splénomégalies primitives. — Telles sont les principales affections qui donnent lieu à la splénomégalie dans l'enfance. Si, dans certains cas, le diagnostic en est facile, il faut reconnaître que souvent l'origine de la splénomégalie reste mystérieuse et qu'on ne sait à quelle cause la rattacher. C'est que, à côté des affections que nous venons de passer en revue, qui la provoquent, il est infiniment probable que beaucoup d'autres causes encore mal connues peuvent la déterminer.

Sous le nom de splénomégalies primitives on décrit, chez l'adulte, certaines hypertrophies spléniques encore mal déterminées et mal connues. La *tuberculose primitive de la rate* (Rendu et Widal), la *cyanose* avec *splénomégalie* et *polyglobulie* (Vaquez), la *splénomégalie primitive* (Debove et Brühl), l'*épithélioma primitif de la rate* (Gaucher, Picou et Ramon), l'*anémie splénique* (Banti), sont de ce nombre La plupart de ces affections sont inconnues chez l'enfant. Les quelques cas de maladie de Banti rapportés chez l'enfant ont été contestés. Quant à la tuberculose primitive de la rate, elle est exceptionnelle chez l'enfant. Lefas (1) en rapporte trois cas chez des enfants de un, six et neuf ans (Coley, Collier, Bruté), qui ne diffèrent en rien de ceux observés chez l'adulte. La maladie est caractérisée par une splénomégalie considérable (un sixième du poids du corps Collier). La rate forme une tumeur volumineuse, remplissant tout l'hypocondre gauche et la fosse iliaque, tumeur résistante, lisse, à contours nets et bord antérieur facile à délimiter. Dans certains cas, à une période avancée de la maladie, le foie peut lui-même être augmenté de volume. L'examen du sang permet de constater soit une formule normale, soit une polyglobulie pouvant osciller entre six et huit millions de globules rouges. Enfin, à ces signes vient se joindre parfois de la cyanose portant surtout sur les extrémités ;

(1) Lefas, La tuberculose primitive. Thèse de Paris 1903.

elle ne présente d'ailleurs aucun parallélisme, dans son intensité, avec l'intensité de la polyglobulie et paraît plutôt en rapport avec les lésions de congestion pulmonaire ou de broncho-pneumonie que l'on observe fréquemment. Tel est, rapidement esquissé, le tableau clinique de la tuberculose primitive de la rate; il faut reconnaître que les observations complètes et suffisamment suivies sont encore trop rares pour que l'on puisse songer à fixer d'une façon précise la symptomatologie de l'affection. Quant aux lésions de la rate, elles se présentent soit sous forme de lésions tuberculeuses typiques avec tendance à la caséification, soit sous forme d'infiltration diffuse avec foyers de nécrose dans lesquels on ne retrouve aucun aspect de lésion tuberculeuse ; on a pu cependant, dans certains cas, y retrouver le bacille de Koch.

Évolution des splénomégalies. — L'évolution de la splénomégalie est essentiellement liée à l'évolution de la maladie qui la provoque; expression d'une des causes que nous venons de passer en revue, elle est donc d'un pronostic grave; c'est presque toujours vers la cachexie plus ou moins rapide que le malade est entraîné : cachexie d'un type spécial que l'on a désignée sous le nom de *cachexie splénique* caractérisée par l'hypertrophie splénique considérable, faisant saillie dans l'hypocondre gauche, déformant l'abdomen, qui fait contraste par son volume avec l'amaigrissement extrême du reste du corps. Des manifestations de compression et de gêne de la circulation accompagnent cette énorme tumeur; enfin des troubles digestifs, des hémorragies, des œdèmes viennent s'ajouter à l'anémie extrême, caractérisée par des modifications diverses de l'examen hématologique, pour compléter ce tableau de la cachexie splénique. Une fois constituée, cette cachexie évolue lentement mais progressivement vers la mort. C'est donc dès le début qu'un traitement intensif devra être institué, avant que des lésions irréparables de la rate se soient produites.

Traitement. — Il est de toute évidence qu'il n'y a pas de traitement propre à la splénomégalie, et qu'il ne peut s'agir que de traiter les maladies qui provoquent l'hypertrophie de la rate.

Traitement général. — Dans les *maladies aiguës*, l'hypertrophie de la rate attire parfois l'attention par les douleurs qu'elle provoque. Les applications révulsives sur la région, les applications de ventouses, les cataplasmes sinapisés, les grands enveloppements chauds et humides de l'abdomen, seront parfois d'un précieux secours pour calmer les douleurs. La splénomégalie est d'ailleurs passagère dans ces cas ; il est rare que les douleurs persistent longtemps.

Dans les *splénomégalies chroniques*, le traitement varie avec la cause.

En étudiant les maladies du sang, nous avons passé en revue les différents procédés : radiothérapie, sérothérapie, opothérapie splénique, qui ont été préconisés ainsi que les divers agents médicamenteux, l'arsenic en particulier, qui ont été utilisés dans le traitement des anémies avec splénomégalie. Nous n'y insistons pas à nouveau. Rappelons en particulier l'action remarquable des rayons Rœntgen, sur la grosse rate leucémique, qui diminue parfois rapidement de volume sous son influence.

Traitement particulier. — Nous insisterons seulement sur le traitement des splénomégalies paludéennes et syphilitiques, les seules qui, par un traitement bien dirigé, puissent arriver à la résolution.

Splénomégalie paludéenne. — Comme chez l'adulte, la quinine est le traitement spécifique du paludisme de l'enfant. Les différents sels de quinine sont admirablement supportés par lui et même, toute proportion gardée, l'enfant supporte mieux les doses élevées de quinine que l'adulte et n'offre que rarement le tableau des malaises consécutifs à son absorption. Dans les cas urgents, on ne devra donc jamais redouter une action énergique. Les différentes conditions qui doivent présider à l'administration de la quinine ne diffèrent en rien des règles habituelles.

Comme pour l'adulte, il convient d'employer des doses fortes et discontinues, et non des doses faibles et prolongées. Parmi tous les modes d'administration de la quinine, certains sont illusoires, l'absorption du médicament étant incertaine; vouloir faire absorber de la quinine à un nourrisson par le lait de sa mère ou encore à l'aide de pommade, en friction sur la peau, sont des procédés qui doivent être abandonnés. Pour le même motif, l'administration de la quinine en lavement, ou en suppositoire, doit être réservée aux cas de la médecine courante. Toutes les fois que l'on se trouvera en présence d'un cas de paludisme, on ne pourra hésiter qu'entre la voie gastrique ou la voie sous-cutanée par injection hypodermique.

La *voie gastrique* est à utiliser toutes les fois que l'état du tube digestif le permet, en particulier lorsqu'il n'y a ni vomissements ni diarrhée. Le seul inconvénient est la saveur amère de la quinine et, par conséquent, les difficultés que l'on éprouve à la faire absorber aux petits malades. Chez les enfants un peu grands, on peut la donner en cachets; chez les plus petits, il faut s'ingénier à en masquer le goût. On a utilisé les pastilles de réglisse ou de chocolat à la quinine; les comprimés de quinine sont préférables parce qu'ils sont mieux dosés et mieux absorbés, mais les enfants ne les acceptent que difficilement. Un autre procédé consiste à mettre la quinine en suspension dans l'huile, que l'on fait absorber ensuite dans du lait. On peut enfin remplacer les sels de quinine à saveur amère par des sels insipides tels que l'euquinine ou l'aristochine.

Les sels de quinine les plus fréquemment employés sont le sulfate, le chlorhydrate, le bichlorhydrate de quinine. Dans le paludisme aigu, les doses doivent toujours être élevées : 0gr,50 à 1 gramme chez les enfants entre un et trois ans, 2 grammes à partir de trois ans.

Voici quelques-unes des formules préconisées par Concetti :

N° 1. Sulfate de quinine.................................. 1 gramme.
Saccharine.................................. 0gr,50.
Sirop de fleurs d'oranger.................................. 20 grammes.

N° 2. Euquinine ou aristochine.................................. 1gr,20.
Sirop de fleurs d'oranger.................................. 30 grammes.
Eau d'anis.................................. 10 grammes.

Nous n'insisterons pas sur les règles qui fixent le moment où doit être absorbée la quinine : elles ne diffèrent en rien de celles adoptées pour l'adulte.

La *voie hypodermique* doit être employée toutes les fois que la voie gastrique, pour une raison quelconque, n'est pas praticable ou dans les cas urgents. L'injection sera faite profondément dans la fesse ; superficielle, elle serait douloureuse.

Le bichlorhydrate de quinine ou le chlorhydrate neutre seuls sont suffisamment solubles pour pouvoir être utilisés ; on peut encore favoriser la solubilité de la quinine par l'adjonction d'antipyrine.

Ces injections seront formulées :

Bichlorhydrate de quinine.................................. 1 gramme.
Chorure de sodium.................................. 1 centigramme.
Eau distillée stérilisée.................................. 10 grammes.
1 cc. renferme 0gr,10 de quinine.

ou encore :

Chlorhydrate de quinine.................................. 2 à 3 grammes.
Antipyrine.................................. 1gr,50 à 2 gr.
Eau distillée stérilisée.................................. 10 grammes.
1 cc. renferme de 0gr,20 à 0gr,30 de quinine.

Dans la splénomégalie paludéenne, on utilisera l'hydrothérapie, les douches locales, chaudes ou froides, la révulsion ; certains auteurs ont préconisé les injections parenchymateuses de quinine ou d'arsenic ; leur emploi devra être réservé aux cas extrêmement graves. La splénomégalie chronique paludéenne sera favorablement influencée par le traitement général reconstituant (arsenic, fer) et surtout par l'emploi de doses préventives (0gr,10 à 0gr,20 de quinine tous les deux jours) pour éviter le retour de nouveaux accès ; enfin par l'éloignement du pays palustre et le séjour de l'enfant dans un climat sain, à la campagne ou au bord de la mer.

Splénomégalie syphilitique. — Comme la quinine pour le paludisme, le mercure est le traitement spécifique de la splénomégalie d'origine syphilitique. Nous ne pouvons étudier en détail les règles de ce traitement, qui est exposé ailleurs. Nous voulons insister seulement en terminant sur la nécessité, en cas de splénomégalie, du traitement intensif (frictions d'onguent napolitain, liqueur de Van Swieten par voie gastrique). Sous l'influence de ce traitement, il n'est pas rare d'assister à la résolution rapide de l'hypertrophie splénique. Mais on ne doit pas se contenter d'appliquer un traitement lorsque le diagnostic de syphilis est évident. Nous avons vu la part considérable qui revient à la syphilis dans la splénomégalie du jeune âge; toutes les fois, par conséquent, que le diagnostic de syphilis sera seulement probable, toutes les fois même que le diagnostic sera incertain, lorsque, après un examen minutieux, la cause de la splénomégalie ne pourra être mise en évidence, c'est encore le traitement mercuriel qui devra être institué. Dans bien des cas, les résultats favorables obtenus révéleront la véritable nature de la splénomégalie, et le diagnostic sera tranché par le traitement d'épreuve.

Traitement chirurgical. — La splénectomie a été pratiquée dans un certain nombre de cas de splénomégalies chroniques. Les résultats obtenus ne sont guère encourageants, et trop souvent l'issue fatale immédiate ou rapidement consécutive a suivi ces tentatives chirurgicales. Cette question a déjà été étudiée au chapitre des maladies du sang. Dans les splénomégalies tuberculeuses, syphilitiques, paludéennes, l'ablation de la rate pratiquée dans quelques cas a fourni le plus souvent des résultats désastreux. Quelques faits ont été rapportés cependant (anémie splénique, Wolf; splénomégalie primitive, Fibbi, Cecci, Sutton; splénomégalie paludéenne, Escher, Jonnesco; syphilis, Mancuso), où l'opération a fourni des résultats favorables. Ces quelques faits encourageants ne doivent pas faire oublier la gravité d'une telle intervention et ses conséquences le plus souvent funestes; pour le moment, la splénectomie ne peut qu'être rejetée de la thérapeutique des splénomégalies.

Pathologie spéciale de la rate.

Si l'étude des splénomégalies tient une place importante en pathologie infantile, en revanche les données manquent d'une façon presque complète en ce qui concerne les maladies propres à cet organe. Chez l'enfant, en dehors des ruptures traumatiques de la rate, assez fréquemment observées, il n'existe que quelques observations isolées de kyste ou de sarcome de la rate, le plus souvent des trouvailles d'autopsie. La symptomatologie en est donc absolument imprécise.

Les ruptures de la rate chez l'enfant paraissent être toujours d'origine traumatique et non spontanées comme cela se produit parfois chez l'adulte porteur d'une grosse rate. Elle ne se traduit par aucun signe précis : ce sont ceux de la *contusion abdominale* (ventre de bois, modification de la sonorité) et des *grandes hémorragies internes* (facies pâle, collapsus, pouls petit, fuyant, rapide, température abaissée). Sauf les cas de traumatisme portant directement sur la région splénique et permettant de soupçonner l'atteinte splénique (Pitts et Ballance), c'est le plus souvent au moment de l'intervention que le diagnostic est posé. Dans quelques cas où l'intervention a pu être rapide, la splénectomie a assuré la guérison.

Les **kystes** et les **tumeurs** de la rate sont également d'un diagnostic très difficile. Tandis que dans les splénomégalies la rate conserve le plus souvent sa forme régulière et s'étend vers la fosse iliaque, dans les tumeurs, au contraire, la configuration normale de la rate est profondément modifiée ; de plus, le développement de la tumeur peut se faire dans des directions variées, en haut, vers le diaphragme par exemple, de telle sorte que les notions fournies par l'examen physique sont bien différentes de celles que l'on observe dans les splénomégalies.

Le *kyste hydatique* ne s'observe pas avant quatorze ans (Quénu); il est caractérisé par une tumeur qui, tant qu'elle n'a pas atteint un volume considérable, ne s'accompagne d'aucun phénomène réactionnel (pesanteur dans l'hypocondre, douleur, gêne circulatoire), la recherche de la fluctuation ne donne le plus souvent aucun résultat par suite de la tension du liquide. La recherche de l'éosinophilie sanguine peut fournir de précieux renseignements. Enfin les données nouvelles sur la déviation du complément du séro-diagnostic (Weinberg) pourront être utilisées. Ces notions sont trop récemment acquises pour qu'il soit encore permis d'apprécier leur vraie valeur, mais elles paraissent appelées à rendre les plus grands services dans le diagnostic de kyste hydatique.

Le **sarcome de la rate** constitue une rareté et ne se prête guère qu'à une description anatomique qui ne trouve pas sa place ici. Au point de vue clinique, le diagnostic ne peut en être fait que par exclusion.

L'intervention chirurgicale dans les cas de kyste peut assurer la guérison (cas de Fink); dans le sarcome, bien que nettement indiquée (Rouyer), l'issue fatale est la règle (Douglas).

Périsplénite. — A la suite de maladies infectieuses aiguës ou chroniques (fièvre typhoïde, paludisme), l'hypertrophie et l'inflammation de la rate retentissent fréquemment sur sa membrane d'enveloppe. La capsule de Glisson, à l'autopsie, se présente avec des épaississements de tissu conjonctif partiels ou localisés; ou, au contraire, elle est transformée en une véritable coque constituée par du tissu fibro-conjonctif et enveloppant la rate d'une façon complète. Ces altérations capsulaires retentissent à leur tour sur le péritoine adjacent, amenant la production de néo-membranes qui, en s'organisant ultérieurement, produisent des adhérences de la rate aux organes voisins, comprimment les vaisseaux spléniques, provoquent des tiraillements qui se traduisent par des douleurs plus ou moins vives et irradiées vers l'épaule gauche.

Signalons enfin la splénomégalie liée à la **dégénérescence amyloïde** des organes. Comme pour l'adulte, la rate de l'enfant est un des points où se manifestent d'une façon précoce et avec le plus d'intensité les lésions d'amyloïde. Consécutive aux suppurations prolongées, en particulier les suppurations osseuses ou articulaires tuberculeuses, elle se traduit par une *hypertrophie splénique* qui peut devenir considérable. On devra toujours penser à un tel diagnostic en présence d'un sujet présentant une grosse rate et atteint d'une suppuration ancienne et en rechercher les autres manifestations, l'hypertrophie du foie, la diarrhée, l'albuminurie, la cachexie. Le plus souvent ces signes suffiront à éviter toute erreur.

TABLE DES MATIÈRES

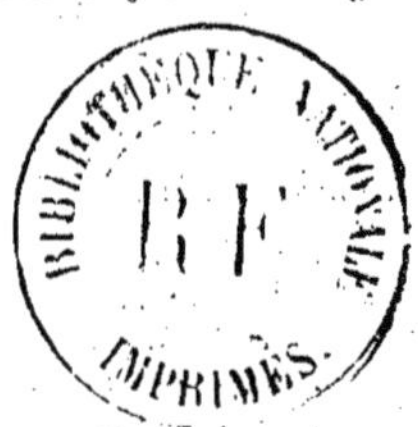

5740-09. — Corbeil. Imprimerie Crété.

DIVISION EN FASCICULES

I. — ***Introduction à la médecine des Enfants,*** par les Drs MARFAN, ANDÉRODIAS, CRUCHET. 480 p., 81 figures.................................. **10 fr. »**

II. — ***Tube digestif***, par les Drs GRENET, FARGIN-FAYOLLE, ROCAZ, MÉRY, GUILLEMOT, GENEVRIER, DELCOURT.

III. — ***Maladies de l'Appendice et du Péritoine, du Foie, du Pancréas, des Reins, du Sang, des Ganglions et de la Rate,*** par les Drs HAUSHALTER, CASTAIGNE, SIMON et LEENHARDT. 89 figures noires et coloriées......... **12 fr. »**

IV. — ***Appareils circulatoire et respiratoire; Médiastin***, par MOUSSOUS, GUINON, HALLÉ, ARMAND-DELILLE, ZUBER, BARBIER, AUDEOUD, BOURDILLON.

V — ***Système nerveux; Tissu cellulaire, Os, Articulations***, par CARRIÈRE, CRUCHET, APERT.

VI. — ***Maladies de la peau et Fièvres éruptives***, par les Drs DALOUS, WEILL et PEHU.

VII. — ***Chirurgie viscérale*** : *Introduction à la chirurgie infantile*, par A. BROCA. — *Appareil digestif*, par FROELICH. — *Organes génito-urinaires*, par A. BROCA et MOUCHET. — *Œil*, par TERRIEN. — *Larynx, Nez et Oreilles*, par GUISEZ.

VIII. — ***Chirurgie orthopédique et chirurgie des membres*** : *Bassin et Rachis*, par DENUCÉ. — *Membres*, par NOVÉ-JOSSERAND.

Chaque fascicule se vend également **cartonné** avec un supplément de 1 fr. 50 par fascicule.

6740. — CORBEIL. Imprimerie CRÉTÉ.

www.ingramcontent.com/pod-product-compliance
Ingram Content Group UK Ltd.
Pitfield, Milton Keynes, MK11 3LW, UK
UKHW020608230726
13926UKWH00005B/2268